ODONTOLOGÍA ESTÉTICA

LAS FACETAS DE LA VIDA: EN BUSCA DE LA SONRISA PERFECTA

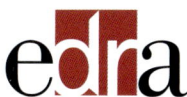

Odontología Estética. Las facetas de la vida: En busca de la sonrisa perfecta

Propiedad de:
© 2024 Grupo Asís Biomedia, SL
Plaza Antonio Beltrán Martínez, n.º 1, planta 8 - letra I
(Centro Empresarial El Trovador)
50002 Zaragoza - España

Dirección editorial: Miguel Martín-Romo
Gestión y edición del proyecto editorial: Gema Yagüe Utrilla
Diseño de cubierta: Jacob Gragera Artal
Fotografía de cubierta: Carlos Oteo Morilla
Maquetación: Nieves Marín Ortiz, Raquel Fernández Bermúdez

ISBN: 978-84-19156-20-4
DL: Z 2126-2023

Diseño y maquetación:
Grupo Asís Biomedia, SL
www.grupoasis.com

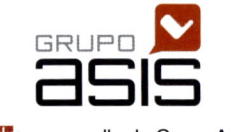

edra es un sello de Grupo Asís

Advertencia:
Las ciencias de la salud están sometidas a constantes cambios evolutivos, del mismo modo que la
farmacología y el resto de las ciencias también lo están. Así pues, es responsabilidad ineludible del
clínico, basándose en su experiencia profesional, la determinación y comprobación de la dosis, el
método, el periodo de administración y las contraindicaciones de los tratamientos aplicados a cada
paciente. Ni el editor ni el autor asumen responsabilidad alguna por los daños o perjuicios que pudieran generarse a personas, animales o propiedades como consecuencia del uso o la aplicación
correcta o incorrecta de los datos que aparecen en esta obra.

Impreso por Alva Nova Servicios Gráficos SLL, Cambre (A Coruña), España, febrero 2024

Autores

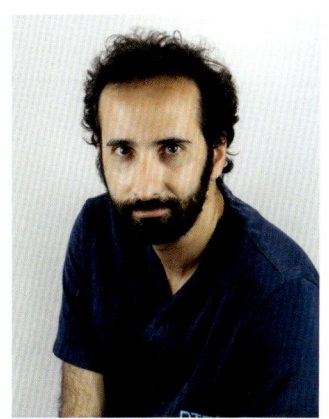

Carlos Oteo Morilla (coordinador y autor)

Tras terminar la carrera en 2009 en la Universidad Europea de Madrid, me embarqué en la experiencia más bonita de mi vida profesional, tres años de especialización que me llevarían a donde estoy hoy. Tras estudiar Odontología Estética en la UCM en 2012, realicé el Máster de Ciencias Odontológicas y el Doctorado en 2017.

Tras aquello, han pasado tantas cosas que no sabría ni enumerar... mi plaza en la Universidad, conferencias a nivel nacional, organización de congresos, publicaciones científicas, la junta directiva de Sepes, conferencias a nivel internacional, coordinación de formación continua en la UCM, y ahora codirector del Máster de Odontología Estética de dicha universidad donde me formé, y donde nacieron y vivieron mi padre y sus tres hermanos, el mayor orgullo de todos mis méritos.

Todo esto me lleva a este ppunto... escribir un libro sobre una gota de agua en un mar de conocimientos odontológicos... pero para esto he nacido, para aportar lo que tengo a los demás, para compartir y para disfrutar de la mejor profesión que existe, este soy yo, en resumidas cuentas, una persona normal entre miles, tratando de inspirar a los futuros gigantes de la profesión.

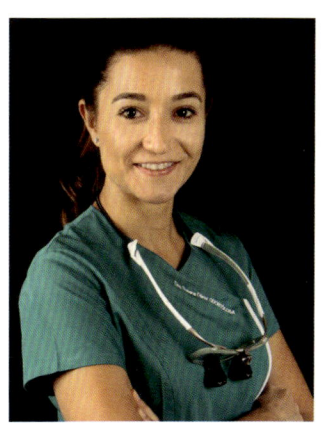

Susana Pérez de la Fuente

Allá por el 2002, decidió abandonar su Zamora natal para comenzar su particular camino en la odontología. Camino que siempre imaginó más corto, y que, a día de hoy, sabe que no tiene fin siempre y cuando uno quiera evolucionar.

Promovida por lo "minucioso" que le parecía ese mundo (y digo parecer porque no tenía ningún vínculo dental ni sanitario de ningún tipo), se licenció en Odontología por la Universidad Alfonso X El Sabio de Madrid en 2007.

Y tras unos años descubriendo el mundo laboral y formándose en diferentes materias, el destino y su pasión por crear hicieron que en 2012 comenzara en la Universidad Complutense de Madrid la especialidad en Odontología Estética y Restauradora hasta 2015. De ahí, surge este libro y la "familia" que se ha creado, vinculados y motivados por la docencia, la clínica y la investigación.

Actualmente, se dedica cada día a lo que más le gusta: dibujar sonrisas, y sigue en continua formación, colaborando de manera activa en diferentes congresos y comunicaciones, porque tiene claro que "cuanto más sabes, más te das cuenta de lo que te queda por aprender".

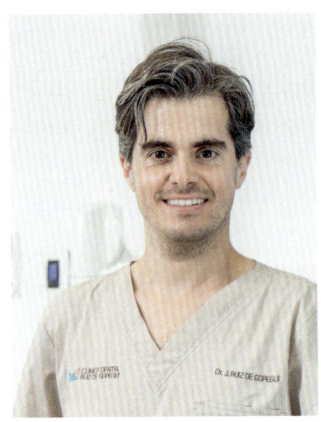

Juan Ruiz de Gopegui

Licenciado en Odontología por la Universidad Europea de Madrid (UEM). Máster Oficial de Odontología Estética de la Universidad Complutense de Madrid (UCM). Máster en Gestión y Dirección de clínicas en DentalDoctors.

Socio fundador del Grupo de Estudios Odontología Estética.

Formación en implantología integral ITI en UCM.

Director de la clínica Ruiz de Gopegui.

Profesor del Máster oficial de Odontología Estética de la UCM, del Máster de Estética de la UEM y del Máster de Estética del Instituto Mississippi.

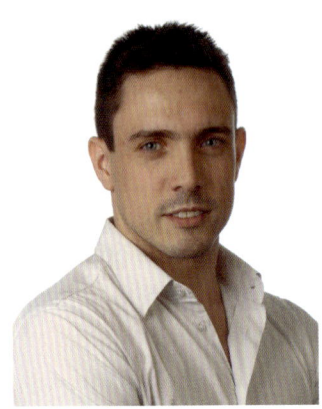

Wenceslao Piedra Cascón

Me gradué en Odontología en la Universidad Complutense de Madrid en el año 2016. Nada más terminar la carrera me presenté a las pruebas de acceso para el Máster en Odontología Estética de la UCM dirigido por el Prof. Dr. Carlos Oteo Calatayud. Durante tres años aprendí todos los conceptos sobre rehabilitación oral sobre dientes e implantes. Durante este periodo de tiempo empecé a introducirme en el mundo de las tecnologías 3D, ya que veía claramente que ese era el camino que la Odontología iba a llevar. En el año 2018 publico mi primer artículo en el *Journal of Prosthetic Dentistry* como autor principal.

Tras finalizar mis estudios de posgrado en Rehabilitación Oral y Estética, decido complementarla con el Máster en Periodoncia e Implantología de la Universidad Europea Miguel de Cervantes (UEMC) dirigido por el Dr. Pedro Lázaro. Durante este periodo de tiempo compagino los estudios de postgrado con la mi actividad clínica privada, la docencia y la investigación científica en odontología digital.

Justo antes de la pandemia por el COVID-19 fundo mi propia empresa, MovumTech, una start-up del sector eHealth centrada en I+D+i de algoritmos de inteligencia artificial en odontología.

Colaboro de forma activa con diferentes universidades españolas enseñando cómo se pueden implementar las herramientas digitales en cada uno de los tratamientos que llevamos a cabo en rehabilitación oral. Cuento con más de 27 publicaciones en revistas de impacto y una patente internacional concedida.

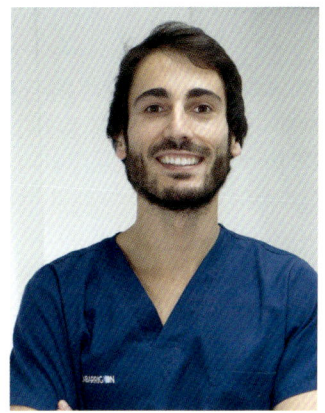

Gonzalo Barrigón Benítez

Completé mi formación universitaria en la Universidad de Oviedo, donde tuve grandes maestros pero tengo que destacar al Doctor Manuel Cueto, culpable de que me empezara a llamar la atención la estética dental.

Los tres años intensos, de dedicación exclusiva en el Máster de Odontología Estética de la Universidad Complutense de Madrid, me han marcado para el resto de mi vida profesional. Profesorado de altísimo nivel, la excelencia siempre como objetivo y una forma muy especial de ver nuestra profesión.

Excelencia, humildad, esfuerzo, superación, pasión por tu profesión... se ven reflejados en las labores de profesor de colaborador del Máster de Odontología Estética de la UCM, profesor en el Diploma Universitario en Odontología Estética de la UCM, así como en lograr el premio al Mejor Caso Clínico 2019 de Gaceta Dental y en mi dedicación a la práctica privada en odontología estética y rehabilitación oral en la Clínica Dental Barrigón (Valladolid). Estos son valores nacidos en mi dedicación juvenil al deporte, que están presentes en mi día a día como profesional y, que de alguna manera he intentado plasmar en este libro en el que me llena de ilusión participar.

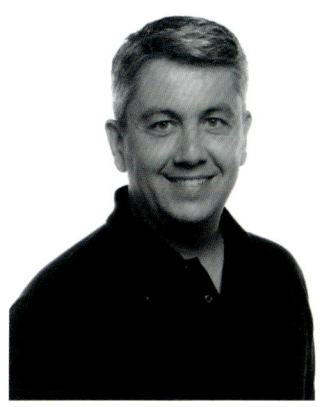

Daniel Blanco Fernández

En el mundo de la fotografía, la luz y la ciencia a menudo se entrelazan de manera sorprendente.

"Con lo que me apasiona la tecnología y la fotografía... ¿hacer fotos de dientes?, ¿para esto me he estado formando?". Esos fueron mis primeros pensamientos cuando me incorporé a la facultad de Odontología de la Complutense como técnico de medios audiovisuales, allá por 1992.

La comunidad científica, en concreto la odontológica, se reveló como un lugar donde la precisión y la claridad visual eran cruciales para comprender las complejidades de la anatomía y la patología humanas. Y para atender esas necesidades, desde mi posición, con trabajo y humildad, sí podía aportar mi granito de arena. Sin saberlo aún, había desembarcado en un entorno ideal para profundizar en el dominio de las técnicas fotográficas.

Todo se aceleró en un pasillo de la facultad tras un cruce fugaz. Un profesor de Médica estaba mirando una hoja de diapositivas al trasluz: "– Dani, qué bien que vi en tus fotos esa manchita. Es cáncer en una etapa temprana, parece que lo hemos cogido a tiempo".

Ese momento supuso un punto de inflexión que provocó el inicio de un viaje de aprendizaje constante y de colaboración con expertos médicos. Desde entonces he tenido la oportunidad de compartir mi pasión, asesorando y formando técnicamente a centenares de profesionales clínicos, para que, con confianza, utilicen la fotografía como herramienta básica en el tratamiento de sus pacientes.

El viaje continúa con este libro.

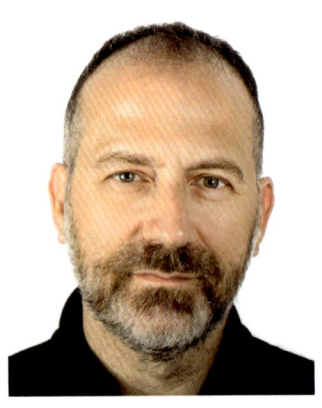

Santiago García Zurdo

Santiago García Zurdo nació en Madrid (España) en 1974. Completó sus estudios como técnico de laboratorio en Opesa (Madrid) en el año 1992. Con más de 25 años de experiencia en diferentes laboratorios, en el año 2012 abrió su propio laboratorio dental en Madrid, centrando su trabajo en la estética dental. Obtuvo la certificación en la escuela Osaka Ceramic Training Center (Osaka, Japón), bajo las órdenes del maestro Shigeo Kataoka en el año 2012. Santiago tuvo experiencia laboral en Alemania (Bellmann-Hannker Dentallabor) en el 2014. En el año 2016 se introdujo dentro del protocolo Elaboraid de la mano de Sascha Hein, convirtiéndose instructor Elaboraid en el año 2018. En el año 2020 se incorporó en el grupo BioEmulation Iberia, dirigido por Javier Tapia. En la actualidad ejerce práctica privada especializada en Madrid.

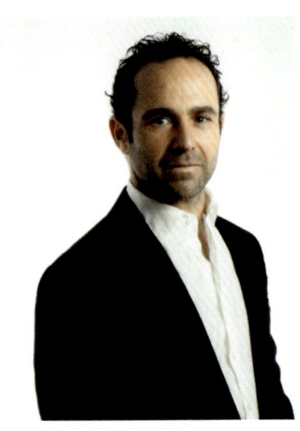

Daniel del Solar Acedo

Daniel del Solar Acedo es técnico superior en Prótesis Dental (Don Benito, Badajoz, 1998), higienista dental por el Centro de Estudios Múltiples Dentales (CEMD) (Oviedo, 1992) y odontólogo por la Cooperativa de Educación Superior Politécnica y Universitaria (CESPU), Oporto. Ha seguido formándose con reconocidos técnicos nacionales e internacionales, mediante diversos cursos en Procesos de Prostodoncia en la Unidad de Coordinación en Prostodoncia Integral (UCPC, Cantabria), así como cursos de Estética y Precisión con Romeo Pasceta.

Participó como técnico colaborador de Tufts University (Boston, EE. UU., 2012) con el Dr. Jacinto Cano. Es profesor en el Máster de Periodoncia e Implantes de la Universidad Europea Miguel de Cervantes (UEMC) con el Dr. Pedro Lázaro desde 2015, así como del Máster de Estética impartido en la Universidad Complutense de Madrid en 2022.

Dictante de conferencias nacionales e internacionales y coautor del artículo *Ultrathin Ceramic Veneers in the Aesthetic Zone: A 36-month Prospective Case Series*, publicado en *el International Journal of Prosthodontics* en 2021.

Es colaborador en Madrid Perio & Implant, con el Dr. Pedro Lázaro Calvo y director de Oral d.sign en Montijo (Badajoz).

Prefacio

Mi relación con las carillas de porcelana ha sido una búsqueda continua: una búsqueda de perfección, de conocimiento y, sobre todo, de ofrecer a mis pacientes la sonrisa que merecen. En esta búsqueda he tenido muchos fracasos, decepciones, y sentimiento de no llegar al nivel o la expectativa que yo tenía en la cabeza. Vivimos en una época confusa, donde las redes sociales muestran expectativas nacidas de la mentira y del resultado inmediato, facetas de la vida (y nunca mejor dicho) edulcoradas hasta el punto de crear ansiedad, inseguridad y decepción personal al que las recibe y siente que no está al nivel de la mentira. Tristemente han llegado a la Odontología, y hoy en día recibe más pacientes un fantasma que publica casos mediocres en Instagram que el que dedica su tiempo a formarse y tratar a sus pacientes mejor cada día. Esta obra nace de una incesante búsqueda y de mi deseo de compartir lo que he aprendido a lo largo de los años, sin mentiras ni edulcorantes, mi pura realidad, las facetas de mi vida, que intento reflejar cada día en mi trabajo, en mi pasión por la profesión y ahora, en este libro.

En las aulas del Máster de Estética de la Universidad Complutense de Madrid, dirigido por mi padre, el Dr. Carlos Oteo Calatayud, al que debo mi pasión por esta especialidad, he tenido el privilegio de estar rodeado de profesores y compañeros que han alimentado mi pasión y mi entendimiento sobre este campo tan especializado. A ellos, les debo gran parte de lo que soy hoy. De todos vosotros he aprendido, he mejorado y me he convertido en mejor profesional. También se lo debo a mis alumnos, a quienes he visto crecer profesionalmente y evolucionar, siempre elevándolos tan alto como mis hombros han podido soportar, y gracias a ello, ahora puedo leer orgulloso sus capítulos en esta obra.

Este libro no solo es un reflejo de técnicas, procedimientos y avances en carillas de porcelana, sino también un testimonio de gratitud hacia aquellos que han caminado conmigo en este viaje. A la comunidad de la Universidad Complutense de Madrid, a mis profesores, colegas y alumnos, a todos mis compañeros y amigos de SEPES, de los que aprendo cada día y que me muestran metas cada vez más lejanas, que me dan fuerzas para seguir caminando y alcanzarlas, a Nacho Rodríguez, por la confianza depositada en mí todos estos años, y a mi familia y mujer, que me dejan escribir libros en fin de semana: este libro está dedicado a todos vosotros. Juntos, seguimos en la búsqueda de la sonrisa perfecta.

¡Adelante, empecemos este viaje!

Dr. Carlos Oteo Morilla

Prólogo

Queridos lectores:

Me complace enormemente tener el honor de introducirles a un libro tan excepcional como *Las facetas de la vida*. Como director del Máster de Odontología Estética de la Universidad Complutense de Madrid desde 1994 hasta el día de hoy, he sido testigo de la evolución y el crecimiento de un grupo de exalumnos excepcionales, quienes, con dedicación y pasión, han dado vida a esta obra única.

Hace años, estos profesionales, que ahora son los autores de este libro, se sumergieron en el mundo de la Odontología Estética a través de nuestro programa de formación. Juntos compartimos innumerables horas de trabajo, exploramos nuevos horizontes en congresos y, lo más importante, construimos lazos que van más allá de la relación profesor-alumno. Fueron más que alumnos para mí; fueron como hijos, compartiendo ilusiones, desafíos y un anhelo constante de superación.

En el corazón de *Las facetas de la vida* reside una colaboración única entre dentistas y técnicos de laboratorio dental, una sinfonía de habilidades que da vida a la excelencia odontológica. Este libro no solo es un testimonio del dominio técnico de nuestros autores dentistas, sino también un tributo a la destreza artesanal de los técnicos de laboratorio que han tejido su experiencia en cada página. Es la fusión de estas dos disciplinas, la convergencia entre el arte y la ciencia, lo que confiere a este libro una riqueza inigualable.

Las facetas de la vida no es solo un compendio de conocimientos odontológicos avanzados; es un viaje que va más allá de la estética dental. Cada capítulo, con su ingenioso símil con distintas facetas de la vida, nos invita a reflexionar sobre aspectos fundamentales y sacar conclusiones que trascienden el ámbito profesional.

Desde la "Faceta de la Belleza" hasta la "Faceta de la Perseverancia", cada capítulo ofrece una mirada única y profunda a aspectos clave de nuestra existencia, entrelazando hábilmente la filosofía de la vida con la práctica clínica.

Ver a mi hijo Carlos Oteo crecer como dentista y educador me llena de un profundo sentido de realización. Por otro lado, tener hijos adoptados como Susana, Wenceslao, Gonzalo y Juan, es un orgullo con derecho a carnet de familia numerosa, acompañado de magníficos técnicos y grandes amigos como Daniel Blanco, Daniel Del Solar y Santiago Zurdo, qué más se puede pedir.

Su dedicación y mejora continua son un testimonio vivo de la pasión que compartimos por la Odontología Estética. Este libro es, en muchos sentidos, una extensión de esa pasión y un reflejo del legado que estamos construyendo juntos en el mundo de la odontología.

A medida que se sumerjan en las distintas facetas de la vida exploradas en estas páginas, les invito a apreciar la conexión única entre el arte de la Odontología Estética y la riqueza de la experiencia humana. Que este libro inspire a las generaciones futuras tanto como estos exalumnos y técnicos han sido fuente de inspiración para mí y para todos los que formamos parte de esta familia odontológica.

Con gratitud y admiración,

Carlos Oteo Calatayud

Director del Master de Odontología Estética
de la Universidad Complutense de Madrid desde 1994-2024

Índice de contenidos

Capítulo 11

Comportamiento a largo plazo 245

Gonzalo Barrigón Benítez

Faceta de la Belleza

*En todo paciente encuentro belleza,
mi misión es integrar
una bonita sonrisa en ella.*

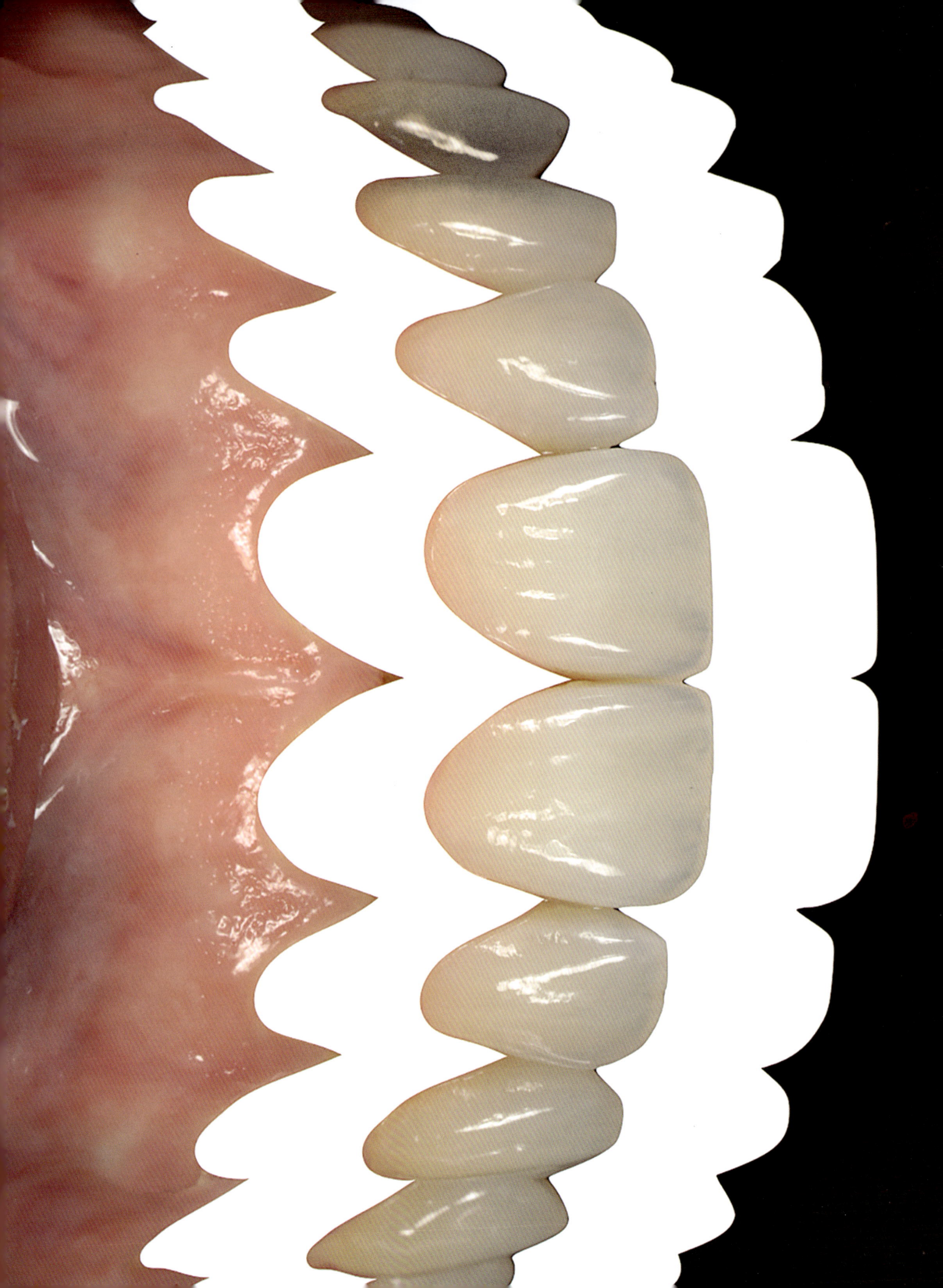

Parámetros estéticos en el sector anterior

Dr. Carlos Oteo Morilla

¡Sonría! La carta de presentación de todo odontólogo especializado en estética dental. Cuando un paciente acude a nosotros por primera vez demandando un tratamiento estético, hemos de ser cuidadosos, respetuosos y manejar ciertas habilidades psicológicas para empatizar y entender que ofrecer una sonrisa franca ante un desconocido cuando se tiene un complejo de origen dental, puede llegar a ser muy complicado.

El paciente debe sentirse cómodo y relajado. En la primera visita de un paciente que demanda un tratamiento estético debemos evitar que el gabinete dental parezca un sillón de tratamiento, procurar que no se sienta invadido sin siquiera conocernos, sin habernos contado el problema que le ha traído hasta nosotros. Tan solo hemos de escuchar, empatizar y tratar de no opinar antes de tiempo. Mientras el paciente nos habla, podemos ir observando sus labios, su visibilidad dental o su sonrisa. Podemos ir haciéndonos una idea del trabajo al que nos enfrentamos.

En este primer capítulo vamos a tratar de esclarecer que parámetros debemos registrar y analizar antes de diagnosticar a los pacientes con demanda estética. Cada uno de estos parámetros formará un puzle, en el que cada pieza es vital para obtener un resultado armónico que nos haga sentir orgullosos de este delicado tratamiento de la odontología.

Análisis facial

La primera pregunta que debemos ofrecer a un paciente que demanda un problema estético es: ¿en qué puedo ayudarte? Esta pregunta permitirá al paciente vernos como un apoyo, como alguien que no solamente quiere tratar su boca, sino que quiere entenderle y poner solución a un problema íntimo que viene arrastrando hace tiempo.

La cara del paciente lo es todo, es el primer marco de referencia que nos encontramos, la primera llave hacia el éxito. En nuestro modo de trabajar, la integración del tratamiento en el conjunto facial es clave, y es por ello por lo que vamos a intentar exponer las fotografías y mediciones que realizamos en un protocolo de carillas de porcelana y la importancia que le damos a cada una.

Fotografías faciales

En total realizaremos 11 o 12 fotografías faciales, que complementaremos con una imagen en aumento de tercio inferior para poder evaluar más en detalle los parámetros que comentemos. El análisis de la fotografía de aumento puede realizarse aumentando la fotografía facial o realizando directamente la fotografía con una escala más cercana (recomendado).

En el capítulo de fotografía abordaremos la parte técnica del proceso, ahora nos centraremos tan solo en la preparación y análisis de dichas fotografías.

Como alternativa a las fotografías recomendamos la realización de un vídeo de alta definición de todo lo que vamos a explicar, exportando después fotogramas de cada uno de los momentos clave del vídeo, de este modo se facilitará el proceso de fotografiar correctamente cada uno de los parámetros.

Es importante la preparación y colocación del paciente para realizar estas fotografías. En primer lugar, el paciente ha de estar cómodo y entender lo que buscamos con cada imagen. Idealmente las realizaremos de pie, para obtener una posición postural adecuada. Le pediremos que mire al fondo de la habitación, imaginando que tiene un espejo delante y se mira a sí mismo a los ojos.

En algunos protocolos la cabeza del paciente puede bloquearse mediante un apoyo colocado detrás, ya que es de vital importancia evitar movimientos de acercamiento o alejamiento entre fotografías. Aunque este apoyo puede facilitar la protocolización y estandarización de todas las fotografías faciales, también puede entorpecer la correcta colocación de la cabeza. Es necesario encontrar un equilibrio.

Buscamos colocar al paciente paralelo a la línea del horizonte, con la cabeza lo más recta posible, pero es complicado debido a las asimetrías faciales que presentamos la mayoría de las personas y a la postura habitual del paciente en determinadas situaciones. Para facilitar conseguir esta posición, proponemos utilizar un nive-

lador láser (Nivel Láser Bosch Quigo III Cruz), que nos marcará el nivel del horizonte y su perpendicular. Es importante insistir al paciente que mantenga los ojos cerrados durante la utilización del láser para evitar así un contacto indeseable con los ojos.

Con la línea del horizonte reflejada en la cara del paciente, marcamos dos puntos a nivel anterior (de los pómulos) y a nivel posterior (llegando al trago), de forma que podamos después orientar nuestras fotografías en el ordenador teniendo claro el plano de referencia correcto (📷 1.1). Ahora ya podemos comenzar a analizar las diferentes fotografías o fotogramas del vídeo (🎥 1.1 y 1.2).

Fotografía facial en sellado

En esta imagen analizaremos los tercios faciales del paciente, tanto en sentido vertical como horizontal. En el sentido vertical se determina si el tercio inferior está aumentado con respecto al tercio medio, lo que servirá a la hora de analizar posibles etiologías de sonrisa gingival

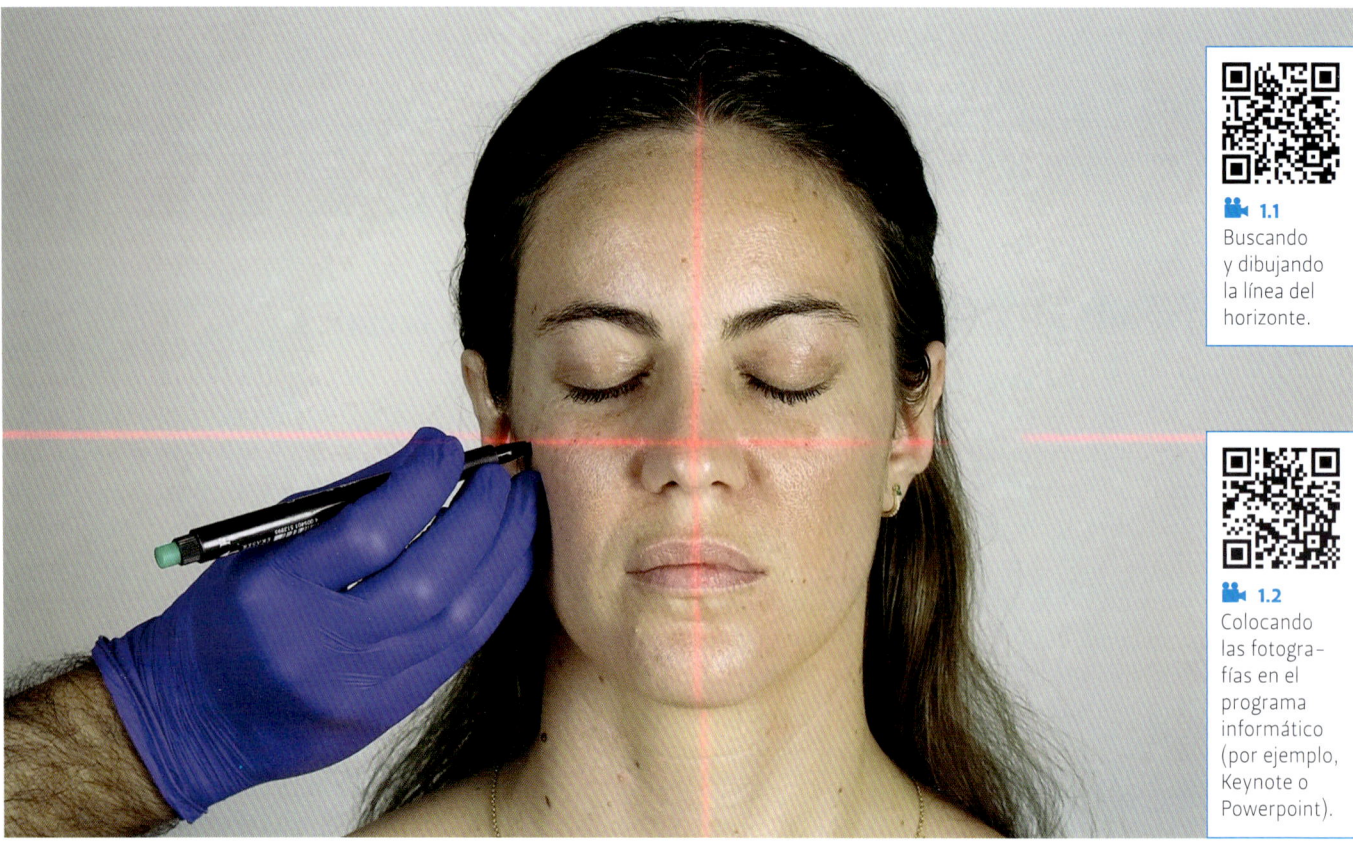

🎥 **1.1**
Buscando y dibujando la línea del horizonte.

🎥 **1.2**
Colocando las fotografías en el programa informático (por ejemplo, Keynote o Powerpoint).

📷 **1.1** Marcado de los puntos a nivel anterior.

por crecimiento excesivo del maxilar. Para delimitarlos tomaremos:

o el tercio inferior desde el mentón hasta la línea interalar de la nariz,

o el tercio medio desde la línea interalar hasta la línea del *ophriac* (línea que une las cejas), y

o el tercio superior desde dicha línea hasta el nacimiento del pelo (Arnet y Bergman, 1993).

En el sentido horizontal, determinaremos si la paciente presenta asimetrías faciales a nivel ocular, nasal o labial (Fradeani, 2006) (📷 1.2 y 1.3).

Analizaremos ahora la forma facial del paciente, que puede ser ovalada, triangular o cuadrada, lo cual dependerá en gran medida del tercio inferior (Lombardi, 1973; Arnett y Bergman, 1993). También analizaremos si la anchura intercomisural coincide con el canto interno del iris del paciente (📷 1.4). Estas dos referencias son tan solo orientativas y nos ayudaran a entender la situación dental del paciente, pero poco nos aportan a la hora de realizar el tratamiento con carillas de porcelana ya que no son fácilmente modificables y, algo que no se puede cambiar, mejor no darle demasiada importancia.

No obstante, debemos comenzar a pensar en una **odontología estética** en estado puro, y las asimetrías no siempre serán consideradas como algo malo, sino como algo natural; usted mismo puede hacer la prueba, cojamos ahora la fotografía de la paciente, cortémosla por la mitad y dupliquemos cada lado, volteando cada parte y volviendo a componer la cara con dicha imagen. El lector podrá apreciar que en toda cara humana, hay un lado más ancho que otro, y esto ha de tenerse en cuenta a la hora de planificar y diseñar un tratamiento natural y armónico en el paciente (📷 1.5).

Hemos de diferenciar entre asimetría facial no armónica y armónica. La primera no guarda equilibrio con el resto de la cara, mientras que una asimetría facial armónica será aquella que guarda una relación con el resto de las estructuras faciales (Saavedra *et al.*, 2015; Silva *et al.*, 2018; Silva *et al.*, 2019).

Fotografía facial en reposo

Ahora podemos analizar la llamada "posición de reposo" del paciente en el conjunto de su cara. No hay que confundir el "reposo" en estética con el que se utiliza en ortodoncia. En ortodoncia, el reposo es el estado en el que el paciente, después de tragar saliva, separa sus dientes dejando un *gap* entre los mismos (el espacio libre oclusal). En odontología estética, hablamos de un reposo forzado, en el que el paciente debe abrir la boca lo suficiente como para permitir apreciar los bordes incisales de los incisivos superiores sin obstáculos visuales detrás, pero con la musculatura perioral sin tensión alguna o, lo que nosotros denominamos, en reposo. Esta fotografía se consigue muy bien si la paciente dice la palabra "Emma" (las dos emes aportan vibración y reposo del labio al terminar la palabra) y mantiene la posición final o bien pedimos al paciente que realice una respiración oral con la boca entreabierta y los labios sin tensión y podremos observarlo también (recomendamos esta técnica ya que a veces con "Emma" el paciente ríe y le cuesta estar en reposo) (📷 1.6).

En la fotografía facial en reposo debemos valorar dos cosas: la primera, la visibilidad de los incisivos centrales en dicha posición y, la segunda, la longitud labial.

VISIBILIDAD DE LOS INCISIVOS CENTRALES

A la hora de observar la visibilidad del incisivo superior en reposo, nos aseguraremos de estar realizando la fotografía en el mismo plano que la cara vestibular de los dientes, puesto que si observamos desde un ángulo superior dicha visibilidad se verá reducida, mientras que desde un ángulo inferior se verá aumentada.

Este parámetro es quizás el más importante de todos, ya que es el punto de partida de toda rehabilitación estética que vayamos a planificar. Frank Spear publicó una serie de artículos en los que explicaba como toda rehabilitación debe ser planificada siguiendo un orden estricto: estética, estructura, función y biología, para después ser ejecutada en el orden contrario, controlando primero la biología, devolviendo la función y finalizando con la estructura y la estética planeada (Spear *et al.*, 2006). La posición del borde incisal del incisivo superior es, como hemos dicho, el punto de partida. La exposición del incisivo variará entre pacientes, pero hay que tener en cuenta los parámetros descritos por la literatura, que definen que dicha visibilidad variará entre hombres y mujeres dependiendo además de la edad aproximadamente como se indica en 📷 1.1.

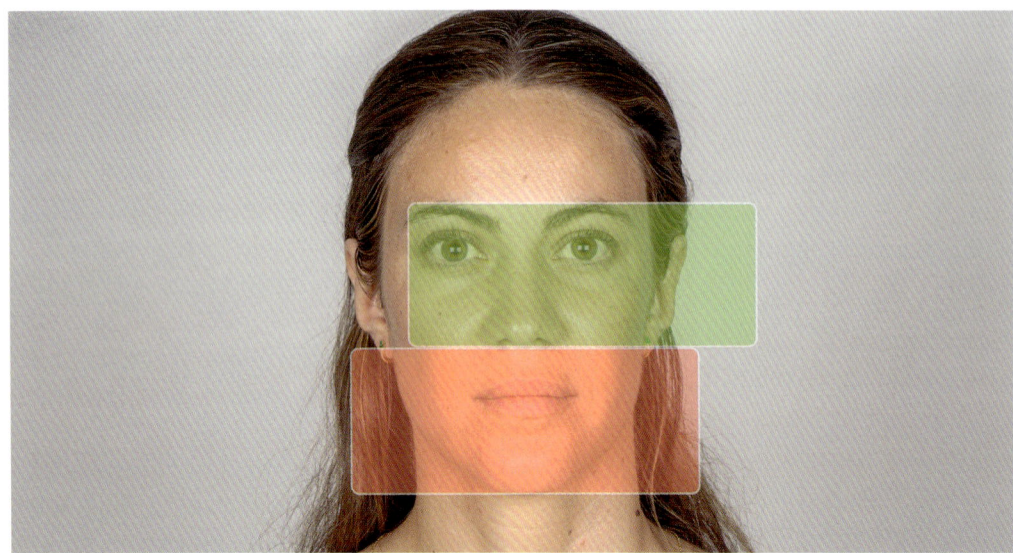

📷 **1.2** Análisis de los tercios faciales horizontales.

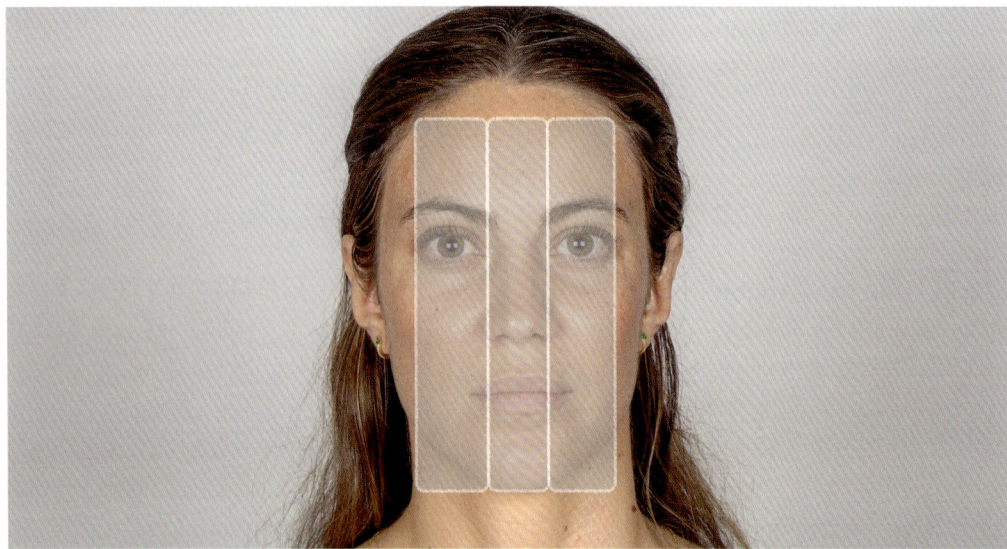

📷 **1.3** Análisis de los tercios faciales verticales.

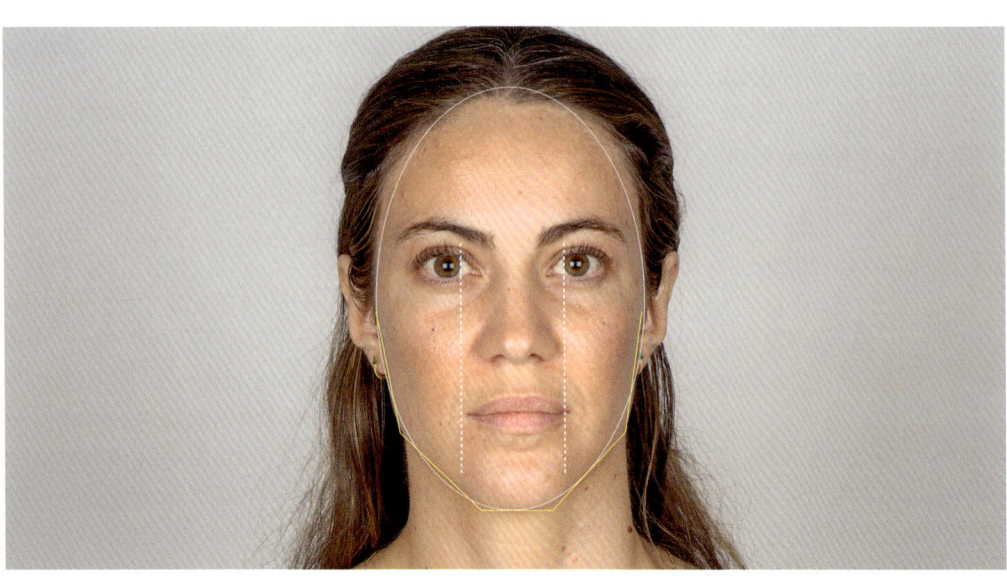

📷 **1.4** Análisis de la forma de cara y la anchura intercomisural.

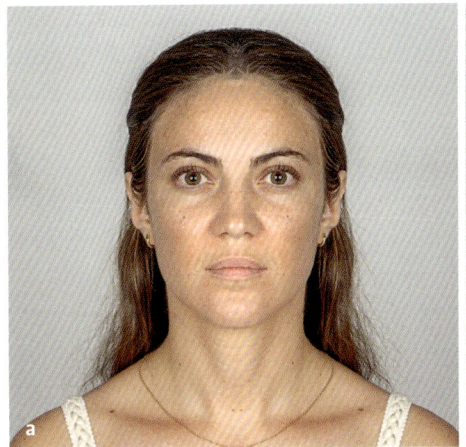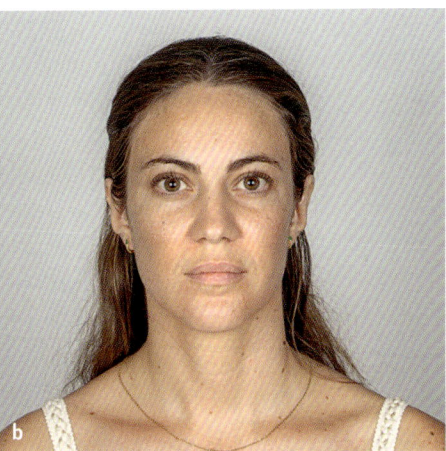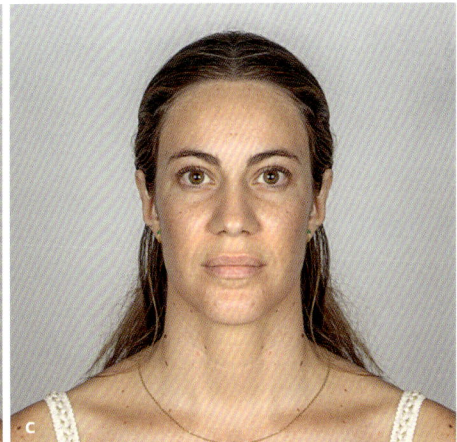

1.3
Buscando la
posición de
reposo.

📷 **1.5** Asimetrías del rostro. A la izquierda, el lado izquierdo duplicado; en el centro el rostro normal y a la derecha, el lado derecho duplicado.

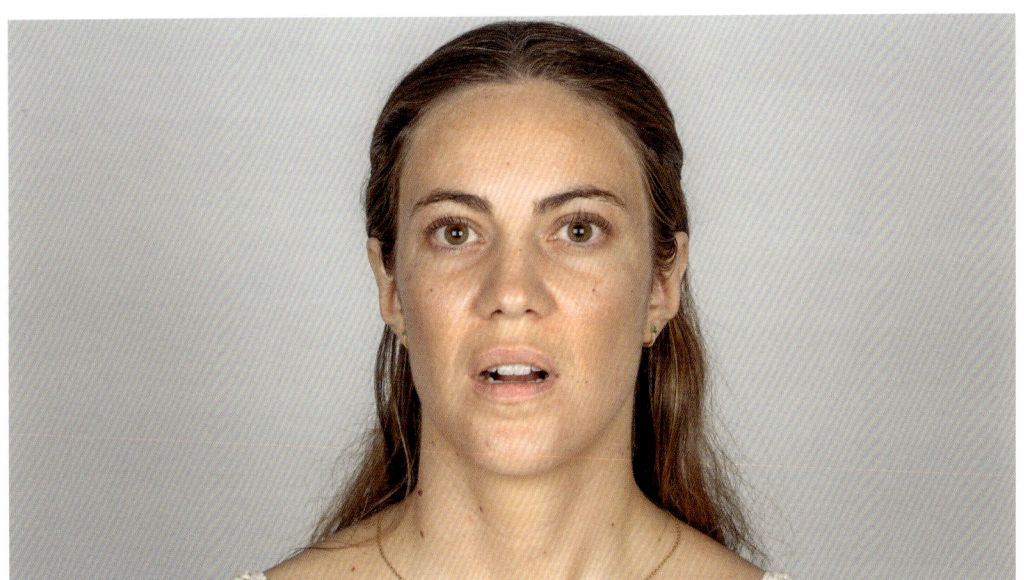

📷 **1.6** Fotografía facial en reposo.

1.1 Visibilidad recomendada según sexo y edad (Awad *et al.*, 2020; Vig y Brundo, 1978).

Diente	Hombre	Mujer
Incisivo central	2,66 ± 1,50	2,91 ± 1,89
Incisivo lateral	1,89 ± 1,35	1,35 ± 1,41
Canino	0,89 ± 1,05	0,29 ± 0,73

La variación de la visibilidad del incisivo central en reposo a lo largo de la vida del paciente es muy grande (desde +0,4 hasta +7 mm), mientras que la de los caninos es bastante más estable (desde –3 a +2 mm), es por ello por lo que algu-nos clínicos proponen comenzar el diseño de sonrisa posicionando el canino en vez del incisivo central (Misch, 2008).

Las mujeres muestran más incisivo central tanto en reposo como en sonrisa, mientras que los hombres muestran más incisivo lateral y canino, dato importante a la hora de diseñar nuestra sonrisa (Al-Habahbeh *et al.*, 2009).

Para medir la visibilidad podemos ayudarnos de una sonda periodontal milimetrada o hacerlo en un programa tipo Keynote o Powerpoint con reglas digitales calibradas con la fotografía del paciente con el labio superior en reposo (📷 1.7).

Para realizar la medición de una visibilidad negativa, colocaremos una sonda periodontal milimetrada por detrás del labio, que contacte sobre el borde del incisivo central superior que estará oculto tras el labio. Se medirá la porción de la sonda oculta tras el mismo.

LONGITUD LABIAL

También analizaremos aquí el grosor y la forma de los labios, saber si son labios finos, normales o gruesos, o si son rectos, moderados o en arco de cupido, lo cual puede influir en la exposición de los incisivos y nos ayuda a hacernos una idea del perfil de la boca y de la sonrisa que vamos a restaurar (Kim *et al.*, 2017).

La longitud labial se mide desde el punto subnasal hasta el estomion superior (el punto medio donde el labio superior toca al inferior). Con un calibre digital o analógico podemos medirlo muy bien, pero también servirá una regla si no tenemos dicho calibre (la media de longitud labial es 20-22 mm en mujeres y 22-24 mm en hombres). Con la edad, la longitud del labio irá aumentando y junto al desgaste dentario, irán provocando la disminución de la visibilidad del incisivo superior (📷 1.8, 🎥 1.4).

La longitud del labio superior es importante y se relaciona directamente con la visibilidad del incisivo superior en reposo, ya que, si determinamos que el labio es más largo que la norma, al no tener un tratamiento para dicho problema debemos plantearnos sacrificar

visibilidad dental. Si no tenemos esto en cuenta y nos obcecamos con dejar una visibilidad dental de 2 mm, quizá al sonreír el paciente muestre una corona clínica demasiado larga para compensar esta longitud labial, empeorando así la estética del caso. Del mismo modo, si el paciente presenta un labio largo pero poca movilidad labial y tiene una altura labial baja, podremos alargar los incisivos para mostrar más diente en reposo, siempre y cuando la sobremordida del paciente lo permita. Como el lector puede apreciar hay muchos factores y variables, por ello es importante todo este análisis previo del caso.

Aunque se explicará en la fotografía de sonrisa, podemos adelantar ahora que si tenemos suficiente visibilidad de los incisivos superiores, ya podemos ir valorando si la línea media dentaria superior es paralela y está centrada en el *filtrum* (surco nasolabial). Aunque este parámetro se suele analizar en sonrisa, la asimetría que a veces presenta la musculatura perioral puede crear desviaciones del *filtrum* que no ocurrirán en una situación de reposo.

Fotografía facial en sonrisa

Durante las fotografías previas ya habremos entablado una relación y una confianza con la paciente. Ahora debemos inmortalizar algo que dura menos de un segundo.

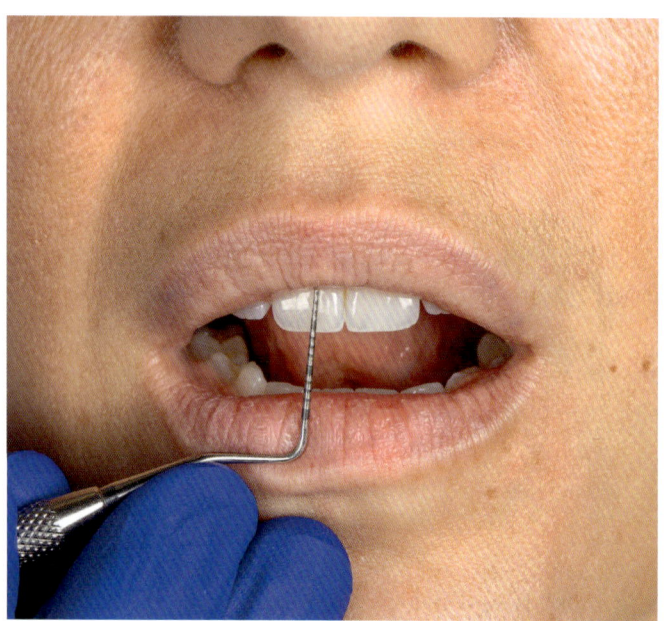

📷 **1.7** Medición de la visibilidad del incisivo central superior.

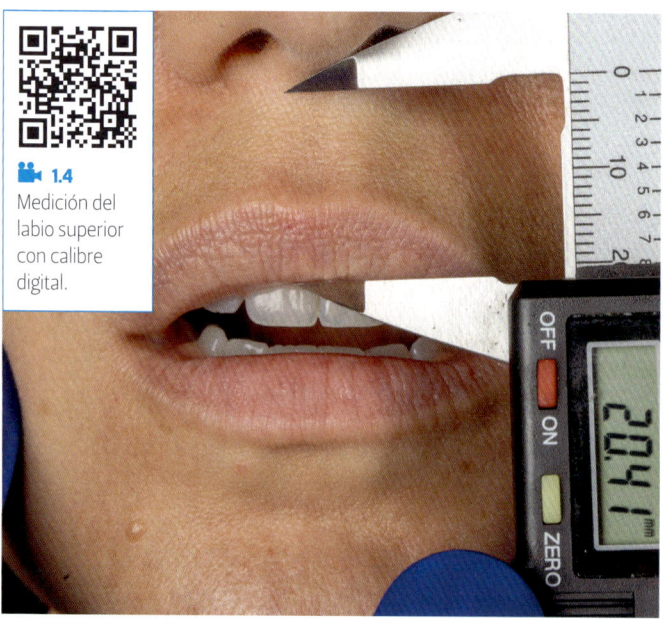

🎥 **1.4** Medición del labio superior con calibre digital.

📷 **1.8** Momento de la medición del labio superior con calibre digital.

> Comienza el reto: ¡conseguir la imagen de una sonrisa sincera del paciente!

La sonrisa es un cúmulo de factores musculares, muy difícil de discernir, pero hemos de tener en cuenta que, como ya definió Duchenne, una sonrisa genuina está íntimamente ligada con la zona más primitiva del cerebro. La sonrisa implica la contracción de músculos como el orbicular, que no podemos contraer a voluntad. Una sonrisa forzada está más ligada a la corteza motora y no nos aportará la información que necesitamos a la hora de planificar el tratamiento (Ekman *et al.*, 1990). Seamos conscientes de que una vez finalizado el caso, si no hemos tenido en cuenta la sonrisa genuina del paciente, podemos haber dejado de tratar zonas visibles generando un conflicto estético sin retorno.

> Es por ello que recomendamos el uso de vídeos faciales para conseguir captar el fotograma en el que la paciente sonríe con naturalidad, ya que una fotografía implica captar el momento exacto antes de que la musculatura ceda y vuelva a una posición forzada (📷 1.9, 🎥 1.5).

Nos interesa conocer la capacidad máxima del paciente al reír, por ello una opción en caso de no conseguir la sonrisa natural es pedir al paciente gesticular una especie de "rugido" con la letra "i" como protagonista, para poder así contraer al máximo la musculatura facial (📷 1.10; 🎥 1.6).

En esta imagen analizaremos varios parámetros:
- El primero que se debe analizar es la línea media facial. Trazaremos una línea que cruce desde la glabela hasta el mentón blando, pasando por subnasal y el filtrum labial. Clásicamente también pasa por la punta de la nariz, pero dado que esta es un tejido blando y puede estar desviado, preferimos dejarlo fuera de la línea centrándonos sobre todo en el filtrum labial. Con esa línea comprobaremos si la línea media dentaria superior (contacto entre 1.1 y 2.1) coincide con la facial. En nuestra paciente se aprecia una ligera desviación hacia la derecha de 0,5 mm (📷 1.11). Como referencia recordemos que una línea media desplazada hasta 3 mm no

es perceptible por el ojo del paciente (Kokich *et al.*, 1999; Arnett y Bergman, 1993), aunque los tiempos han cambiado y ahora los pacientes se fijan mucho más en estos pequeños detalles, por lo que una desviación de más de 1 mm debería ser tenida en cuenta a la hora de diseñar y planificar el tratamiento. En cambio, una inclinación de incluso 5 grados (o 1 mm midiendo desde la papila hasta el borde incisal), es ya perceptible por los pacientes (Silva *et al.*, 2017).
- También observaremos la coincidencia entre las líneas medias dentarias superior e inferior, sin darle demasiada importancia, ya que tan solo coinciden en un 25 % de la población en condiciones naturales.
- Un parámetro muy importante que se ha de tener en cuenta en esta imagen será comprobar si la línea bipupilar (línea recta que une las dos pupilas del paciente) es paralela a la línea de la sonrisa (línea recta que transcurre por los bordes incisales superiores del paciente). Recordemos que las asimetrías faciales armónicas son aceptables y debemos respetarlas a la hora de rehabilitar a los pacientes (📷 1.12).

A nivel del tercio inferior, debemos centrarnos tan solo en la sonrisa de la paciente. Para esto nos fijaremos en la fotografía aumentada de la sonrisa, y analizaremos los parámetros que se exponen a continuación.

ALTURA LABIAL

La altura labial (según nomenclatura americana), llamada línea de sonrisa en Europa, nos indica la cantidad de estructura dental y gingival que expone el paciente al sonreír. Démonos cuenta aquí de la importancia que tiene, como decíamos, conseguir una sonrisa franca por parte del paciente. Tenemos cuatro tipos de altura labial:
- **Baja**: el labio cubre los tercios cervicales de los incisivos superiores, más frecuente en sexo masculino.
- **Media**: el labio cubre justo a nivel de margen gingival de los incisivos superiores.
- **Alta**: el labio muestra hasta 3 mm de encía por encima de las coronas clínicas, más frecuente en sexo femenino.
- **Gingival**: el labio muestra más de 3 mm de encía por encima de las coronas clínicas.

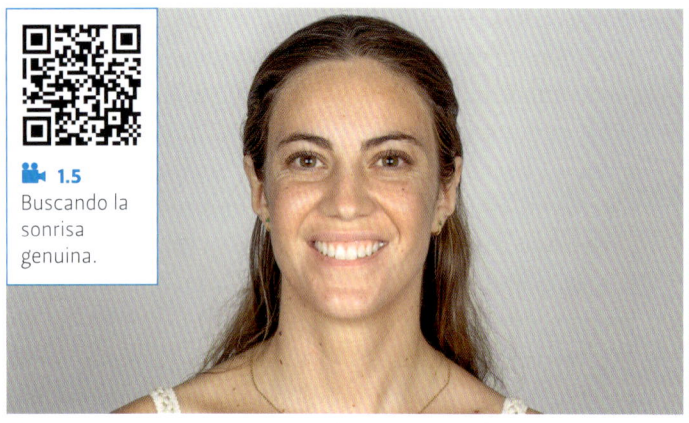
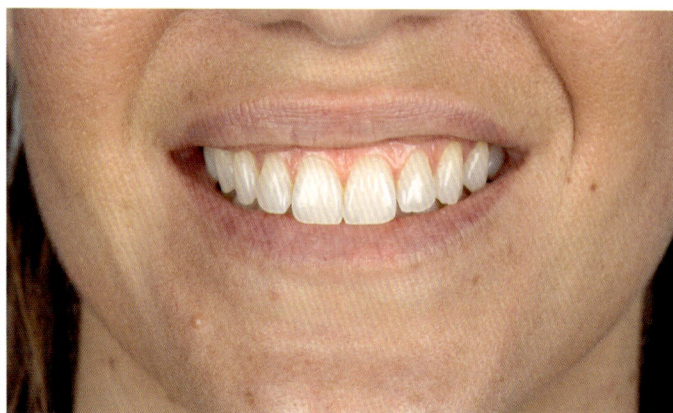

1.5 Buscando la sonrisa genuina.

📷 **1.9** Fotografía facial en sonrisa. a) Vista general. b) Vista detallada de la sonrisa.

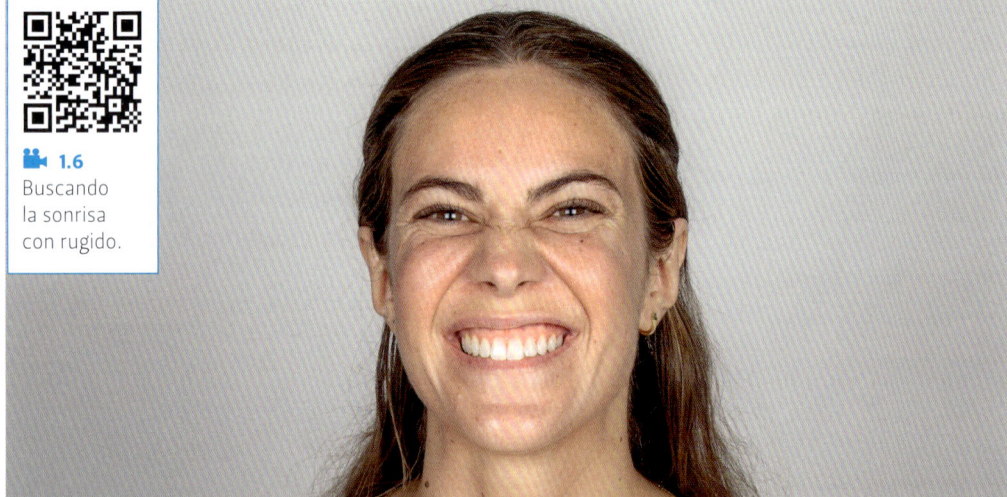

1.6 Buscando la sonrisa con rugido.

📷 **1.10** Fotografía facial en sonrisa; el "rugido".

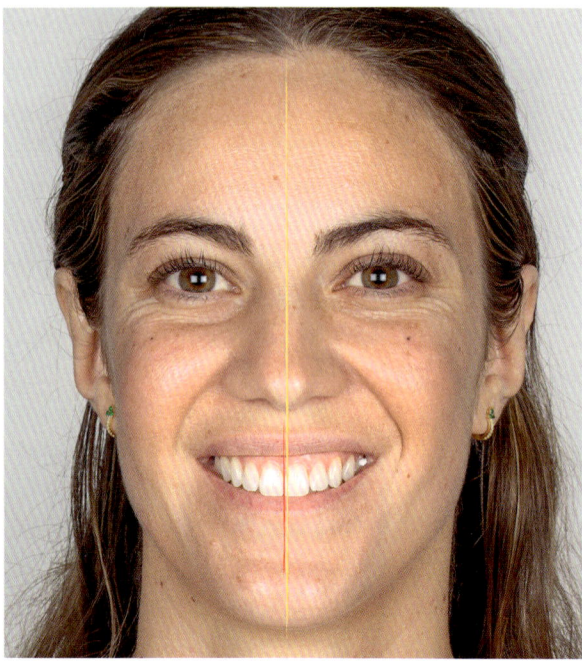
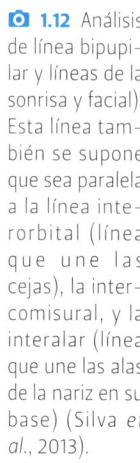
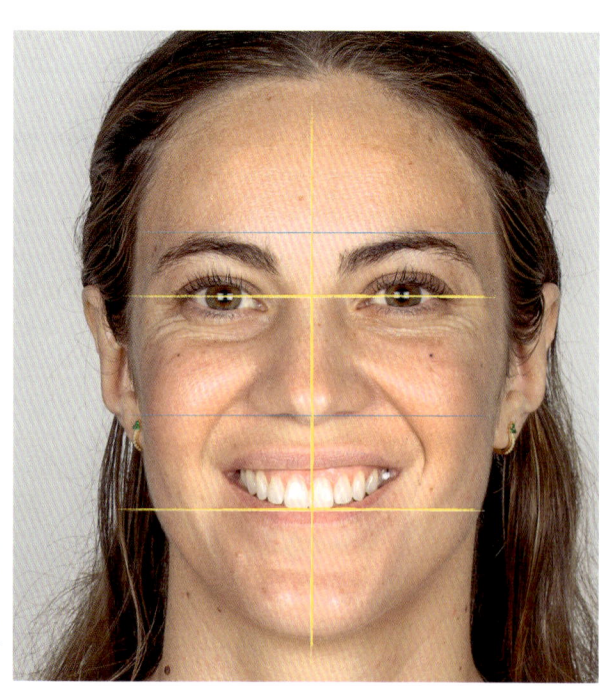

📷 **1.11** Análisis de la línea media facial.

📷 **1.12** Análisis de línea bipupilar y líneas de la sonrisa y facial). Esta línea también se supone que sea paralela a la línea interorbital (línea que une las cejas), la intercomisural, y la interalar (línea que une las alas de la nariz en su base) (Silva *et al.*, 2013).

Implicación práctica

Teniendo en cuenta estos parámetros, imaginemos que en la primera sonrisa que analizamos en un determinado paciente observamos una altura labial media ocasionada por una sonrisa tímida y estudiada del paciente. Quizá no tendríamos en cuenta que el margen gingival de un 1.2 no está en la posición ideal con respecto al 1.1, pero como el paciente no lo enseña, decidimos no tratar dicho defecto previamente a la colocación de nuestras carillas de porcelana. Una vez finalizado el trabajo, el paciente se relaja, se gusta y empieza a sonreír como es debido, con una sonrisa franca y sincera, y nos damos cuenta de que se aprecia perfectamente la asimetría de los márgenes en la sonrisa. Habremos fracasado en nuestro tratamiento.

SONRISA GINGIVAL

La sonrisa gingival es una alteración multifactorial que condiciona de sobremanera el punto de enfoque del caso a nivel estético, ya que el paciente al sonreír mostrará todo el conjunto de la sonrisa, incluidos niveles gingivales, sombras radiculares, color de encía, papilas, ¡todo!

Existen cinco causas directas de sonrisa gingival, pero pueden combinarse en un mismo paciente. Es por ello que un correcto diagnóstico de las causas de la sonrisa gingival es clave para poder decidir el tratamiento adecuado. Para ello, tomaremos los datos mostrados en 📁 1.2:

- El primer parámetro (**proporción de la cara**) se refiere a los tercios horizontales, los cuales ya medimos en la primera fotografía facial del paciente. Si observamos un aumento del tercio inferior, sospecharemos que la etiología es un **crecimiento excesivo del maxilar**. En este escenario, los incisivos superiores suelen estar muy expuestos en reposo y sonrisa, e incluso cubiertos por el labio inferior, lo cual disminuirá la percepción estética de la sonrisa.
- La **longitud del labio** es el segundo parámetro que puede causar una sonrisa gingival y también lo hemos medido en apartados anteriores. No es sencilla de modificar.
- Registraremos el tercer parámetro, **la movilidad labial**, siguiendo las pautas del siguiente apartado y de la 📷 1.13.
- Los últimos tres parámetros combinados nos dirán las últimas dos causas: la **EPA (erupción pasiva alterada)**

y la extrusión dentoalveolar. Algunas indicaciones que facilitarán el diagnóstico:

- La longitud del incisivo central intacto tiene una media alrededor de 10-11 mm. Si detectamos que mide menos lo anotaremos.
- Si no localizamos la línea amelocementaria (LAC) del incisivo ya podremos sospechar de una EPA, que coincidirá con una línea gingival recta.
- Si la línea gingival es convexa y localizamos el LAC del diente, tendremos dos opciones: o que el central mida normal y sea una extrusión dentoalveolar por una clase II esquelética subdivisión segunda, o que el central sea corto y nos encontremos ante una extrusión dentoalveolar por desgaste en la zona anterior. En un paciente bruxista observaremos un incisivo central corto, con una LAC coincidente con la corona clínica y una línea gingival recta al ser un desgaste generalizado en todas las piezas.

📁 1.2 Toma de datos de la sonrisa gingival.

Parámetro	Datos del/de la paciente	Norma
Proporción de la cara	×	1:1
Longitud labial	×	20-22 mm (♀) 22-24 mm (♂)
Movilidad labial	×	6-8 mm
Línea gingival	×	Recta o convexa
Longitud del incisivo central (IC)	×	10,5-11 mm
Línea amelocementaria (LAC)	×	Sí/No

Previamente a la realización de unas carillas de porcelana debemos tener controlados estos factores. En el caso de una EPA, debemos descubrir la corona clínica del paciente, ya sea con gingivectomía, ostectomía, reposición apical o combinación de las mismas.

En el caso de la sobreerupción por desgaste o clase II, debemos realizar una intrusión ortodóntica para devolver las piezas a su posición original, mejorando considerablemente la adhesión, que será toda en esmalte o el perfil de emergencia (en caso de haber realizado un alargamiento coronario sería triangular) y nos permitirá ser más conservadores con el desgaste dentario al no tener que buscar una vía se inserción desde la raíz.

En el caso de un bruxista, lo más probable es que tengamos que realizar un alargamiento coronario, con gingivectomía y ostectomía.

Si la movilidad labial es excesiva también tenemos opciones, podremos disminuirla mediante tratamientos de toxina botulínica, ácido hialurónico o técnicas de reposición labial.

MOVILIDAD LABIAL

La movilidad labial es la cantidad de desplazamiento o el recorrido que realiza el labio desde la posición de reposo hasta la posición de sonrisa franca. Para calcularla debemos tener en cuenta dos medidas, tomando como referencia la posición del borde incisal del incisivo superior, ya que es un elemento fijo de la sonrisa:

1 La visibilidad del incisivo central en reposo medida en milímetros.
2 La visibilidad desde el borde incisal del incisivo central superior hasta el estomion del labio cuando el paciente sonríe.

La movilidad labial es importante, ya que determina en muchos casos si la altura labial será gingival, alta, media o baja. La media habitual es de 6 a 8 milímetros (📷 1.2).

Como se puede apreciar en la 📷 1.13 y en el 🎥 1.7, si restamos la visibilidad del incisivo a la distancia total hasta la sonrisa nos muestra cuánto se ha desplazado el labio.

LÍNEA DE LA SONRISA

Analizaremos también la correlación de la línea de la sonrisa (línea que discurre por los bordes incisales superiores) con el labio inferior, para determinar si esta es paralela al mismo y si contacta con él o, incluso, el labio inferior cubre al incisivo superior (típico de un crecimiento excesivo del maxilar). Observaremos la forma de la línea de sonrisa: si es recta, cóncava o convexa (forma de ala de gaviota) (Passia *et al.*, 2011; Tjan *et al.*, 1984; Fradeani, 2006) (📷 1.14).

CORREDORES BUCALES

Denominamos corredor bucal al espacio generado entre las caras vestibulares de los dientes desde el primer premolar hacia atrás y la mucosa yugal del paciente.

> Recordemos que, en un tratamiento de carillas de porcelana, habitualmente podemos llegar a tratar hasta los segundos premolares, de modo que analizar los corredores es igual de importante que analizar el sector anterior.

Lo primero que observaremos es la exposición dentaria que presenta el paciente, si expone hasta premolares (el

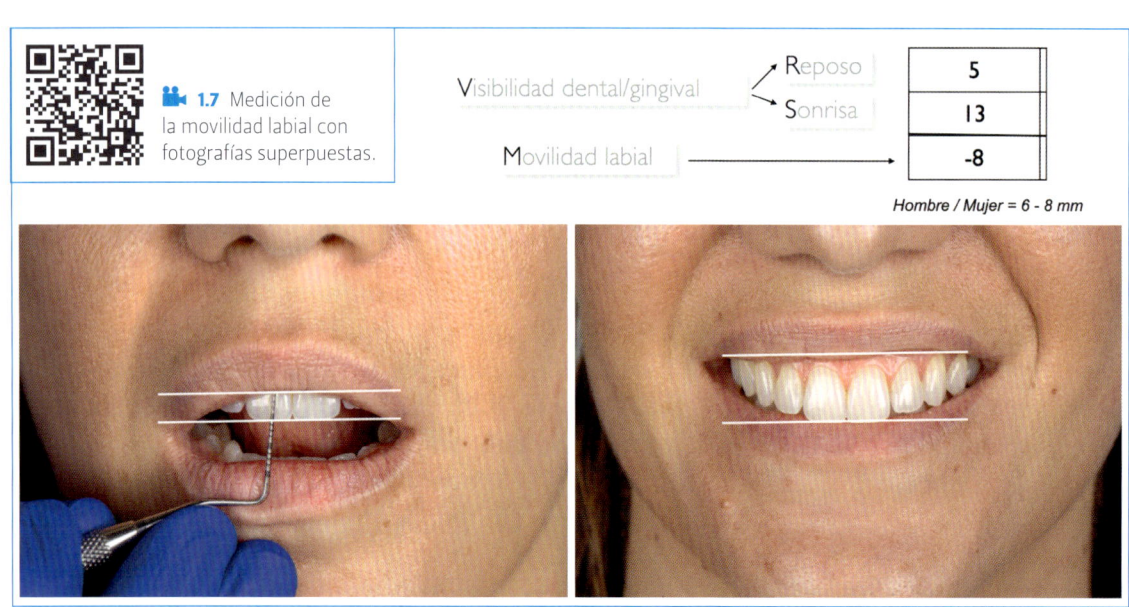

🎥 **1.7** Medición de la movilidad labial con fotografías superpuestas.

Visibilidad dental/gingival → Reposo / Sonrisa

Movilidad labial →

Reposo	5
Sonrisa	13
Movilidad labial	-8

Hombre / Mujer = 6 - 8 mm

📷 **1.13** Medición de la movilidad labial. a) Visibilidad dental o gingival en reposo (5 mm en esta paciente). b) Visibilidad dental o gingival en reposo (13 mm). Por lo tanto, la movilidad labial para la paciente es de –8 mm, que está dentro de los valores normales (6–8 mm en ambos sexos).

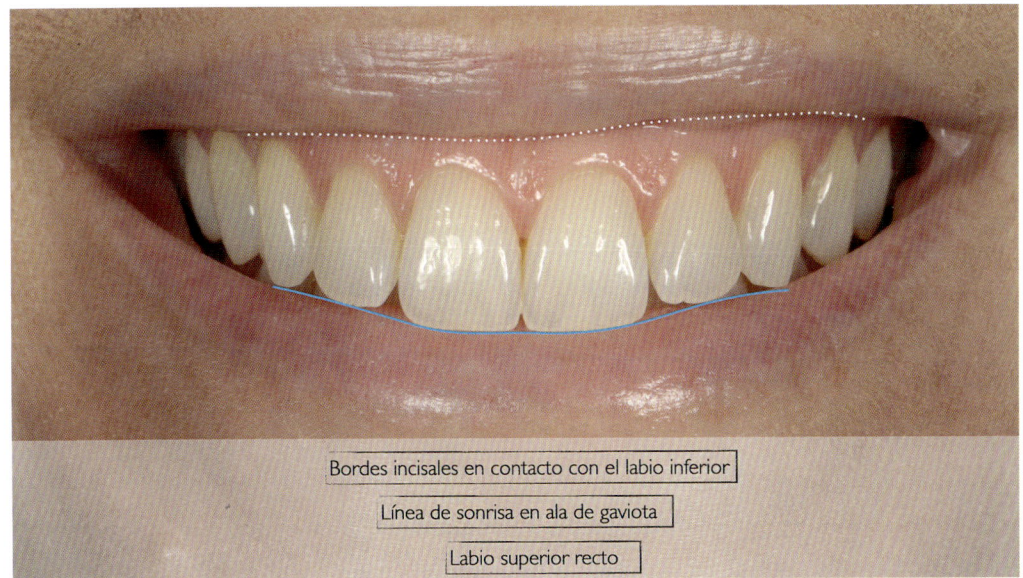

Bordes incisales en contacto con el labio inferior

Línea de sonrisa en ala de gaviota

Labio superior recto

📷 **1.14** Análisis de la línea de sonrisa.

60 % de la población) o enseña, incluso, el primer molar cuando sonríe (20 %) (Fradeani, 2009).

Anotaremos si los niveles gingivales están o no nivelados con respecto al sector anterior, y no están ni descendidos debido a extrusiones ni apicales debido a recesiones.

El plano oclusal de los mismos estará o no nivelado dependiendo del parámetro anterior.

Valoraremos el torque, el cual nos indicará si hay compresión o expansión. Este dato es importante porque podrá ser modificado previamente a la colocación de carillas (torque positivo), o corregido con las mismas (torque negativo).

Por último, observaremos si el corredor está ocupado por dientes, dando una sensación de "boca llena" o existen los llamados espacios negros (*gap* entre la cara vestibular del último diente visible y la mucosa yugal). Un consejo: cuidado con las fotografías con flash anular, ya que al adentrarse en el fondo del corredor confunde el concepto de espacio negro al verse iluminado, pero sobre todo hay que observar si está o no ocupado por dientes. Lo ideal es una sonrisa con un ligero *gap* o espacio negro (Ritter *et al.*, 2006; Lombardi, 1973; Tjan, 1984).

Se observa en la 📷 1.15 que la paciente presenta un torque correcto y muestra hasta el segundo premolar en am-

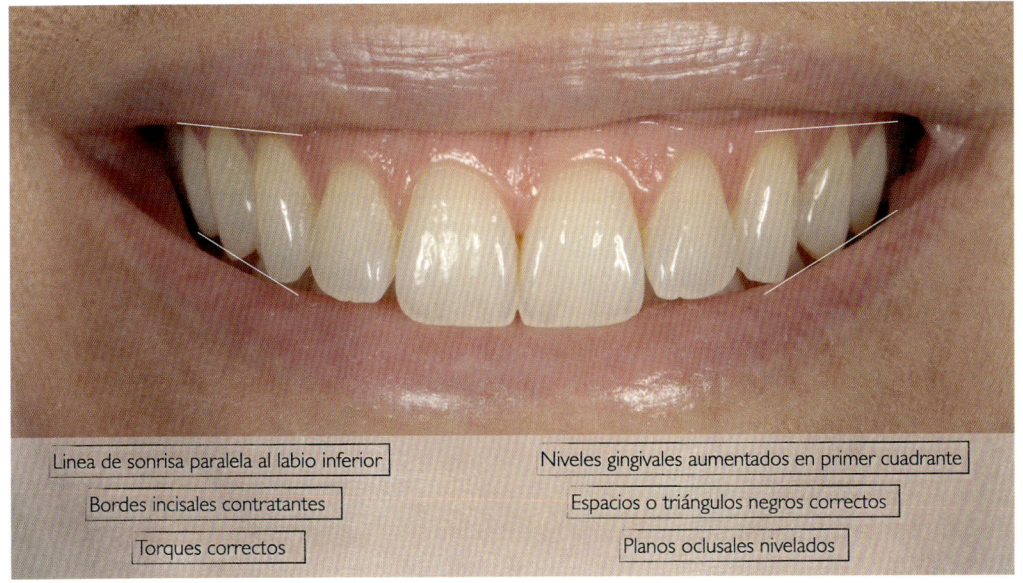

Línea de sonrisa paralela al labio inferior

Bordes incisales contratantes

Torques correctos

Niveles gingivales aumentados en primer cuadrante

Espacios o triángulos negros correctos

Planos oclusales nivelados

📷 **1.15** Análisis de los corredores bucales.

bos lados, con los niveles gingivales apicales y cubiertos por el labio en el primer cuadrante y los niveles oclusales correctos y nivelados. Tanto en el lado izquierdo como en el lado derecho la paciente presenta espacios negros correctos, dado que el torque y posición de las piezas 15 y 25 son correctos, como se puede apreciar más adelante en 1.22c y 1.22d, aunque ligeramente aumentado en el segundo cuadrante debido a la forma de la mucosa yugal.

Fotografías faciales en sonrisa 45°

Realizamos estas dos fotografías justo después de la sonrisa frontal. Pediremos al paciente que gire su cabeza sin inclinarla 45 grados hacia un lado y hacia el otro (📷 1.16 y 1.17). La imagen que buscamos ha de estar centrada en el incisivo lateral del lado que muestra, permitiéndonos observar la emergencia vestibular del canino contralateral (lo aplicaremos más tarde en el diseño de sonrisa).

El plano oclusal debe ser paralelo al plano del horizonte que dibujamos con el nivelador. Esto lo determinará la curva de Spee, según esté más o menos acentuada.

En estas dos imágenes (📷 1.16 y 1.17) es donde cobran importancia los puntos posteriores que marcamos con el nivel del plano del horizonte, permitiéndonos orientar correctamente al paciente en el programa de visualización de las imágenes para poder luego diseñar nuestra sonrisa acorde a los patrones faciales del paciente.

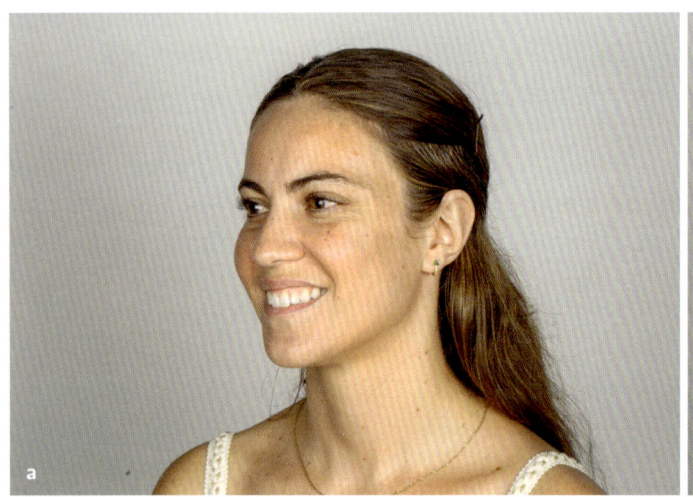
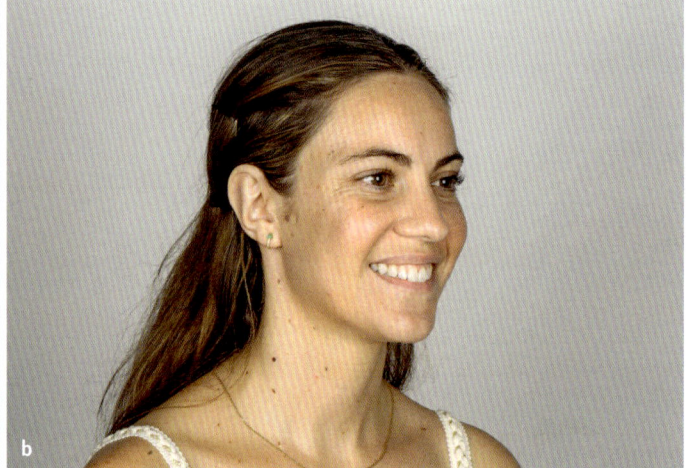

📷 **1.16** Fotografías faciales en 45 grados.

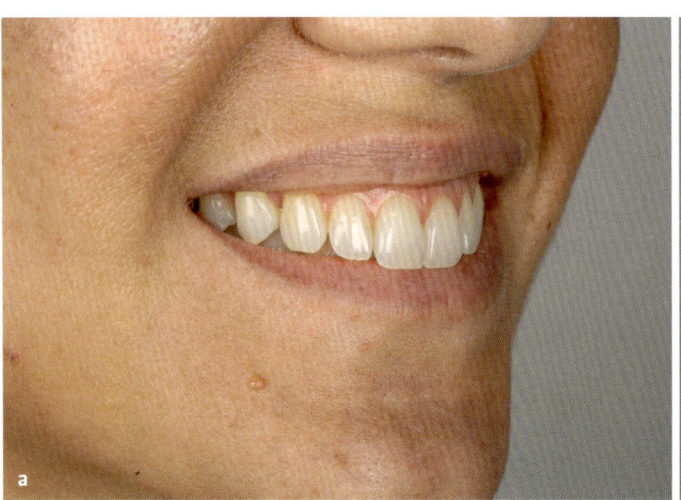
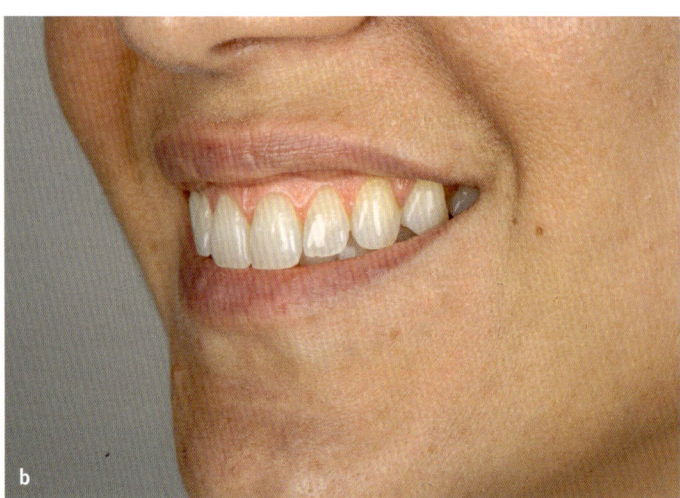

📷 **1.17** Fotografías de la sonrisa en 45 grados.

Fotografía facial en sellado y sonrisa a 90°

En la fotografía de sonrisa lateral, valoraremos si la posición del borde incisal en sentido horizontal, así como su proinclinación, son las adecuadas y no entorpecen el cierre de los labios del paciente. En pacientes periodontales con pérdida de soporte posterior, los dientes anteriores reciben cargas axiales que provocan el abanicamiento y vestibulización de los mismos creando diastemas, resalte aumentado y sensación de dientes largos (📷 1.18).

En casos con necesidades ortodónticas, un tratamiento previo será casi mandatorio para evitar un tallado muy destructivo si tratamos de corregirlo con las carillas de porcelana.

Otra fotografía para estudiar la relación de los bordes incisales con respecto al labio inferior es la que se aprecia en la 📷 1.19, que servirá a quien decida realizar el protocolo de diseño de sonrisa digital (DSD) de Christian Coachman (Coachmann y Calamita, 2012).

En la fotografía de 90° en sellado (📷 1.20) también podemos observar datos que refieren al campo de la ortodoncia, como la clase esquelética, ángulos naso- y mentolabiales o la distancia de los labios a la línea E de Ricketts (Ricketts, 1968; Arnett y Bergman, 1993).

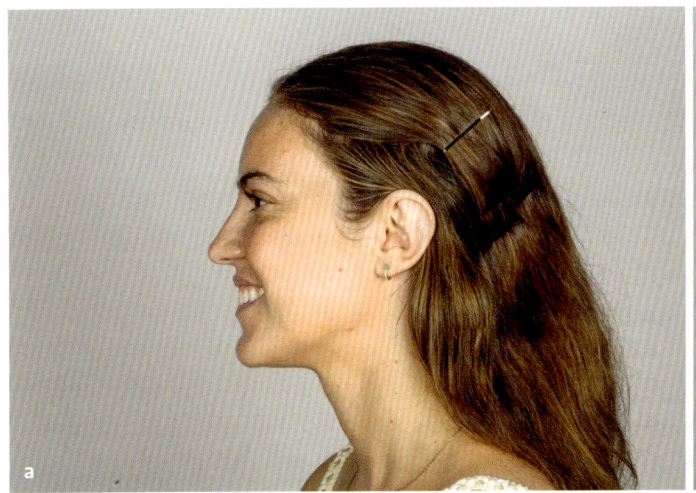
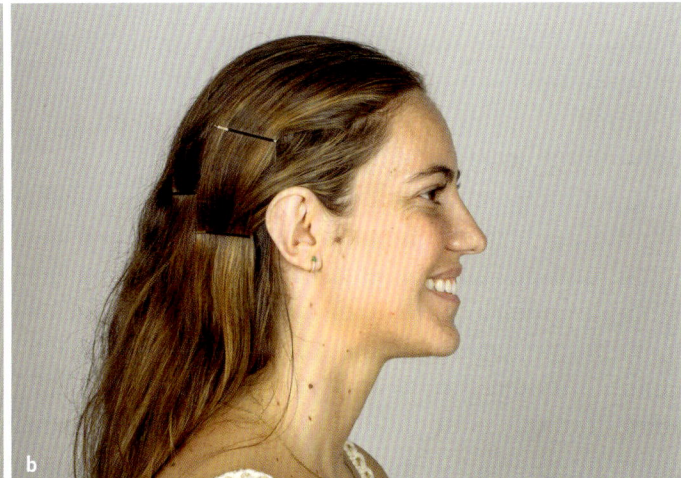

📷 **1.18** Fotografías faciales en 90 grados.

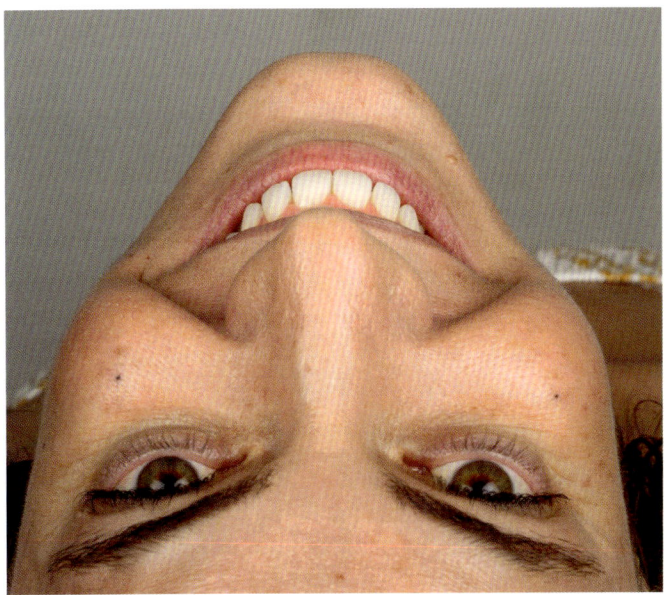

📷 **1.19** Fotografía desde las 12 de Christian Coachman.

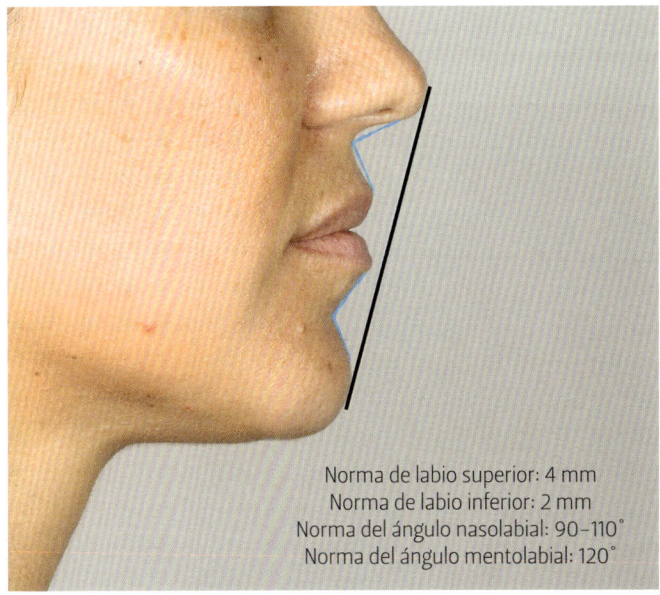

Norma de labio superior: 4 mm
Norma de labio inferior: 2 mm
Norma del ángulo nasolabial: 90-110°
Norma del ángulo mentolabial: 120°

📷 **1.20** Análisis del perfil.

Fotografías intraorales

Llegó el momento de dejar de lado los tejidos blandos extraorales para centrarnos en la composición dentaria de la paciente. Realizaremos un total de 7-8 fotografías con las cuales completaremos el puzle del análisis.

Fotografías oclusales

Estas dos fotografías (📷 1.21) otorgan una visión general de las arcadas dentarias, permitiéndonos observar si los dientes presentan lesiones cariosas evidentes a simple vista, desgastes dentarios notables, ausencias, migraciones y rotaciones dentarias o la forma de la arcada (parabólica, cuadrada o triangular). Es importante observar y entender si el paciente presenta apiñamientos dentarios debido a una forma triangular de la arcada o si presenta tendencia al bruxismo (Fradeani, 2006).

Esta imagen también nos dará una idea de la posición vestibulopalatina de los dientes que se han de tratar, de forma que ya podemos sospechar si las carillas necesitarán un desgaste excesivo, en cuyo caso quizá necesitemos realizar un tratamiento de ortodoncia previo o, por el contrario, no necesitarán desgaste alguno.

> No olvidemos, aunque lo explicaremos en el capítulo de fotografía, que las imágenes en espejo deben ser volteadas antes de analizarlas, o estaremos diagnosticando en el cuadrante erróneo.

Fotografías de arcadas

Estas tres orientaciones (📷 1.22) nos ofrecen una visión en 90 grados de la relación dentaria entre ambas arcadas. Analizaremos la clase canina y la clase molar, lo cual nos permitirá entender posibles asimetrías, rotaciones o desplazamientos de la línea media. También podemos observar sin labios de por medio, los niveles gingivales del sector anterior y posterior, la compresión de las arcadas, mordida cruzada, posibles recesiones, abfracciones, erosiones o cualquier patología vestibular que presenten las piezas del paciente. Podemos tomar esta imagen al rostro o directamente a la boca.

En caso de realizar el protocolo de Christian Coachman o para ver una superposición digital de los dientes, esta fotografía se realizará con la boca entreabierta (📷 1.23).

Es importante reparar en detalles como el plano oclusal: este ha de ser paralelo al plano de Camper (punto superior del trago hasta punto inferior del ala de la nariz) creando un ángulo de aproximadamente 10° con el plano de Frankfurt (línea que une el porion con el infraorbitario).

Es importante valorar el resalte y la sobremordida del paciente. Mediremos el resalte desde una visión lateral, con una sonda milimetrada tal y como se muestra en la 📷 1.22e (la norma es entre 2-3 mm). Por otro lado, mediremos la sobremordida en oclusión haciendo contactar la sonda en la cara vestibular de los incisivos inferiores, justo donde cubre el incisivo superior, para después pedir al paciente que abra lentamente, lo que nos permitirá ver

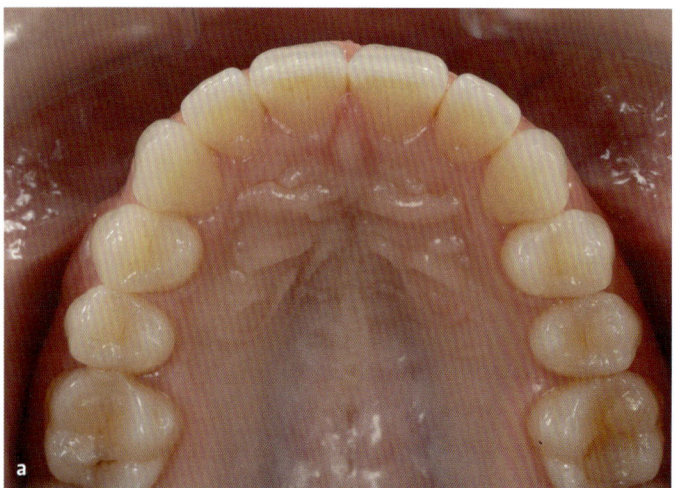
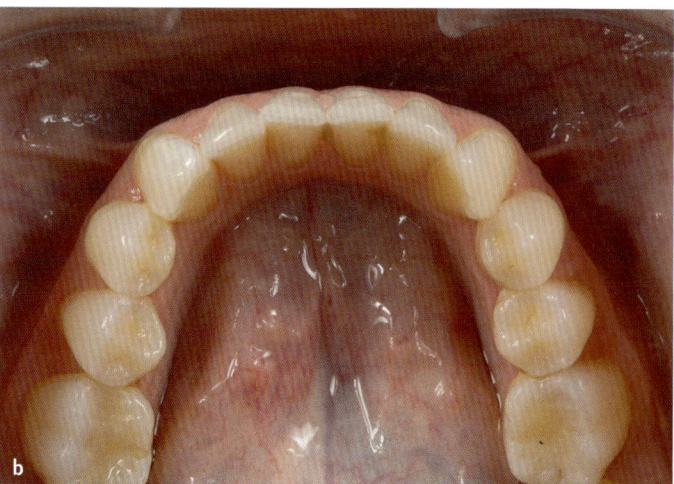

📷 **1.21** Fotografías oclusales. a) Superior. b) Inferior.

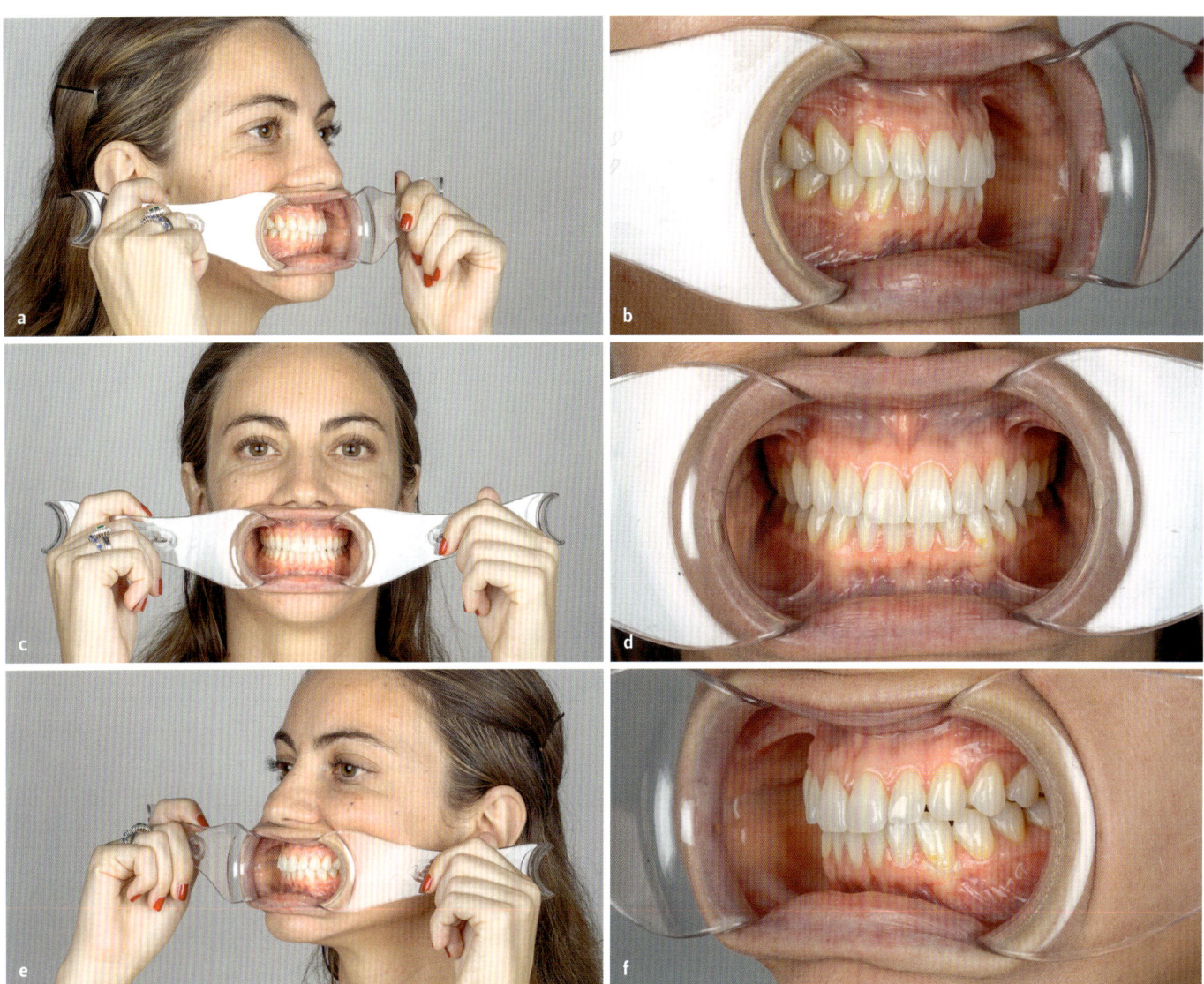

📷 **1.22** Fotografías de arcadas a,b) Derecha. c,d) Centro. e,f) Izquierda.

qué porcentaje del diente estaba cubierto (la norma es 1/3 o 2-3 mm) (Calamita *et al.*, 2019).

> Es muy importante tener en cuenta tanto el resalte como la sobremordida (📷 1.23, 1.24) si vamos a realizar carillas de porcelana. Un resalte disminuido con un contacto íntimo de la cara vestibular inferior y palatina superior creará áreas de contacto de riesgo y de gran carga y estrés: mientras que una gran sobremordida creará un patrón de interferencia en movimientos protrusivos que harán peligrar la porción incisal de las futuras carillas de porcelana.

Recomendamos la grabación de un vídeo (🎥 1.8), para poder observar también desde un punto de vista dinámico la guía de desoclusión protrusiva y lateral del paciente. Seleccionaremos los fotogramas que deseemos y podremos anticipar, así, futuras complicaciones que podamos tener si realizamos un tratamiento de carillas de porcelana.

Fotografía de 5 a 5

Es importante llegados a este punto entender los tres retos a los que nos enfrentamos desde el punto de vista estético. La estética rosa (tejidos blandos supracoronales),

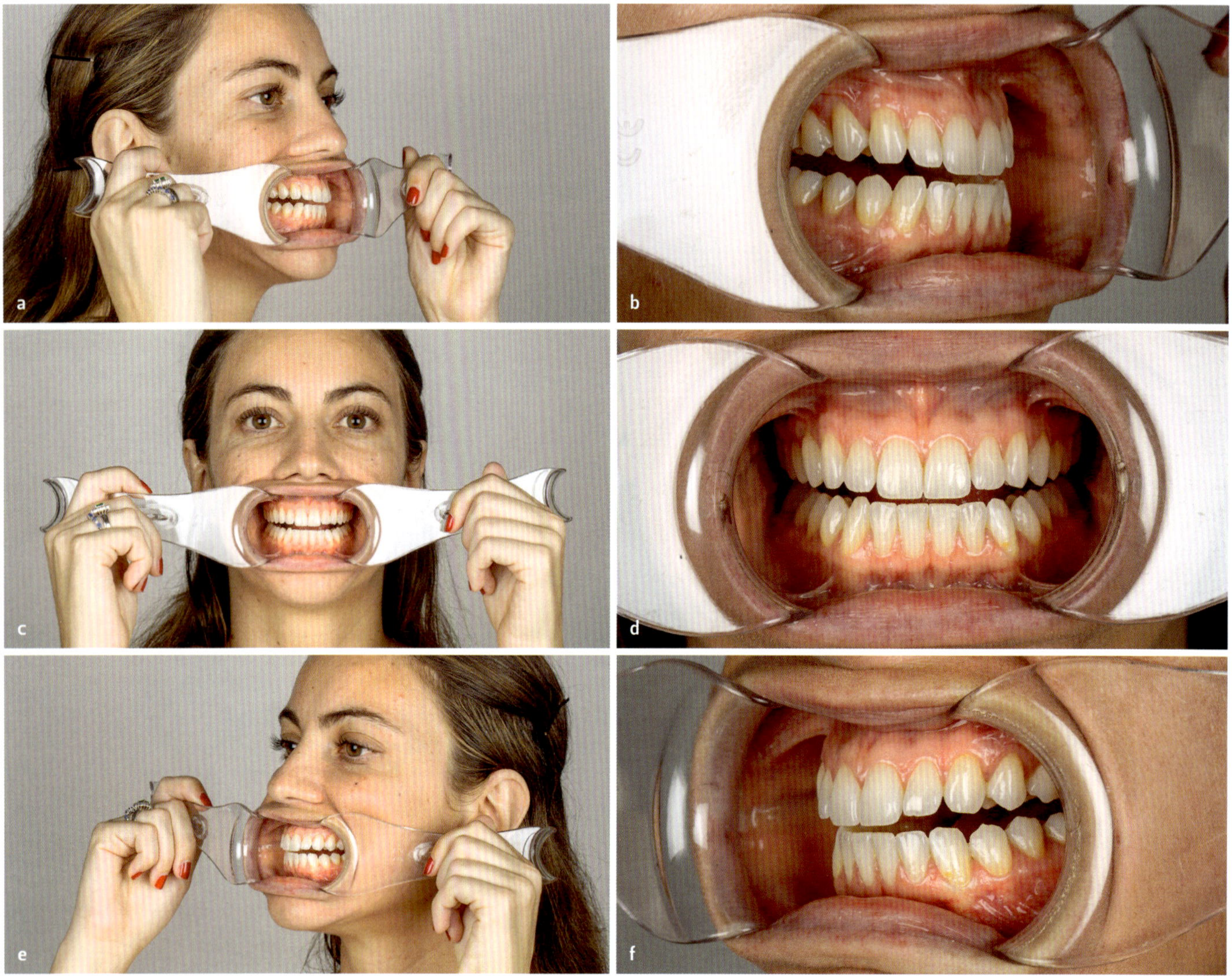

📷 **1.23** Fotografías de arcadas abiertas. a,b) Derecha. c,d) Centro. e,f) Izquierda.

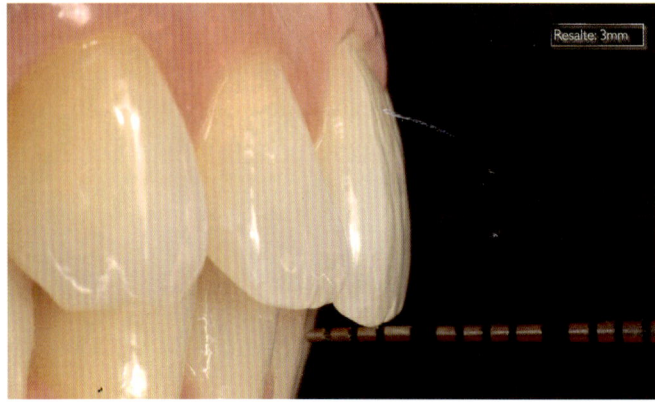

📷 **1.24** Resalte.

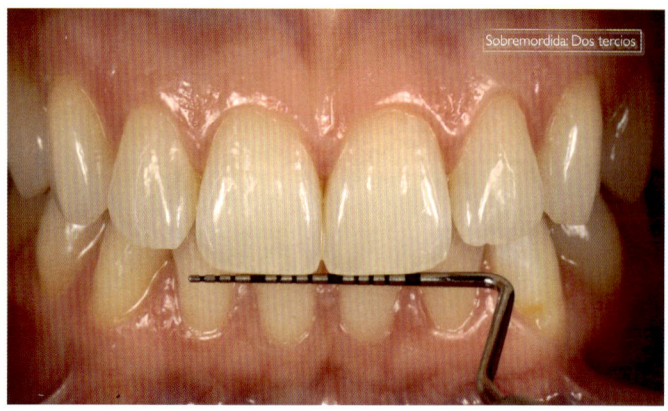

📷 **1.25** Sobremordida.

1.8 Desoclusión frontal y lateral.

la estética blanca (tejidos duros dentarios) y la estética negra (aire y contornos de los bordes incisales) (📷 1.26).

Si queremos tener éxito en un caso de carillas de porcelana, si buscamos destacar del tratamiento convencional, hemos de fijarnos y hemos de cuidar los detalles: en los detalles está la clave. Una vez finalicemos el caso, podemos arrepentirnos mucho de no haber analizado cada elemento de los que a continuación vamos a observar, de modo que tomemos nota y cojamos el hábito, nuestros pacientes y nosotros mismos lo agradeceremos en el futuro. Por practicidad, vamos a analizar una arcada superior (📷 1.27), pero realizaríamos el mismo procedimiento en la arcada inferior.

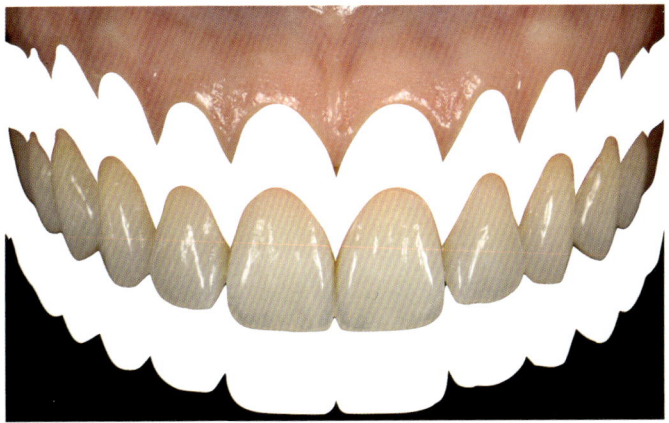

📷 **1.26** Estéticas rosa, blanca y negra.

NIVELES GINGIVALES

Es el parámetro más importante que vamos a observar en esta fotografía, cómo se relacionan nuestras piezas dentarias a nivel gingival. Realizaremos una línea que pasará tocando cada cenit de los márgenes gingivales de los dientes.

Los niveles gingivales de los incisivos centrales superiores deberían ser similares a los de los caninos superiores, y a su vez, estar ligeramente más apicales que los de los incisivos laterales superiores, no obstante, los incisivos laterales superiores podrían estar al mismo nivel gingival que los incisivos centrales y seguir siendo aceptable. Lo que nunca será aceptable es tener unos incisivos laterales más altos a nivel gingival que los centrales y los caninos (Fradeani, 2009).

Tampoco está aceptado que los incisivos centrales estén más apicales que laterales y caninos, en cambio, unos centrales ligeramente extruidos pueden pasar por alto y resultar estéticos a los pacientes (Menezes *et al.*, 2017).

Aunque clásicamente los incisivos laterales se han situado 1 mm más cortos tanto a nivel incisal como gingival, nuevos estudios apuntan a que tanto los pacientes como los dentistas prefieren no exagerar tanto dicha diferencia, dejando los incisivos como mucho 0,5 mm más cortos que los incisivos centrales a nivel cervical (Bukhary *et al.*, 2007; Machado *et al.*, 2013).

Si la línea gingival es ligeramente convexa, como se aprecia en la 📷 1.28, estaremos ante una extrusión de incisivos centrales y laterales, ocasionada, como ya comentamos en análisis de sonrisa, por una extrusión dentoalveolar (sea cual sea su causa; véase el apartado sobre la sonrisa gingival).

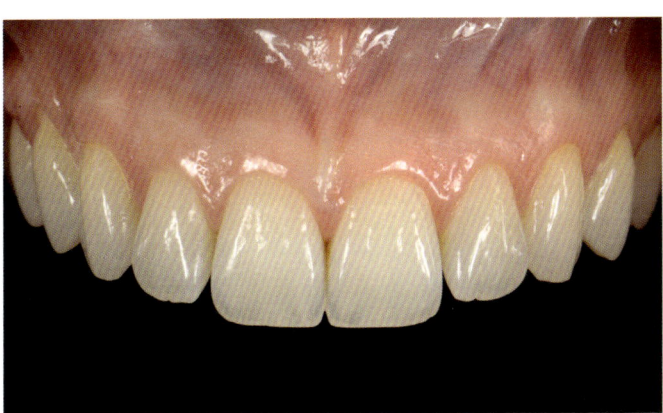

📷 **1.27** Fotografía de premolar a premolar.

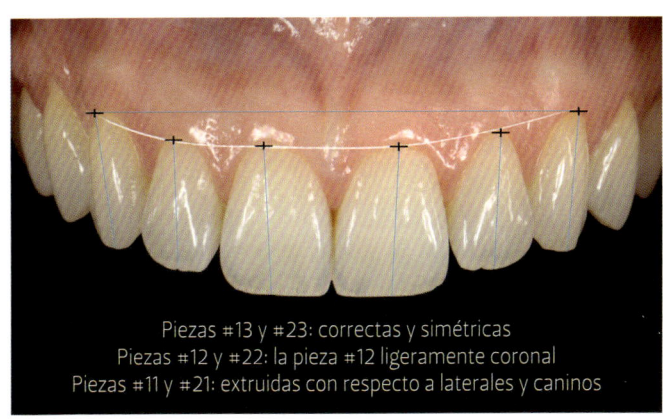

Piezas #13 y #23: correctas y simétricas
Piezas #12 y #22: la pieza #12 ligeramente coronal
Piezas #11 y #21: extruidas con respecto a laterales y caninos

📷 **1.28** Análisis de los niveles gingivales y sus cenit.

La estética rosa siempre será la más difícil de manejar en un caso de carillas de porcelana, pues es la que menos depende de nosotros en cuanto a la ejecución, de modo que debemos esforzarnos en la fase de planificación para conseguir, con un tratamiento intercisciplinar (estético, ortodóntico o periodontal) el resultado deseado. En un caso de carillas de porcelana, es muy importante obtener la simetría gingival deseada, ya sea con discrepancia de incisivos laterales, o línea totalmente recta, pero simétrico.

Los cenit gingivales de los dientes también son de gran importancia, estos se describen como la parte más apical del contorno gingival del diente, y conseguir simetría en este punto aportará naturalidad al caso final. En la arcada superior los cenit han de situarse a distal del eje del diente, tanto en caninos como incisivos centrales, y centrados en los incisivos laterales. En la arcada inferior, por el contrario, los cenit deben estar centrados en los ejes de los incisivos y caninos (Chu *et al.*, 2009a).

Los ejes de los dientes estarán ligeramente inclinados, hacia mesial en el borde incisal y hacia distal en el margen gingival, acentuándose más hacia el canino, pero de manera simétrica.

En este punto podemos también comenzar a clasificar el biotipo gingival en fino o grueso, lo cual tendrá relevancia a la hora de ejecutar ciertos pasos en la preparación y cementación de nuestras carillas y nos permitirá tener más o menos en cuenta ciertos parámetros de color del tejido subyacente de la carilla (Kan *et al.*, 2010).

PAPILAS Y ÁREA DE CONTACTO

Analicemos ahora las papilas, otro dato fundamental a la hora de planificar el caso. En capítulos posteriores veremos cómo resolver casos periodontales que han perdido las papilas y tienen un punto de contacto descendido.

En un paciente sano, las papilas deben abarcar aproximadamente el 40 % del espacio interdental y ascender coronalmente hacia distal como describió Pascal Magne. La media de altura de las papilas para el IC es de 4,3 mm; para el IL de 3,7 mm y para C de 4,4 mm (Chu *et al.*, 2009b; LaVacca *et al.*, 2005).

Es de vital importancia entender por qué se forman las papilas. Las papilas se forman gracias al contorno gingival de dos piezas, que compriman la encía, otorgándole su forma triangular característica, es por ello

que si dos raíces están muy separadas entre sí o hay un diastema, esta papila aparece plana y sin forma. La papila está sostenida a su vez por el pico óseo interproximal, sin el cual esta pierde longitud y el espacio que debería ocupar se convierte en una tronera o espacio negro por encima del punto de contacto de los dientes. Esto debe tenerse en cuenta, ya que si entendemos el concepto y la biología, podremos crear con los provisionales y las carillas contornos y diseños que nos permitan obtener papilas naturales.

El área de contacto es el otro parámetro que determinará la naturalidad del caso, ya que si es un área extendida y larga, ocupará el espacio que debería llenar la papila en sentido apical, pero si por el contrario es un contacto puntual y hacia incisal, dejará un espacio tan grande que la papila, que recordemos se sostiene por el pico óseo interproximal, no llegará en longitud a cubrir todo el espacio, lo que resultará en una tronera negra nada estética (📷 1.29).

PROPORCIONES DENTARIAS

Ya estamos llegando al final de este primer capítulo; la proporción dentaria es importante a la hora de analizar la situación actual del paciente y planificar el nuevo diseño de sonrisa. Vamos a tratar de distinguir dos tipos de proporciones, que se desarrollan a continuación.

Proporciones dentarias de cada diente

Se trata de conocer la proporción del diente pieza a pieza, independientemente del conjunto. La proporción es la relación de igualdad que existe entre dos razones, es decir, entre dos cantidades determinadas. En este caso, para resumir, dividiremos el ancho por el alto, y multiplicaremos por 100 para obtener el porcentaje o proporción del diente. La longitud ideal de un incisivo central sin desgastes está estipulada entre 11-11,6 mm, mientras que el ancho estará entre 9,10-9,24 mm. La literatura siempre ha situado la proporción del incisivo central superior entre un 75 % u 80 % (Magne *et al.*, 2003; Lombardi, 1973; Fradeani, 2006). A la hora de realizar un diseño de sonrisa, nosotros elegimos de forma más precisa, basándonos en nuestra experiencia clínica y publicaciones varias, un 78 % (📷 1.30).

Si en el paciente detectamos una proporción de más del 80 % (cercana o incluso superior al 100 %), debemos

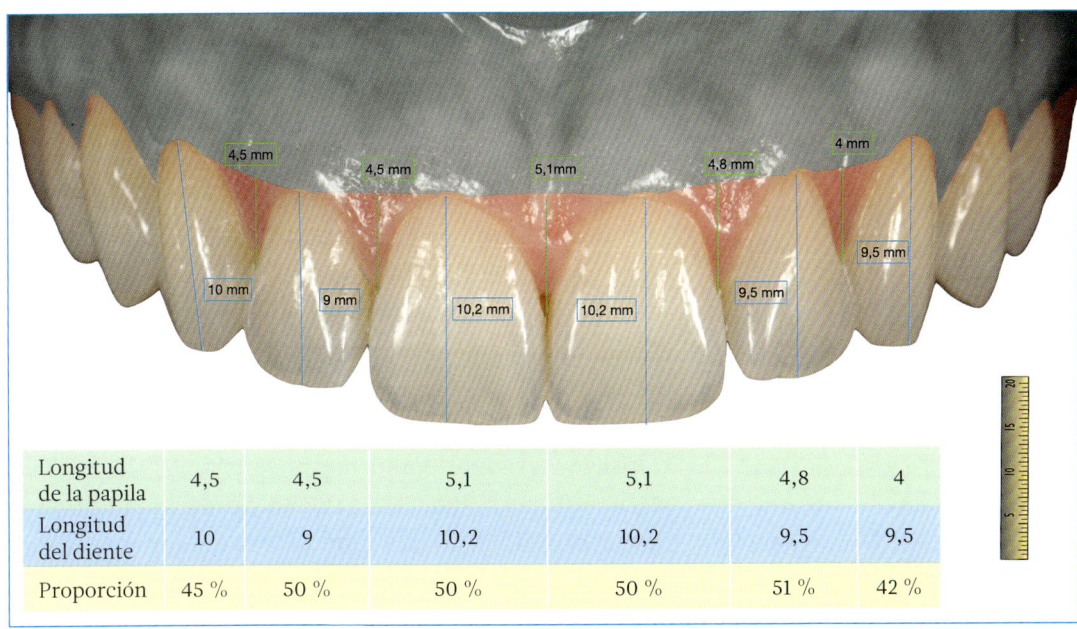

Longitud de la papila	4,5	4,5	5,1	5,1	4,8	4
Longitud del diente	10	9	10,2	10,2	9,5	9,5
Proporción	45 %	50 %	50 %	50 %	51 %	42 %

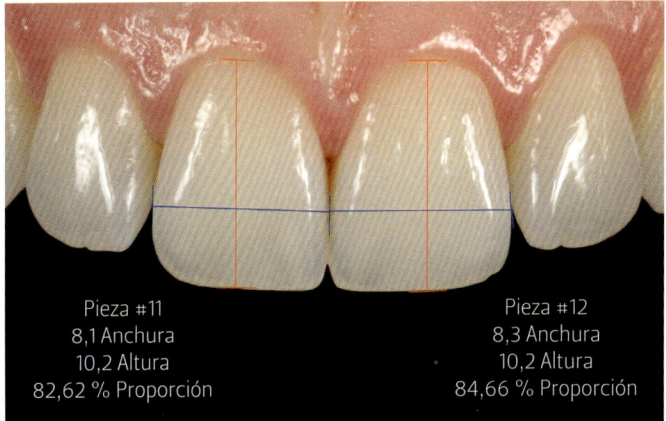

📷 **1.29** Proporción de papilas con respecto al diente.

📷 **1.30** Proporción de los incisivos centrales de la paciente.

sospechar enseguida de una ausencia estructura dentaria, ya sea por incisal (desgaste o traumatismo) o por gingival (EPA).

Si el paciente tiene secuelas de una enfermedad periodontal con pérdida ósea y con la consecuente retracción de la encía o recesiones por lesiones cervicales, estaremos ante dientes largos con proporciones cercanas al 60 %, dato que también tendremos muy en cuenta a la hora de planificar el caso.

Como dato curioso, recientes estudios tratan de elegir el ancho del incisivo central igualándolo al ancho del iris del paciente, que es la única referencia facial inalterable con la edad (Hemalatha *et al.*, 2018).

Proporciones dentarias entre los seis dientes anteriores

La proporción del conjunto anterior de dientes de canino a canino ha de ser considerada única y exclusivamente desde un punto de vista frontal de la sonrisa. Hablamos de la proporción del ancho visual de centrales, laterales y caninos cuando el observador se encuentra de frente a la sonrisa y no de frente a cada diente como ocurre en el apartado anterior.

Aquí tenemos que estar un poco abiertos de mente. Siempre que hablamos de estética en cualquier ámbito, está muy de moda hablar de proporciones áureas, de cómo la naturaleza siempre recurre a esta proporción en las conchas de las caracolas o en los pétalos de los girasoles. Sin embargo, el mito es exagerado: ni la proporción áurea está en toda la naturaleza ni debemos tratar de aplicarla a todas las cosas estéticas que nos rodean. Como dato curioso, mucha gente piensa que la pirámide de Keops cumple con estas proporciones, influenciados por un corto de Disney titulado "Donald en el país de las matemágicas". Se ha tratado incluso de relacionar la fertilidad de las mujeres con la cercanía a la proporción áurea de sus úteros. El ser humano siempre trata de buscar tres pies al gato, de entender y de dar sentido a cosas intangibles, como es la belleza y la naturalidad armónica. Pues lo mismo ha pasado con los dientes. Durante años, se ha intentado convencer al sector de que a la hora de rehabilitar un caso debíamos utilizar la proporción áurea en el diseño de sonrisa. Si bien el incisivo central y el lateral alguna vez cumplen esta proporción, nunca lo hace el canino con el lateral, dato que fue comprobado por Preston y múltiples investigadores al medir la proporción de cientos de sonrisas y, así, determinaron que dicha proporción era bastante aleatoria y que no se daba una proporción de oro ni en un 17 % de los casos estudiados, tan solo a nivel de central y lateral. Ward también propuso la proporción recurrente (RED) que ha sido muy utilizada y estudiada y sigue una proporción constante hacia distal, dependiendo de la edad, sexo y altura del paciente (Ward, 2007; Snow, 1999; Preston, 1993).

Por ello, es más recomendable utilizar la proporción recurrente (70 %), evaluada en sus estudios como más estética que la áurea, al ser la media de proporciones naturales de pacientes reales (Raj, 2013). No obstante, el operador puede crear junto al laboratorio pequeñas modificaciones personales que considere que otorgan una mejor sensación visual de la sonrisa y la curvatura de los dientes hacia distal. A la hora de medir la proporción podemos utilizar los píxeles (o longitud de una línea en el programa Keynote o Powerpoint) o las reglas calibradas en milímetros que utilizamos en el 📹 1.7 de medición de movilidad labial. Recordemos que buscamos una proporción, las unidades son indiferentes (📷 1.31).

CONTORNOS INCISALES:

La estética negra, aunque pasa desapercibida, es de gran importancia desde un punto de vista óptico en el resultado final del caso.

Está confeccionada por el *skyline* de los bordes incisales de los dientes y está influenciada sobre todo por las troneras incisales.

Una tronera incisal más o menos abierta, creará un efecto óptico que hará parecer al diente más estrecho o más ancho, y el conjunto de todas las troneras cada vez más abiertas hacia distal, dará una sensación de transición gradual conforme nos alejamos de la línea media (📷 1.32). Asimismo, una tronera más abierta nos permitirá reducir visualmente el área de contacto de dos dientes, permitiéndonos alargarlo hacia gingival de manera más disimulada en pacientes periodontales.

Análisis estético del diente

¡Último parámetro para analizar, prometido! ¡Pero no por ello menos importante! Vamos a analizar el diente: un incisivo central, un lateral o un canino, el *summum* de la belleza para un especialista en odontología estética.

El análisis del incisivo central es determinante a la hora de planificar como serán nuestras futuras carillas. La observación es la clave, pues nos permitirá asociar tipos de dientes a pacientes, a edades y sexos.

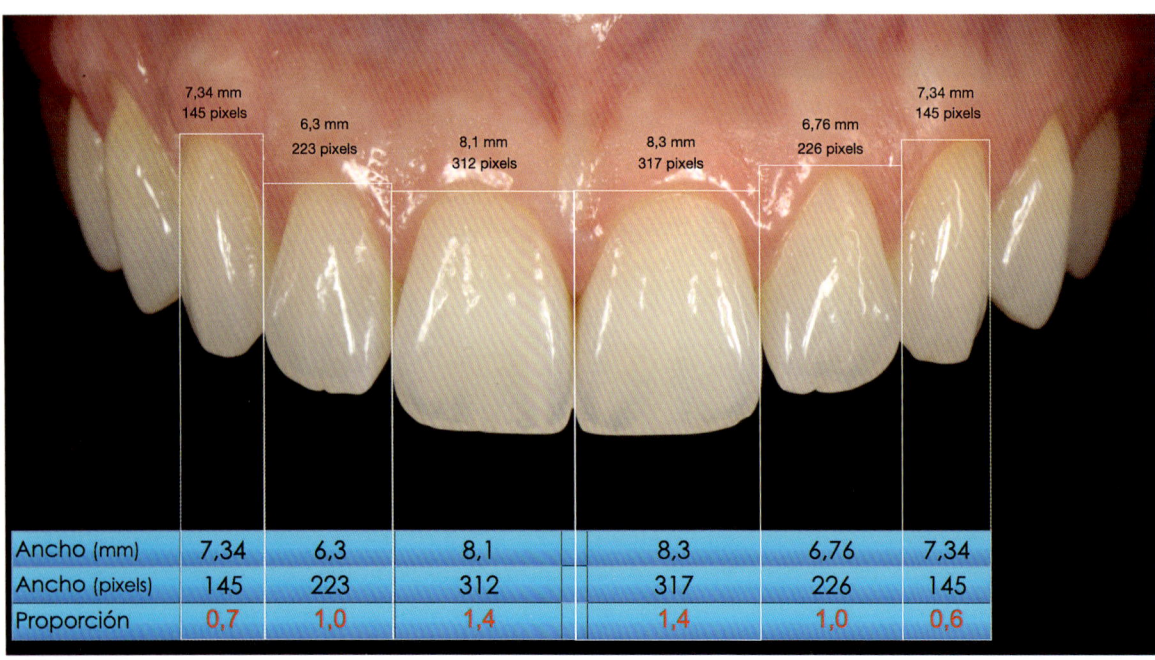

	7,34 mm 145 pixels	6,3 mm 223 pixels	8,1 mm 312 pixels	8,3 mm 317 pixels	6,76 mm 226 pixels	7,34 mm 145 pixels
Ancho (mm)	7,34	6,3	8,1	8,3	6,76	7,34
Ancho (pixels)	145	223	312	317	226	145
Proporción	0,7	1,0	1,4	1,4	1,0	0,6

📷 **1.31** Proporción de los seis dientes anteriores de la paciente.

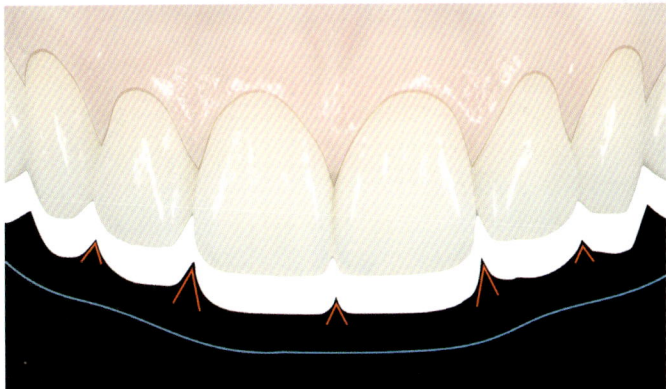

1.32 Estética negra.

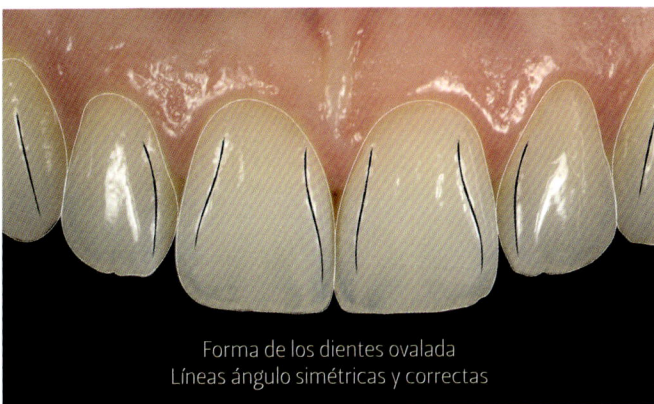

Forma de los dientes ovalada
Líneas ángulo simétricas y correctas

1.33 Formas y líneas ángulo de los dientes.

El análisis previo de las piezas a imitar del paciente nos dará una idea del tipo de sonrisa que vamos a restaurar, de su naturalidad, sus detalles, sus simetrías y asimetrías, esa belleza perfectamente imperfecta.

Forma

La forma de un incisivo central puede ser triangular, ovalada o cuadrada. En un diente sano, sin destrucción ni alteraciones, la forma casi siempre vendrá determinada por el tercio cervical del mismo, es decir, su emergencia de la zona gingival. Las líneas ángulo acompañarán dicha forma y serán más diagonales en un diente triangular, más redondeadas en un diente ovoideo y más rectas en un diente cuadrado (**1.33**).

El diseño del incisivo siempre ha estado ligado a la edad y al sexo del paciente (Brisman, 1980), redondeando y alargando las formas en pacientes mujeres y acortándolas y haciéndolas más rectas en hombres.

Tercio incisal

Lo primero de todo es saber si el paciente presenta translucidez en el tercio incisal o no. La translucidez ha de entenderse como un color de fondo, como si mirásemos a una piscina con agua limpia y vemos el fondo de gresite. Pues el concepto es el mismo, cuando miramos al diente, el esmalte es transparente y nos deja ver el color de fondo, la dentina, con su anatomía y efectos ópticos. El color de superficie es como cuando miras a una piscina de agua verde y sucia, solo vemos la última capa superficial, pues tiene tono y saturación. Lo mismo ocurre en el tercio medio alto y cervical de los dientes, en los que apreciamos el tono superficial de la última capa del esmalte (**1.34**).

Nos fijaremos en lo siguiente (**1.35**):

- Analizaremos si el paciente presenta mamelones y si estos son en forma de trébol, multilóbulos o en peine.
- Observaremos la translucidez, si es difusa y poco clara, o por lo contrario delimitada y definida entre mamelones. Clasificaremos la opalescencia de esta en tono azulado o grisáceo.
- Observaremos si el borde incisal presenta un halo opaco y lo clasificaremos en tono blanco, ámbar o gris.
- Observaremos como es la textura vertical de la pieza (sus surcos de desarrollo), o cracks de esmalte. Clasificaremos su longitud y profundidad y su textura horizontal (sus periquematíes), su cantidad e intensidad.
- Por último, observaremos el color, si es correcto, natural, o el diente presenta zonas afectadas por esclerosis o necrosis que tendremos en cuenta en la rehabilitación posterior. Anotaremos manchas blancas o de otro color tanto si son puntuales, difusas o marcadas.

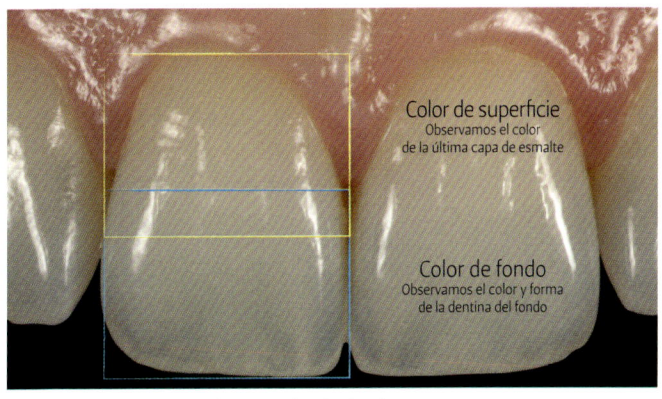

Color de superficie
Observamos el color
de la última capa de esmalte

Color de fondo
Observamos el color y forma
de la dentina del fondo

1.34 Color de superficie y color de fondo.

Color: De fondo
Translucidez: Difusa
Mamelones: Sí
Halo incisal: Ámbar
Textura: Suave
Cracks: No

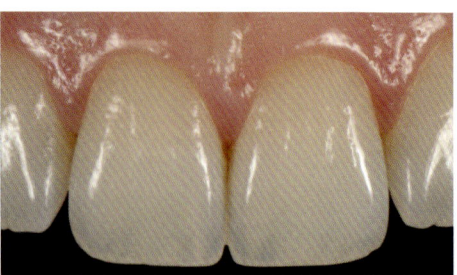

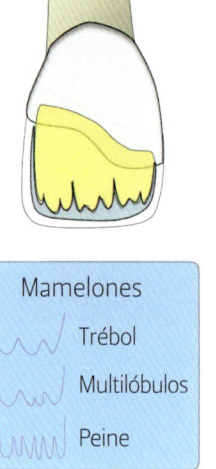

Halo opaco incisal:
Ámbar-amarillo
Blanquecino

Translucidez: Sí/No
Tonalidad: Ámbar-amarillo, Gris, Azul
(más común)
Definida/Difusa

Mamelones

Trébol

Multilóbulos

Peine

📷 **1.35** Análisis de los incisivos centrales del paciente.

Aunque parezca mucho, tan solo estamos hablando de unas 20 fotografías o un vídeo que recopile toda esta información y unas cuantas mediciones sobre ellas. A este proceso se le llama fotografías para el estudio de carillas de porcelana y ha de ser considerado en el plan de tratamiento como un paso más, tan importante y obligatorio como cualquier otro tipo de estudio, ya sea ortodóntico, implantológico o periodontal, los cuales tenemos protocolizados y damos ya por sentado en cualquiera de estos tratamientos.

Bibliografía

AL-HABAHBEH R, AL-SHAMMOUT R, AL-JABRAH O, AL-OMARI F. The effect of gender on tooth and gingival display in the anterior region at rest and during smiling. European J Esthetic Dent Official J European Acad Esthetic Dent, 4, 382-95 (2009).

ARNETT GW, BERGMAN RT. Facial keys to orthodontic diagnosis and treatment planning - Part I. Am J Orthod Dentofacial Orthop, 103(4):299-312 (1993).

ARNETT GW, BERGMAN RT. Facial keys to orthodontic diagnosis and treatment planning - Part II. Am J Orthod Dentofacial Orthop, 103(5):395-411 (1993).

AWAD MA, ALGHAMDI DS, ALGHAMDI AT. Visible Portion of Anterior Teeth at Rest and Analysis of Different Smile Characteristics in the Saudi Population of the Jeddah Region. Int J Dent, 8859376 (2020).

BRISMAN AS. Esthetics: a comparison of dentists' and patients' concepts. J Am Dent Assoc 1939 100, 345-52 (1980).

BUKHARY SMN, GILL DS, TREDWIN CJ. The influence of varying maxillary lateral incisor dimensions on perceived smile aesthetics. Br Dent J. 203(12):687-693 (2007)

CALAMITA M, COACHMAN C, SESMA N, KOIS J. Occlusal vertical dimension: treatment planning decisions and management considerations. Int J Esthetic Dent, 14:166-181 (2019).

CHU SJ, TAN J, STAPPERT C, TARNOW D. Gingival Zenith Positions and Levels of the Maxillary Anterior Dentition. J Esthet Restor Dent, 21(2):113-20 (2009a).

CHU SJ, TARNOW DP, TAN JHP, STAPPERT CFJ. Papilla proportions in the maxillary anterior dentition. Int J Periodontics Restor Dent, 29:385-93 (2009b).

COACHMANN C, CALAMITA M. Digital Smile Design: A tool for treatment planning and communication in esthetic dentistry. Quintessence Dent Techno 2012; 35: 101-109.

EKMAN P, DAVIDSON RJ, FRIESEN WV. The Duchenne Smile: Emotional Expression and Brain Physiology II. J Pers Soc Psychol, 58:342-353 (1990).

FRADEANI M. Esthetic rehabilitation in fixed prosthodontics. Vol 1: Esthetic analysis: a systematic approach to prosthetic treatment. Chicago: Quintessence; 205- 241 (1990).

FRADEANI M. Evaluation of dentolabial parameters as part of a comprehensive esthetic analysis. European J Esthetic Dent Official J European Acad Esthetic Dent, 1:62-9 (2006).

HEMALATHA K, CHANDER NG, ANITHA KV. Correlation between iris diameter and the width of the maxillary central incisor with digital image analysis. J Prosthet Dent, 119:450-454 (2018).

KAN JYK, MORIMOTO T, RUNGCHARAS-SAENG K, ROE P, SMITH DH. Gingival biotype assessment in the esthetic zone: visual versus direct measurement. Int J Periodontics Restor Dent, 30:237-43 (2010).

KIM JM, TOPOLSKI RL, DICKINSON DP, RAMOS V. The influence of lip form on incisal display with lips in repose on the esthetic preferences of dentists and lay people. The Journal of Prosthetic Dentistry, 118: 413-421 (2017).

KOKICH VO, KIYAK HA, SHAPIRO PA. Comparing the Perception of Dentists and Lay People to Altered Dental Esthetics. J Esthet Restor Dent, 11:311-324 (1999).

LAVACCA MI, TARNOW DP, CISNEROS GJ. Interdental papilla length and the perception of aesthetics. Pract Proced Aesthetic Dent, 17:405-12; quiz 414 (2005).

LOMBARDI RE. The principles of visual perception and their clinical application to denture esthetics. J Prosthet Dent, 29:358-382 (1973).

MACHADO AW, MCCOMB RW, MOON W, GANDINI LG. Perception of Smile Esthetics. J Esthet Restor Dent, 25:392-401 (2013).

MAGNE P, GALLUCCI GO, BELSER UC. Anatomic crown width/length ratios of unworn and worn maxillary teeth in white subjects. J Prosthet Dent, 89:453-461 (2003).

MENEZES EBC, BITTENCOURT MAV, MACHADO AW. Do different vertical positions of maxillary central incisors influence smile esthetics perception? Dent Press J Orthod, 22:95-105 (2017).

MISCH CE. Guidelines for Maxillary Incisal Edge Position—A Pilot Study: The Key Is the Canine. J Prosthodont 17, 130-134 (2008).

PASSIA N, BLATZ M, STRUB JR. Is the smile line a valid parameter for esthetic evaluation? A systematic literature review. European J Esthetic Dent Official J European Acad Esthetic Dent, 6: 314-27 (2011).

PRESTON JD. The Golden Proportion Revisited. J Esthet Restor Dent, 5:247-251 (1993).

RAJ, V. Esthetic Proportions and Paradigms in Dentistry. J Esthet Restor Dent, 25:295-304 (2013).

RICKETTS RM. Esthetics, environment, and the law of lip relation. Amer J Orthodontics, 54:272-289 (1968).

RITTER DE, GANDINI LG, PINTO ADS, LOCKS A. Esthetic influence of negative space in the buccal corridor during smiling. Angle Orthod, 76:198-203 (2006).

SAAVEDRA C, GARCIA-ADÁMEZ R, GARCIA-BAEZA D, ET AL. The dental midline angulation-harmonious facial asymmetry concept. Part1 [in Spanish]. Quintessence, 3:183-18 (2015).

SILVA BP, JIMÉNEZ-CASTELLANOS E, STANLEY K, MAHN E, COACHMAN C, FINKEL S. Layperson's perception of axial midline angulation in asymmetric faces. J Esthet Restor Dent, 30:119-125 (2018).

SILVA BP, JIMÉNEZ-CASTELLANOS E, MARTINEZ-DE-FUENTE R, GREENBERG JR, CHU SJ. Percepção de Assimetrias Faciais e Dentárias por Leigos. Int J Periodontics Restor Dent, 02:378-387 (2017).

SILVA BP, JIMÉNEZ-CASTELLANOS E, MARTINEZ-DE-FUENTES R, GREENBERG JR, CHU S. Laypersons' perception of facial and dental asymmetries. Int J Periodontics Restor Dent, 33:e162-71 (2013).

SILVA BP, MAHN E, STANLEY K, COACHMAN C. The facial flow concept: An organic orofacial analysis—the vertical component. J Prosthet Dent, 121:189-194 (2019).

SNOW SR. Esthetic Smile Analysis of Maxillary Anterior Tooth Width: The Golden Percentage. J Esthet Restor Dent, 11:177-184 (1999).

SPEAR FM, KOKICH VG, MATHEWS DP. Interdisciplinary management of anterior dental esthetics. J Am Dent Assoc, 137:160-169 (2006).

TJAN AHL, MILLER GD, THE JGP. Some esthetic factors in a smile. J Prosthet Dent, 51:24-28 (1984).

VIG RG, BRUNDO GC. The kinetics of anterior tooth display. J Prosthet Dent, 39:502-504 (1978).

WARD DH. A Study of Dentists' Preferred Maxillary Anterior Tooth Width Proportions: Comparing the Recurring Esthetic Dental Proportion to Other Mathematical and Naturally Occurring Proportions. J Esthet Restor Dent, 19:324-339 (2007).

Faceta de la Reflexión

*La importancia de documentar
y reflexionar sobre el pasado
para mejorar el futuro de los pacientes.*

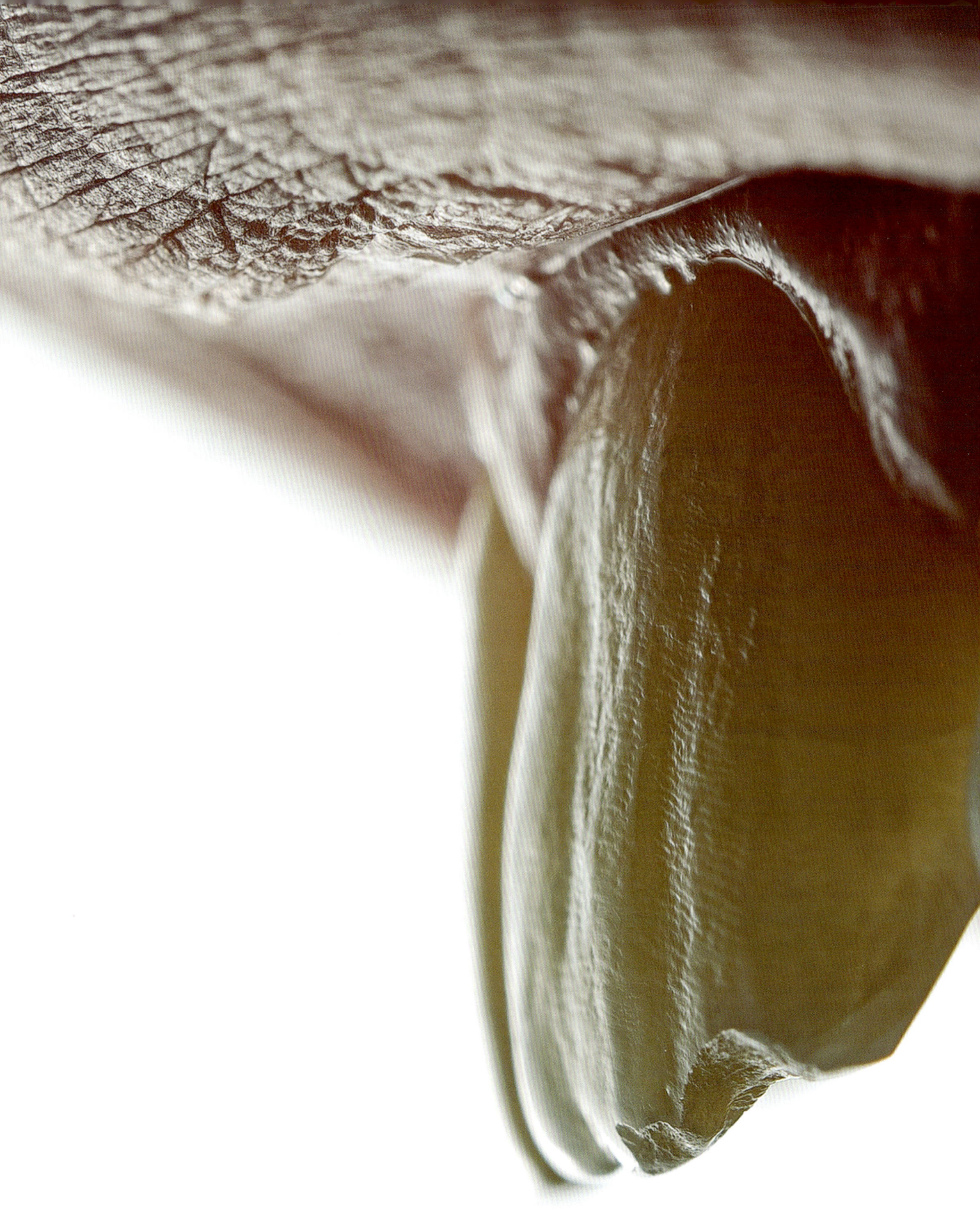

Fotografía y documentación del caso

Daniel Blanco Fernández

En odontología es fundamental generar documentación gráfica del paciente para estudiar los casos, planificar los tratamientos y decidir acciones clínicas. Tomar fotografías ha sido considerado desde siempre como el mejor método para realizar estos registros clínicos.

El formato ha ido evolucionando, desde los equipos analógicos que mediante procesamiento químico producían negativos o diapositivas hasta las cámaras actuales que mediante procesamiento electrónico generan imágenes digitales estáticas (fotografías) o dinámicas (vídeos).

En efecto, la forma de tomar registros ha cambiado, pero los fundamentos teóricos siguen siendo los mismos.

Pero, ¿es una fotografía el registro clínico odontológico ideal?

¿Ideal?, cuesta responder a esta pregunta con un sí rotundo, así que es mejor dejarlo en que, actualmente, es el método que mejor equilibra el trinomio **exactitud-precisión-eficiencia** que todo registro clínico debería cumplir. El proceso de captación de una imagen a través del sensor de una cámara fotográfica tiene algunas limitaciones inherentes que, si no las consideramos, nos pueden inducir a cometer errores. Pero si entendemos bien todo el proceso, podremos hallar situaciones de **equilibrio** desde las que optimizar la obtención de registros clínicos.

Una idea básica que siempre debe acompañarnos es que pensemos en la fotografía como lo que realmente es: una **representación bidimensional** (📷 2.1). Utilicemos este sencillo caso como ejemplo: supongamos que tenemos que hacer una fotografía a un cuadro de una galería de arte para incorporarlo a un catálogo digital. Colocaríamos la cámara a una distancia adecuada para encuadrar el objeto de manera que el sensor de la cámara quedara perfectamente paralelo y alineado con el cuadro. Enfocaríamos entonces con el objetivo para que, a través de él, la luz que refleja el cuadro se dirigiera hacia el sensor y, sobre él, la imagen quedara nítidamente proyectada para realizar la captura.

En este caso prácticamente no hay margen para los desajustes porque todos los elementos que intervienen comparten una característica: son bidimensionales. El cuadro es plano, el sensor de la cámara es plano y el catálogo digital se verá en una pantalla plana o se imprimirá en un soporte plano.

Pero, ¿qué ocurre cuando con el mismo sistema de captación pretendemos hacer una fotografía de un objeto tridimensional (con volumen), como es un paciente? La proyección de un objeto con profundidad sobre un soporte plano generará siempre algún tipo de distorsión. Deberemos tenerlo en cuenta para asumir el peaje, en términos de fiabilidad, que sin duda estaremos obligados a pagar.

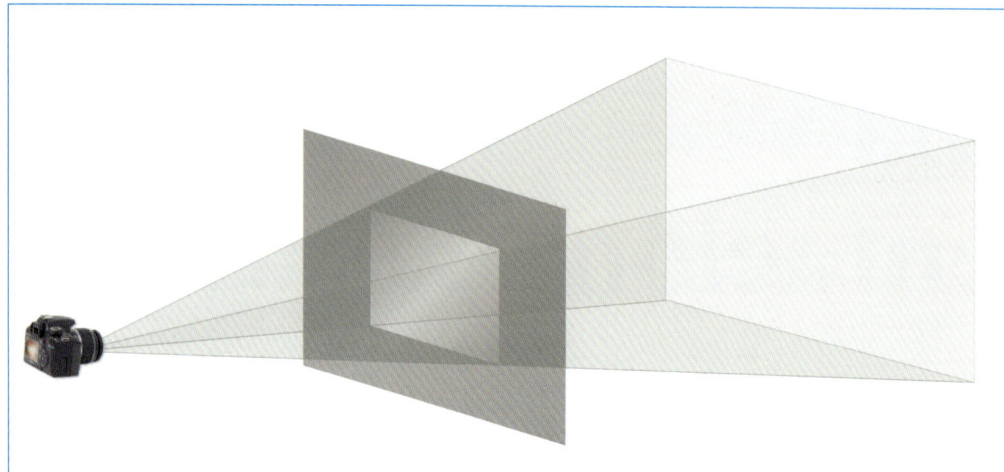

2.1 En una fotografía tan solo captamos nítidamente un plano bidimensional (anchura por altura). Con un objetivo estándar, este plano de enfoque será perpendicular al eje de la lente y paralelo al sensor de la cámara de fotos.

¿Marketing clínico o registro clínico?

Esta es una distinción inicial que nos gusta hacer cuando hablamos de fotografías de pacientes. Desde una perspectiva técnica, aconsejamos trazar una frontera clara entre dónde acaba el territorio de una fotografía con temática dental (2.2a) y dónde comienza el de una fotografía con consideración de registro clínico (2.2b).

En el primer caso prima el resultado visual y el impacto emocional que la imagen llegue a causar. No hay normas ni límites en el procedimiento de la toma fotográfica y su procesamiento posterior.

En el segundo caso nuestra escala de valor cambia. Como se indicó anteriormente, consideramos que un registro clínico es válido cuando cumple dos requisitos:

1 En primer lugar, que sea una representación fidedigna del caso clínico que pretenden reproducir, es decir, que tenga la mayor **exactitud** posible. Si el diente es claro, en la foto ha de salir igual de luminoso, si la encía está enrojecida, debe aparecer con el mismo color e intensidad.

2 En segunda instancia, que podamos obtener series de registros que sean objetivamente comparables con otras fotografías del mismo caso o de otro paciente, dicho de otro modo, que tengamos la mayor **precisión** posible. Si en un blanqueamiento se comparan las fotos del antes y del después, el color y el valor de las encías deberían ser iguales.

Por último se valorará mucho que tomar una fotografía no paralice o ralentice innecesariamente la actividad clínica, es decir, la **eficiencia** en la ejecución del registro.

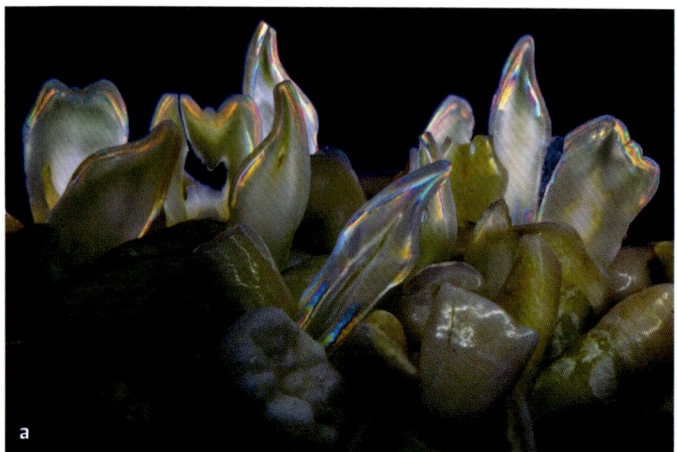

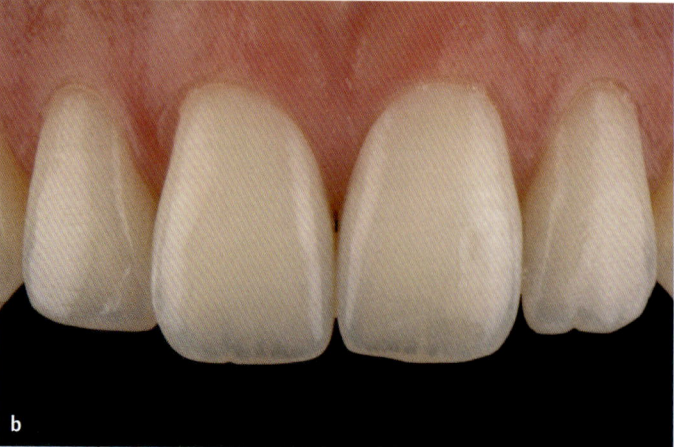

2.2 a) Fotografía de temática dental. b) Registro clínico dental.

Lo prioritario es la clínica, y a ella deberá adaptarse la fotografía. Casi cualquier registro clínico será mejorable desde un punto de vista fotográfico, pero no creemos que tenga demasiado sentido parar la clínica durante una hora para tomar un registro clínico "ideal".

Entiéndase esta eficiencia como algo diferente a lo rápido o a lo automático. Nunca hemos sido partidarios de hacer un uso masivo de todos los automatismos que "facilitan" el registro. La constante evolución de la tecnología nos ha llevado a un punto en el que tomar fotografías con un aspecto llamativo resulta muy sencillo. Pero entendamos que eso, más que pura fotografía, es pura computación informática, con una gran carga de posprocesamiento digital. Una imagen captada de manera automática no da como resultado necesariamente una buena documentación clínica.

En nuestro entorno de fotografía clínica odontológica aplicamos técnicas diferentes a las de la fotografía convencional, en la que se emplea como materia prima la luz ambiental. En clínica tenemos que implementar técnicas de macrofotografía con flash. El entorno macro lleva a las lentes a trabajar forzando al límite sus capacidades ópticas, donde se multiplican los desajustes que se pueden producir en la toma. Que la luz de nuestras fotografías sea aportada por un flash (o varios) hace que la luz ambiental se convierta en un contaminante que, lejos de ayudar, puede enturbiar la fidelidad del registro obtenido.

Los fabricantes ponen a nuestra disposición una amplia variedad de componentes con los que construir un equipo fotográfico dedicado a registros clínicos. Cualquier equipo básico inicial estará formado por:

- un **cuerpo de cámara** réflex,
- una lente con funcionalidad **macro** y
- una fuente de iluminación formada por uno o varios **flashes**.

Respecto al **cuerpo de cámara**, la industria pone a nuestra disposición dos tipologías de equipos, que clasificamos atendiendo al tamaño de su sensor:

- Por un lado cámaras de sensor **Full Frame**, evolución digital directa de las cámaras analógicas de carretes. El tamaño físico del sensor de estas cámaras coincide con el tamaño del negativo o la diapositiva de las antiguas cámaras analógicas: 36 milímetros de horizontal por 24 milímetros de vertical. Todos los fabricantes han respetado y mantenido estas dimensiones en sus procesos de desarrollo industrial y fabricación. Retengamos esa medida de 36×24 mm para más adelante.

- Por otro lado cámaras de sensor con **factor de recorte**. Los más habituales son los sensores APS-C y los sensores Four Thirds. De todos ellos me referiré específicamente a equipos con sensor APS-C, ya que están más extendidos en uso clínico dental y mantienen la misma relación de aspecto que sus "hermanos mayores Full Frame". Cada fabricante ha desarrollado unilateralmente sus propios sensores. Dependiendo de la marca y del modelo de cámara podemos encontrar sensores APS-C con dimensiones aproximadas de entre 22 y 24 milímetros de horizontal, y entre 16,5 y 18 milímetros de vertical. La relación entre los tamaños de los sensores Full Frame y los APS-C se puede establecer a través del factor de recorte o factor de magnificación. Para cámaras APS-C Canon el promedio de ese factor de magnificación es de 1,6×. Para cámaras APS-C Nikon, Sony, Fuji, Pentax (entre otras) el factor promedio es de 1,5×.

Respecto a los **objetivos** que utilizamos en clínica, recordemos una vez más la condición irrenunciable: han de ser ópticas **macro**. A partir de este umbral, también podemos hacer una distinción en dos grupos, en este caso en función de su longitud focal. Cuando hablamos de longitud focal nos referimos a la distancia (expresada en milímetros) que hay entre el sensor de la cámara y el punto en el que se produce foco en el interior de la lente. Cuando esa longitud es pequeña hablamos de lentes cortas o angulares, que ofrecen un ángulo de visión más abierto. Si esa longitud es mayor hablamos de lentes largas o teleobjetivos con un ángulo de visión más cerrado. En entorno clínico, factores como las distancias de enfoque, las variaciones en la sensación de perspectiva o la posible aparición de distorsiones ópticas determinarán la elección de la longitud focal de las lentes. Con estas condiciones podremos optar entre dos tipos de objetivos macro:

- Objetivos macro cortos de longitud focal en torno a **60 mm**. Considerando en este grupo objetivos con focales que van entre los 50 y los 70 milímetros. Son lentes pequeñas y ligeras que favorecen la ergonomía. Estas lentes más angulares reducen las distancias de trabajo, siendo la distancia mínima de enfoque de unos 20 centímetros. En ocasiones esa medida puede ser insuficiente para trabajar cómodamente en cualquier sector de la cavidad oral. Por ejemplo, si queremos una fotografía de la cara oclusal de un molar, podemos tener dificultades de espacio para que quepa la mano con un espejo intraoral, la cámara y la luz del flash tenga acceso a boca. Estos objetivos se utilizan con frecuencia en ortodoncia, en la que el registro más amplio suele ser la foto de arcadas y sonrisa, pero no se realizan fotografías en detalle de los dientes.

- Objetivos macro largos de longitud focal en torno a **100 mm**. En este grupo podemos integrar lentes con focales en un intervalo entre los 85 y los 120 mm. Son lentes más voluminosas y pesadas, pero nos permiten ampliar las distancias de trabajo a unos 30 centímetros para tener acceso a cualquier sector intraoral y minimizan las distorsiones ópticas que afectan a la perspectiva de las imágenes.

Por último, mencionar un par de aspectos relativos a los **flashes** dedicados para uso en entorno macro. Son flashes diseñados para ser colocados cerca del eje de la óptica y facilitar la iluminación a corta distancia y el control de sombras. Son lo suficientemente potentes como para cubrir todo el rango de distancias que necesitamos en clínica, desde aquellos 20 o 30 centímetros que decíamos en la mínima distancia de enfoque hasta unos 2 metros como máximo donde obtenemos los registros faciales más lejanos. Al igual que en los otros elementos del equipo básico, aquí también podemos establecer dos grupos de flashes macro en función de su esquema de iluminación:

- Flash **anular**, con un esquema de iluminación circular confocal, que convierte a nuestra cámara en "una linterna", de modo que, allá donde enfoquemos, la luz irá dirigida en la misma dirección del eje de la lente. Esta es la solución todoterreno que nos garantiza unos resultados muy homogéneos independientemente de la situación clínica que estemos registrando. Como inconveniente se suele decir que las fotografías tomadas con flash anular tienen un aspecto plano en las que no se resalta la forma o la textura de los dientes y tejidos.
- **Twin** flash, con un esquema de iluminación de dos luces lateralizadas simétricas que generan una superficie de iluminación uniforme en el plano de enfoque. Con este esquema se potencia la estética de los registros al generarse esa combinación de luces y sombras en las superficies que resaltan las texturas y los volúmenes. El

inconveniente de este esquema de iluminación radica en el control de las sombras que generamos al alejar los flashes del eje de la lente. Deberemos ser más cuidadosos en la preparación de cada fotografía, posicionando los flashes en la dirección adecuada y evitando que no se generen diferencias entre registros del mismo escenario clínico que afecten a su comparación. El mayor problema de este tipo de flash está en los sectores posteriores de detalle, ya que la luz choca contra la cara del paciente pero no entra en la cavidad oral.

En resumen, dispondremos de un equipo fotográfico apropiado para uso clínico combinando adecuadamente cuerpos de cámara de diferentes características y tamaños de sensores, objetivos de diferentes longitudes focales y flashes con diferentes potencias y esquemas de iluminación.

Fundamentos de la toma adecuada de registros

Para la toma adecuada de registros, conviene estandarizar y conformar un protocolo específico de nuestra equipación (cámara, lente y flash). Independientemente del equipo fotográfico que hayamos construido, conseguiremos la exactitud y la precisión pretendidas si tenemos presentes los fundamentos descritos a continuación.

1. ESCALA

En este parámetro aglutinaremos los conceptos de **factor de magnificación** y **distancia de enfoque**, que como veremos después guardan relación a su vez con el tamaño del sensor de la cámara y la longitud focal de la lente empleada.

Para estandarizar los registros proponemos documentar a los pacientes siguiendo una plantilla básica de tres escalas ("tallas"): **escala S** para registros de una parte de la boca (sector anterior, sextantes, etc.), **escala M** para fotografías de toda la boca (sonrisa, oclusal, etc.), y **escala L** para registros de toda la cara (frente, perfil, etc.). (📷 2.3).

Proponemos esta nomenclatura para las escalas dentales como forma de unificar las diferentes formas en las que se han venido nombrando habitualmente a las fotografías clínicas. Cuando aún no existían cámaras digitales

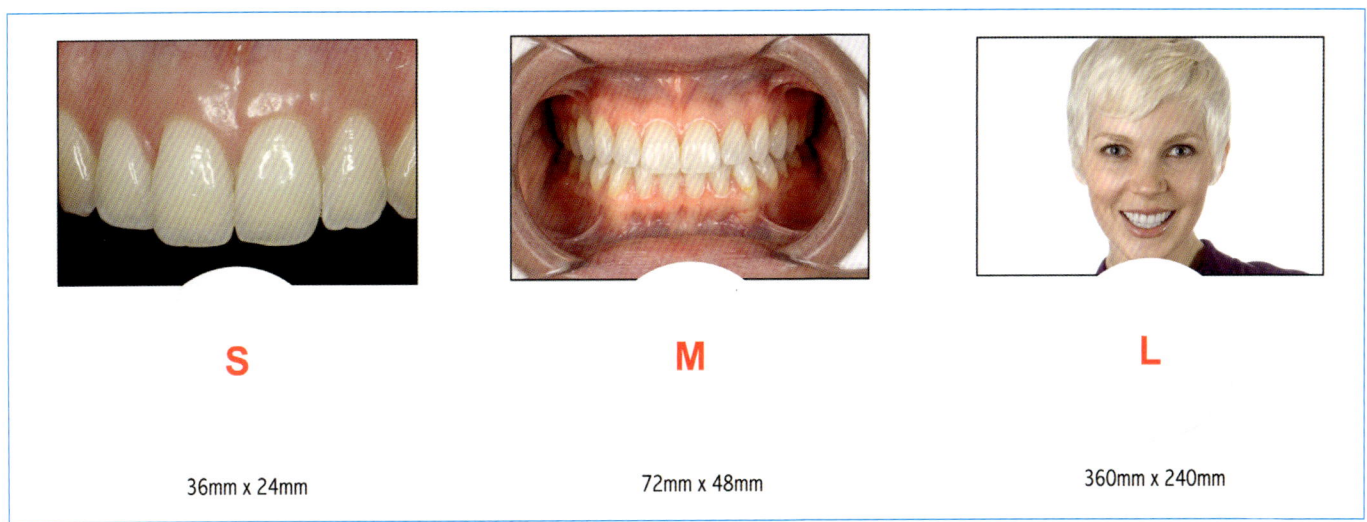

S

M

L

36mm x 24mm   72mm x 48mm   360mm x 240mm

📷 **2.3** Escalas dentales generales. Referenciadas a un tamaño concreto del área captada, independientemente del tamaño del sensor.

y tomábamos registros dentales con cámaras analógicas con película de 35 mm, las fotografías que ahora llamamos S, M y L las veíamos nombradas como fotografías a escala 1:1, 1:2 y 1:10 respectivamente. La unidad de medida, el "1:", corresponde al tamaño del fotograma de los carretes que, como se indicó anteriormente, era de 36 milímetros de horizontal por 24 milímetros de vertical.

Con esa unidad de referencia (36 × 24 mm), en una fotografía a escala 1:1 aparecía una parte de la boca, a escala 1:2 en la fotografía cabía toda la boca (72 × 48 mm), y a escala 1:10 en la foto entraba toda la cara (360 × 240 mm).

La evolución tecnológica acabó con los equipos analógicos con carrete que fueron sustituidos por equipos fotográficos digitales con sensor electrónico. Con los equipos Full Frame las referencias y las escalas dentales se mantuvieron igual: 1:1, 1:2 y 1:10, puesto que el tamaño del sensor era, y sigue siendo, el mismo que el del fotograma de los carretes analógicos. Pero este simple y práctico sistema de medida sufrió una perturbación con la llegada de las cámaras digitales APS-C. La unidad de medida para nuestras escalas dentales seguía siendo el tamaño del sensor, pero este pasó de ser un estándar constante (36 × 24 mm) a ser una variable propia de cada marca y de cada modelo de cámara. Para intentar estandarizar había que aplicar aquellos factores de recorte que ya se han mencionado anteriormente.

A modo de consenso, en equipos APS-C se está utilizando comúnmente un "redondeo" a un factor de magnificación promedio de **1,5×**. De este modo nos encontramos con protocolos algo ambiguos, e indicaciones del tipo "...para un registro de la cara del paciente, si su cámara es Full Frame, tome la fotografía a escala 1:10; si su cámara es APS-C, tome la fotografía a escala 1:15..."

Nos convence poco que un mismo registro clínico pueda tener una doble nomenclatura. Por eso hemos propuesto etiquetar las escalas dentales con nombres propios, como si fuesen tallas, que hacen referencia al tamaño del plano registrado en la fotografía. Repasemos: la medida clásica del carrete fotográfico de 36 × 24 mm, queda bautizada genéricamente como **escala S**. A partir de esta etiquetamos las otras dos escalas dentales básicas como **escala M** (2 veces una S) y como **escala L** (10 veces una S).

Si fuese necesario aumentar la gama de registros podemos ampliar las escalas dentales básicas con unas intermedias, como escala **XS** para registros de máximo detalle (aproximadamente 1,5 veces más aumentada que la S), escala **SM** para registros de 5 a 5 (1,5 veces menos aumentada que la S), escala **ML** para tercios inferiores (5 veces menos aumentada que la S), o escala **XL** para registros faciales incluyendo hombros (15 veces menos aumentada que la S) (📷 2.4).

Así, sea cual sea el equipo fotográfico que se emplee, podremos controlar que el registro obtenido sea siempre el mismo, para que pueda ser comparado con otras fotografías similares aunque se hayan tomado con equipos diferentes. En el siguiente ejemplo (📷 2.5) se obtiene la misma fotografía de la sonrisa del paciente (escala dental M)

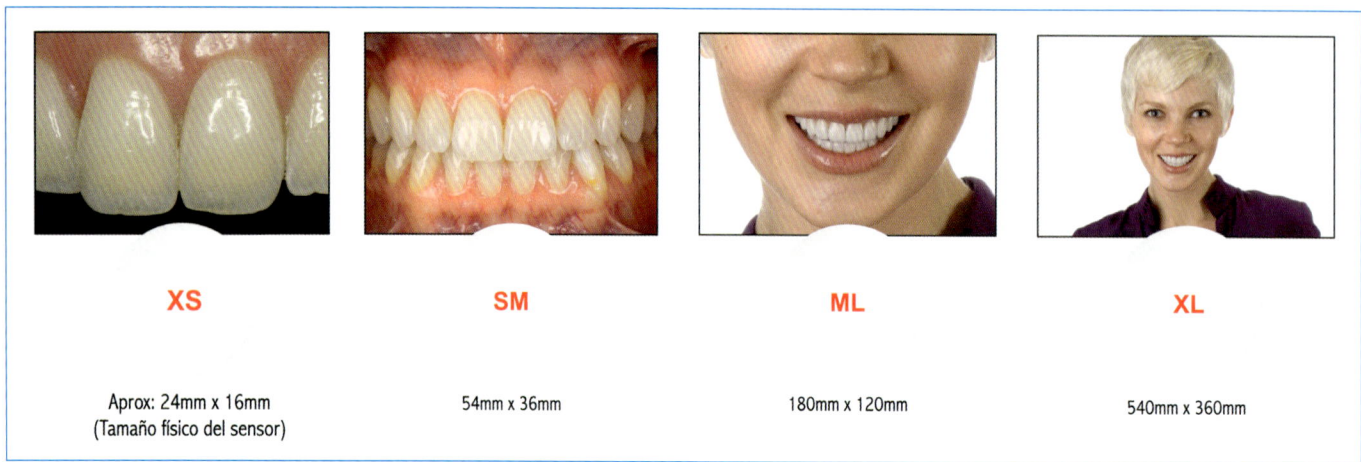

XS   SM   ML   XL

Aprox: 24mm x 16mm
(Tamaño físico del sensor)   54mm x 36mm   180mm x 120mm   540mm x 360mm

📷 **2.4** Escalas dentales secundarias. Pautadas para aumentar la gama de registros útiles en odontología. Nótese que el tamaño del área captado en una escala XS es dependiente del tamaño del sensor. Con cámaras Full Frame esta escala se puede obtener mediante recorte de la imagen completa del sensor.

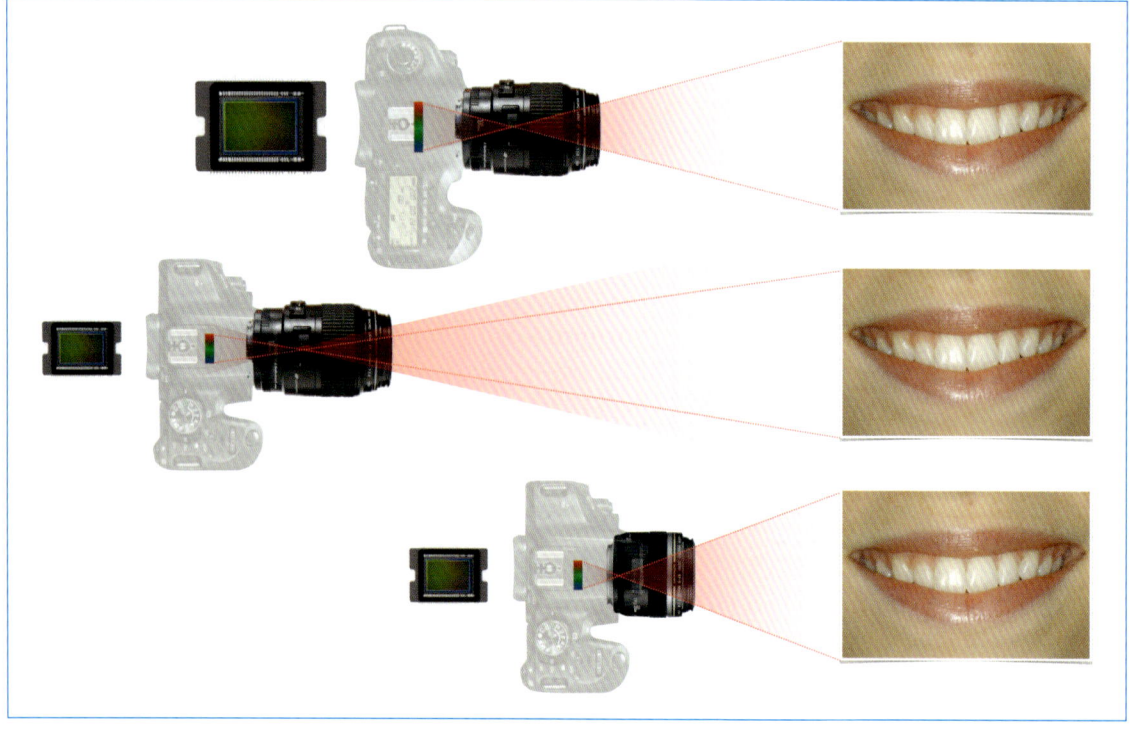

📷 **2.5** La combinación de longitud focal de la lente y tamaño del sensor de la cámara determinarán la distancia de enfoque para conseguir registros dentales a la escala deseada.

a partir de tres equipos distintos. En el primer caso se trata de una cámara con sensor Full Frame y un objetivo de 100mm de longitud focal. En el segundo caso se trata de una cámara con sensor APS-C y un objetivo de 100mm de longitud focal. En el tercer caso se trata de una cámara con sensor APS-C y una lente de 60 mm de longitud focal. Tres **equipos diferentes**, pero una **misma escala** dental (en este caso M). El factor que cambia entre ellos es la **distancia** a la que ha de tomarse la fotografía.

¿Podemos estandarizar esas distancias? Afortunadamente los objetivos macro siempre nos proporcionan esta información, indicándola en tres magnitudes: metros, pies y magnificación. Ese dato se muestra de forma gráfica rotulado sobre el propio objetivo o, en algunos equipos, a través del visor de la cámara de manera electrónica. Gracias a esas referencias podremos definir una tabla de distancias (📷 2.6) para cada una de las escalas dentales que vayamos a registrar. Así, podremos prefijar

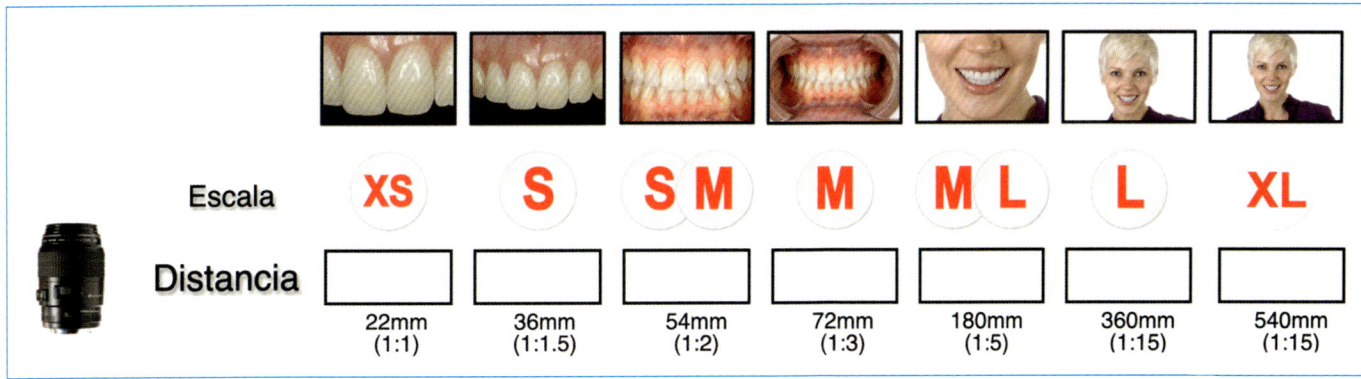

Escala	XS	S	SM	M	ML	L	XL
Distancia	22mm (1:1)	36mm (1:1.5)	54mm (1:2)	72mm (1:3)	180mm (1:5)	360mm (1:15)	540mm (1:15)

2.6 Tabla de distancias a la que se obtienen los diferentes registros dentales. Se indicará una referencia visual fácilmente reproducible usando las marcas que nos proporcionan los objetivos, en distancia (metros o pies) o en factor de magnificación (1:x).

la distancia de enfoque antes de hacer la foto y asegurar la coherencia de ese registro con cualquier otro tomado con la misma escala dental. Esa tabla será específica de nuestro equipo particular, el cual podrá estar compuesto por cualquier combinación posible de cuerpos de cámara y de objetivos macro del mercado.

2. CALIBRACIÓN

Hay dos vectores que definen la validez técnica de una fotografía. En primer lugar la luminosidad o cantidad de luz y en segundo lugar el color o calidad de la luz. Desarrollemos un poco estos conceptos.

El nivel de exposición

Cuando la luz incide sobre un objeto, este absorbe una parte del espectro y refleja otra. Si el objeto es claro reflejará más luz, si es oscuro el reflejo será menor. Con una cámara de fotos captamos ese reflejo a través del objetivo, y nuestra pretensión será conseguir que el sensor de la cámara quede expuesto a ese reflejo en su justa medida.

El proceso real no es exactamente como este sencillo ejemplo, pero puede ayudarnos a simplificar el concepto de nivel de exposición. Supongamos que hacemos una fotografía a una pared pintada de un tono gris intermedio que refleja exactamente la mitad de la luz que recibe. Para conseguir una fotografía correcta, el sensor debería exponerse hasta alcanzar un 50 % de su nivel máximo de carga. Realizada la fotografía, si el nivel de carga del sensor fuese menor estaríamos ante un caso de **subexposición**. Por contra, si el nivel de señal del sensor fuese mayor del 50 % estaríamos hablando de una fotografía con **sobreexposición**.

A través del siguiente esquema (2.7), imaginemos el "viaje" que hace la luz desde que sale del flash hasta que su reflejo en el paciente se "impregna" en el sensor de la cámara para que la imagen digital se pueda procesar:

1 El **flash** generará un caudal de luz muy rápido e intenso que iluminará al paciente.

2 La luz reflejada por el paciente será capturada por el objetivo macro de nuestro equipo. En su interior se encuentra el **diafragma** (una serie de láminas que se abren y cierran concéntricamente), que nos permitirá regular la cantidad de luz que pasará hacia su siguiente "parada".

3 En ese punto la luz se topará con el **obturador** de la cámara, una "compuerta" que se abrirá durante un determinado intervalo de tiempo, permitiendo el paso del caudal de luz que haya llegado a este punto para que finalmente impacte con el sensor de la cámara.

4 Por último, podremos ajustar su nivel de **sensibilidad** para adecuarlo al caudal de luz que llegó después de todo el recorrido que se inició desde el flash.

En este itinerario de la luz podemos identificar los parámetros que afectan al nivel de exposición cuando hacemos una fotografía. En principio todos esos parámetros son **variables** con unos amplios rangos de valores posibles.

Resumiendo brevemente con valores estándar promedio:

1 Potencia de flash. Variable desde la máxima potencia (1/1) hasta la mínima potencia (1/128).

2 Apertura de diafragma. Variable desde la máxima apertura (f 2.8) hasta la mínima apertura (f. 32). (Sí, a más baja la f, más apertura).

3 Velocidad de obturación. Variable desde la máxima velocidad (1/8000 s) hasta la mínima velocidad (30 s).

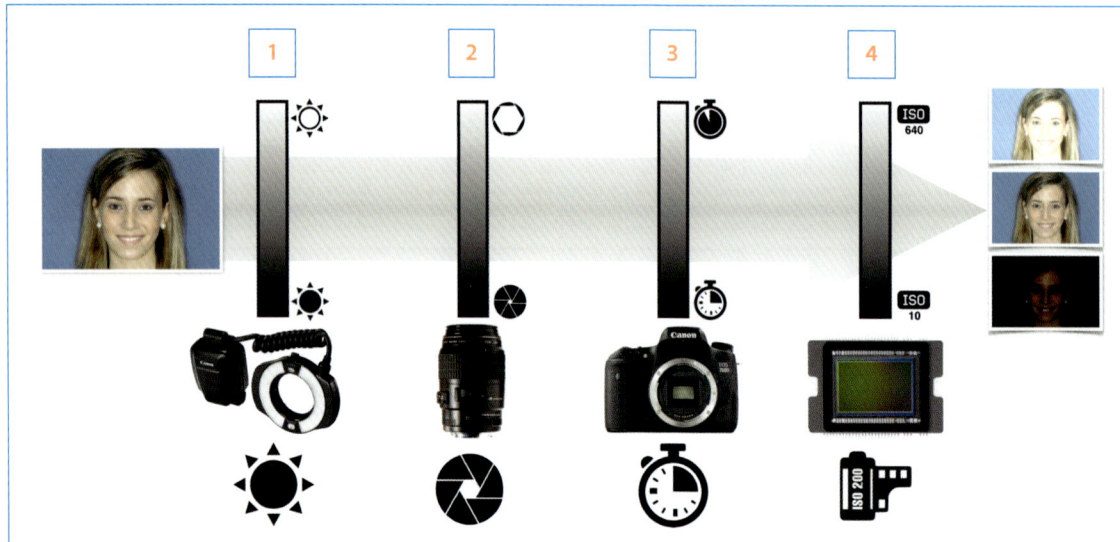

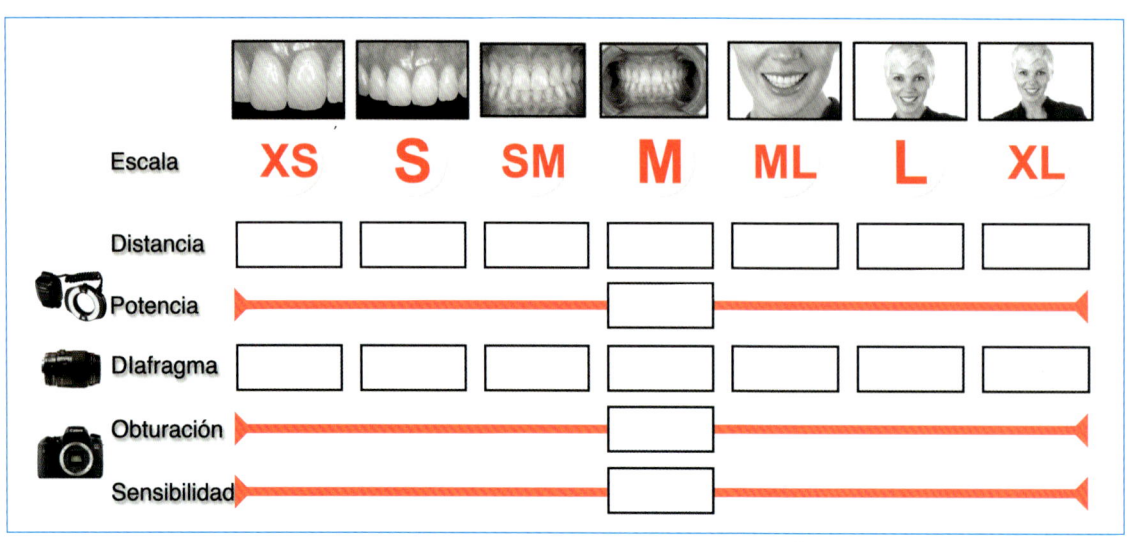

2.7 Parámetros que influyen en el grado de exposición de una fotografía. 1: potencia de disparo de flash; 2: apertura de diafragma; 3: velocidad de obturación y 4: nivel de sensibilidad.

4 Nivel de sensibilidad ISO. Variable desde la mínima sensibilidad (ISO 100) hasta la máxima sensibilidad (ISO 64000).

Si conseguimos convertir los **valores variables** de esos parámetros en **valores fijos** podremos obtener resultados coherentes y homogéneos.

En nuestro modelo proponemos en primer término utilizar valores constantes para la potencia del flash, la velocidad de obturación y el nivel de sensibilidad; mientras que en segunda instancia fijaremos una apertura de diafragma para cada escala dental. Así completaríamos la tabla de calibración del nivel de exposición que podría aplicarse a cualquier equipo, sea cual sea la marca o modelo de cada uno de sus componentes (2.8).

La pauta para rellenar la tabla es la siguiente:

1 Casilla de **velocidad de obturación**. Como las fotos se hacen con flash, la velocidad será siempre constante a una velocidad que garantice la sincronización con cualquier flash. Valor de referencia: **1/125 s**.

2 Casilla de **nivel de sensibilidad**. Para evitar la aparición de ruido digital en la imagen, el ajuste ISO será siempre constante de un valor bajo. Valor de referencia: **ISO 200**.

3 **Primera** casilla de **apertura de diafragma**. Comenzar con la fotografía de mayor magnificación (XS para equipos APS-C, o S para equipos Full Frame), ajustando la apertura de diafragma a su mínimo valor (puede haber objetivos que tengan a una apertura mínima diferente f.22, f.45, f.54, f.64, etc.). Valor de referencia: **f.32**.

Escala	XS	S	SM	M	ML	L	XL
Distancia	☐	☐	☐	☐	☐	☐	☐
Potencia				☐			
Diafragma	☐	☐	☐	☐	☐	☐	☐
Obturación				☐			
Sensibilidad				☐			

2.8 Plantilla de calibración de un equipo concreto. En este caso, flash anular de potencia número guía 14, objetivo 100mm macro con mínima apertura de diafragma de f32 y cuerpo de cámara con sensor APSC.

4 Casilla de **potencia de flash**. Se harán diferentes fotografías variando la potencia del flash hasta determinar la potencia en la que la fotografía de escala más pequeña (XS), con el diafragma más cerrado posible (f.32) quede perfectamente expuesta. Puede haber diferencias entre flashes de distintos fabricantes o por el uso de modificadores de la luz, como difusores o reflectores. Esa potencia de flash será la constante para toda la tabla. Valor de referencia: **1/4 de potencia**.

5 **Resto** de casillas de **apertura de diafragma**. Se completará la secuencia siguiendo el criterio de ir reduciendo el número f del diafragma (aumentando su apertura) a medida que nos alejamos al cambiar de escala fijando en la tabla el número f con el que se consigue el registro más coherente con la anterior escala. Valores de referencia: **escala S - f.29, escala SM - f.25, escala M - f.20, escala ML - f:11, escala L - f.6.3, escala XL - f.5.6.**

El equilibrio de color (o balance de blancos)

No todas las fuentes de iluminación emiten luz del mismo color. Si queremos que haya un correcta correlación de color, conviene indicarle a la cámara qué tipo de fuente de luz estamos utilizando para que la asignación del tono sea la correcta. Como hay fuentes de luz cálidas (anaranjadas) y frías (azuladas) tenemos en nuestras cámaras ajustes predefinidos para que el color quede fielmente representado (📷 2.9).

En nuestro caso, dado que siempre utilizaremos como fuente de luz un flash, podríamos fijar el ajuste de balance de blancos a la posición de flash (normalmente indicado con un icono de un rayo). De este modo evitaremos que haya desviaciones de color entre los diferentes registros que se tomen o, al menos, que la desviación específica que pueda tener en concreto nuestro flash sea constante y esté controlada por si hacemos algún tipo de ajuste posterior.

No todos los flashes emiten la misma cantidad de luz, ni emiten una luz de exactamente el mismo color. De hecho, no es raro encontrar flashes que disparados a diferentes intensidades producen variaciones de color muy visibles y notorias. Por ello, para obtener un equilibrio de color más controlado, preferimos utilizar el flash siempre a la misma potencia. Así tanto la cantidad como el color de la luz de nuestra escena serán estables.

Idealmente, se recomienda realizar un ajuste de balance de blancos personalizado para la unidad concreta de flash que estemos usando en nuestro equipo.

Cuanto más exhaustivos seamos en este punto y más se ajuste esta calibración a las características propias de nuestro equipo más coherentes serán los resultados. Evitaremos emplear preajustes automáticos que puedan provocar desviaciones. En principio los automatismos tienen como objeto conseguir resultados promediados. Aunque en ocasiones serán certeros, siempre nos plantean la duda de si están aclarando una imagen oscura, oscureciendo una imagen clara, enfriando el color de una imagen cálida o haciendo más cálida una imagen de tonos fríos. Con estas indicaciones podremos completar nuestra tabla personal de ajustes para la toma de registros dentales. Tomando las fotografías siempre a la misma

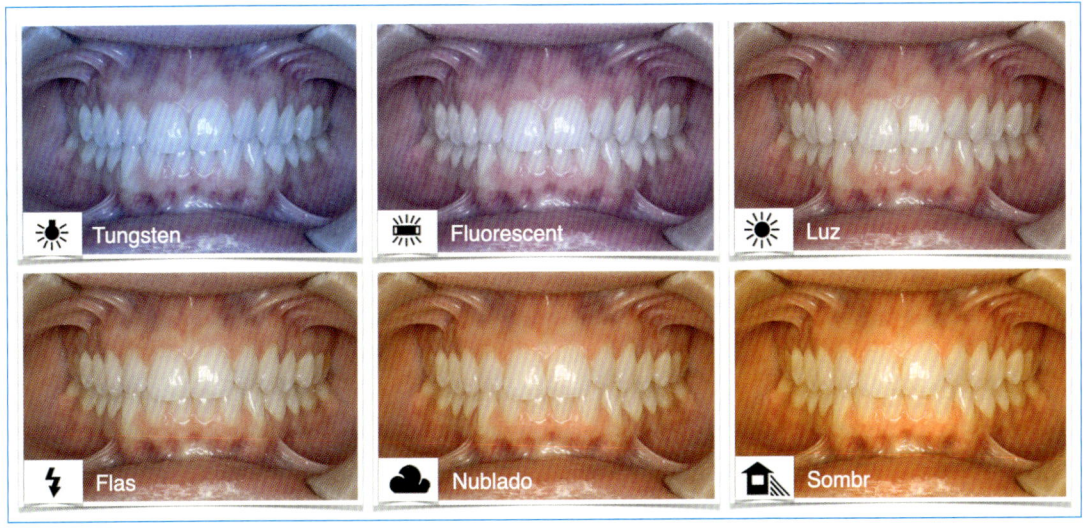

📷 **2.9** Serie de fotografías tomadas todas con la misma luz (mismo flash) pero asignando diferentes perfiles de balance de blancos. El mejor equilibrio de color se obtiene cuando concuerda el ajuste con el tipo de luz empleada.

distancia (escala) y con los mismos ajustes (calibración) estaremos más cerca de nuestro objetivo: conseguir registros clínicos repetibles y fidedignos.

Este trabajo de calibración del equipo se hará una vez y será de aplicación para un equipo concreto. Convendrá hacer ajustes en la calibración si se cambia de cámara, de objetivo o de flash, así como si se modifican las condiciones de trabajo.

La finalidad de calibraciones de este tipo es la de establecer una combinación de parámetros de uso seguros. A partir de aquí, al igual que hacemos en fotografía convencional, podemos aplicar cambios con la misma flexibilidad: cualquier modificación en alguno de los parámetros que se emplee será válida si se compensa en la misma medida con algún otro factor que entre en la ecuación. Por ejemplo, abrir o cerrar la apertura de diafragma se puede reequilibrar con un cambio equivalente de sensibilidad o potencia de flash.

Termina la cuesta arriba, comienzan las curvas

Siguiendo la plantilla calibrada conseguiremos que las fotografías estén correctamente ajustadas en cuanto a cantidad de luz (nivel de exposición) y equilibrio de color (balance de blancos). Siguiendo esas pautas estaremos consiguiendo **fotografías técnicamente correctas**.

Podemos tener el equipo fotográfico más potente y versátil del mercado perfectamente calibrado, pero si no ponemos empeño en el siguiente paso, los registros que obtengamos pueden perder toda su validez clínica.

El reto ahora es alcanzar que, además de "buenas fotos", generemos **registros clínicamente correctos**. El éxito radicará en conseguir una correcta **composición** y una perfecta **nitidez**. Lo conseguiremos colocando al paciente en la posición correcta para cada fotografía, y situándonos nosotros con la orientación y a la distancia adecuadas para conseguir unas perspectivas equilibradas y un enfoque preciso.

Volvamos al ejemplo inicial de la fotografía del cuadro de la galería de arte. ¿Podemos imaginar cómo quedaría la fotografía si colocásemos la cámara descentrada con respecto al cuadro? En cuanto nos desviáramos en cualquier dirección (arriba, abajo, izquierda o derecha), el paralelismo del cuadro en la foto se vería afectado. Estaremos de acuerdo en que solo habría una posición para una correcta composición, en la que los cuatro lados del marco del cuadro quedarían perfectamente alineados y paralelos a los cuatro márgenes de la fotografía: aquella en la que el eje de la lente es perpendicular al lienzo, el sensor de la cámara está paralelo y nivelado con respecto al cuadro, y el punto central del fotograma apunta al punto central del cuadro.

Pero con un paciente, ¿dónde situamos esas referencias?, ¿a qué eje debemos alinear la lente?, ¿cuál es el punto central de la fotografía?, ¿cuándo un plano está nivelado o canteado?

Pensemos en el paciente situado frente a nosotros y centremos la atención en nuestro objeto de trabajo: los dientes. Coloquemos mentalmente los dientes en el centro de una esfera cuyo radio sea la distancia (escala) desde la que tomaremos las fotografías. **Componer** la fotografía consistirá en, manteniendo la distancia, orbitar alrededor de esos dientes y/o mover al paciente hasta encontrar la posición de disparo propicia en cada caso.

Referencias en cada eje espacial

Para ayudarnos a componer correctamente iremos marcando referencias en cada eje espacial: movimiento en el eje X (izquierda o derecha), movimiento en el eje Y (arriba o abajo) y giro en el eje Z (sentido horario o antihorario).

En cuanto a las **referencias para el eje horizontal X** suele resultar sencillo orientarnos para tomar fotografías totalmente frontales y a 90 grados para los perfiles. Sin embargo, las fotografías a 45 grados suelen mostrar más inconsistencias de composición (📷 2.10). Como referencia general en este eje, tanto en registros extraorales como intraorales, fijaremos la posición de disparo alineando nuestro punto de vista a la perpendicular del incisivo lateral superior. Cuando alcancemos esta angulación, generalmente mantendremos a la vista en nuestro encuadre el lateral y el canino contrarios. Si llegamos a ver premolares del lado contrario seguramente estamos en una posición demasiado mesial (modelo de la izquierda). Si no vemos el canino contrario, posiblemente habremos orbitado excesivamente en sentido distal (modelo de la derecha).

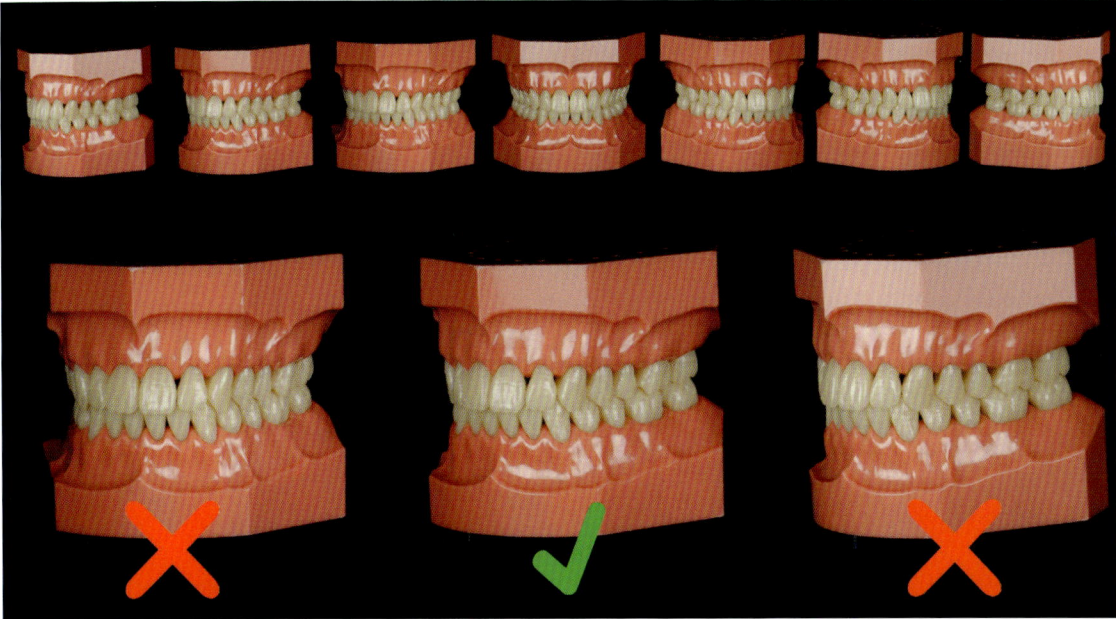

📷 **2.10** Serie de fotografías modificando el giro en el eje horizontal X. Para vistas laterales se toma como referencia que el incisivo lateral quede perpendicular al objetivo y se alcance a ver hasta el canino del cuadrante contrario.

Tras fijar la posición horizontal, el siguiente paso para conseguir una buena composición pasa por orientar el eje de la óptica en una inclinación vertical adecuada (**referencias para el eje vertical Y**). La referencia para esta altura la encontramos en el plano de Frankfurt (📷 2.11).

Cuando disparamos las fotos desde una proyección paralela a este eje se consiguen unas imágenes con una componente estética mayor. Una línea trazada uniendo los bordes incisales de la arcada superior tendrá una forma de sonrisa o U suave (📷 2.12, 2.ª fila). Si bajamos la posición de la cámara esa curvatura se irá aplanando. A medida que nos acercamos a un eje paralelo al plano de Camper, el plano oclusal se apreciará prácticamente recto (📷 2.12, 3.ª fila). Por encima o por debajo de esos planos de referencia las proyecciones obtenidas en las fotografías restarán fidelidad al registro, ya que podrían transmitir una información errónea sobre el tamaño y altura de los dientes (📷 2.12, 1.ª o 4.ª filas).

Respecto a las referencias para el **eje de inclinación Z** (último ajuste de posicionamiento), se girará la cámara como un volante en sentido horario o antihorario de manera que el plano oclusal no parezca canteado y quede equilibrado sin líneas de fuga oblicuas (📷 2.13). Se intentará que la curvatura de la línea que pasa por los bordes incisales consiga simetría entre las fotografías laterales y armonía con la vista frontal.

Insistiremos siempre en que esta composición, previa a tomar la fotografía, la hagamos siempre en visión directa

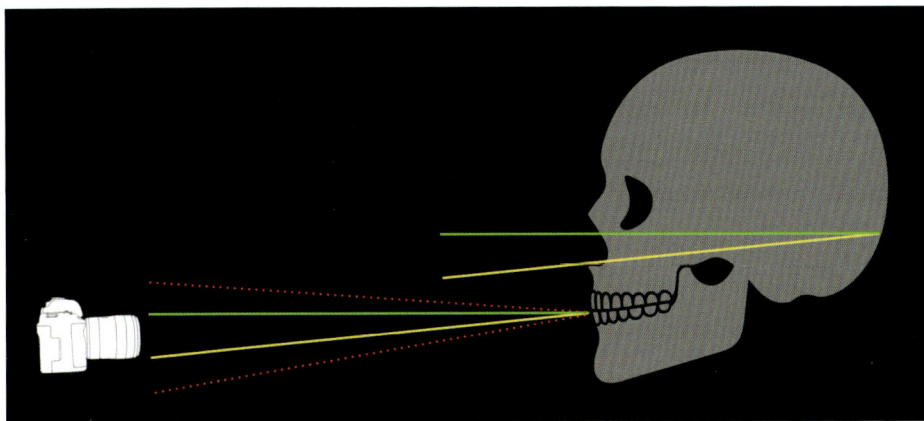

📷 **2.11** Referencias para la inclinación de la cámara en el eje Y (vertical). Apréciese que se trata de tomar la fotografía desde una angulación paralela al eje de referencia (plano de Frankfurt).

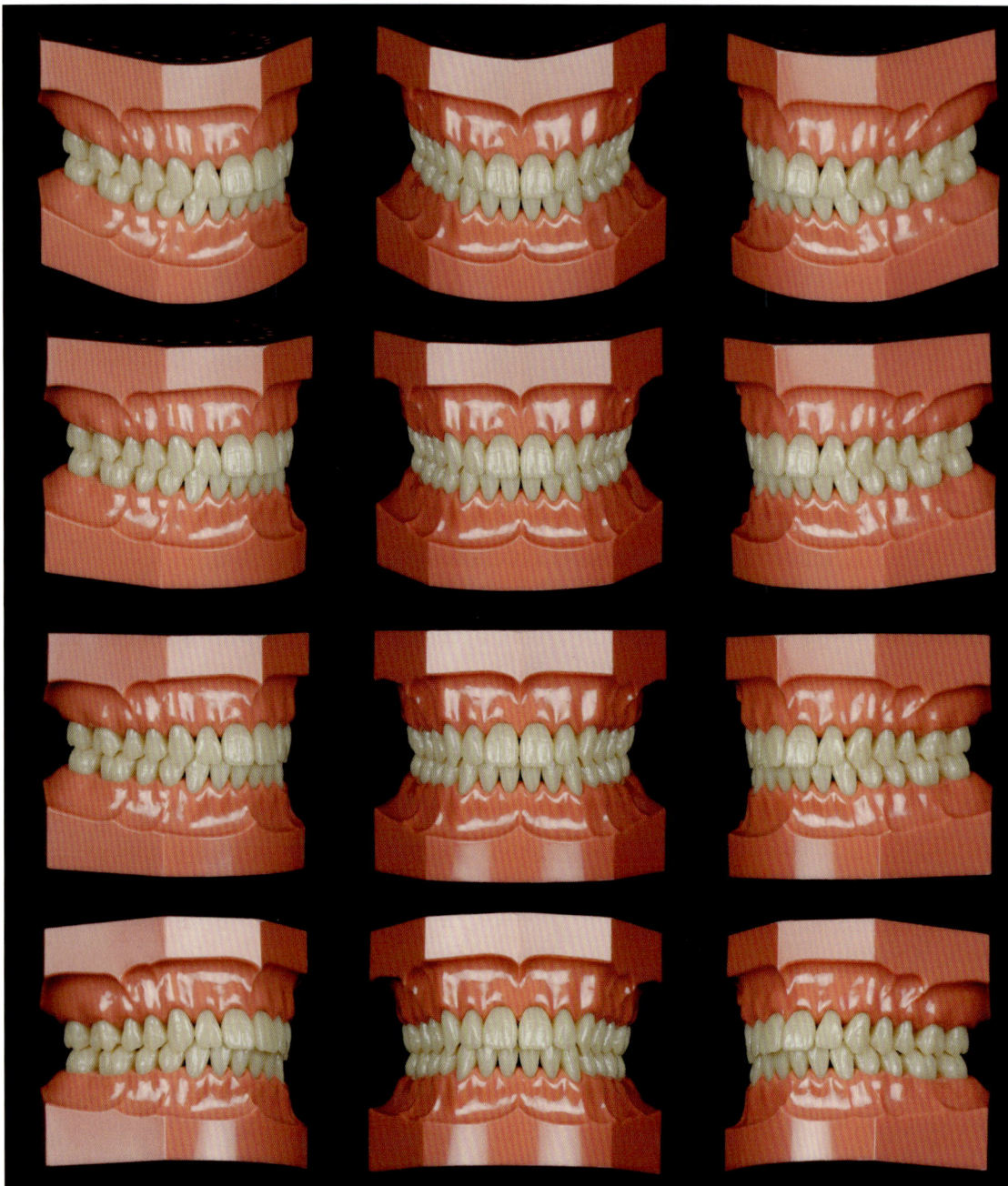

2.12 Serie de fotografías en la que apreciamos cómo la altura de la toma afecta a la proyección y forma del plano oclusal. En la primera fila, fotografías tomadas desde más arriba del plano de Frankfurt. Línea de oclusión muy curva y riesgo de que la perspectiva distorsione la percepción de la altura de los dientes. En la segunda fila, fotografías tomadas desde el plano de Frankfurt. Línea de oclusión correcta en forma suave de U. En la tercera fila, fotografías tomadas desde el plano de Camper. Línea de oclusión recta y prácticamente plana. En la cuarta fila, fotografías tomadas por debajo del plano de Camper. Línea de oclusión invertida.

y no mirando por el visor. A través de la cámara solo vemos nítidamente el plano de enfoque. Lo que esté por delante y por detrás de ese plano lo apreciaremos cada vez más borroso. Si componemos la fotografía mirando a través del visor o la pantalla de la cámara perderemos de vista muchas referencias valiosas del entorno, por lo que aumenta la dificultad para nivelar planos o puntos de fuga en las perspectivas. Y añadamos a esa "visión miope" los inevitables temblores que tendremos en el

visor causados por trabajar a corta distancia con lentes macro.

Mirando a través del visor de la cámara afinaremos el enfoque (acercándonos o alejándonos lentamente) y el encuadre. Para estos últimos ajustes es muy útil tener activada en la cámara toda la ayuda posible. Nos referimos fundamentalmente a las guías de encuadre y a los realces de enfoque. Las guías de encuadre o de ajuste son esas líneas con diferentes patrones (cruces, cuadrículas,

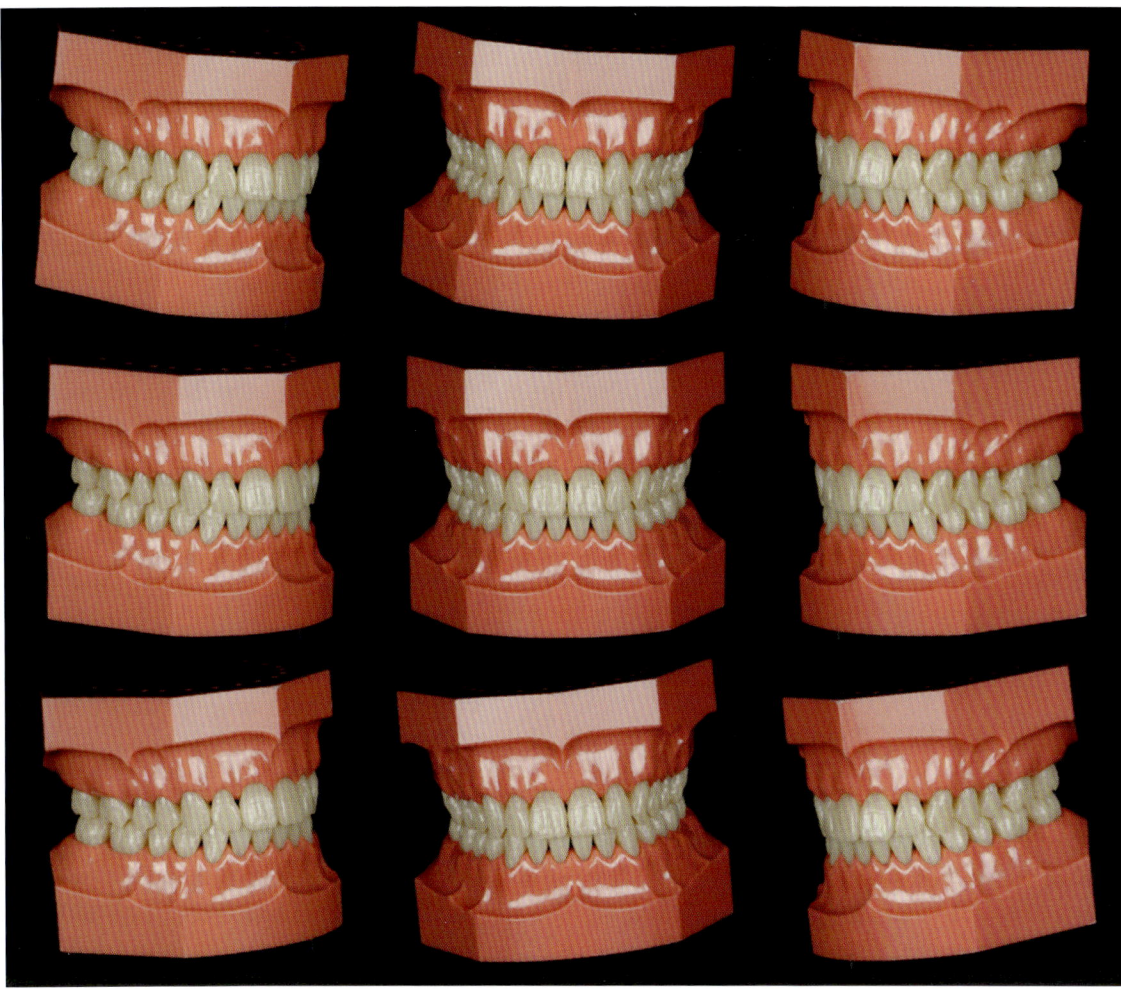

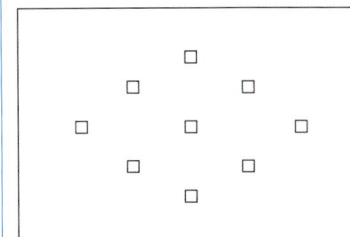 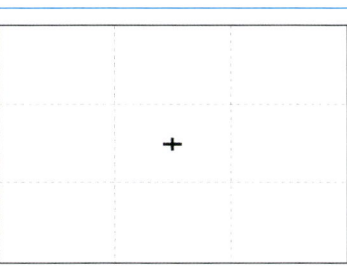 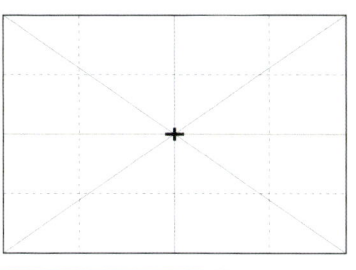

2.13 Serie de fotografías modificando la inclinación del fotograma en el eje Z. En las vistas frontales se aprecia claramente cuándo el plano oclusal ha quedado canteado. Para detectar una posible desviación en el eje Z en las tomas laterales, prestaremos atención especial a dos aspectos: a la curvatura de la línea de oclusión y a los ejes verticales de los dientes del sector anterior.

2.14 Diferentes patrones de guías de encuadre. Aparecen en el visor y cuando revisamos las fotografías en la pantalla de la cámara. No quedan registradas en el archivo fotográfico.

líneas oblicuas, cuadros concéntricos, etc.) que se observan en el visor y nos ayudan a posicionar en el fotograma los puntos de referencia que hayamos definido para cada registro (2.14). El realce de enfoque se muestra en el visor como una nube de puntos que se iluminan de un color brillante cuando la imagen está enfocada. Si la cámara dispone de esa opción, aporta una ayuda muy valiosa a la hora de enfocar con precisión incluso en zonas poco iluminadas. El uso del autofocus es muy tentador,

pero recordemos que ese automatismo puede generar variaciones evidentes en la escala conseguida y que los dientes no se vean del mismo tamaño en diferentes fotos de la misma secuencia.

Por ejemplo, para una fotografía de **escala S** del sector anterior en vista frontal (2.15) haremos lo siguiente:

1 Comprobaremos que los ajustes de la cámara están preparados para la fotografía que vamos a tomar, en este caso, una escala S. Prestaremos especial atención

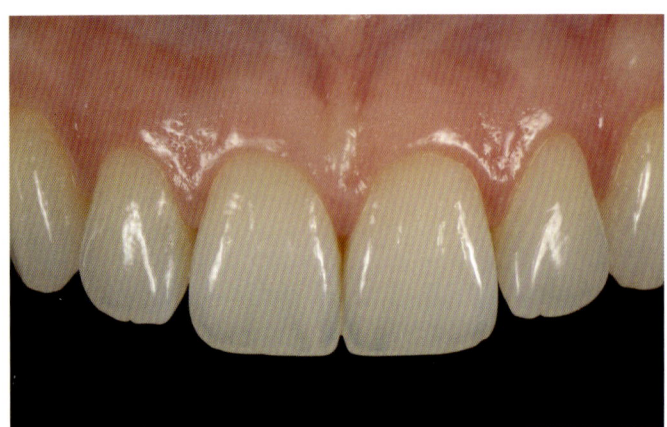

📷 **2.15** Fotografía frontal del sector anterior en escala S.

a que la distancia de enfoque y la apertura de diafragma estén prefijadas a las que corresponden a esa escala.

2 Sin mirar aún a través de la cámara nos acercaremos al paciente hasta la distancia a la que tomaremos el registro.

3 Alinearemos el eje de nuestro ojo a la perpendicular del tercio medio de los centrales. Llegaremos a esa proyección orbitando nosotros (arriba, abajo, izquierda o derecha) o haciendo que el paciente suba o baje la barbilla, o gire la cabeza, hasta que verifiquemos en visión directa que la posición es la correcta.

4 Ahora que tenemos la distancia y la posición ajustadas, será cuando acerquemos la cámara preparada hacia el ojo, no al revés. Alinearemos los puntos de referencia, en este caso el punto central del fotograma en la papila central. Si fuese necesario nivelaremos la cámara (girándola como un volante) para que el plano oclusal quede equilibrado horizontalmente.

5 Por último, tomaremos la foto tras afinar el enfoque acercándonos o alejándonos lentamente siguiendo la dirección del eje que marcamos en el punto 3.

¿Cómo tomamos los registros?

Pasemos entonces a describir las fotografías que se mostraron en el capítulo 1. Repasaremos someramente los ajustes de cámara que, no olvidemos, son específicos de cada equipo en particular y siempre los mismos para cada

escala. Haremos hincapié en las referencias de composición, indicando los detalles que pueden ayudar a generar buenos bancos de imágenes con fotografías homogéneas y comparables entre sí.

Está muy extendida la instalación, en el propio gabinete o en una sala específica, de equipamiento de fotografía de estudio. Hemos visto que el hecho de tener varios equipos de diferentes características no debería ser un obstáculo para obtener registros coherentes si están calibrados correctamente. En las siguientes tablas se detallan las calibraciones del equipo fotográfico cuando se utiliza en el gabinete y cuando se usa en el set de fotografía (📷 2.16).

Nótese que, a igualdad de óptica y cuerpo de cámara, las distancias a las que se obtienen las diferentes escalas dentales son idénticas en ambos escenarios. En el primer caso, como la fuente de luz (flash) va alojada sobre la lente, la pauta es ir abriendo el diafragma a medida que nos alejamos. En el segundo caso, la cámara no está anclada a la fuente de iluminación, por lo que se podrían mantener los ajustes de exposición constantes. Aún así preferimos hacer una serie de correcciones en la apertura de diafragma para compensar un efecto óptico que ocurre especialmente con los objetivos macro. Cuando se reduce radicalmente la distancia de enfoque se produce una pérdida de transmisión de la luz a través de la lente. Si este efecto no se compensa las fotografías resultan más subexpuestas cuanto más cerca las tomamos.

Recopilemos las fotografías realizadas para el análisis del caso del capítulo 1, en principio en dos grupos: extraorales e intraorales. Agruparemos fotografías con los mismos criterios de calibración y composición para simplificar el análisis de los detalles de la toma de los registros. En el caso de las fotografías faciales (📷 2.17), podremos realizar estos registros en dos de las escalas que se han descrito: en escala L con un encuadre más ajustado o en escala XL si queremos tener un encuadre más despejado. Se aconseja realizar la sesión en este orden, extraorales (📷 2.18a) e intraorales (📷 2.18b) para evitar que en fotografías extraorales aparezcan marcas de enrojecimiento en la piel debidas a la tensión de los separadores labiales o los espejos intraorales.

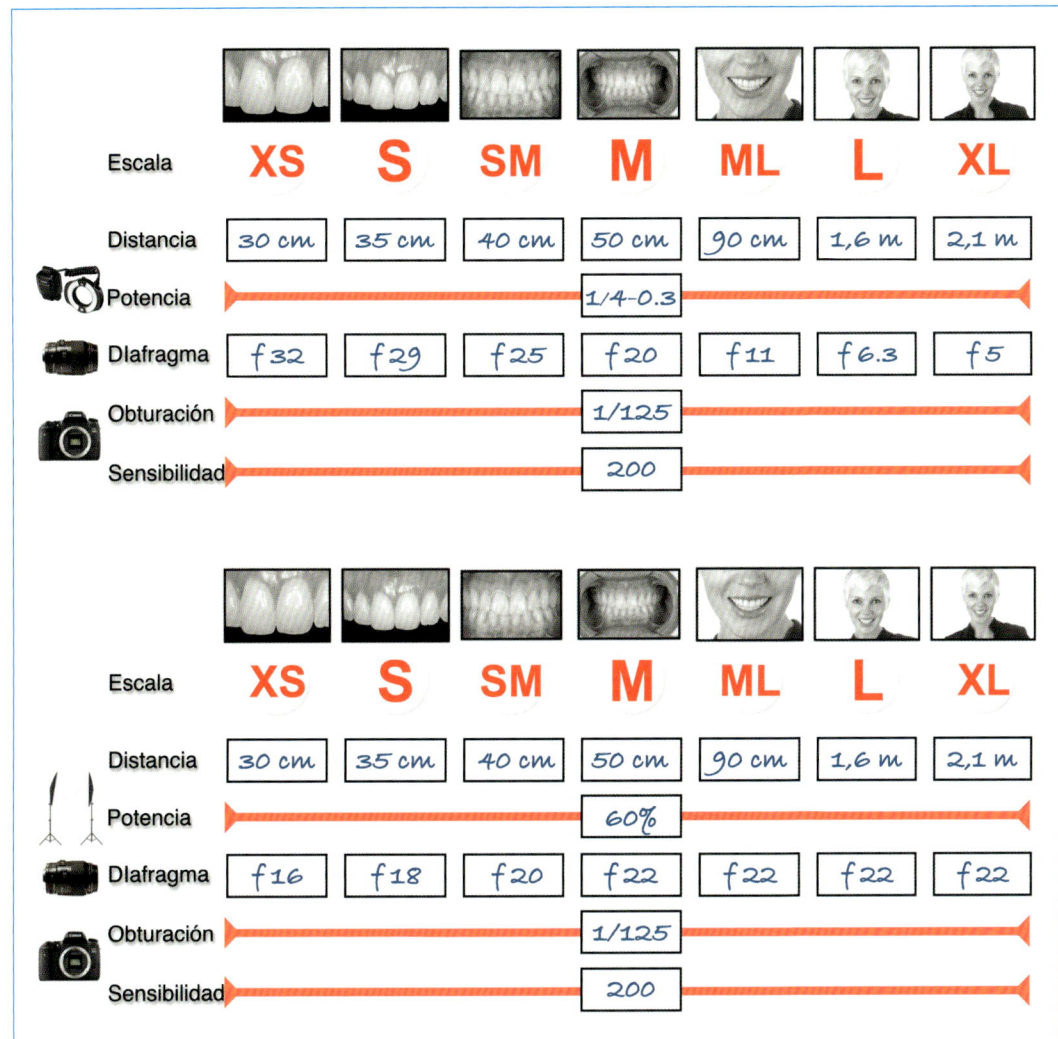

📷 **2.16** Ejemplo de calibración de un mismo equipo para dos esquemas de iluminación. Arriba; flash anular; abajo: flashes de estudio.

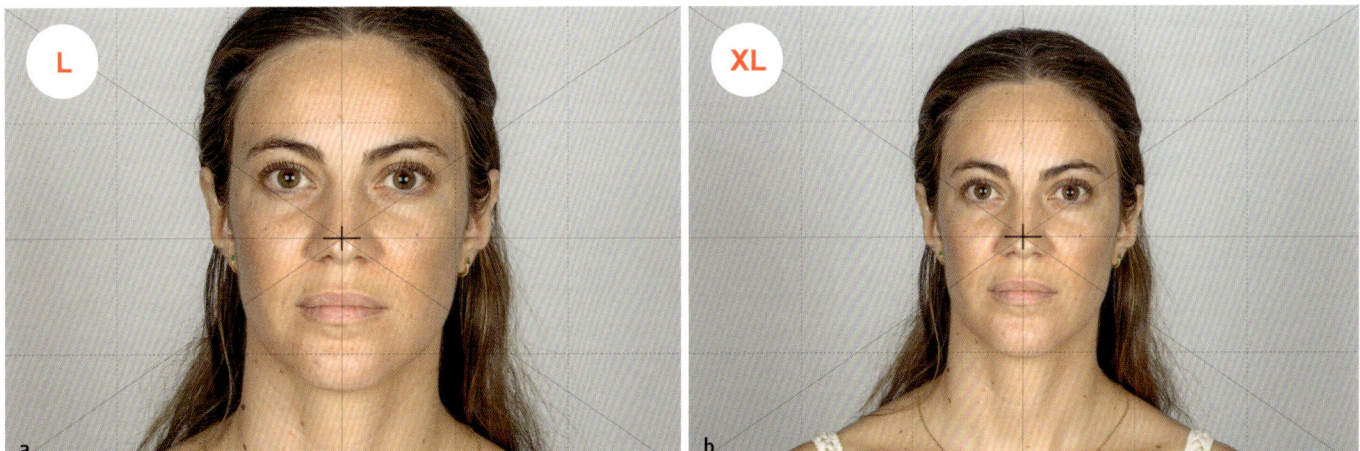

📷 **2.17** Diferencia en encuadre entre las fotografías a escalas L y XL. Téngase en cuenta que cuando aumenta la distancia de trabajo, los requerimientos de cantidad de caudal de luz se incrementan exponencialmente. Para fotografías en escala XL un flash anular o twin estándar pueden empezar a trabajar muy próximos a su límite de potencia.

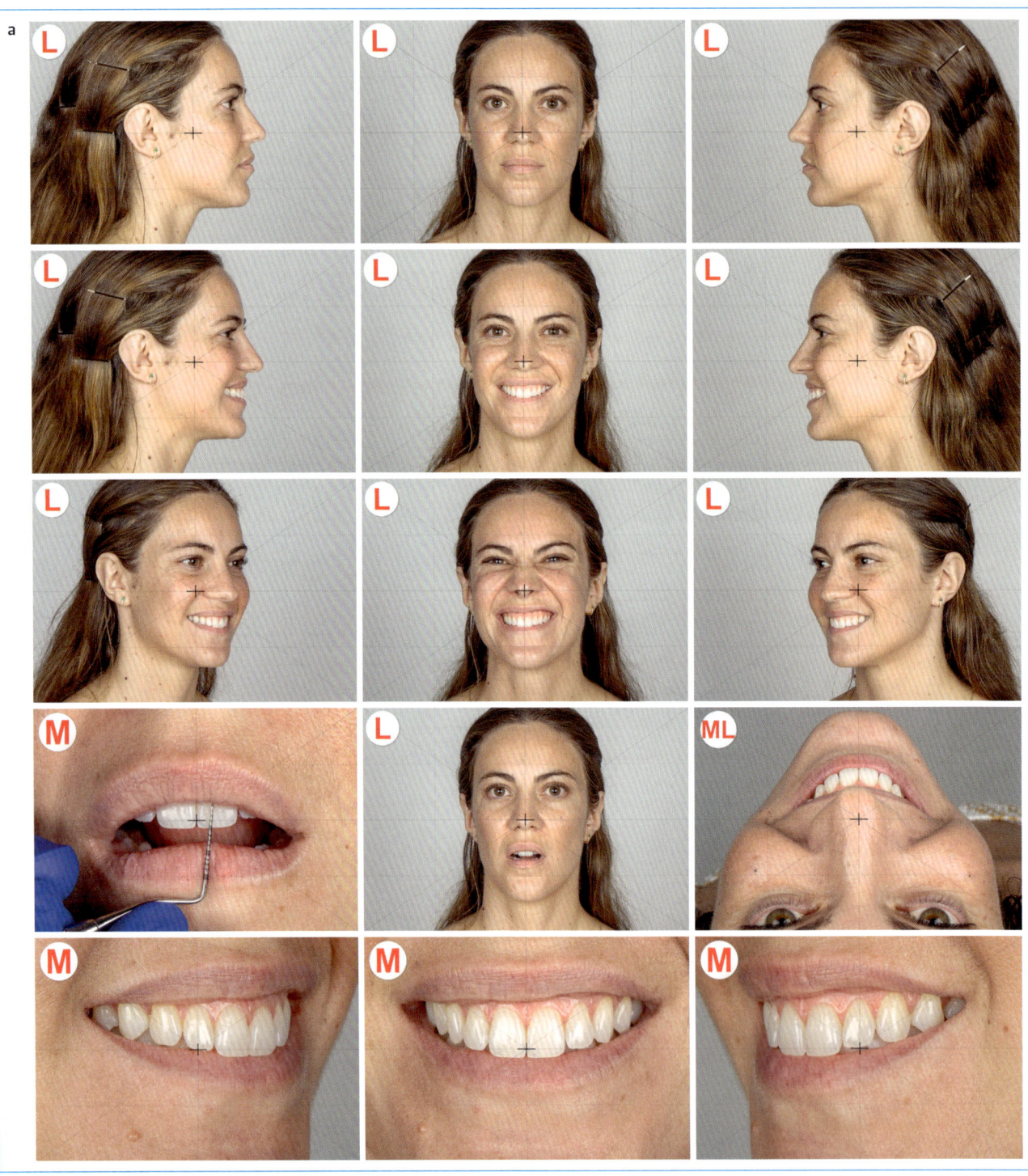

📷 **2.18** a) Serie básica de fotografías extraorales.

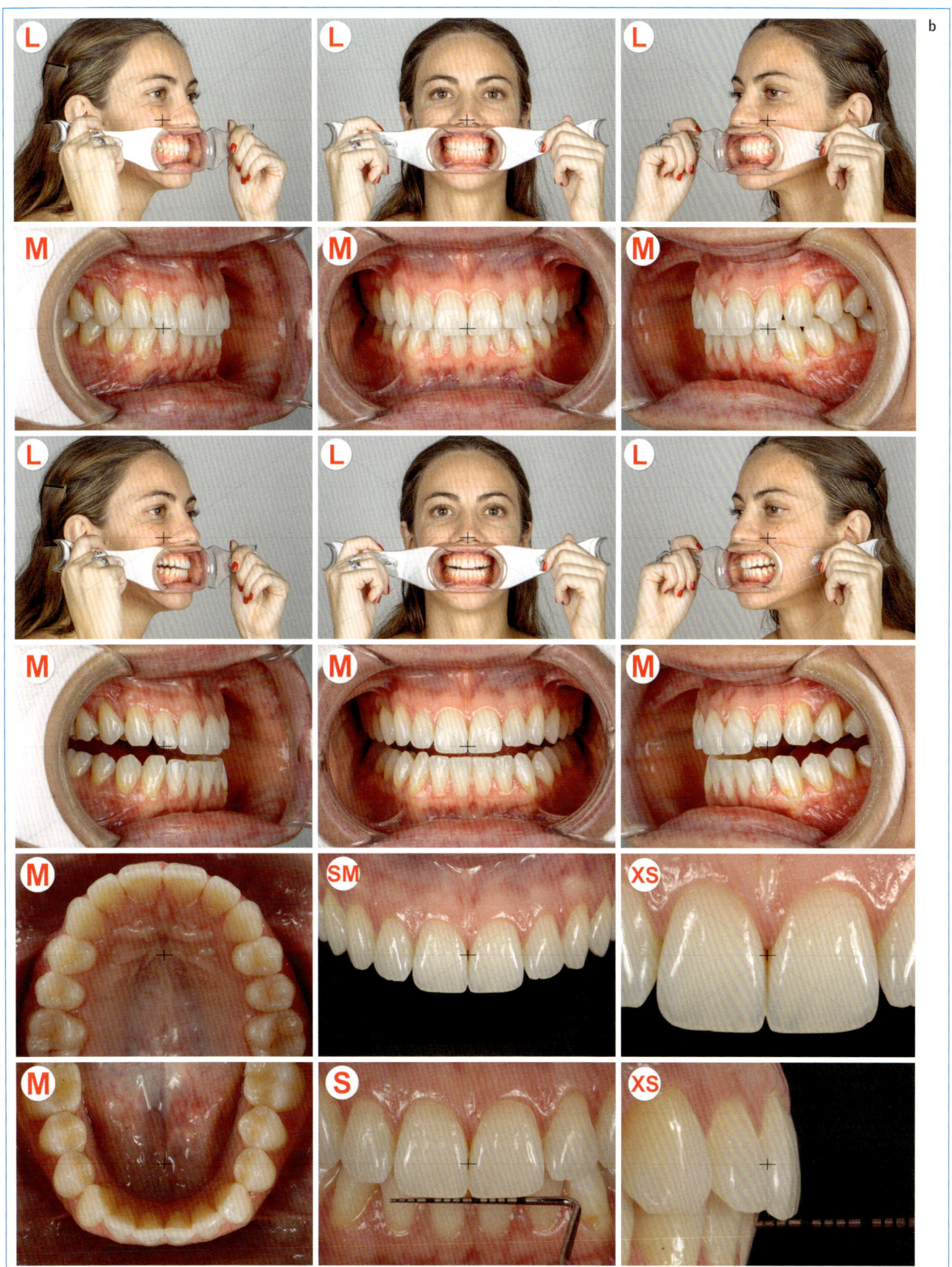

📷 **2.18** b) Serie básica de fotografías intraorales.

Fotografías faciales frontales: escala L

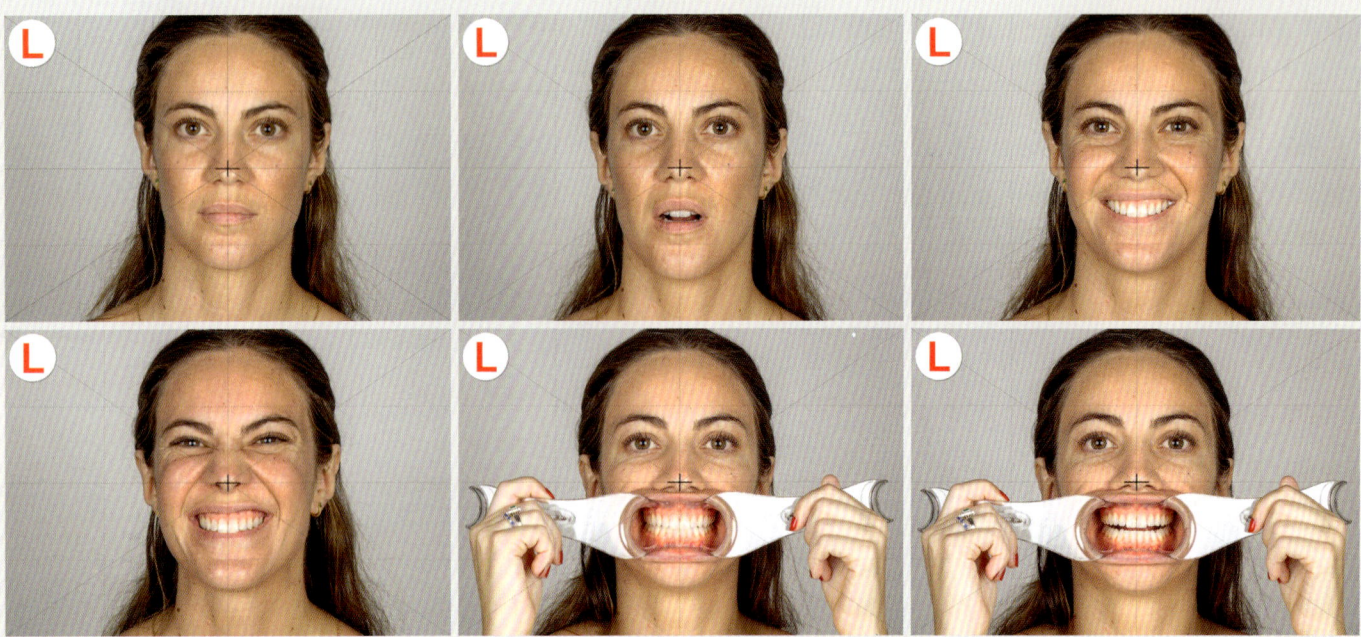

Posición en eje X: perpendicular línea media facial.	Punto central fotograma: tercio inferior nariz.
Posición en eje Y: paralelo plano Frankfurt.	Eje vertical fotograma: línea media facial.
Rotación en eje Z: línea bipupilar horizontal.	Eje horizontal fotograma: oído–nariz–oído.

Comentarios

Si es posible, recomendamos tomar las fotografías extraorales sentados en sillas giratorias con ruedas y regulación de altura. Si la diferencia de altura entre el paciente y quién toma la fotografía es pequeña, los registros pueden tomarse de pie.

Para ayudar a fijar la posición de la cabeza, dirigiremos al paciente con indicaciones de nuestra mano y nuestra cabeza para que nos siga en "modo espejo" hasta la posición deseada. Si el paciente se coloca directamente en la posición correcta, haremos una corrección dirigida, aun volviendo al punto de partida, para que el paciente la fije con más tensión que la que tenía por defecto.

Las fotografías frontales de sonrisa y sonrisa forzada pueden ser complicadas para el paciente, le puede resultar incómodo sonreír de esa manera tan abierta a una

cámara en un entorno inicialmente desconocido. Recomendamos evitar el contacto visual para reducir ese "pánico escénico". Con el paciente colocado correctamente, le pediremos que cierre los ojos. Sin ese retorno visual los pacientes suelen dejar de hacer movimientos como subir la barbilla o ladear la cabeza, y se relajan lo suficiente como para acabar mostrando la sonrisa que buscamos. En el momento que apreciemos la sonrisa su punto óptimo, pediremos al paciente que la mantenga y abra los ojos. En ese mismo instante tomaremos la fotografía.

En las fotografías frontales de sonrisa, sonrisa forzada e intraorales con separadores prestemos atención a si el paciente sube en exceso la barbilla. Evitemos perder la curvatura de la línea de mordida por desalinear la cámara con el plano de Frankfurt que usamos de referencia.

Fotografías faciales laterales: escala L

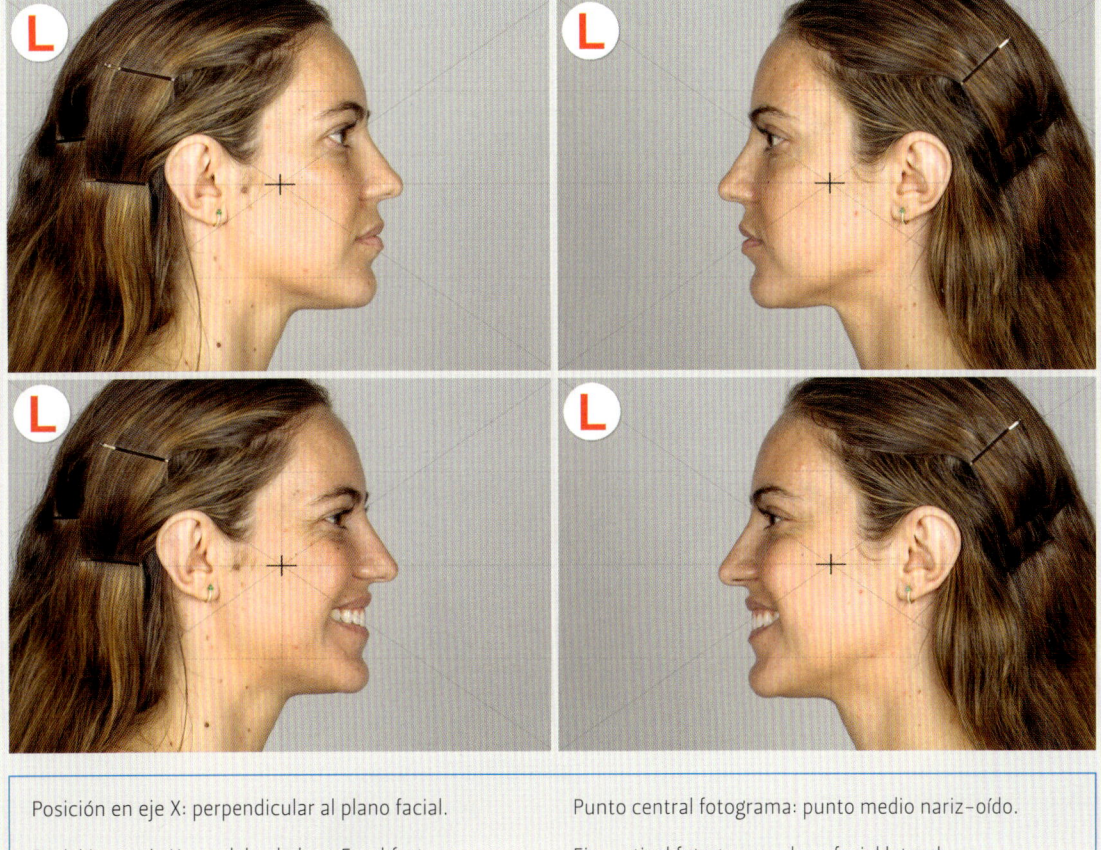

Posición en eje X: perpendicular al plano facial.	Punto central fotograma: punto medio nariz–oído.
Posición en eje Y: paralelo al plano Frankfurt.	Eje vertical fotograma: plano facial lateral.
Rotación en eje Z: plano facial vertical.	Eje horizontal fotograma: nariz–oído.

Comentarios

Es recomendable tener algún tipo de marca o referencia en las paredes del set para dirigir el giro y la mirada.

A veces el giro del paciente parece mayor de 90° y puede dar la sensación de que "está empezando a darnos la espalda". Al ampliar la fotografía de sonrisa el incisivo lateral superior tapa en exceso al incisivo central y éste a la papila central. Revisemos la escena. El eje de la lente está en línea con el centro del pómulo del paciente. Desde ese punto, el ángulo que se forma con una línea hasta la punta de la nariz es ligeramente mayor de 90°, ya que la nariz está unos centímetros más alejada que el pómulo. Por este detalle en las fotos laterales adelantamos unos centímetros las marcas de referencia para reducir el giro del paciente y se ajuste más a los 90°, no en el pómulo, sino en la nariz. En ocasiones se intuye la ceja o las pestañas del ojo que queda al otro lado.

Fotografías faciales a 45°: escala L

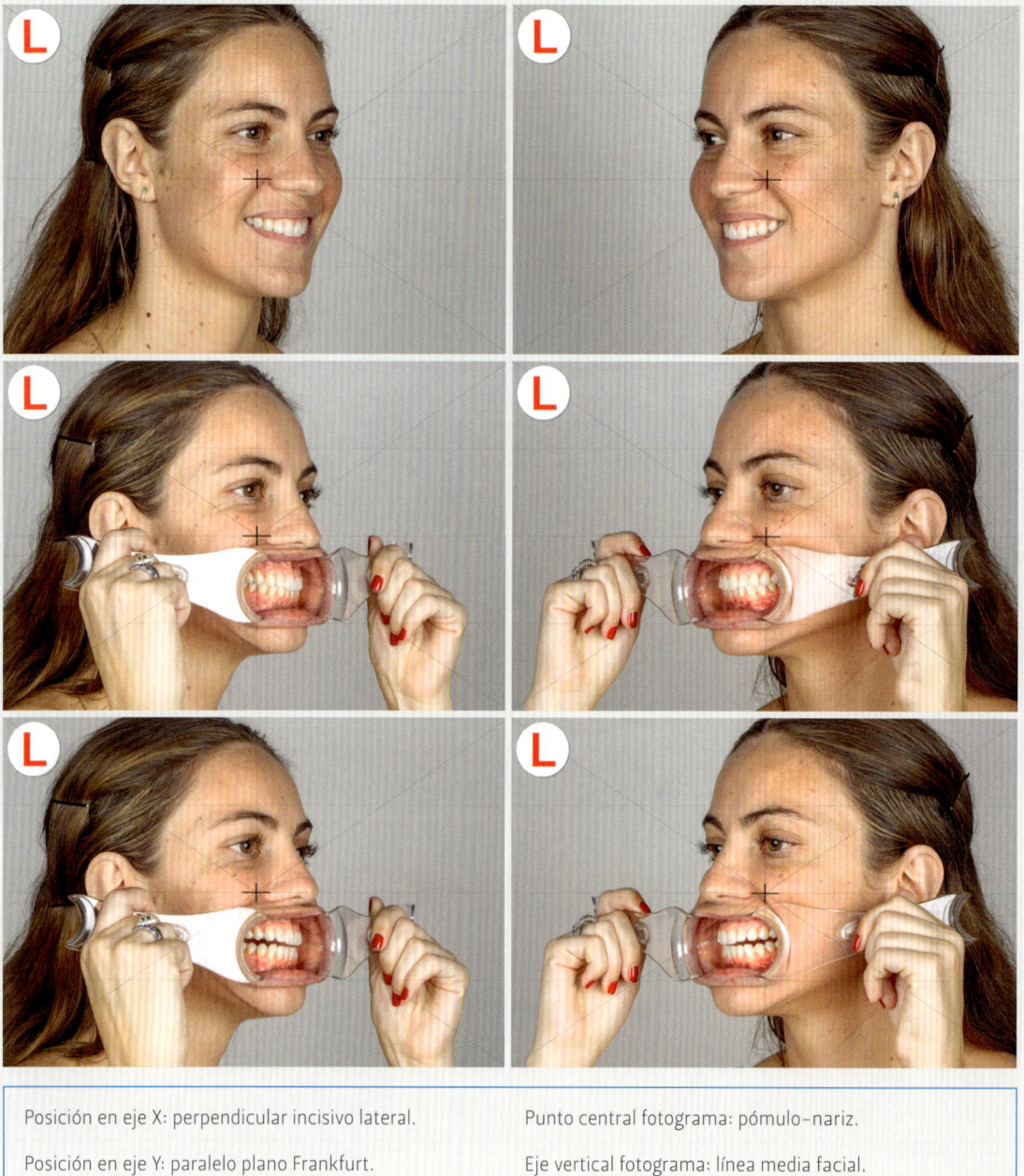

Posición en eje X: perpendicular incisivo lateral.	Punto central fotograma: pómulo–nariz.
Posición en eje Y: paralelo plano Frankfurt.	Eje vertical fotograma: línea media facial.
Rotación en eje Z: línea bipupilar horizontal.	Eje horizontal fotograma: nariz–oído.

Comentarios

De nuevo es interesante tener algún tipo de marca o referencia en las paredes del set para dirigir el giro y la mirada.

Controlar el giro para seguir la pauta de ver el lateral/canino del lado contrario.

Compensar la tensión de los separadores labiales. El que queda atrás, sin tensión, sólo mantiene el espacio.

El que queda en primer término es el que debe aplicar tensión hacia distal todo lo posible.

En las fotografías con la mordida entreabierta vigilar que el maxilar superior no se mueva. A menudo el gesto natural del paciente al pedirle que abra un poco la boca es subir la cabeza más que bajar la mandíbula.

Fotografía de soporte labial: escala ML

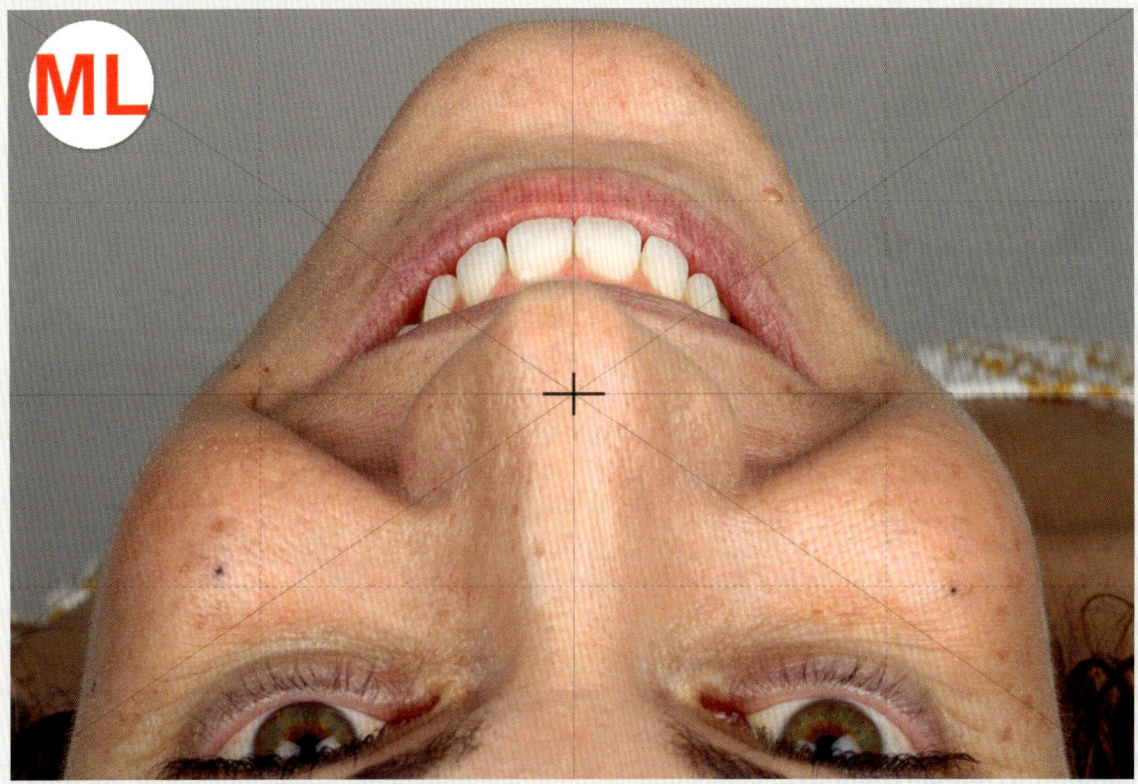

Posición en eje X: línea media facial.	Punto central fotograma: nariz.
Posición en eje Y: salvar la interferencia de la nariz.	Eje vertical fotograma: línea media facial.
Rotación en eje Z: línea bipupilar horizontal.	Eje horizontal fotograma: línea de los pómulos.

Comentarios

Cronológicamente, esta sería la primera foto que realizar al sentar al paciente en el sillón. Situado a las 12, se baja el respaldo del sillón hasta una inclinación en la que la nariz deja de tapar los dientes y el labio inferior.

Inicialmente el enfoque lo realizamos en los ojos para nivelar el plano girando la cámara si es necesario en el eje Z. Una vez enfocados y alineados en horizontal, nos desplazamos hacia delante llevando el plano focal desde los ojos hasta los dientes y tomamos la fotografía. Comprobamos que los ojos (aunque estén levemente desenfocados por estar en un plano diferente) se mantienen formando una línea horizontal paralela al margen de la fotografía.

Fotografías extraorales e intraorales frontales: escala M

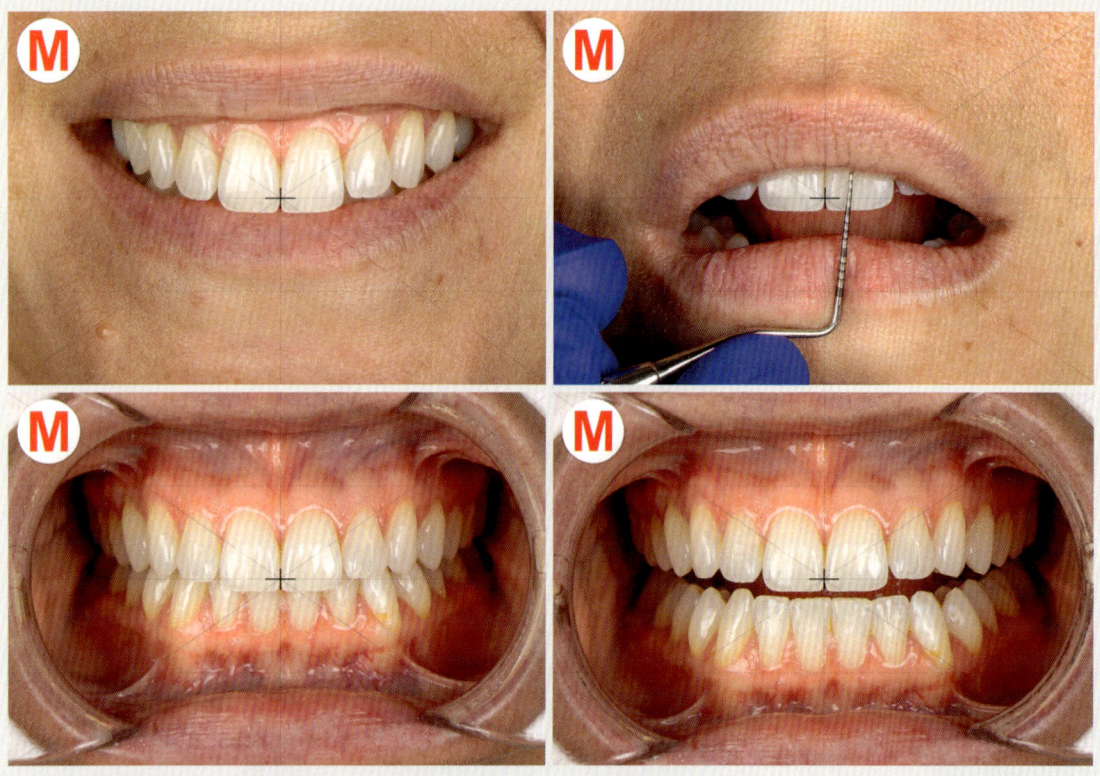

Posición en eje X: perpendicular línea media.	Punto central fotograma: tronera interincisiva centrales.
Posición en eje Y: paralelo plano Frankfurt.	Eje vertical fotograma: línea media.
Rotación en eje Z: plano oclusal horizontal.	Eje horizontal fotograma: borde incisal de los incisivos laterales.

Comentarios

Las pautas y referencias son las mismas que en las fotografías faciales. Para conseguir la misma proyección, hay que tener presente que al cambiar a la distancia de esta escala debemos: Mantener la orientación en el eje X, acercarnos al paciente desplazándonos por el eje Z, y, respecto al eje Y, mantener la angulación paralela al plano de Frankfurt para conservar la suave curva característica del plano oclusal.

Tomaremos las fotografías apuntando en el centro del visor hacia la tronera entre los incisivos centrales. Las referencias visuales que comprobaremos al revisar la fotografía realizada serán: Que el borde incisal de los incisivos laterales se apoya en el eje horizontal del fotograma. El borde incisal de los centrales queda por debajo del "ecuador" de la foto. Y los bordes incisales de premolares y molares van formando una curva ascendente hacia distal que da a todo el conjunto esa forma de U suave o de sonrisa.

Fotografías extraorales e intraorales laterales: escala M

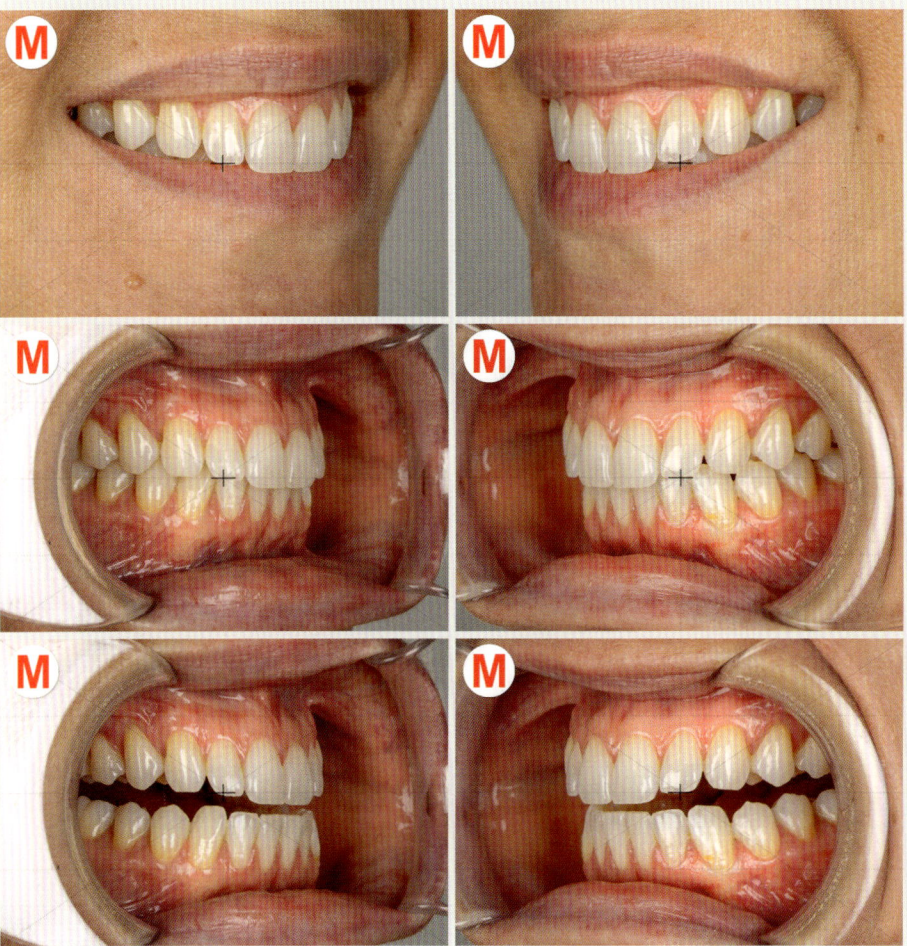

Posición en eje X: perpendicular al incisivo lateral.	Punto central fotograma: borde incisal del incisivo lateral.
Posición en eje Y: paralelo al plano Frankfurt.	Eje vertical fotograma: incisivo lateral.
Rotación en eje Z: plano oclusal horizontal.	Eje horizontal fotograma: borde incisal de los incisivos laterales.

Comentarios

Similares referencias al grupo de fotografías faciales laterales y mismas pautas de aproximación a esta escala que en las frontales.

La mayor dificultad en estas fotografías, sobre todo en las intraorales, radica en que cuando el paciente mueve la cabeza a derecha o izquierda, el giro no suele ser sólo en el eje horizontal. La cabeza del paciente "rueda" por el cabezal del sillón, y hay cambio en el resto de ejes, pivota en vertical desde el cuello y varía la altura de la barbilla canteando el plano oclusal. Tendremos que tenerlo en cuenta para recomponer el plano con las referencias indicadas: seguramente habrá que girar la cámara para que el borde incisal de los incisivos laterales se alinee de nuevo con la línea media horizontal del fotograma. Y por último comprobar la altura para que la curva en forma de sonrisa que forme el plano oclusal tenga la misma altura y pendiente que en la fotografía frontal.

Una buena forma de comprobar si las fotografías laterales están equilibradas entre sí es revisarlas en la cámara pasando de una a otra varias veces. Si el caso no es muy asimétrico y los registros son coherentes parecerá que estamos viendo la misma foto volteándola en horizontal.

Fotografías intraorales oclusales: escala M

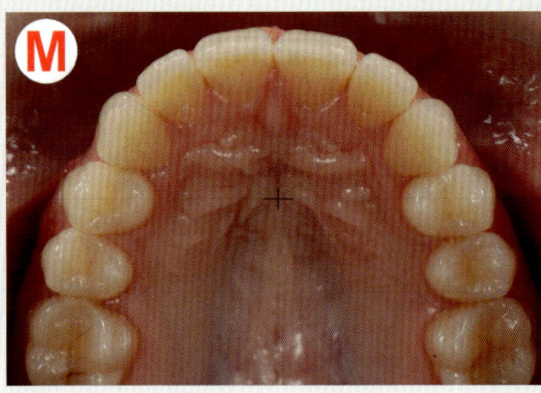 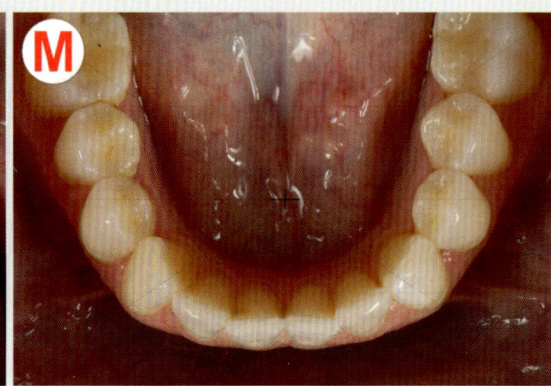

Posición en eje X: perpendicular plano oclusal.	Punto central fotograma: centro de la bóveda del paladar y suelo de la boca.
Posición en eje Y: perpendicular plano oclusal.	Eje vertical fotograma: línea media paladar y línea media suelo boca
Rotación en eje Z: línea media vertical.	Eje horizontal fotograma: Entre segundo premolar y primer molar

Comentarios

Damos por hecho que siempre que se utilicen espejos intraorales (oclusales o laterales), tendremos que evitar que se empañen por la respiración del paciente y estropeen el registro. Tenerlos precalentados a temperatura corporal es la mejor opción para poder utilizarlos sin problemas.

El uso de los espejos supone tener que hacer algún cambio en los parámetros del equipo fotográfico. Para estas fotografías, la luz que llega a las arcadas ha realizado un recorrido particular. Del caudal de luz que sale del flash, tan solo una parte entra en boca. Después, ha de llegar hasta el espejo, reflejarse en él, y volver para iluminar finalmente a los dientes de la arcada que corresponda. En todo ese camino se pierde intensidad en la iluminación, el recorrido de la luz es más largo, y los espejos, por nuevos y buenos que sean, siempre tienen algo de absorción, es decir, no reflejan el 100 % de la luz recibida.

Por ello cuando hacemos fotografías con espejo, tenemos que aplicar como norma una corrección al alza en los parámetros de exposición. Lo más eficaz es aumentar a apertura del diafragma (reducir el número f) con respecto al pautado cuando la fotografía es directa. Lógicamente, estas imágenes especulares estarán invertidas, así que tendremos que realizar siempre un volteo horizontal tras su descarga.

Tomaremos los registros oclusales de ambas arcadas siguiendo esta secuencia:

1 Con el paciente tumbado en el sillón nos colocaremos en la posición de las 12 orientando nuestra mirada dese arriba hacia abajo. Pediremos que abra todo posible la boca y haga hiperextensión del cuello hasta que, en visión directa, empecemos a ver levemente en perspectiva las caras oclusales de la arcada que queremos registrar. Esa será nuestra posición de partida para el disparo.

2 Colocaremos ahora el espejo y ajustaremos su inclinación para ver bien orientadas y centradas las caras oclusales. Afinaremos el grado de inclinación de manera que, a nivel del sector anterior, además de ver bien la cara palatina o lingual, mantengamos también a la vista la cara vestibular de los dientes centrales de ambas arcadas. Hasta aquí todo se hace en visión directa. Es ahora cuando acercamos la cámara a nuestro ojo para hacer el encuadre.

3 Por último, pidiendo al paciente un último esfuerzo de máxima apertura, separaremos el espejo en paralelo (sin cambiar la inclinación) para romper el contacto del mismo con los últimos molares y evitar que aparezcan en la foto en visión directa.

Estos son los registros que generan un mayor disconfort al paciente. Por esta razón suelen ser las últimas fotografías que se toman en cada sesión. Si el paciente tiene dificultad para mantener la hiperextensión del cuello en la toma de la arcada inferior, podemos levantar el respaldo del sillón y tomar la fotografía desde las 8.

Fotografías intraorales: escalas SM, S, XS

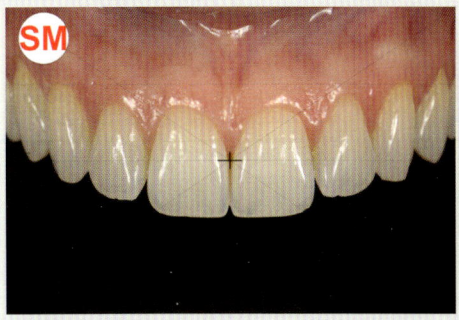
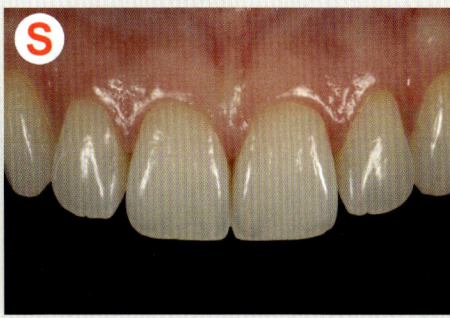
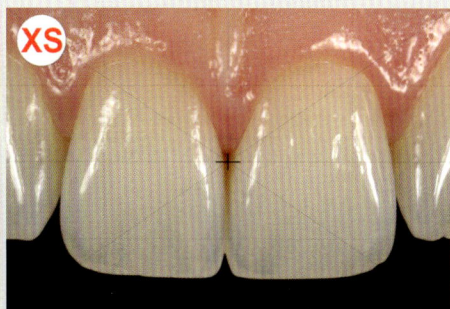

Posición en eje X: perpendicular línea media.	Punto central fotograma: papila central.
Posición en eje Y: paralelo plano Frankfurt.	Eje vertical fotograma: línea media.
Rotación en eje Z: plano oclusal horizontal.	

Comentarios

Se mantienen las mismas referencias que en las fotografías intraorales o extraorales de escalas más lejanas (M, ML, L, XL). La "sensación" que deben transmitir estos registros es que nos estamos acercando o alejando del paciente. Si mantenemos las mismas referencias en la composición y un correcto ajuste de exposición y color, parecerá que cada fotografía de la serie es una ampliación de la anterior.

A medida que nos vayamos acercando para aumentar la magnificación tendremos que ir corrigiendo la altura de la cámara para mantener la misma curvatura en el los bordes incisales.

Aunque la cámara o el objetivo dispongan de sistemas de estabilización, en posiciones tan próximas al diente como estas, la vibraciones y temblores en la imagen que notaremos cuando estamos encuadrando dificultarán mucho la composición.

Buscar un punto de contacto como apoyo en la barbilla o la frente del paciente ayudará para estabilizar y enfocar con precisión la imagen.

Tan sólo un detalle sobre la colocación de los fondos negros intraorales. Sean del material y diseño que sean, habrá que evitar las angulaciones extremas con respecto al eje de la lente. Si se coloca muy perpendicular a la cámara probablemente haya reflejos del flash, no quedará un color negro sólido y se apreciará la textura del material con el que esté construido. En el otro extremo, si se coloca muy en paralelo al eje de la lente, casi seguro que los dientes se verán reflejados en el fondo negro intraoral como si este fuese un espejo.

CONCLUSIÓN

Y hasta aquí podemos leer, con estos pequeños *tips*, ya está usted preparado para comenzar su documentación de sus casos. Las fotografías polarizadas, fundamentales para la comunicación con el laboratorio, vendrán explicadas en el capítulo 9.

Una puntualización: si les gustó la  2.2a de este capítulo y le interesa realizarla, tiene a su disposición un artículo en el que se explica paso a paso la técnica de dicha imagen.

Descargue el artículo *Polarización cruzada: técnica y aplicación en odontología*, del Dr. Carlos Oteo Morilla. Gaceta dental, 2014.

Faceta de la Elección

La importancia de tomar decisiones informadas y planificar adecuadamente en la vida.

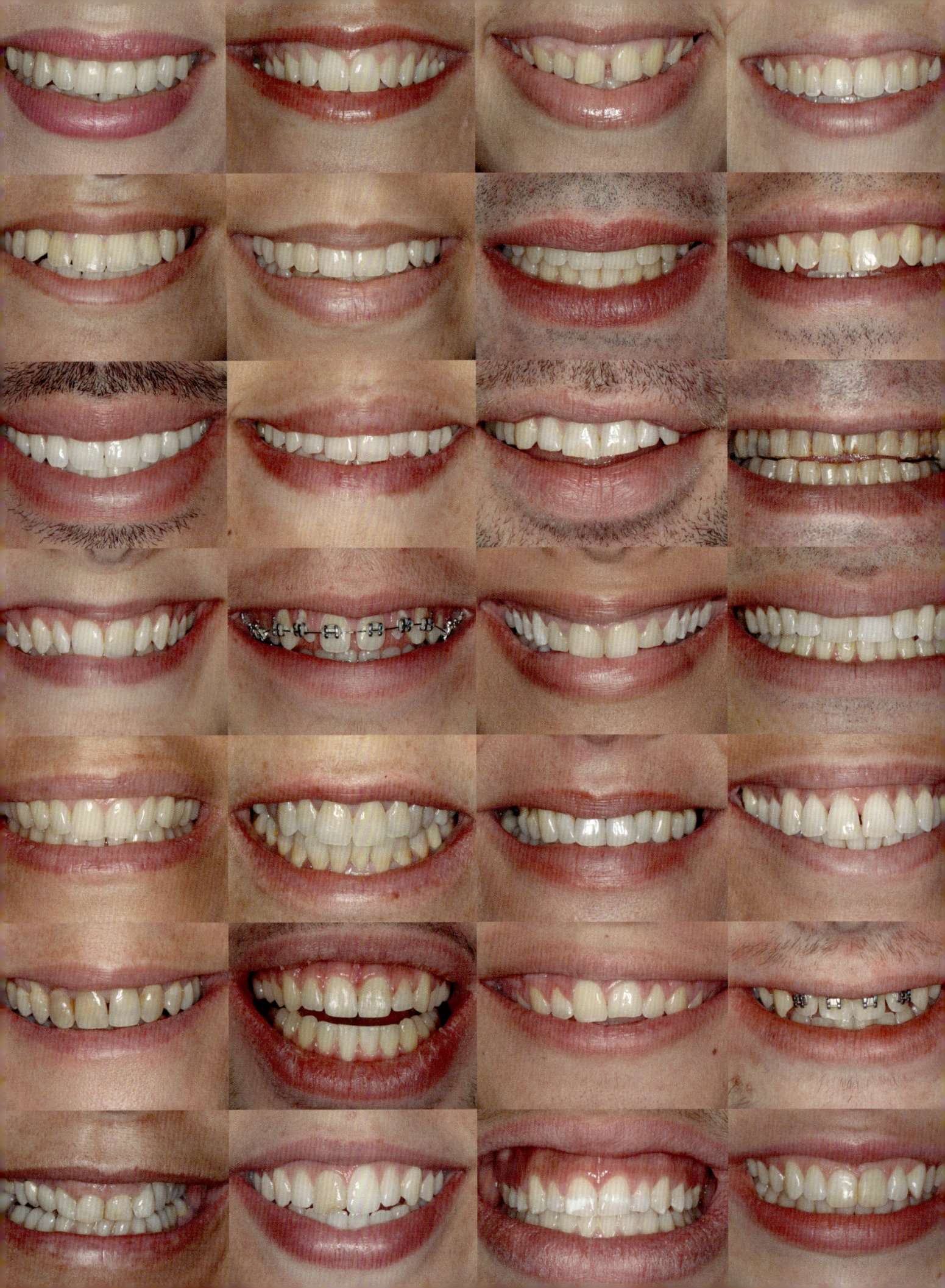

Selección y planificación del caso

Susana Pérez de la Fuente

Cada sonrisa humana es única, especial y refleja la personalidad del que sonríe. Por eso, cuando se trata de cambios, no solo es importante planificar teniendo en cuenta la estética, la función y la biología (tal y como hemos nombrado en el capítulo anterior) (Spear, 2007), sino que debemos añadir un nuevo parámetro: la identidad (Gürel, 2021).

No hay nada peor que acabar un caso, y que nuestro paciente no se sienta identificado con su nueva sonrisa. Podemos haber diseñado dichos cambios en función de nuestros conocimientos de "lo ideal" en cuanto a estética se refiere, o podemos haber puesto todo nuestro empeño en tener un resultado simétrico, pero... ¿y si este no es armónico? Para no errar en esto, tenemos que empezar por encuadrar esas sonrisas en un entorno facial (📷 3.1), pero, sobre todo, tenemos que ESCUCHAR. Escuchar a esa persona que ha acudido hasta ti con ganas de cambios, y conocer sus gustos, preferencias y debilidades. Aunque nos creamos conocedores de lo correcto, ellos son los que nos tienen que guiar en la primera toma de contacto.

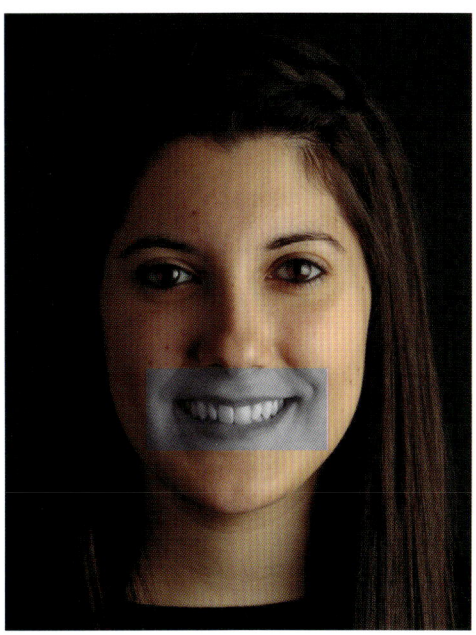

📷 **3.1** Nuestro marco de trabajo no se limita al tercio inferior. Tenemos que saber analizar de forma global a la persona que acude a nosotros para "rediseñar" su sonrisa, ya sea con carillas de porcelana o con otro tipo de tratamiento.

Actualmente, hay muchos avances respecto a la digitalización que está sufriendo la odontología, lo cual nos está facilitando mucho las cosas a la hora de diseñar y planificar una vez que empezamos a entenderla y manejarla.

Sin embargo, hay una herramienta mucho más tangible, que proporciona tanto al paciente como al especialista una idea clara del resultado final, y que es clave para verificar que vamos bien encaminados. Esta herramienta es el *mock-up* o plantilla estética.

Da igual si decidimos hacerlo de forma analógica o digital, pero plasmarlo en boca y ver el efecto real antes de dar pasos en nuestro tratamiento, es imprescindible para trabajar con seguridad hacia el resultado definitivo. Así que os recomendamos que no paséis por alto las grandes ventajas que nos proporciona el hacerlo, y que tengáis siempre presente esta cascada estratégica (📷 3.2) a la hora de convertir un proyecto 2D a un diseño en 3D.

Escuchar las necesidades de nuestro paciente	Nuestro proyecto no debe carecer de "identidad"
Recopilar la información necesaria	Radiografías, pronóstico de los dientes, fotos, vídeos, modelos analógicos o digitales, montaje, etc.
Hacer un diseño en 2D	A través de Keynote PowerPoint, DSDapp, Smilecloud, etc.
Pasar esta información al técnico de laboratorio	Le ayudará a la hora de posicionar bordes sincisales, márgenes y dar la proporción adecuada
Encerado diagnóstico	Analógico o digital Aditivo o sustractivo
Mock-up	Pasar a la boca del paciente nuestro diseño anterior a través de una llave y verificarlo

3.2 Paso a paso para dar el visto bueno a nuestra planificación.

Recopilar la información necesaria

Es de gran importancia, durante la fase preliminar, recopilar cualquier dato que nos ayude a encaminar de forma correcta nuestro diagnóstico. Si nos paramos a pensar: ¿compraríamos una casa sabiendo que la constructora no ha hecho un estudio completo del terreno? Ninguno nos fiaríamos si no han verificado de forma exhaustiva que no hay defectos, grietas, fugas, etc. Esto es comparable a nuestro trabajo a la hora de establecer una correcta toma de decisiones (◉ 3.3).

A todos nuestros pacientes les preocupa la "garantía" que podemos ofrecer de nuestros tratamientos, y aunque no podemos ofrecerle una garantía plena, sí podemos y debemos analizar el pronóstico tanto periodontal, endodóntico y restaurador de las piezas remanentes, así como los factores de riesgo de cada paciente de forma individual, para ser más consciente de la repercusión que todo ello tiene en nuestro resultado final y tener en cuenta los tratamientos intermedios que hay que realizar con los diferentes especialistas para empezar a trabajar sobre una situación más fiable (Barbieri, 2012).

Para ello, además de un análisis clínico para comprobar movilidad, vitalidad y profundidad de sondaje de cada diente, haremos un estudio radiográfico complementario.

Recalcamos, también, la necesidad de hacer fotos y vídeos para estudiar de forma estática y dinámica a nuestros pacientes y poder comenzar nuestro análisis estético con los parámetros ya descritos. Esta documentación nos

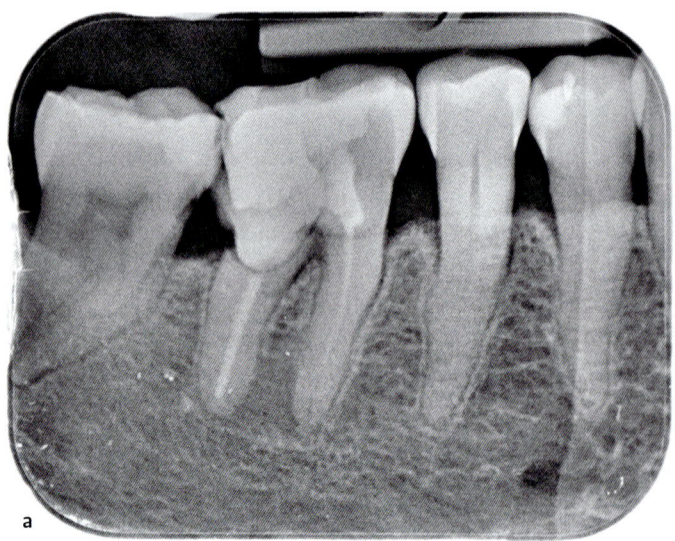

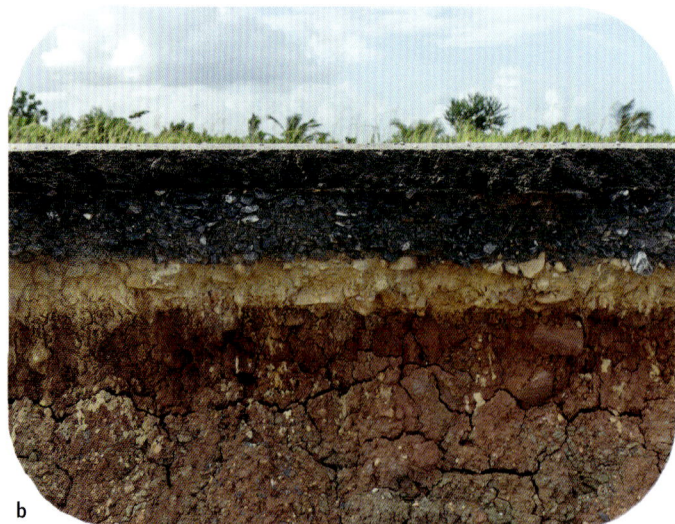

3.3 Similitud entre los proyectos de restauración de un diente (a) y un terreno (b). *Shutterstock.com; NOPPHARAT9889, 474626215 (b).*

va a servir para comunicarnos con ellos y explicarles de una forma más visual el porqué de nuestras decisiones.

Y, por último, resulta útil adquirir unos modelos de estudio de la situación inicial, ya sea de forma analógica con silicona, o digital mediante el escáner intraoral, para empezar a articularlos y visualizar funcionalmente el caso.

Nada es demasiado en esta fase, con tal de resolver nuestras dudas y encaminar de forma correcta el plan de tratamiento.

Hacer un diseño en 2D

Una vez que hayamos decidido los dientes que son mantenibles y los tratamientos previos que hay que hacer tanto a nivel dental como periodontal, es hora de diseñar nuestro proyecto.

Lo primero que tenemos que visualizar es "de dónde venimos y a dónde queremos llegar". Las flechas que guían ese camino son todos los parámetros que hemos ido desglosando en el capítulo anterior, y que tenemos que tener muy presentes cada vez que hagamos un estudio que implique un cambio en el diseño de sonrisa de nuestros pacientes.

El hacer este diseño previo se asemejaría a la realización del plano sobre papel de una futura casa, para que la persona interesada, de forma visual, entienda el futuro proyecto (📷 3.4).

Nos servirá a nosotros mismos para ir visualizando el resultado final, también para que el paciente entienda nuestros razonamientos a través de imágenes, y por supuesto, servirá de comunicación con el técnico de laboratorio, otro pilar fundamental en este tipo de tratamientos, y que tiene que saber antes de empezar a trabajar lo que hemos determinado y hablado con el paciente, para que intente replicarlo más adelante.

Además, este análisis nos ayuda a verificar si nuestro trabajo se limita a "un juego de carillas de porcelana" o, por el contrario, no es tan fácil llegar a nuestra meta, y dependemos de un trabajo multidisciplinar más complejo (📷 3.5). Así, valoraremos si a medio camino necesitamos precisar de tratamientos como puede ser ortodoncia, cirugía mucogingival, colocación de implantes, algún tipo de regeneración, blanqueamiento, etc., y en caso de no hacerlo, ser conscientes todas las partes implicadas de que el resultado nunca va a poder ser el ideal.

Esta herramienta diagnóstica no puede faltar en un diseño de sonrisa. Se basa en trazar líneas de referencia sobre las fotos y, en función de ellas y con mediciones reales de la situación inicial, hacer los cambios que creamos convenientes para corregir planos, inclinaciones,

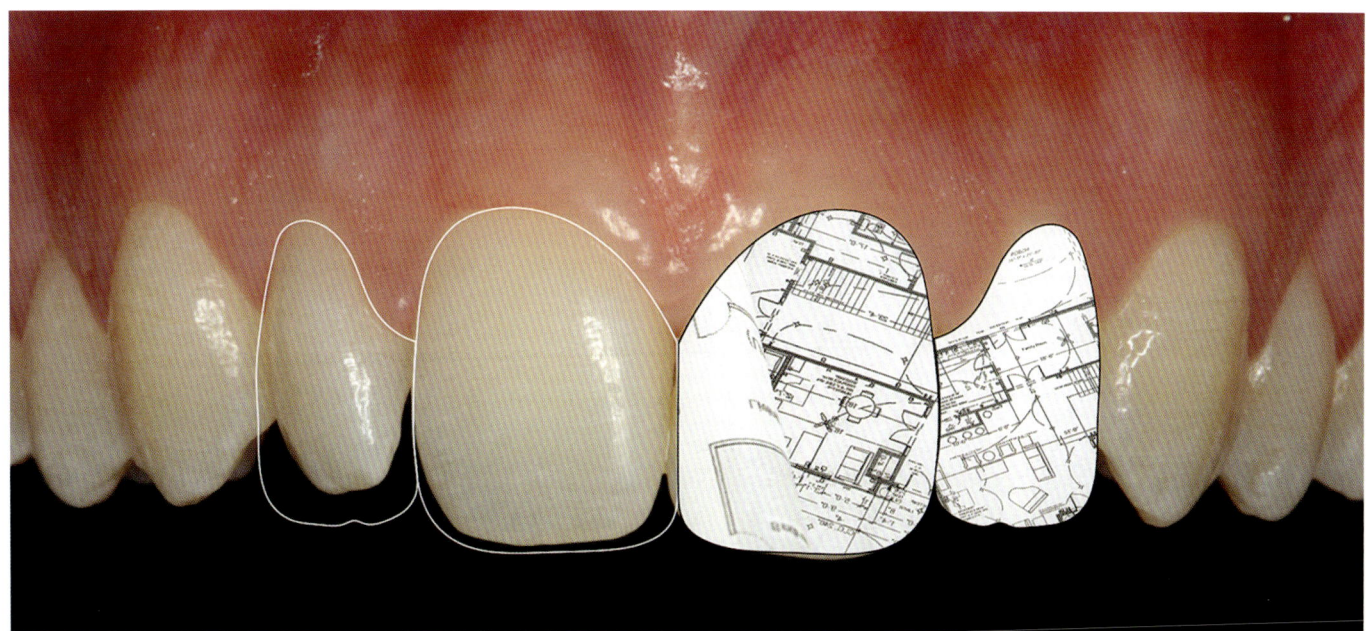

📷 **3.4** Si seguimos comparando nuestro diseño con el de una vivienda, esta fase se correspondería con la confección del plano sobre papel para ir determinando los espacios y proporciones, a la vez que sirve como herramienta de comunicación. *Montaje de imagen usando Shutterstoc.com; Sakarin Sawasdinaka, 170805509.*

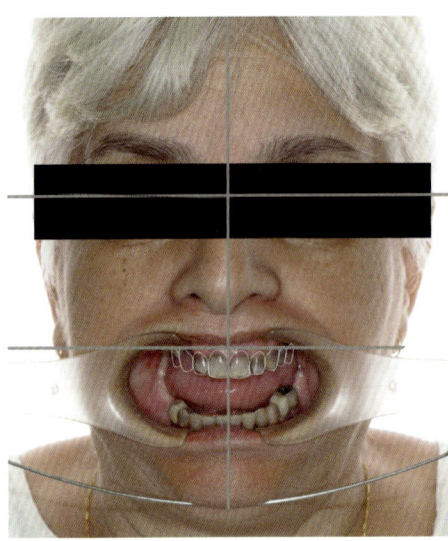
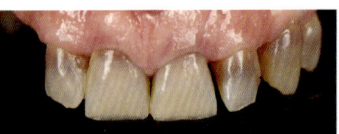
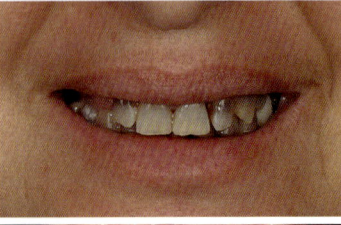
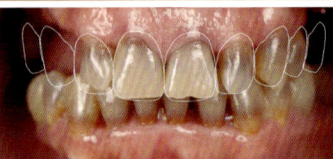

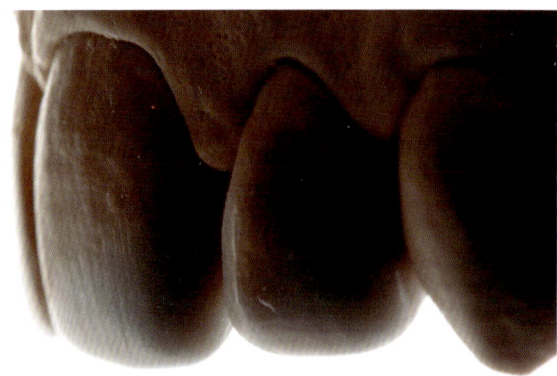

📷 **3.5** Aunque esta paciente venga solicitando un tratamiento para mejorar la estética de sonrisa, en cuanto nos disponemos a analizar ya vemos que no solo es necesario plantear carillas de cerámica, sino que es necesario realizar un tratamiento multidisciplinar para dar soporte posterior por medio de implantes, y podemos intuir que, además, en esa zona necesita un aumento de volumen. Lo ideal sería corregir también la asimetría que presenta en los márgenes cervicales, y mejorar el color del sustrato con un blanqueamiento previo para enmascarar mejor esas tinciones. Esta información se la trasladaremos a los pacientes para que ellos sean conocedores de las limitaciones de su tratamiento. Este tipo de decisiones se desarrollarán mejor en el próximo capítulo.

mejorar la anatomía, forma y proporciones, ya sea a través de Keynote (Apple) o Power Point (Microsoft) para convertirlo en un formato digital. Es, lo que hoy en día, conocemos como DSD (*digital smile design*), que a pesar de ser una técnica usada hace años, ha sido más difundida y protocolarizada de la mano de Christian Coachman (Coachman, 2012).

Y con la evolución vertiginosa de la tecnología, actualmente, tenemos en el mercado numerosos *software*

y aplicaciones que nos ayudan en este diseño digital, de forma cada vez más intuitiva, como por ejemplo, DSD app, smilecloud, Dental System, etc., (📷 3.6).

Sea cual sea la manera de hacer nuestra planificación, es importante que se la hagamos llegar al técnico de laboratorio para que sea conocedor del diseño, de las preferencias del paciente y de las limitaciones individuales de cada caso para disminuir en la medida de lo posible los errores a la hora de trasladarlo sobre un modelo. No es lo mismo empezar a "ciegas" que conocer la posición de la línea media, saber dónde hemos decidido posicionar el borde incisal, tener en cuenta si el plano oclusal es el correcto o si tenemos que hacer variaciones respecto a las líneas horizontales de referencia, o tener claras las preferencias del clínico o paciente respecto a la proporción y anatomía final.

Esta comunicación es indispensable, porque es en este momento cuando empezamos a convertir un proyecto 2D en 3D de una forma mucho más predecible (📷 3.7).

📷 **3.6** Smilecloud es un ejemplo de aplicaciones con las que podemos realizar un diseño de sonrisa siguiendo los pasos que nos pide el sistema. En *https://digitalsmiledesign.com* (QR) puede encontrarse otra opción.

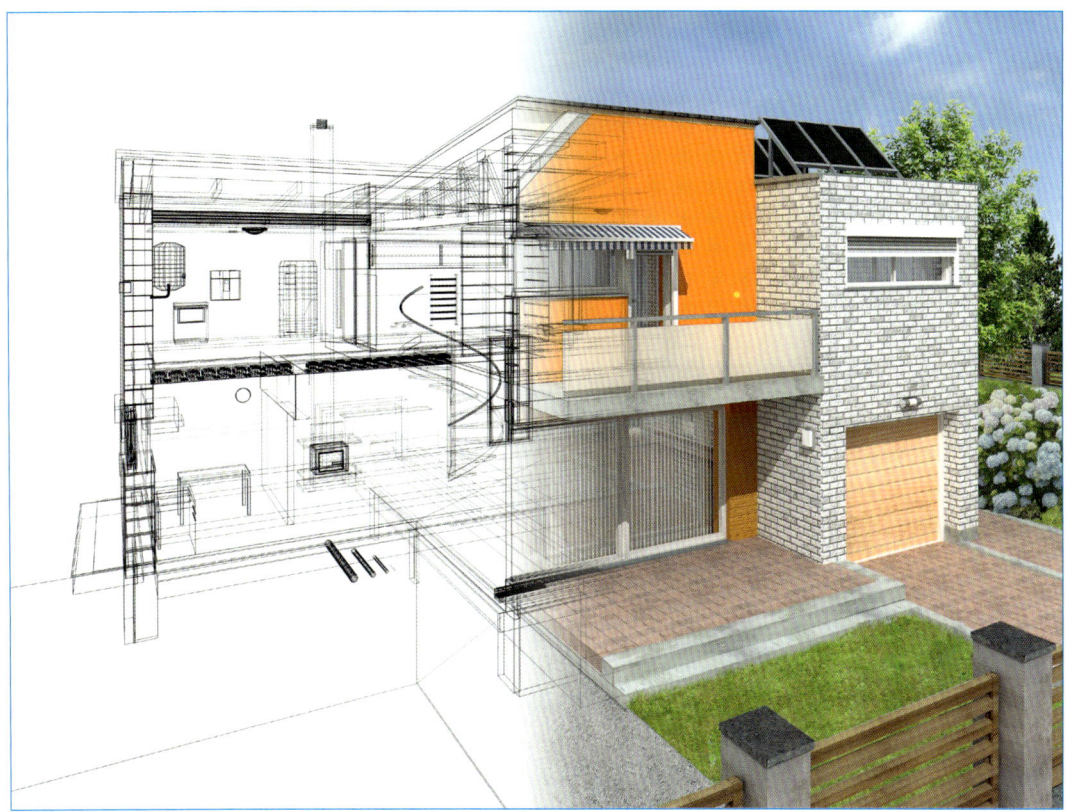

📷 **3.7** Siempre nos cuesta menos ver las cosas cuando pasamos de un formato en 2D a 3D, y continuando con la comparativa de una vivienda, muchas veces no nos hacemos a la idea del resultado final solamente sobre un dibujo en papel, pero en el momento que vemos volúmenes, cambia completamente nuestra perspectiva, y eso mismo es lo que queremos hacer con nuestro diseño dental: darle volumen para visualizarlo correctamente, *Shutterstock.com; psynovec, 133942856.*

Encerado diagnóstico

Es aquí cuando nuestro proyecto empieza a adquirir volumen, y así se empieza a convertir en tangible nuestra planificación.

Encerado analógico

Hasta hace relativamente poco tiempo, esta técnica era realizada por los técnicos o por el propio clínico de una manera analógica.

- Se toman impresiones analógicas, a ser posible con silicona de adición, por la estabilidad dimensional y la mejor reproducción de los detalles (📷 3.8). Tanto si queremos solicitar un encerado estético como funcional, el laboratorio nos va a pedir el modelo antagonista, así como la toma de un arco facial para poder orientar el modelo superior (📷 3.9) y un registro oclusal para poder articular correctamente ambos modelos (📷 3.10).
- Obtención del modelo de escayola (📷 3.11) y montaje en articulador de los mismos.
- Encerado aditivo o sustractivo. Siguiendo la planificación y las mediciones que tomamos en el modelo,

el técnico ve las zonas donde tiene que añadir cera: en casos en los que haya que corregir asimetrías a costa de dar más longitud, ya sea a nivel cervical o incisal, pacientes con pérdida de dimensión vertical, por desgastes de origen erosivo o mecánico, para cerrar espacios, dar volumen o igualar proporciones. En todas estas situaciones, el técnico irá gota a gota modificando la situación original (📷 3.12). Que el resultado final sea satisfactorio depende, en gran medida, del conocimiento de las características anatómicas de cada diente y de conocer la conexión que hay entre ellos, además de la habilidad manual de la persona que encera.

Es importante estudiar el modelo desde diferentes ángulos en el proceso, para comprobar que estamos consiguiendo manualmente lo que nos hemos propuesto de forma digital (📷 3.13).

No siempre trabajamos sobre un modelo añadiendo. Hay en ocasiones que lo que nos sobra es volumen o longitud, y esa discrepancia en ciertas zonas hay que trabajarla retirando escayola (aunque hagamos otro tipo de modificaciones con la cera). En este caso, hablamos de un encerado sustractivo.

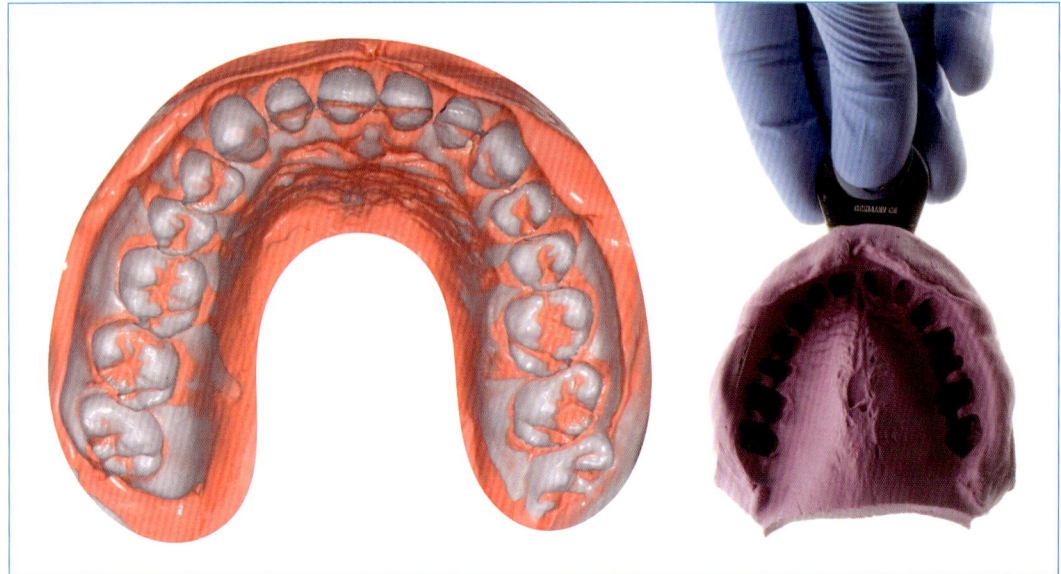

📷 **3.8** Impresión preliminar de la situación inicial para la obtención de un modelo analógico, bien sea con silicona o alginato.

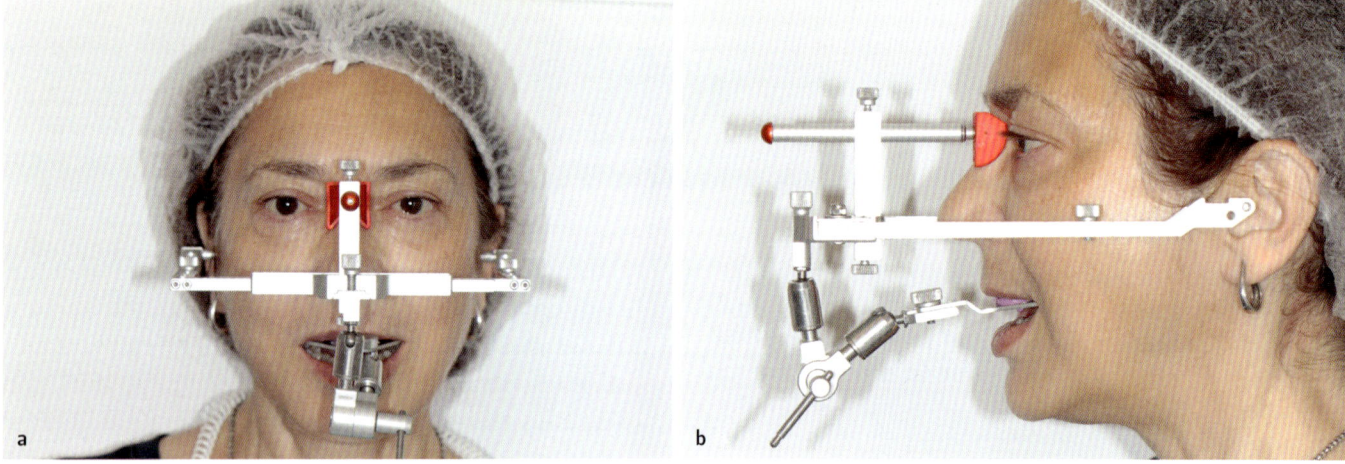

📷 **3.9** Toma de arco facial para el correcto montaje del modelo superior. a) Vista frontal. b) Vista lateral.

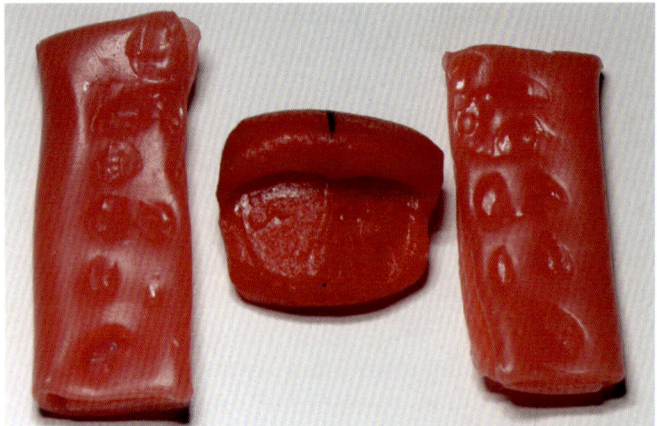

📷 **3.10** Enviamos al laboratorio un registro oclusal para poder articular modelo superior e inferior. Es aquí cuando tenemos que decidir si nuestro montaje va a estar en máxima intercuspidación porque no vamos a realizar ningún cambio o si, por el contrario, vamos a modificar la posición mandibular y la dimensión vertical, para trasladar dicha información al técnico.

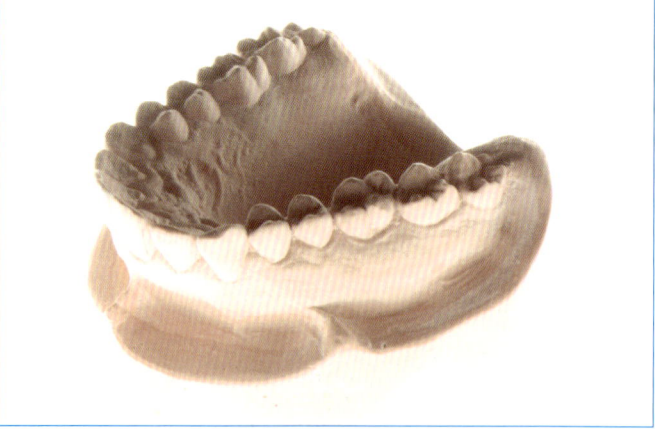

📷 **3.11** Modelo obtenido tras vaciar la impresión de silicona en escayola tipo IV. Tenemos que revisar que no haya arrastres ni burbujas que distorsionen la realidad y nos interfieran en el montaje.

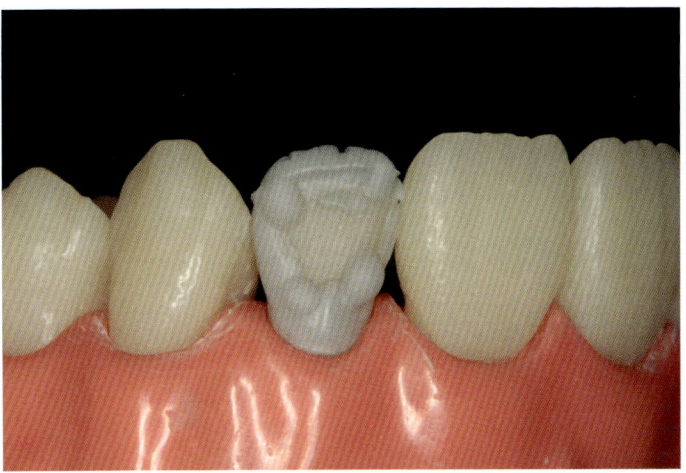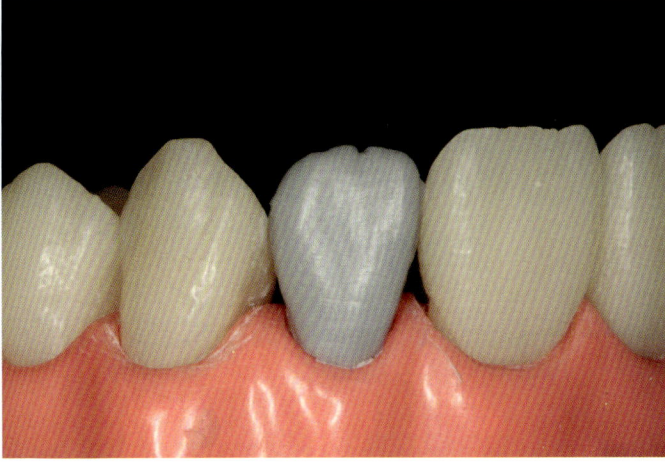

📷 **3.12** En este caso que se quiere corregir el volumen vestibular, se van conformando las crestas proximales, posicionando las líneas ángulo y, finalmente, dando la anatomía secundaria y terciaria que precise cada diente.

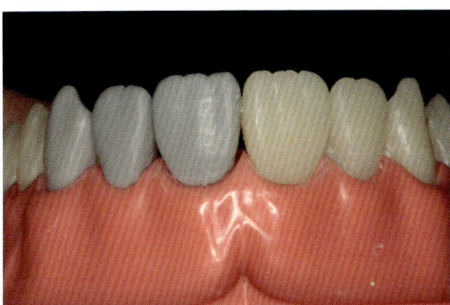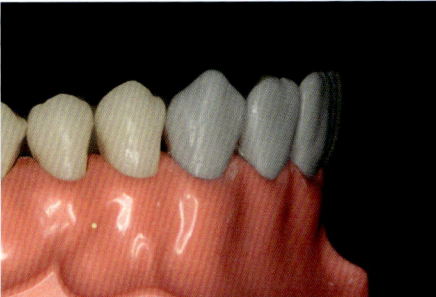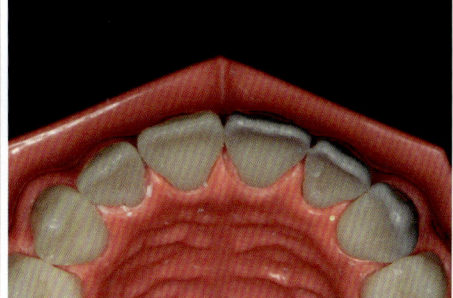

📷 **3.13** Tenemos la suerte de poder orientar el modelo y trabajar más cómodamente que en boca, por lo que debemos comprobar que estamos alcanzando nuestro objetivo con nuestro encerado, lo miremos por donde lo miremos.

Encerado digital

Como la digitalización ha venido para quedarse y cada vez está más instaurada en clínicas y laboratorios, estamos dejando a un lado lo analógico, para hacer exactamente lo mismo que hemos explicado en el apartado anterior, pero con ciertas diferencias:

En primer lugar, podemos ahorrarnos la toma de medidas con silicona y/o alginato (que es una de las cosas que menos gustan a los pacientes) gracias a las impresiones digitales. Se realizan a partir de un escáner intraoral, y lo que obtenemos es una malla tridimensional de la boca del sujeto que podemos archivar de forma digital.

Por otro lado, después de una curva de aprendizaje y a través de *software* destinados al efecto, podemos encerar en nuestro ordenador sobre estos modelos virtuales, también de forma aditiva o sustractiva siguiendo de igual manera la planificación inicial y orientando los modelos con ayuda de fotos o escaneados faciales (📷 3.14).

Tanto el modelo inicial como el modelo encerado se pueden obtener físicamente por medio de impresoras 3D y se pueden hacer llegar al clínico en caso de solicitarlos (📷 3.15).

Como todo esto cada vez va adquiriendo más protagonismo, desglosaremos este tema y el paso a paso de forma más exhaustiva en siguientes capítulos.

MOCK-UP O PLANTILLA ESTÉTICA

Es la hora de trasladar toda esta información cuidadosamente recopilada a la boca del paciente.

Es la primera vez que vemos reflejado el trabajo de una forma más realista y con posibilidad de hacer un estudio dinámico y modificaciones sobre él (Magne P, 2006).

Por seguir con la similitud de una casa, sería como cuando te dan las llaves y la ves por primera vez: no está acabada y falta darle el toque final… ¡pero ya tienes un pie dentro de ella!

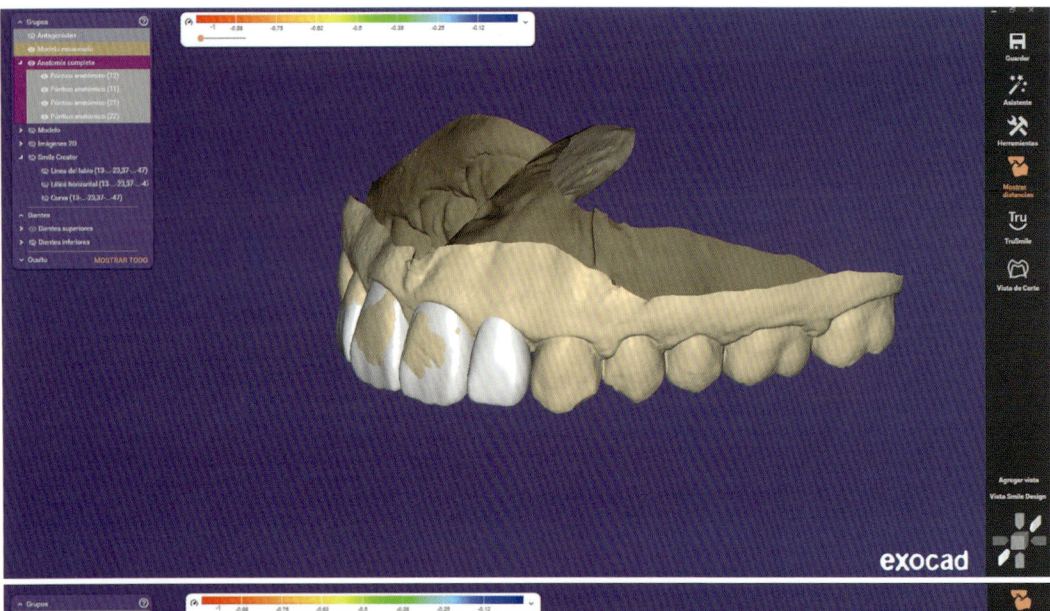

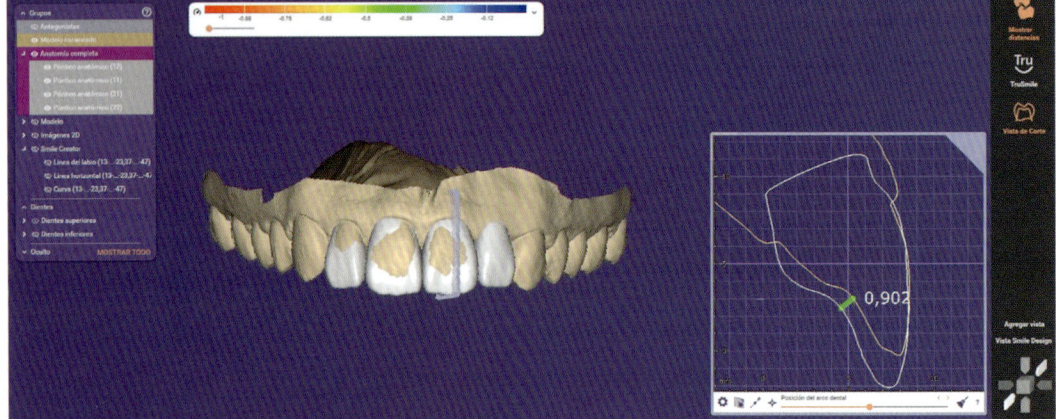

3.14 Una vez que se domina la técnica, el encerado digital nos aporta muchas ventajas, como la medición de espesores, la posibilidad de volver al modelo original e ir estudiando las modificaciones, ver las zonas de mayor carga oclusal, así como poder orientar el modelo continuamente en los distintos planos del espacio.

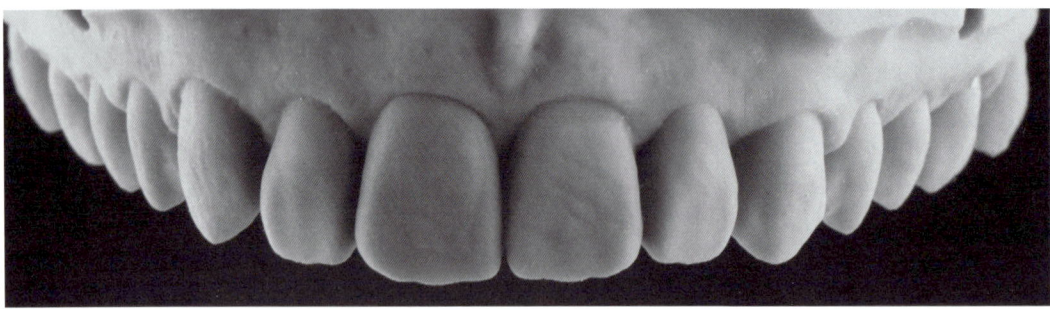

3.15 Si queremos una réplica física del encerado anterior, podemos obtenerla a través de un modelo impreso.

Tras hacer un estudio exhaustivo del caso (📷 3.16) y tener claro lo que queremos modificar con nuestro encerado, es el momento de encerar o pedir estas modificaciones a nuestro técnico para confeccionarlo sobre modelo del paciente (📷 3.17).

Si estamos satisfechos con el resultado, solo tenemos que trasladarlo a boca. La técnica es sencilla y el primer paso consiste en sacar una copia del encerado a través de una llave de silicona, que debe ser lo más rígida posible y que debemos validar previamente comprobando que no tiene arrastres, y que ajusta perfectamente en la boca de nuestro paciente. Para ello, es importante que, a la hora de cortar la llave, no nos centremos únicamente en los dientes encerados, sino que debemos tener alguna referencia dental o apoyo en alguna región anatómica, como el paladar, para que nos aporte la estabilidad que necesitamos para que la prueba sea precisa.

Posteriormente, con una resina bisacrílica, rellenamos la llave (📷 3.18). La precisión en esta fase es muy importante, para evitar la formación de burbujas dentro del material. Esta combinación es la que llevamos a boca para poder visualizar el modelo de forma directa. Tenemos que esperar a que endurezca el material el tiempo que nos indique el fabricante para no retirar la llave antes de tiempo.

Antes de la retirada, exprimimos este momento en consulta, inmortalizando de nuevo los cambios, con fotos y vídeos para analizar si está correcto o si hay que hacer alguna rectificación de este primer diseño. A veces, incluso, podemos añadir ese mismo día sobre el *mock-up* (colocando composite en las zonas que falte material) o quitar (recortando con fresas o discos, o pintando con rotulador zonas que sobran) para trasladar esa información al laboratorio.

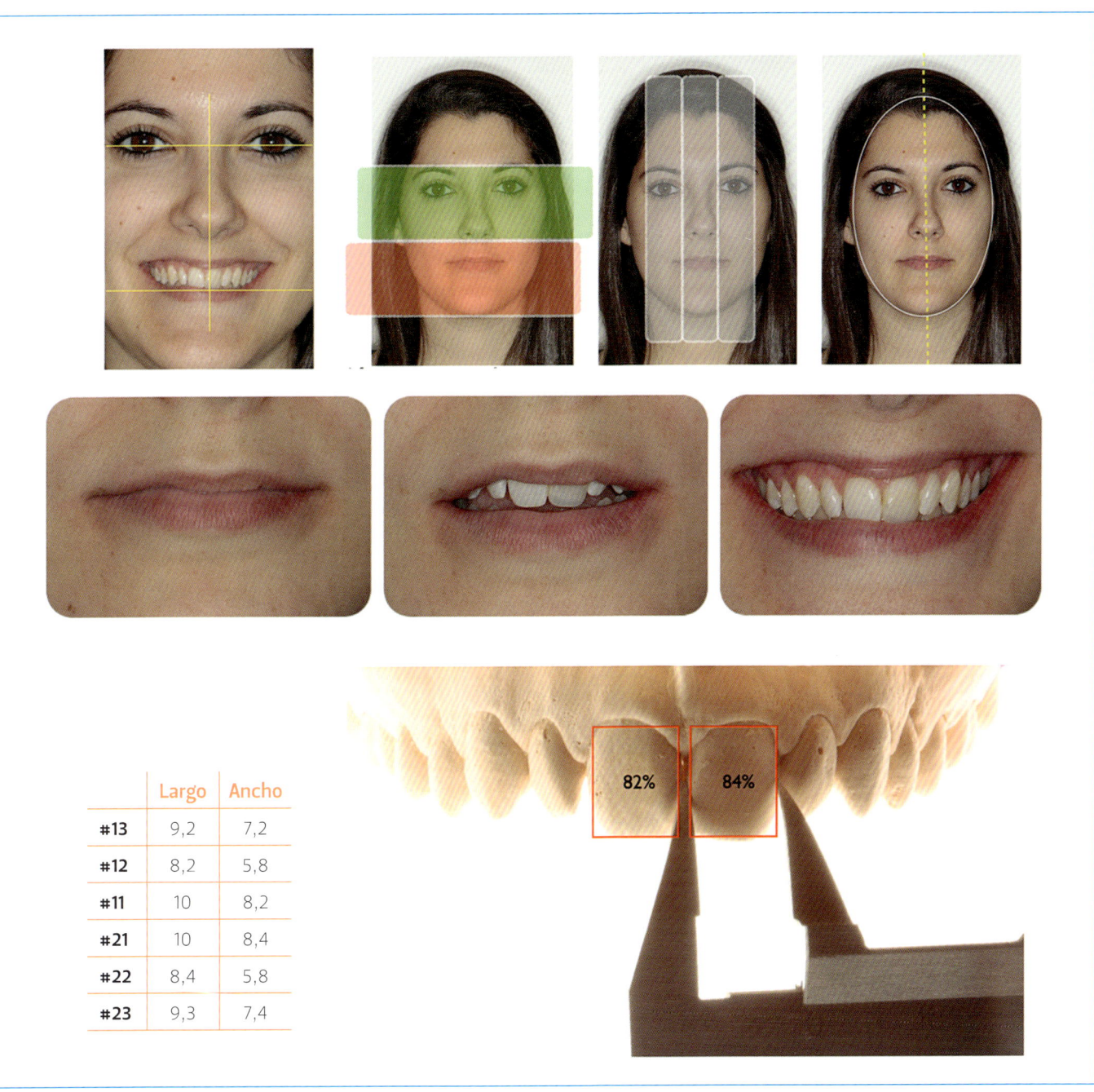

	Largo	Ancho
#13	9,2	7,2
#12	8,2	5,8
#11	10	8,2
#21	10	8,4
#22	8,4	5,8
#23	9,3	7,4

📷 **3.16** Estudio y planificación del caso a partir de las fotos y modelos previos, analizando cada detalle.

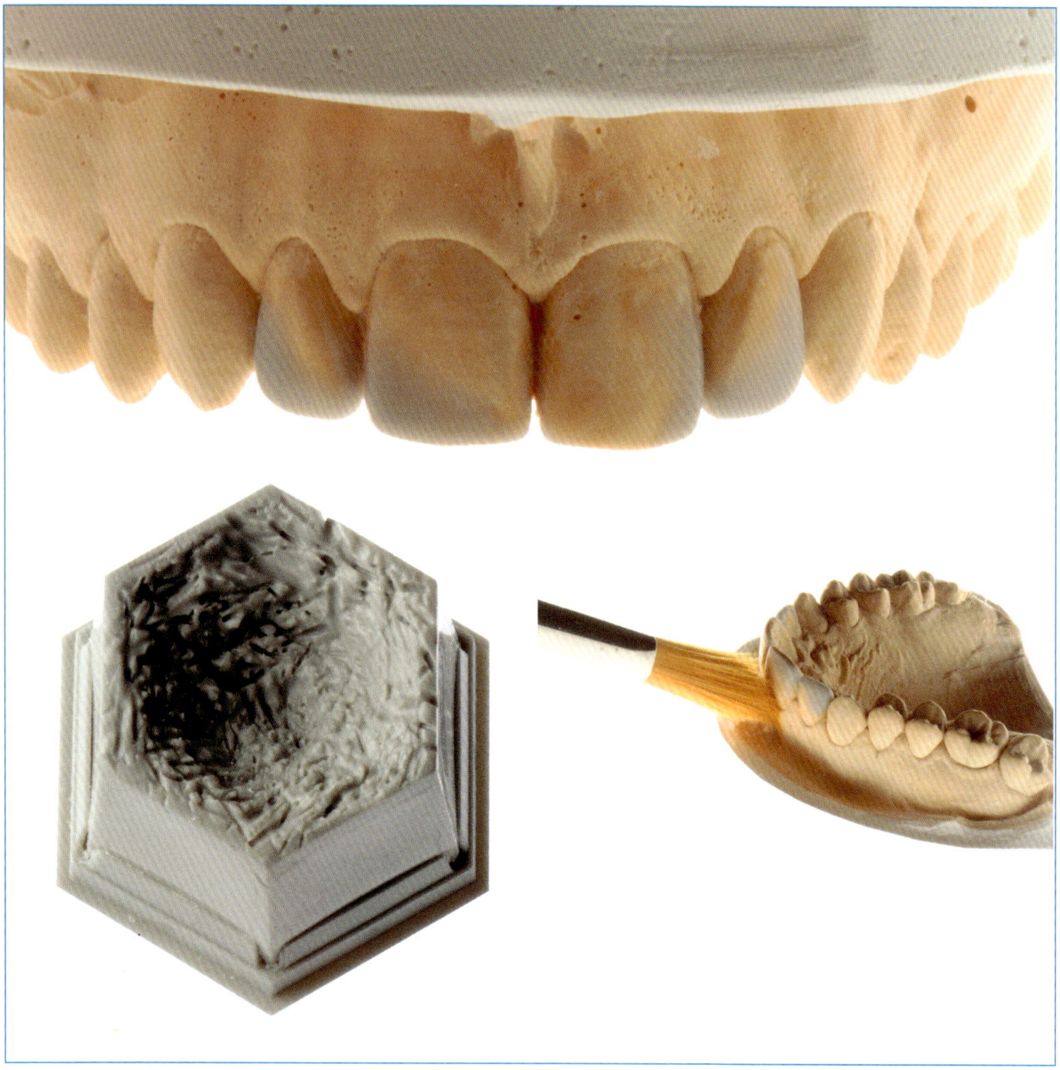

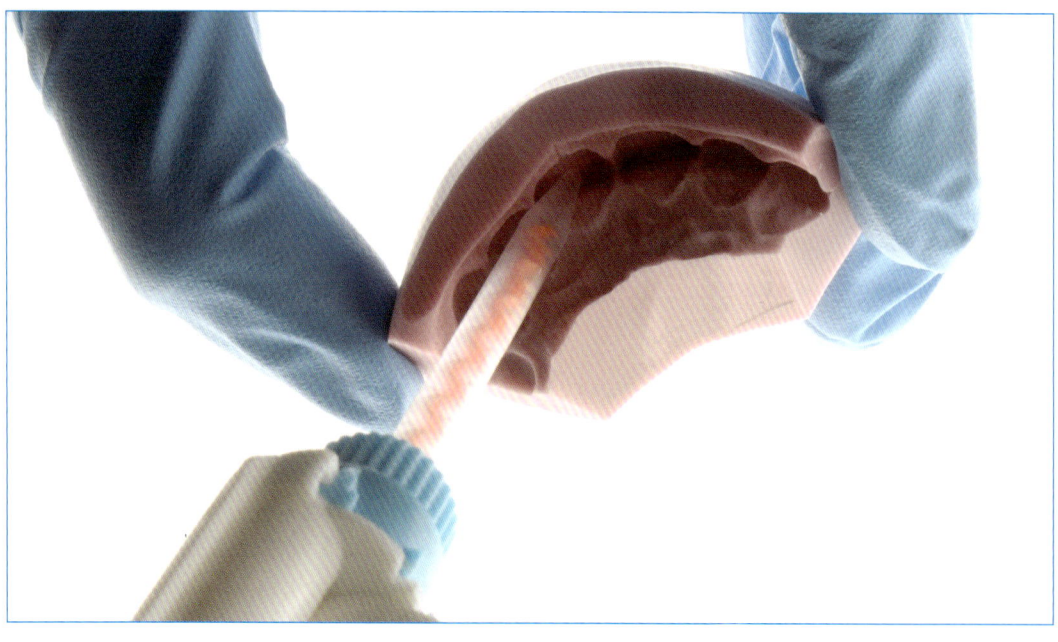

3.17 Encerado sobre modelo de forma analógica con modificación del tamaño, proporciones y forma de los dientes.

3.18 Momento en el que rellenamos la llave de silicona con resina bisacrílica (bis-acryl) para llevarlo a boca.

Cada vez más, en todas las clínicas donde se practica esta técnica, se ve que no solo es una herramienta perfecta para guiar nuestro diagnóstico y plan de tratamiento, sino que también es un "arma" de *marketing* de cara al paciente. Y, por ello, actualmente hay una tendencia a hacer esta misma técnica, pero con una llave transparente (📷 3.19) y composite fluido, de cara a que no sea algo momentáneo que solo ocurre en gabinete, y que el paciente puede llevarse de una manera "provisional" para que se vaya adaptando a los cambios, o ¿por qué no?, para que su entorno opine, que aunque a veces no nos guste, es mejor que pase en esta fase que con el trabajo completado (Terry, 2014).

Sea cual sea la técnica, lo importante es la **VISUALIZACIÓN** (📷 3.20). No solo nos referimos a los cambios estéticos, que son importantes (📷 3.21), sino a la posible alteración de la función, la fonética, etc. (en función de la amplitud de nuestro *mock-up* y de las variaciones hechas). Esto nos ayuda a saber si vamos por el buen camino (Fabbri, 2018).

Y todas estas percepciones en esta fase son claves, porque estos detalles son los que marcan la diferencia. Pero lo más importante es que en esta cita estamos **INVOLUCRANDO** a nuestro paciente en el momento que ve estos cambios (📷 3.22). Si se siente identificado, hemos hecho buen trabajo. Si no, nos orientará con sus preferencias y sabremos cómo seguir y qué cambiar.

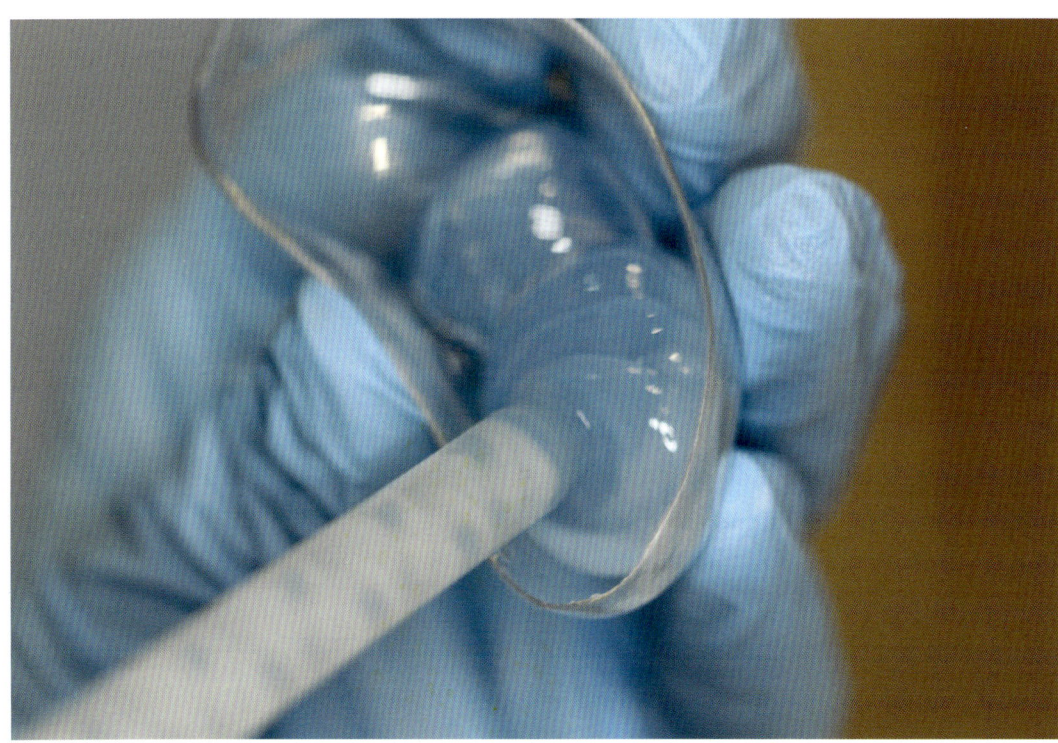

📷 **3.19** Con silicona transparente, rellenamos una cubeta (en este caso individualizada) para duplicar el encerado, que posteriormente rellenaremos de composite fluido que permite el paso de la luz.

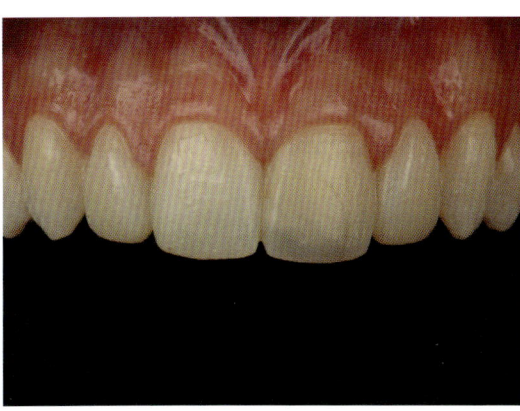

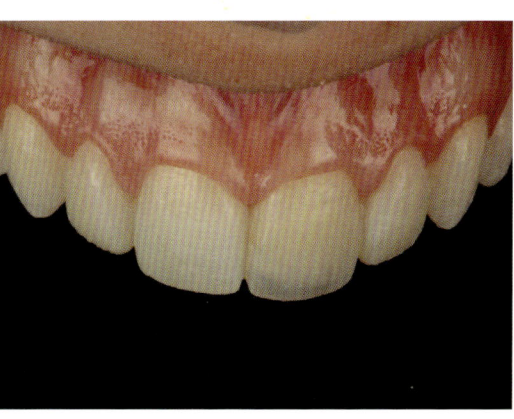

📷 **3.20** Apariencia del caso que analizamos en la figura 3.16 tras hacer el *mock-up* en la clínica.

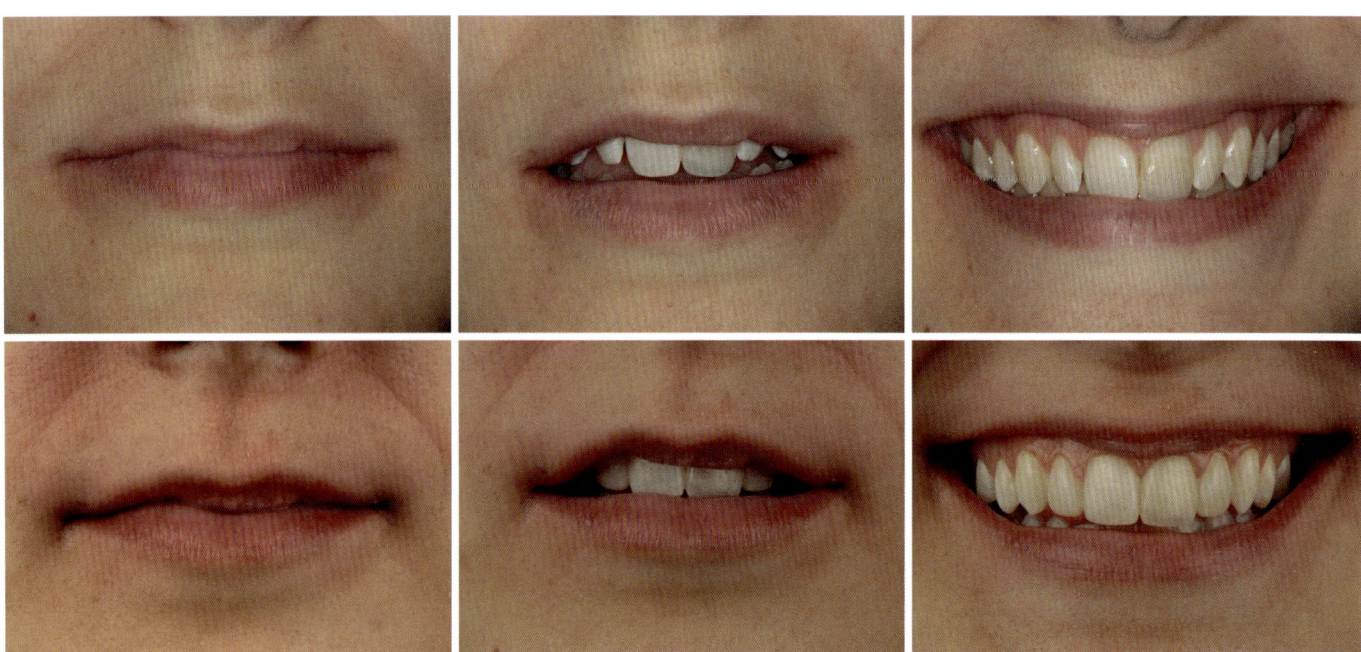

📷 **3.21** Antes y después del *mock-up*.

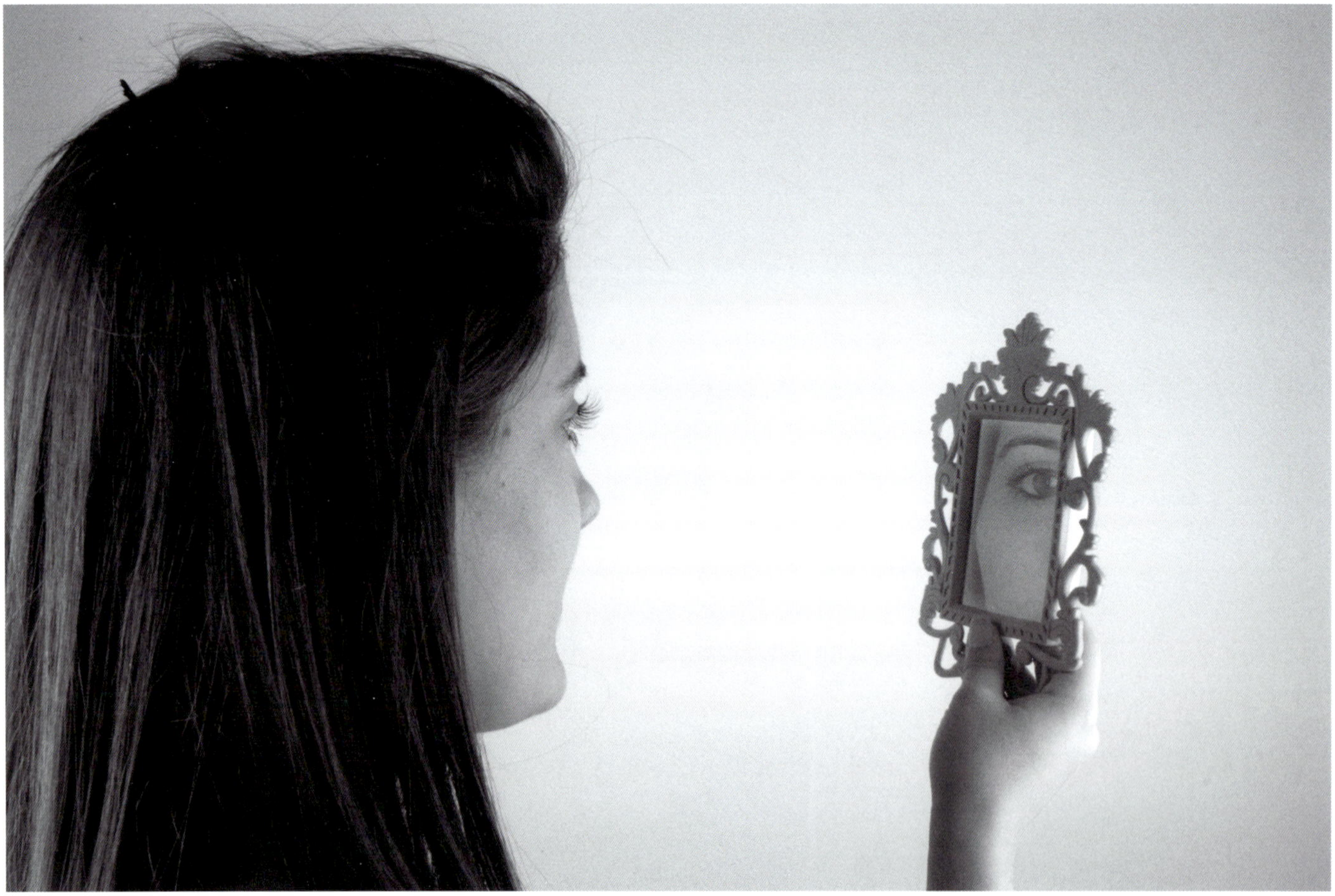

📷 **3.22** Momento en el que hacemos partícipe a los pacientes. Ya sea viéndose a través de fotos, con un espejo, etc. Tienen que ser ellos los que nos den el visto bueno antes de seguir dando pasos.

Bibliografía

Barbieri G. Pronóstico de un diente. Revisión de literatura y propuesta de clasificación. Period y osteoint. 2012; 22 (4): 301-320.

Coachman C, Calamita M. Digital Smile Design: A tool fot treatment Planning and Communication in Esthetic Dentistry. QDT 2012.

Fabbri G, Cannistraro G, Pulcinic, Sorrentino R. The full-mouth mock up: a dynamic diagnostic approach (DDA) to test function and esthetics in complex rehabilitations with increased vertical dimension of occlusion. Int J Esthet Dent 2018; 13: 460-474.

Gürel G. The fifth dimension in esthetic dentistry. Int J. Esthet Dent 2021; 10-32.

Magne P, Magne M. Use of additive waxup and direct intraoral mock-up for enamel preservation with porcelain laminate veneers. Eur J Esthet Dent 2006;1:10-19.

Spear FM, Kokich VG. A multidisciplinary Approach to Esthetic Dentistry. Dent. Clin. North Am. 2007; 487-505.

Terry D. Restoring with flowables. Hanover Park, IL: Quintessence 2017.

Faceta de la Colaboración

*Exploración de cómo la colaboración
entre diferentes disciplinas
puede conducir a soluciones
más beneficiosas para el paciente
y para mi satisfacción profesional.*

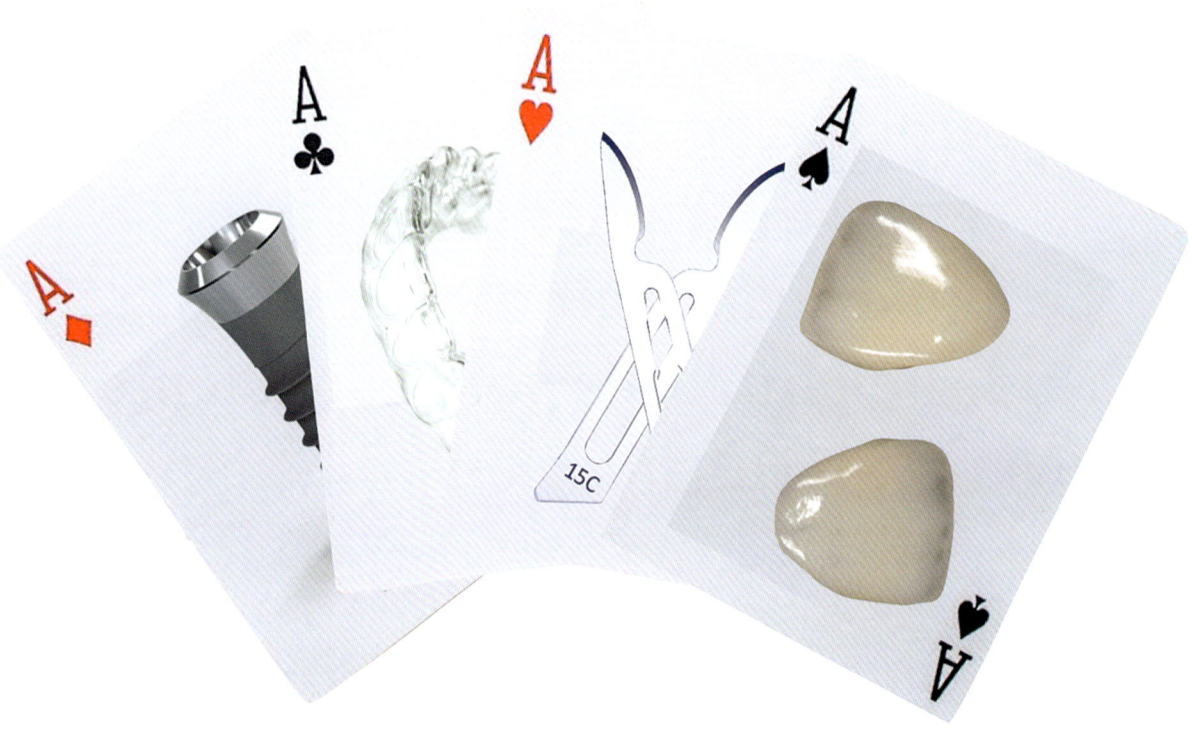

Plan de tratamiento interdisciplinar

Dr. Carlos Oteo Morilla

En el capítulo anterior hemos visto cómo podemos planificar un caso de principio a fin sea cual sea su situación inicial. A veces es muy difícil imaginar el final de un caso de carillas de porcelana cuando precisa de varios tratamientos que no nos permiten analizar de un modo exhaustivo y fiable la distribución o la situación final de los dientes antes de poder planificar nuestras carillas.

Como dijo en una conferencia mi colega el Dr. Antonio Saiz-Pardo Pinos, en odontología tenemos una serie de herramientas, o como él las llama "el póker de Ases" que nos permiten llegar a ese diseño de sonrisa que hemos propuesto al paciente.

El "póker de Ases" serían la periodoncia, la ortodoncia, la restauradora y la implantología. Con esas cuatro herramientas hemos de pensar nuestro plan de tratamiento, que consistirá en conseguir el diseño deseado.

No obstante, en odontología, debemos tener en cuenta un detalle: **plan de tratamiento** solo hay uno, esa es nuestra filosofía, y todo lo demás son planes de tratamiento alternativos, que dependerán de circunstancias tanto del paciente como del odontólogo. Por ejemplo, si el paciente no tiene recursos económicos suficientes, habrá que optar por un plan de tratamiento alternativo, que dejará de ser el mejor que podíamos ofrecerle. Asimismo, si el odontólogo no tiene el conocimiento, la destreza, los materiales, o el técnico de laboratorio adecuados, tampoco se sentirá cómodo realizando ciertos tratamientos, por lo que ofrecerá al paciente alternativas que no son las que deberían. Por ello, animamos a todo el que lea este libro a actuar con una ética exquisita, derivando los casos o tratamientos puntuales que no sepamos manejar a compañeros entrenados y con conocimiento en esa área. Otra opción es formarse seriamente en ese tratamiento que nos genera dudas o ansiedad, y estar preparados para afrontarlo de una manera predecible.

Igualmente, debemos rodearnos de un equipo interdisciplinar, que nos permita abordar el caso desde un punto de vista global, con una coordinación impoluta, de modo que todo el tratamiento esté coordinado por un profesional (idealmente el restaurador que va a finalizar con las carillas de porcelana) y ejecutado por manos entrenadas en las distintas áreas de la odontología.

Tratamiento ortodóntico previo a la colocación de carillas

Hoy en día, quiero dejarlo claro, casi el 80 % de los casos que van a recibir carillas de porcelana deberían, al menos, pasar por un tratamiento ortodóntico previo si queremos ser lo más conservadores posibles.

No voy a hacer distinciones entre colocar *brackets* o alineadores pues ambos, a mi entender, son distintas herramientas con un mismo fin. Si bien es verdad que

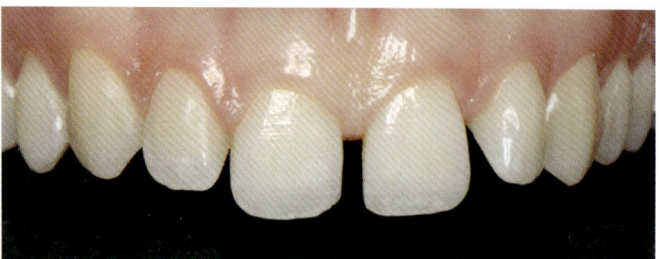

📷 **4.1** Inicio del caso.

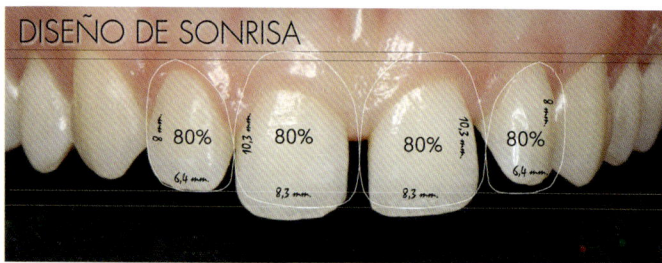

📷 **4.2** Planificación digital del caso.

los alineadores presentan ciertas ventajas con respecto a higiene, ciertos movimientos y comodidad del paciente, será siempre el ortodoncista el que decida si en ciertos casos hay que aplicar aparatología fija o removible o, incluso, una combinación de ambas.

Vamos a comenzar poniendo un ejemplo de un caso de movimientos estratégicos. En las 📷 4.1 y 4.2, podemos observar el caso que se desarrollará en el capítulo 4, en el apartado sobre carillas sin preparación. Una vez realizado nuestro diseño de sonrisa, debemos pensar en las distintas alternativas que tenemos para llegar hasta ahí.

Podríamos pensar en realizar alargamientos coronarios... pero esto carece de sentido, puesto que expondríamos la raíz de la paciente, creando un problema de adhesión (Besek

et al., 1995; Roult *et al.*, 1995), los perfiles de los incisivos serían triangulares al nacer de la raíz, el tallado sería más agresivo y podría provocar sensibilidad y habría que tallar el borde incisal de los dientes. ¿Veis? Hemos analizado una opción de tratamiento, pero la descartamos por no ser la adecuada. Tiene mucho más sentido intruir los dientes con ortodoncia y distribuir los espacios con diastemas, logrando así una adhesión a esmalte en su totalidad y un tallado prácticamente nulo, en este caso totalmente nulo (Magne y Belser, 2000; Magne y Douglas, 2002).

En la 📷 4.3, podemos ver el caso ya preparado para las carillas de porcelana, ahora tenemos una situación de armonía de márgenes gingivales que podemos manejar con nuestras carillas con máxima conservación de esmalte.

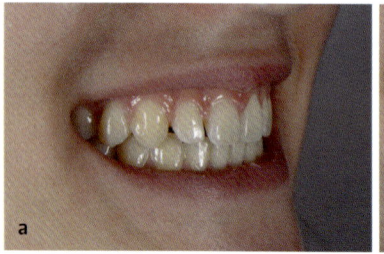
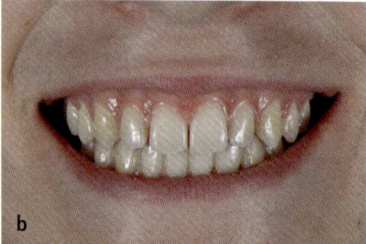
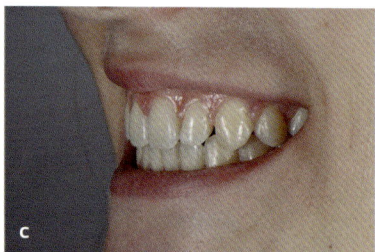
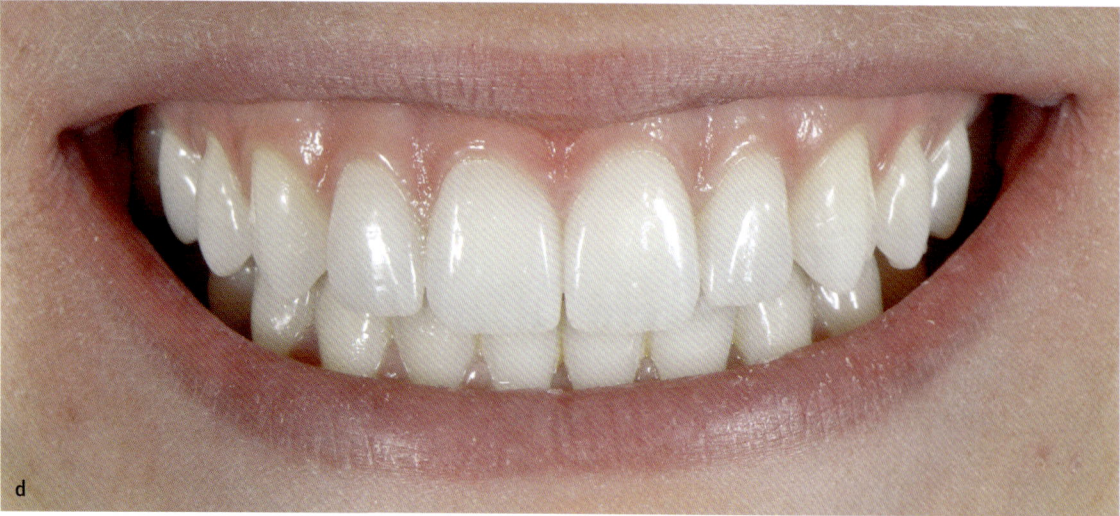

📷 **4.3** Final de la ortodoncia en el lado derecho (a), de frente (b) y en el lado izquierdo (c). Final del caso con carillas de porcelana de #12 a #22 (d).

En 📷 4.4a, observamos otro caso distinto, pero muy parecido a la vez. Volvemos a tener un caso en el que gingivectomías y tallados podrían llevar a un resultado agradable con carillas de porcelana. Pero gracias a la ortodoncia, podemos nivelar todos los márgenes gingivales dejando la adhesión completamente en esmalte.

Asimismo, la distribución mediodistal de las piezas dejando diastemas nos permite no realizar tallados a nivel interproximal y ser totalmente conservadores con el caso, y un blanqueamiento postortodoncia nos permite un color de base óptimo para un resultado natural y conservador con carillas de porcelana feldespáticas de 5 a 5. *Caso cedido por Ignacio Charlén Díez.*

En 📷 4.5-4.7, vamos a ver un caso clínico que comienza con una situación un poco más compleja, como antes comentaba, es complicado analizar el caso desde un punto de vista de carillas de porcelana sin solventar la compresión que presenta la paciente.

En este caso, lo primero que debemos hacer es alinear los dientes y deshacer el apiñamiento, para poder a continuación planificar nuestras carillas (📷 4.6).

Podemos observar que, aun estando alineados, los márgenes gingivales no corresponden con el diseño ideal que hemos estudiado en el capítulo 1.

Ahora que tenemos claro nuestro diseño de sonrisa (📷 4.7), en el siguiente bloque explicaremos qué otros "Ases" de la odontología podemos utilizar para terminar

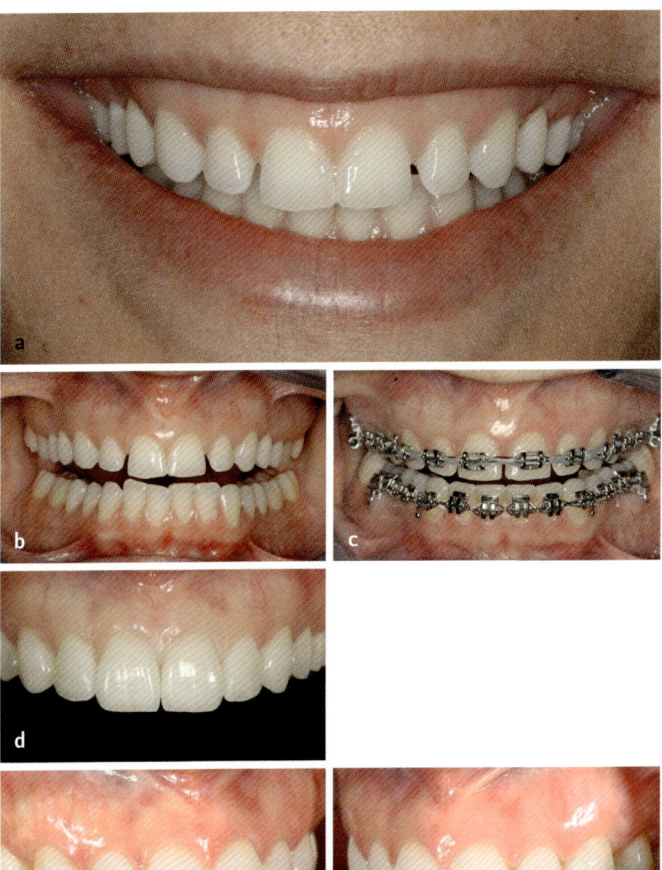

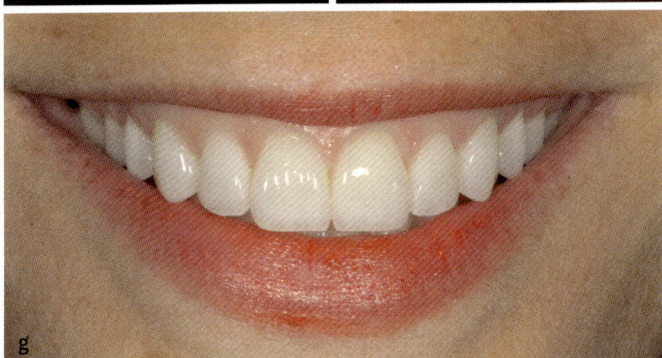

📷 **4.4** a,b) Inicio del caso clínico, niveles gingivales alterados, torque de #12 y #22 incorrectos y área de contacto entre #11 y #21. c) Final de la ortodoncia, intrusión anteroinferior, niveles gingivales alineados y distribución de espacios mesiodistalmente. d,h) Resultado final. Carillas de porcelana feldespáticas de 5 a 5. *Imágenes cedidas por Ignacio Charlén Díez.*

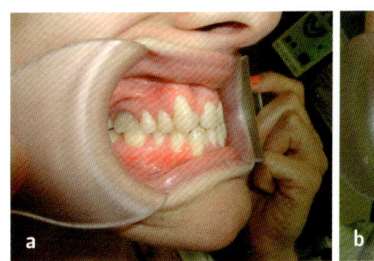
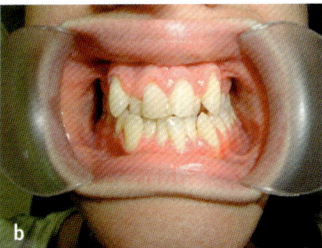

📷 **4.5** Situación inicial. a) De lado. b) De frente.

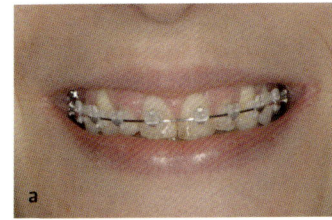
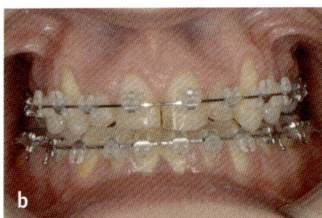
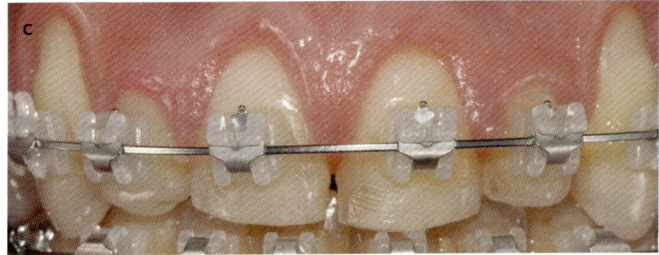

📷 **4.6** Final del tratamiento ortodóncico. a) Sonrisa. b) Arcada de frente. c) Detalle de 3 a 3.

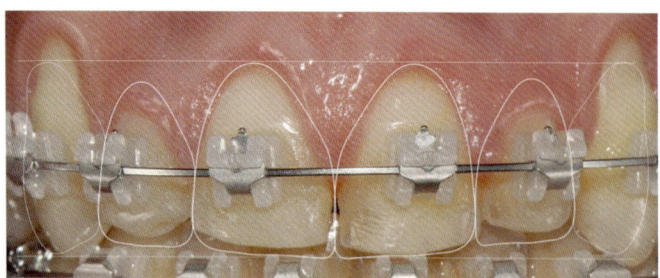

◯ 4.7 Diseño de sonrisa de 3 a 3.

de preparar el escenario dentogingival antes del tallado de las carillas en este caso.

Hay casos que están muy afectados desde un punto de vista estético debido a la situación periodontal del paciente. La ortodoncia no solo nos ayuda a mejorar pequeños detalles, sino que a veces hace posible lo imposible. Fijémonos en ◯ 4.8, una paciente con colapso posterior de mordida, con un abanicamiento de los dientes anterosuperiores muy agresivo.

Radiográficamente, observamos las secuelas de la enfermedad periodontal (◯ 4.9).

En ningún caso nos planteamos extraer los dientes a la paciente, consideramos que, si son mantenibles periodontalmente, y la paciente cambia y la educamos correctamente, estos dientes son totalmente tratables y susceptibles de recibir tratamiento estético.

En este caso, con el soporte posterior reestablecido con coronas implantosoportadas, se procedió a tratar ortodónticamente el abanicamiento anterior, retruyendo e intruyendo todo lo que se pudo, llegando a la situación mostrada en ◯ 4.10.

Ahora, estamos seguros de que nadie se plantearía extraer sus dientes. Es más, en este momento podemos incluso ofrecerle un tratamiento estético, que en este caso es de carillas de porcelana de canino a canino (◯ 4.11).

A veces puede resultar complicado transmitir al paciente la importancia de la ortodoncia en su caso clínico.

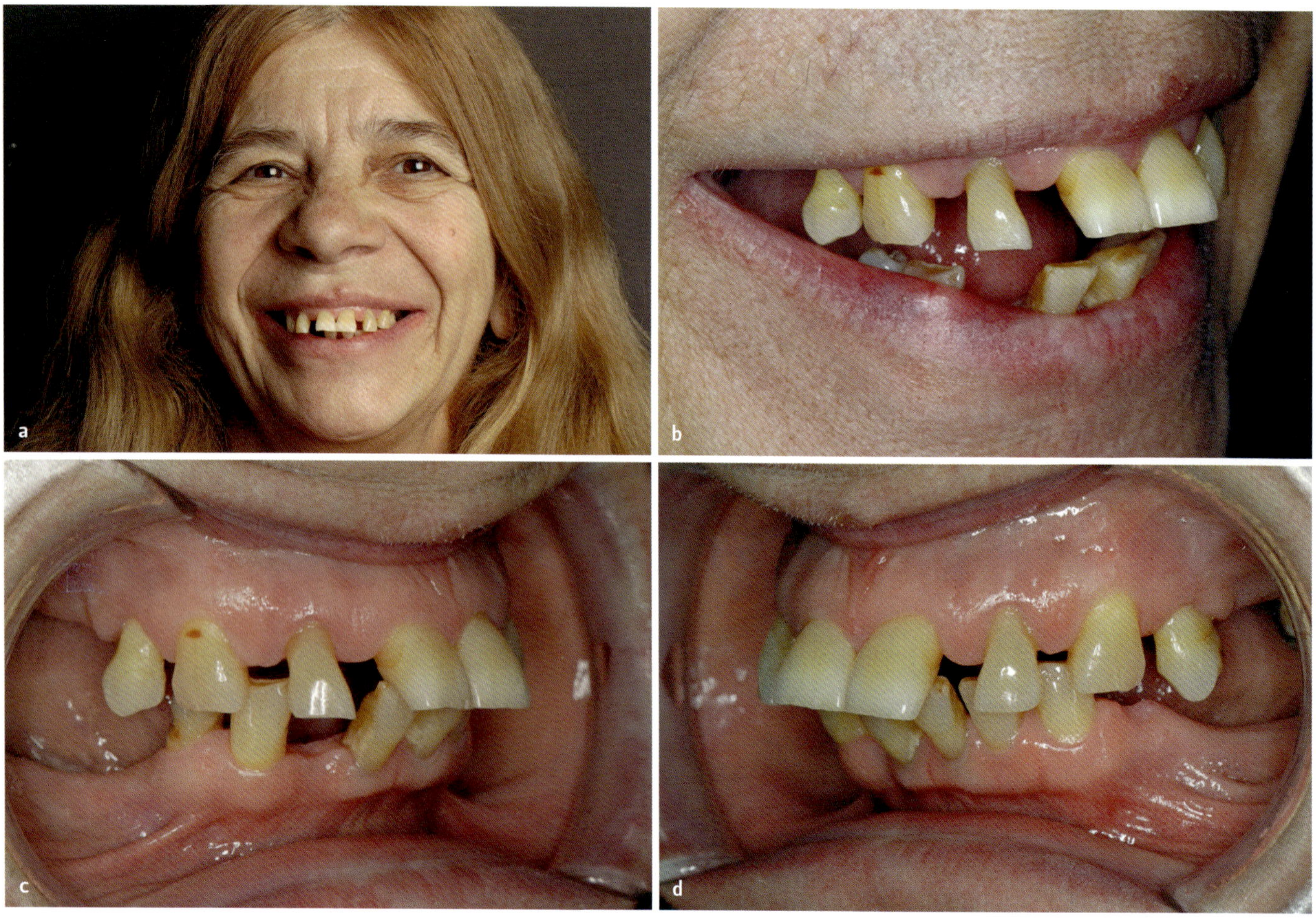

◯ 4.8 a) Foto de cara inicial de la paciente. b) Foto inicial de sonrisa derecha. c) Foto de arcada inicial derecha. d) Foto de arcada inicial izquierda.

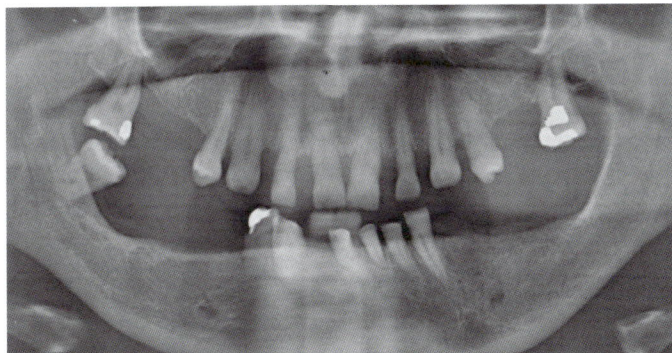
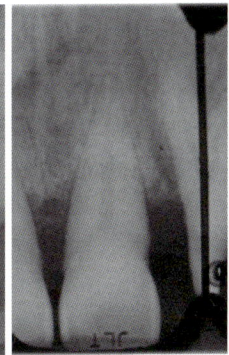
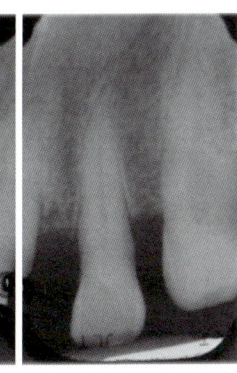

4.9 Radiografías iniciales de la paciente.

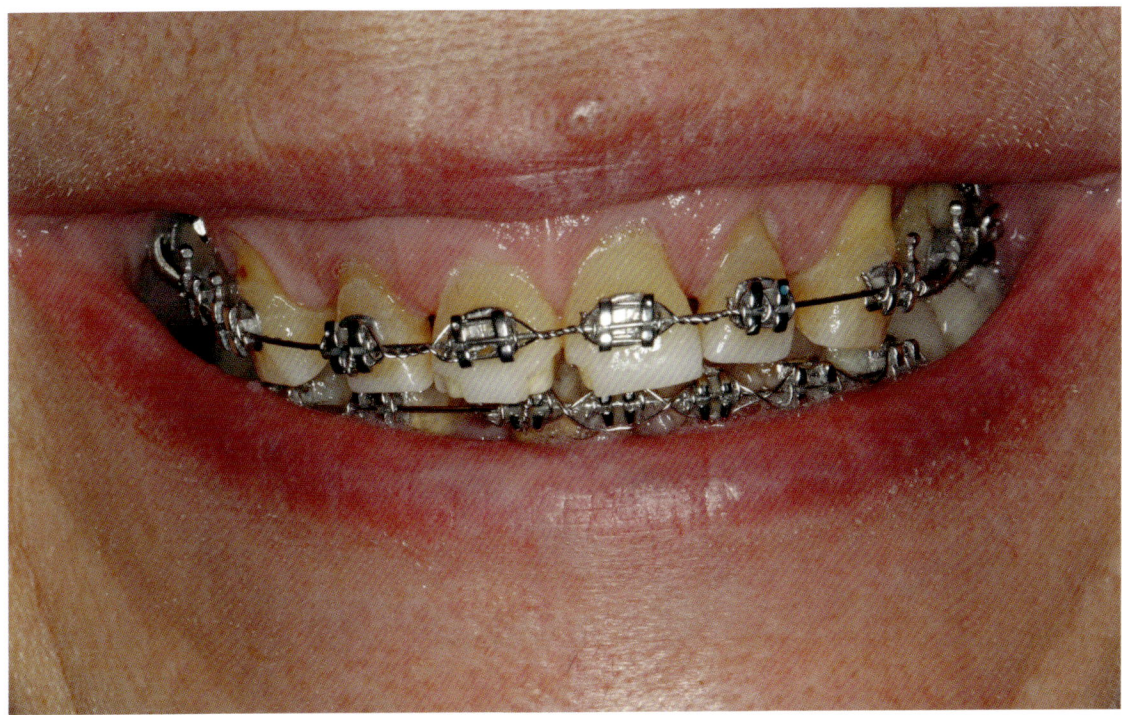

4.10 Finalización del tratamiento ortodóntico.

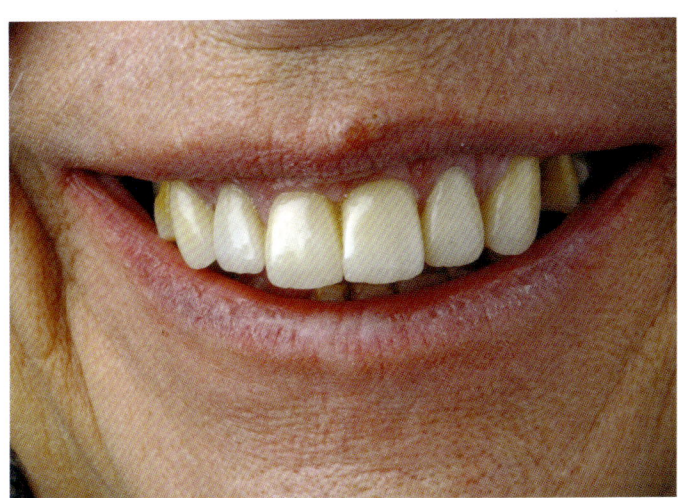
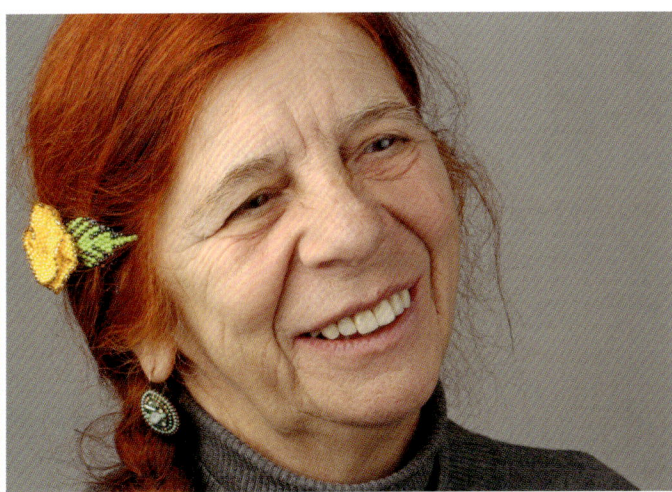

4.11 Final del tratamiento con carillas de porcelana de #13 a #23.

Por ello, recomendamos el uso del *mock-up*. Cuando colocamos el *mock-up* a un paciente, además de que nosotros visualicemos el tratamiento, podemos enseñarle el final del viaje en el que nos estamos embarcando. Pongamos como ejemplo este caso clínico (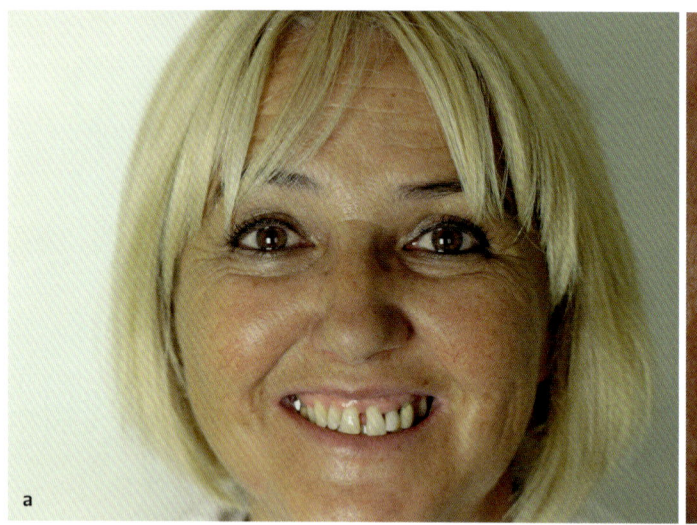 4.12).

Tras un diseño de sonrisa y el estudio correspondiente, se determina que queremos las medidas dentarias mostradas en la 📷 4.13 al final del tratamiento. Para ello, hemos decidido que colocaremos ortodoncia a la paciente, pero no se lo decimos el primer día, sino que esperamos al *mock-up*.

En este caso, el *mock-up* es aditivo, y dado que el resultado final tiene los incisivos más cortos que en la situación inicial, pintamos de negro los bordes de diente que sobresalen por incisal antes de realizar las fotografías a la paciente (📷 4.14).

Ahora sí, realizamos fotografías con y sin el *mock-up* (📷 4.15), y se las enviamos a la paciente. Estas fotos van a hacer ver a la paciente que su caso tiene solución, que sabemos a dónde nos dirigimos y que somos los mejores profesionales a los que puede confiar el tratamiento. Y, ahora, es el momento de contarle a la paciente lo que tenemos en mente, un tratamiento de ortodoncia, implantes, y carillas de porcelana. Sin duda, explicado paso a paso y con un sentido, la paciente entenderá la situación y aceptará nuestro plan de tratamiento.

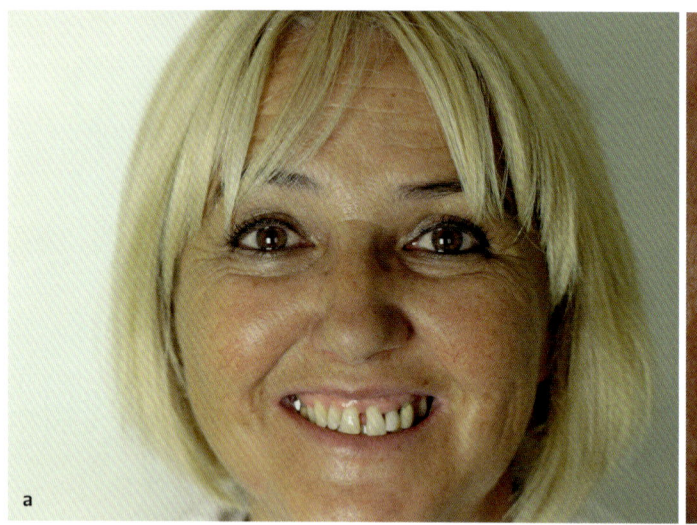
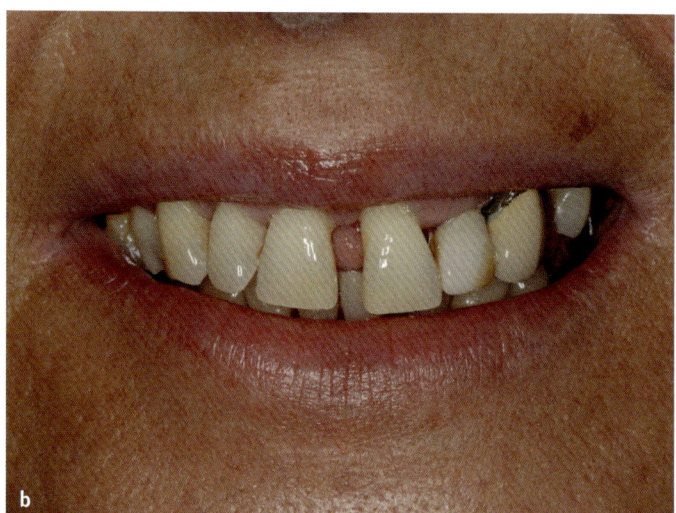

📷 **4.12** a) Foto facial inicial. b) Foto de la sonrisa inicial.

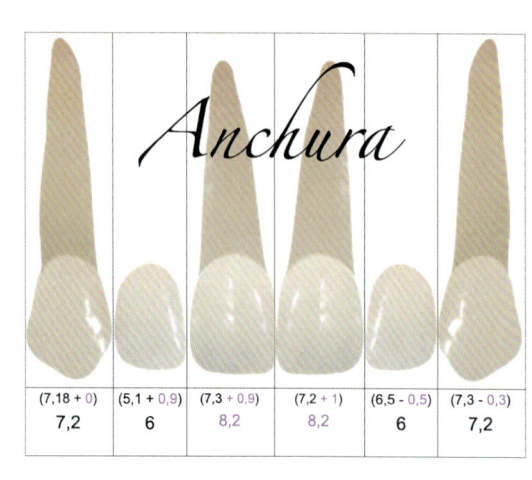
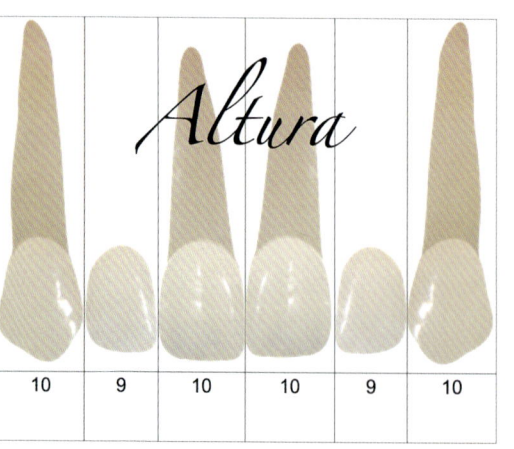

(7,18 + 0)	(5,1 + 0,9)	(7,3 + 0,9)	(7,2 + 1)	(6,5 - 0,5)	(7,3 - 0,3)	10	9	10	10	9	10
7,2	6	8,2	8,2	6	7,2						

📷 **4.13** Planificación final del tratamiento.

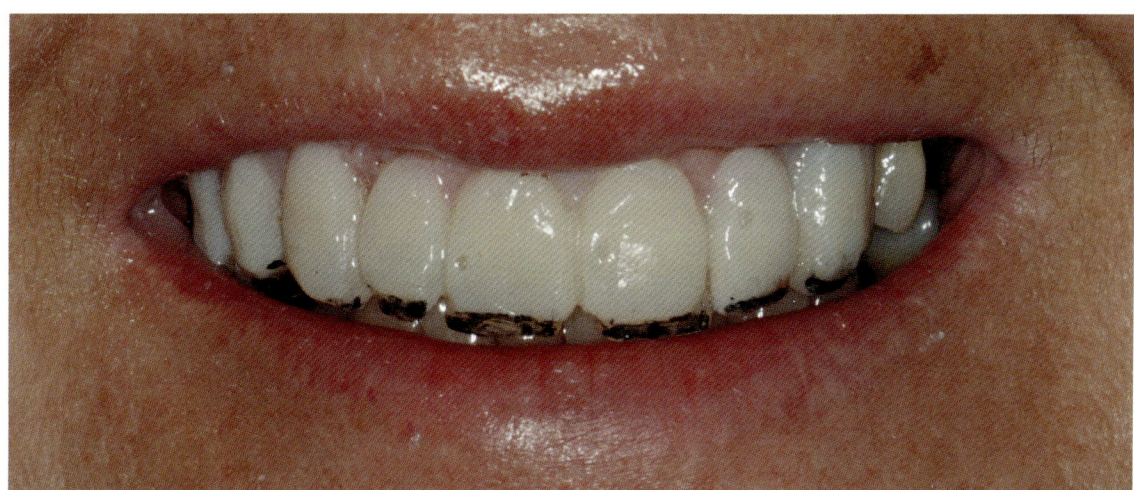

📷 4.14 *Mock-up* inicial, bordes incisales de la paciente pintados de negro.

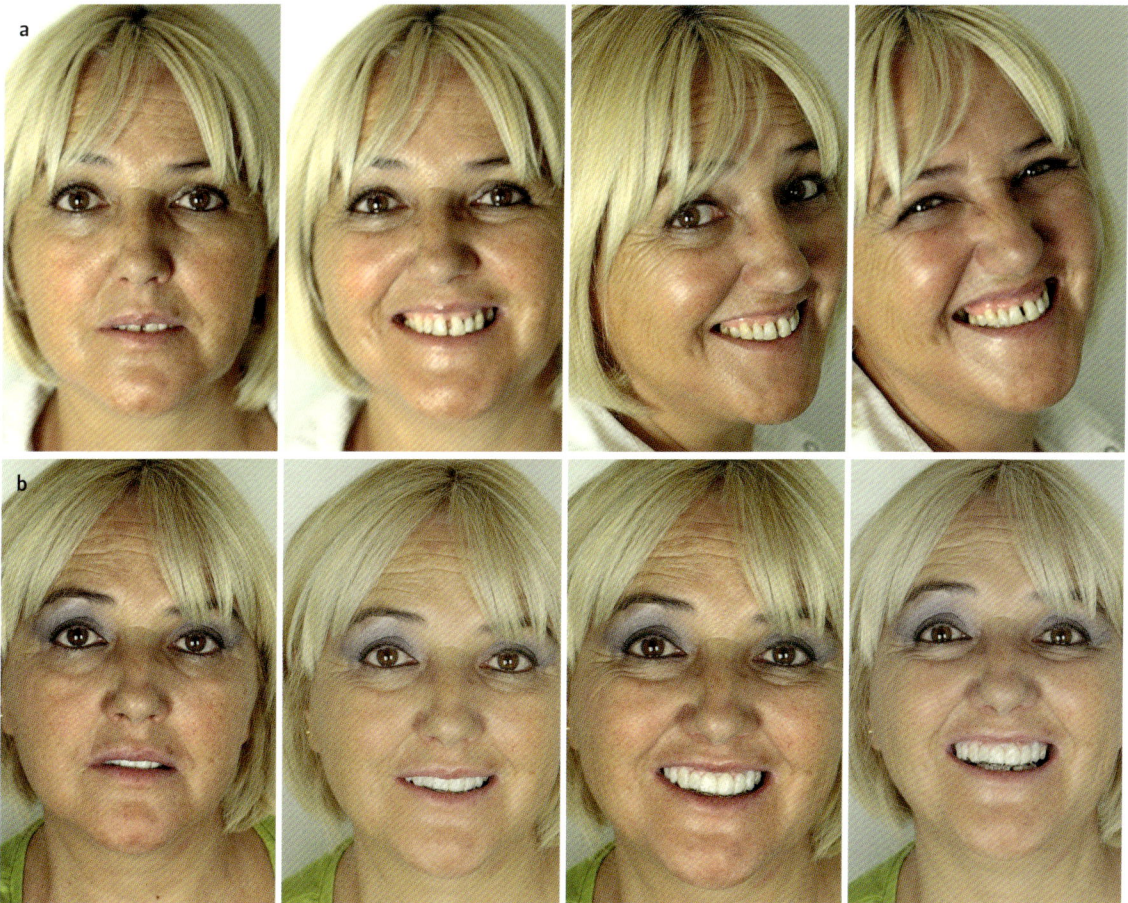

📷 4.15 a) Fotos de cara iniciales de la paciente. b) Fotos de cara con *mock-up* de la paciente.

CONCLUSIÓN

Como conclusión, la ortodoncia es un arma muy poderosa para poder realizar tratamientos mínimamente invasivos y debemos aplicarla cuando sea necesario, transmitiendo de la mejor forma posible a los pacientes las ventajas de su aplicación y pensando siempre en el correcto tratamiento que podemos ofrecer para lograr nuestro diseño de sonrisa ideal.

Tratamiento periodontal previo a carillas

Nos movemos ahora a la parte periodontal que, enfocada de la forma correcta, y en los casos en los que está indicada, es otro "As" que podemos manejar en odontología y que nos permitirá conseguir resultados armónicos en nuestros casos de carillas de porcelana.

Normalmente vamos a tener dos tipos de tratamientos gingivales que nos facilitan la vida en tratamientos de carillas de porcelana: el alargamiento coronario y los injertos de tejido conectivo.

En cuanto al alargamiento coronario, quiero recalcar que, aunque su nombre se ha extendido como el realizar gingivectomía y osteotomía, para nosotros realizar una gingivectomía sin osteotomía también es un alargamiento coronario y la técnica exacta dependerá de la distancia del hueso al margen gingival final deseado (Gargiulo, 1961). El realizar el alargamiento coronario en una o dos fases dependerá del cirujano, pero si hay que provisionalizar al paciente, se recomienda realizar primero la osteotomía (González-Martín *et al.*, 2020), volver a colocar el tejido en su posición inicial, y a los 4-6 meses realizar la gingivectomía y, entonces, colocar los provisionales, acortando de esta manera la fase de provisionalización casi 4 meses (Wilderman *et al.*, 1960; Stahl *et al.*, 1968).

Vamos a continuar con el caso de 📷 4.5-4.7. Llegado a ese punto con la ortodoncia, debemos pensar qué más ases tenemos en nuestra mano para mejorar el conjunto.

Analizando el caso, determinamos que el mejor tratamiento consistía en cubrir las raíces de los caninos con injertos de tejido conectivo y realizar una gingivectomía en los incisivos laterales (📷 4.16).

Y, ahora sí, es un escenario digno de carillas de porcelana, en este caso de #12 a #22, resolviendo el caso con ortodoncia previa, injertos, gingivectomía, blanqueamiento y carillas de porcelana (📷 4.17-4.19).

Observemos ahora este otro caso con alteración de los niveles gingivales (📷 4.20). Vamos a hacer lo que siempre hacemos: realizar el diseño de sonrisa y después pensar cómo llegar ahí (📷 4.21).

Ahora que lo tenemos claro, observamos que queremos alargar por incisal la pieza #21, problema que podemos resolver con una carilla de porcelana perfectamente, y por gingival queremos nivelar los márgenes sobre todo a nivel del #23, #24, #11 y #14.

Podemos nivelar esos márgenes con una gingivectomía y una osteotomía sin problema (📷 4.22).

En la 📷 4.22a, podemos observar que hemos colocado un *mock-up* a la paciente para guiar al cirujano durante la gingivectomía (Gurrea y Bruguera, 2014), pero esto mismo podemos hacerlo con guías fresadas o impresas (Coachman *et al.*, 2021) (📷 4.23), o con un *essex* de plástico (es la técnica menos fiable de todas, ya que el recortado es manual).

Tras esperar 4-6 meses a que se estabilice la encía, podemos preparar y finalizar el caso con carillas de porcelana, asegurándonos de que los márgenes queden nivelados y simétricos y el caso sea un éxito (📷 4.24).

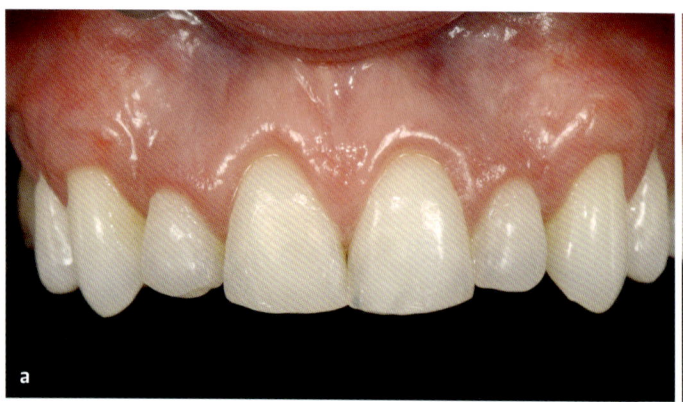
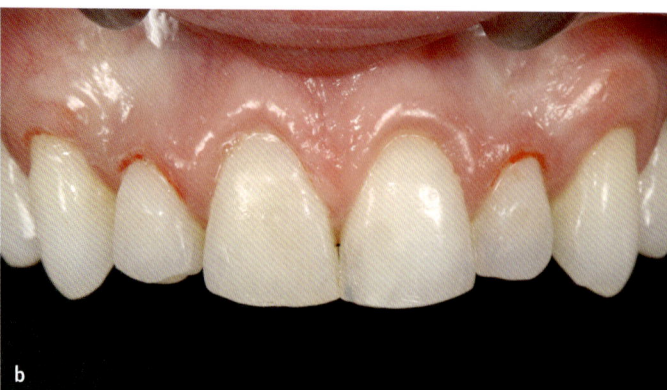

📷 **4.16** a) Injertos de tejido conectivo en #13 y #23. b) Gingivectomías en #12, #13 y #22.

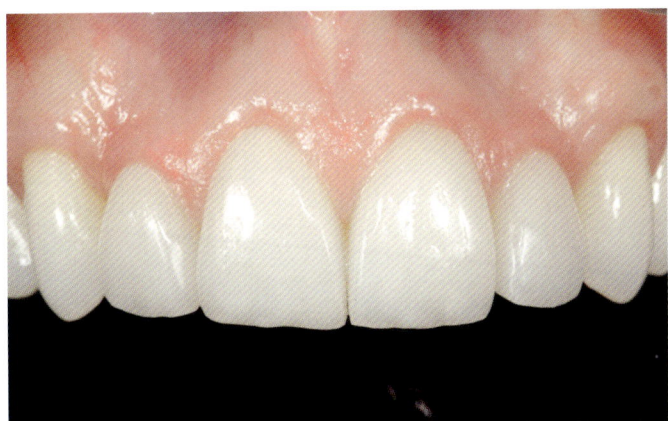

📷 **4.17** Tratamiento finalizado con carillas de porcelana de #12 a #22.

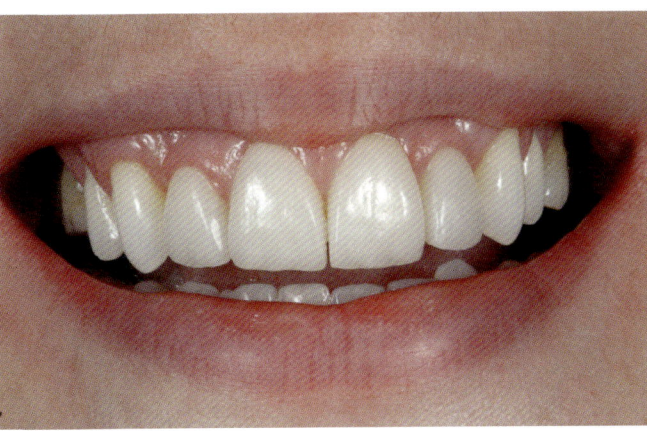

📷 **4.18** Tratamiento finalizado en sonrisa con carillas de porcelana de #12 a #22.

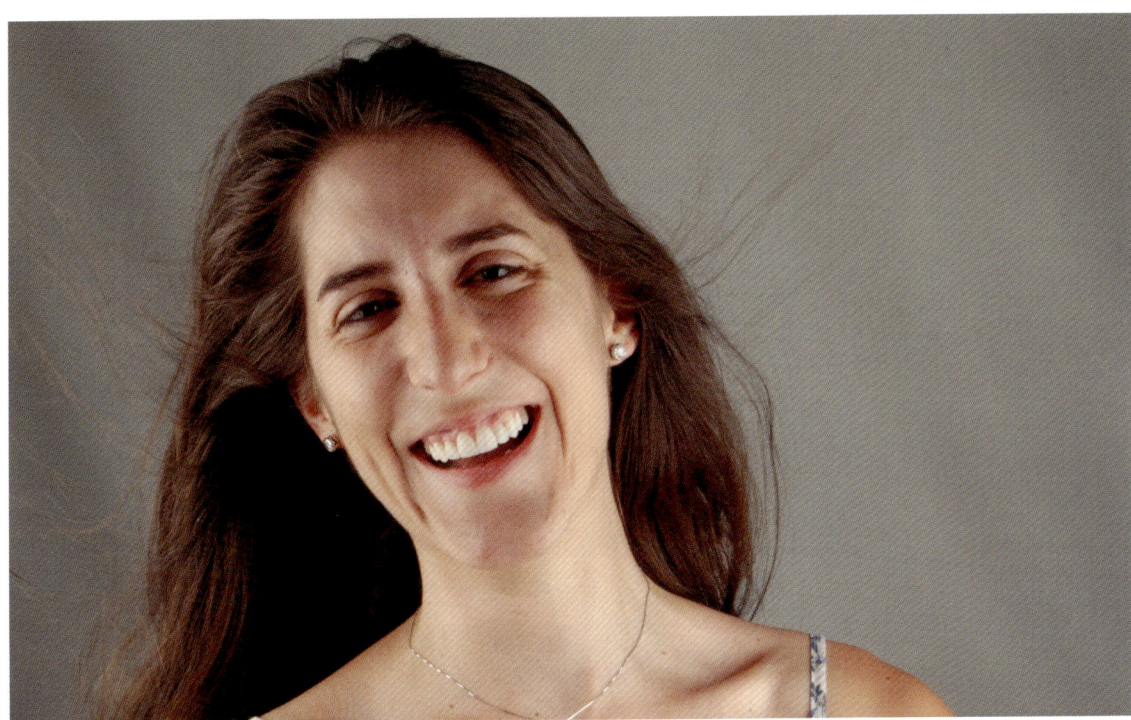

📷 **4.19** Tratamiento finalizado con carillas de porcelana de #12 a #22, foto facial.

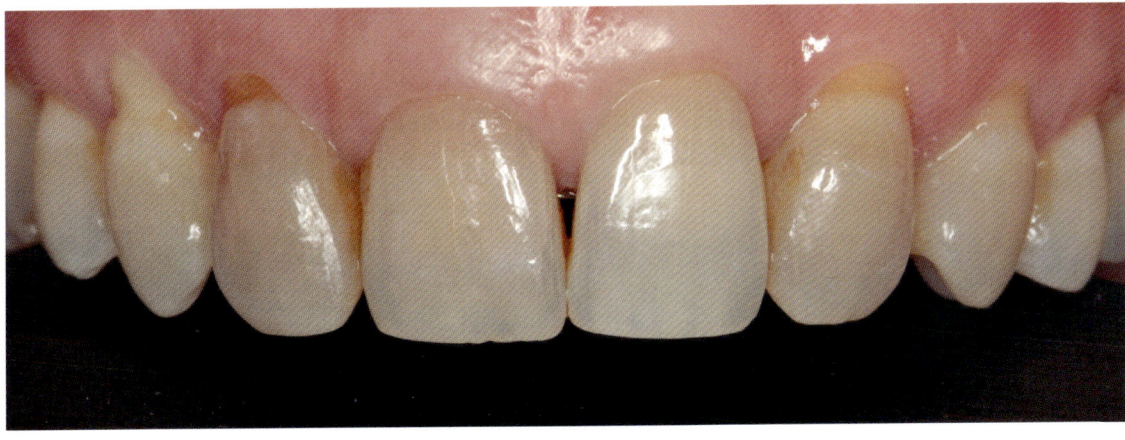

📷 **4.20** Fotografía inicial intraoral.

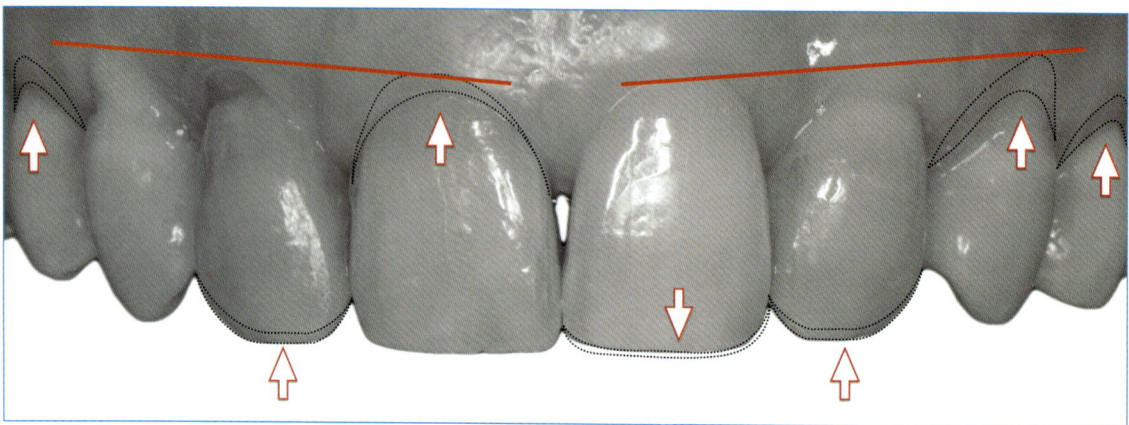

📷 **4.21** Diseño de sonrisa del caso.

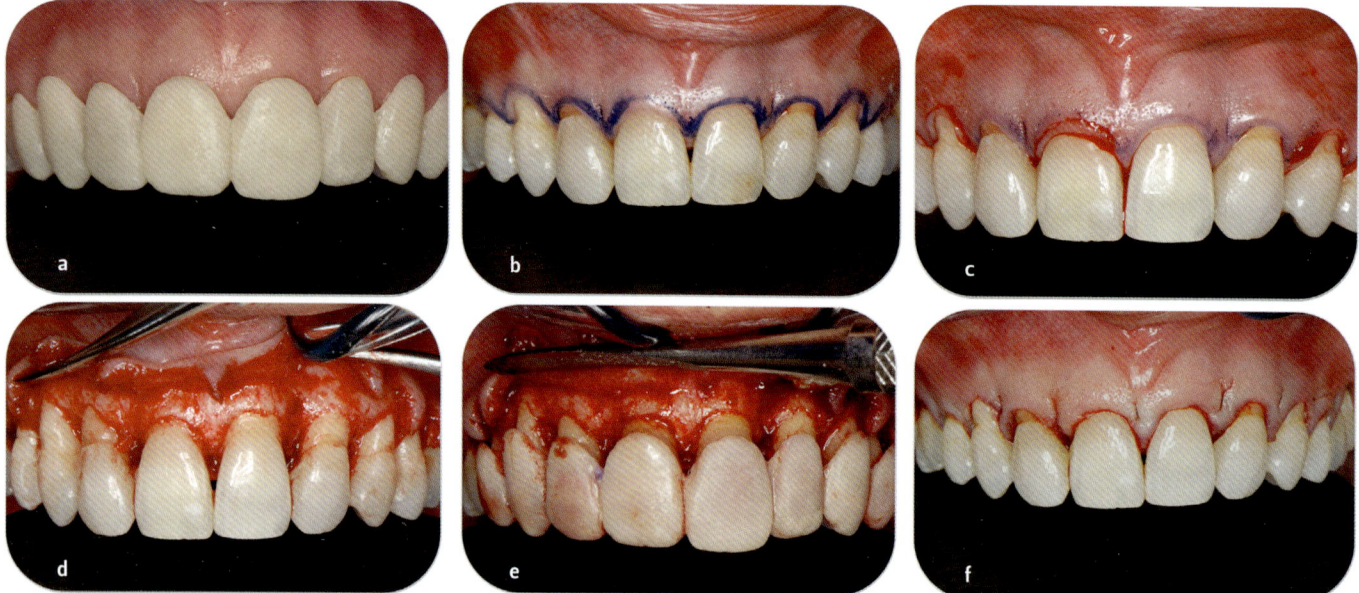

📷 **4.22** a) *Mock-up* para guía de la cirugía. b) Marcado de los márgenes gingivales. c) Gingivectomía. d) Levantamiento del colgajo. e) Osteotomía. f) Sutura.

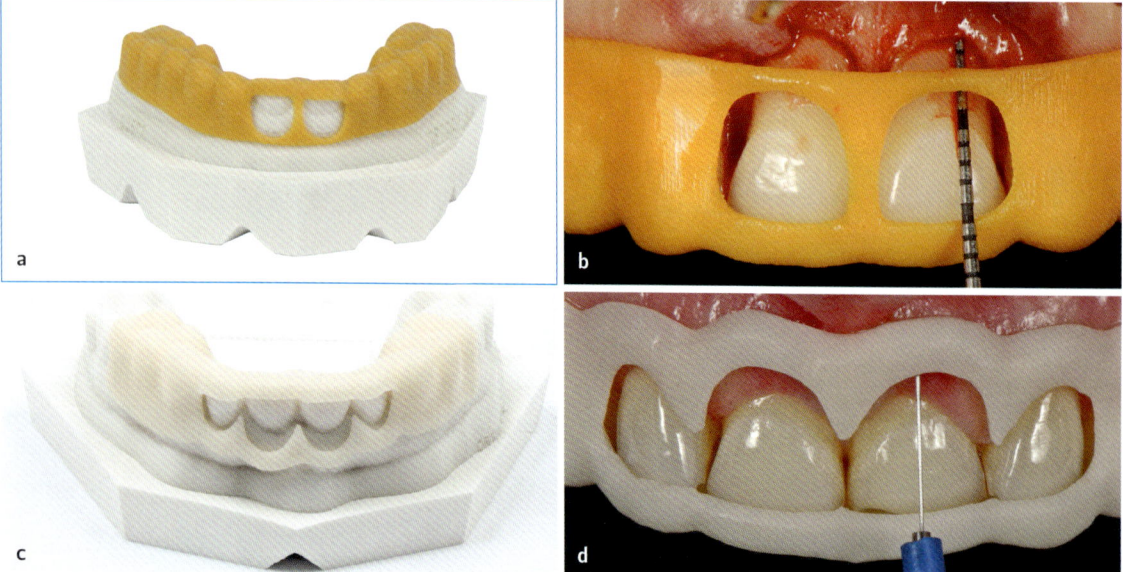

📷 **4.23** a) Férula impresa para osteotomía. b) Realización de la osteotomía. c) Férula impresa para gingivectomía. d) Gingivectomía a los 4 meses.

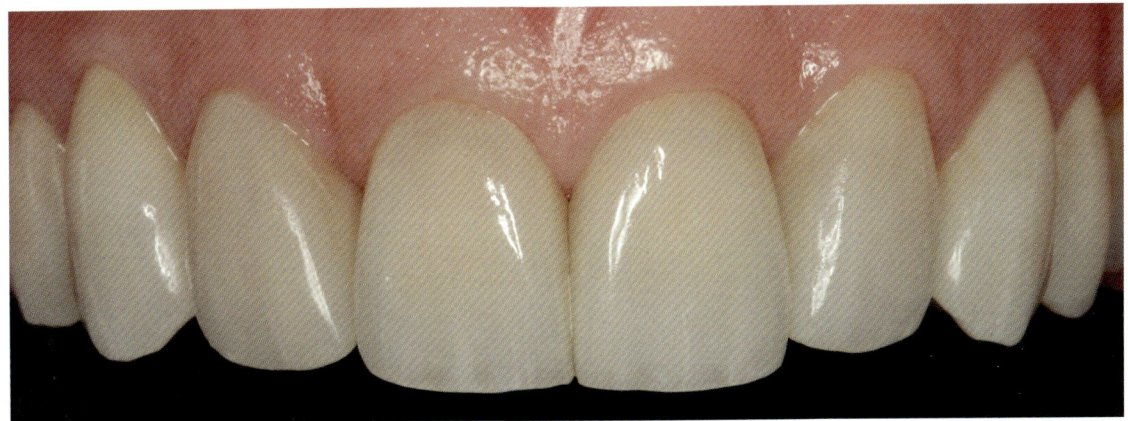

4.24 Caso finalizado con carillas de porcelana de #15 a #25.

CONCLUSIÓN

Como conclusión, el tratamiento periodontal, bien manejado y diagnosticado, es fundamental a la hora de nivelar los márgenes gingivales de nuestros casos de carillas, algo obligatorio para asegurarnos el éxito del tratamiento.

Blanqueamiento dental previo a carillas

El blanqueamiento dental es un tratamiento estético muy demandado hoy en día en nuestras clínicas.

En un caso de carillas de porcelana, consideramos que es importante valorar si un blanqueamiento dental mejora el pronóstico y la técnica del tratamiento.

El blanqueamiento ha de entenderse como una limpieza interna del diente. El oxígeno liberado penetrará a través del esmalte dentario y aclarará el diente dándole a este un aspecto más claro, con más valor.

Es importante entender el mecanismo de acción del blanqueamiento para no caer en errores clásicos, y entender que la estructura dental marcará la efectividad del tratamiento.

En casos de traumatismos previos, el paciente tendrá o bien esclerosis o bien necrosis del diente. Con la esclerosis el diente se vuelve más saturado, debido a la dentina protectora que se forma tras el impacto. Esto ocasionará que, por mucho que aclaremos el diente con oxígeno, estructuralmente sea un diente más saturado que el contralateral, de modo que no podemos esperar un éxito por parte del tratamiento de blanqueamiento, pero sí una mejora sustancial.

En un caso de carillas de porcelana, recomendamos un blanqueamiento previo de ambas arcadas durante 2-3 semanas con peróxido de carbamida al 16 % y en tratamiento domiciliario, dos horas al día, entre que el paciente cena y se duerme, con férulas blandas sin festonear y sin reservorio. Toda esta información podéis encontrarla en la bibliografía adjunta en varios artículos y tesis doctorales publicadas por nosotros mismos (Oteo-Morilla y Cantero-Gómez, 2023).

No realizamos el blanqueamiento por capricho, sino que consideramos que de verdad mejora la situación del sustrato y nos ayuda a ser más conservadores.

Fijémonos en el caso de la 📷 4.25 (es el de las carillas sin preparación que hemos estado viendo anteriormente en 📷 4.1). Cuando hablamos de carillas de menos de 0,3 mm tenemos que tener en cuenta que el color subyacente del diente desempeña un papel importante en el resultado final del caso.

En las 📷 4.26 y 4.27, podemos ver el caso ya blanqueado. Ahora podemos ser más conservadores y realizar las carillas con un grosor mínimo gracias al color base de los dientes.

Asimismo, debemos considerar que el tratamiento de carillas de porcelana es irreversible en muchos casos, lo cual nos hace sentirnos en la obligación de proponer al paciente un resultado más blanco de cara al futuro, ya

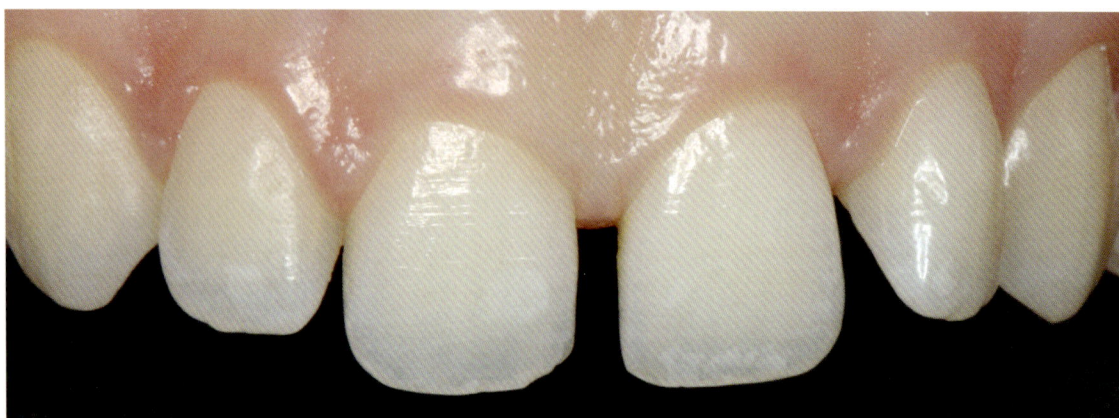

4.25 Color inicial del sustrato dentario.

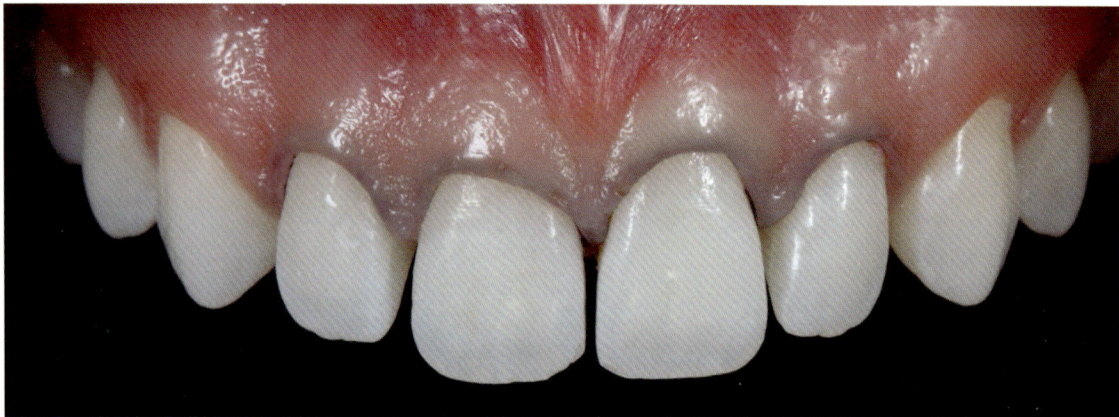

4.26 Sustrato dentario blanqueado.

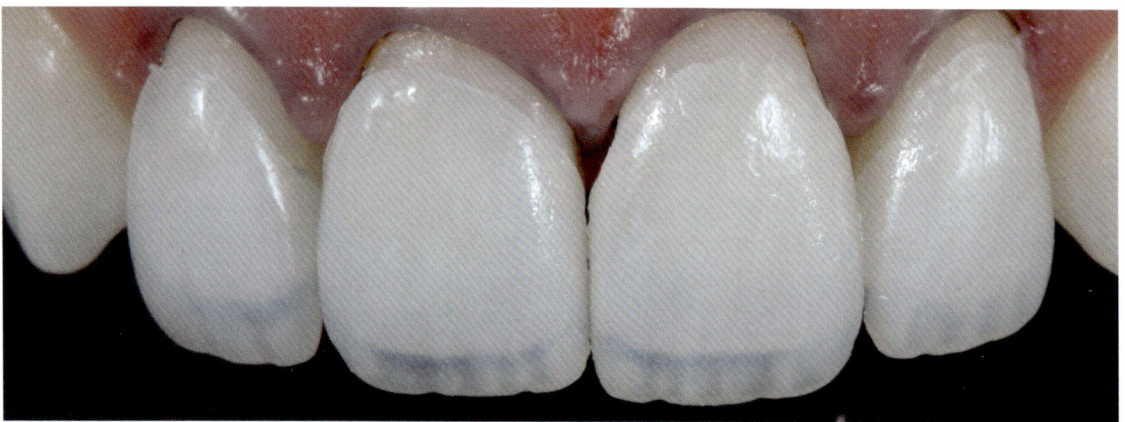

4.27 Carillas de porcelana de 0,2 mm de grosor sobre el sustrato dentario.

que, una vez colocadas las carillas, no hay vuelta atrás con el color.

También hemos de pensar que en un caso de dientes color A3, si colocamos unas carillas del mismo color, el paciente siempre quedará con la idea de habérselos puesto más blancos.

Pensemos qué hubiese pasado si en la paciente de la 📷 4.28 dejamos los dientes en el color inicial. Aunque tan solo se le hicieron dos carillas de porcelana feldespáticas

en incisivos laterales por ser microdónticos, la paciente presenta una sonrisa más blanca y con más luz, algo que consideramos que es parte del tratamiento global y necesario para ofrecer el mejor resultado.

Muchas veces nos aborda la duda de que si con el tiempo el tratamiento recidiva, qué ocurrirá con el color de nuestras carillas. Muy sencillo, el blanqueamiento domiciliario en dientes vitales **no recidiva**, simplemente el paciente sigue envejeciendo sus dientes, como cualquier

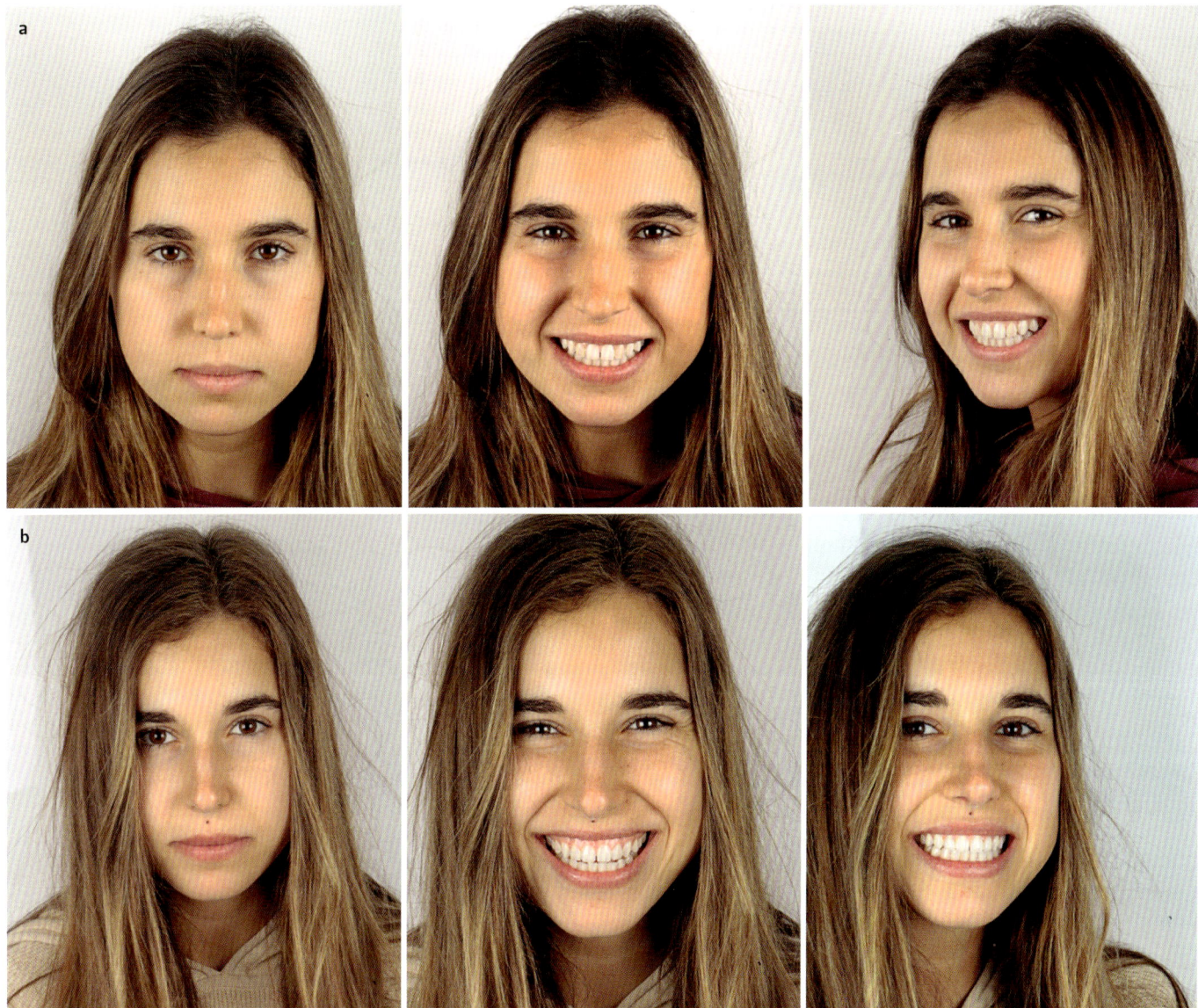

4.28 a) Fotos iniciales de la paciente sin blanqueamiento. b) Fotos finales de la paciente con blanqueamiento y carillas en #12 y #22.

persona normal, desgastando esmalte y haciendo que la dentina se vea más, saturando la dentina por el uso de los dientes en la masticación y ensuciándolos internamente por los hábitos alimenticios o tabáquicos.

> Pero eso le va a pasar a todos los pacientes, se blanqueen o no.

Hay que tener en cuenta que los fracasos estéticos de las carillas no suelen ser por descementado o fractura, sino que son por recesiones gingivales, por cambios de posición de los dientes, y por alteraciones propias del paso del tiempo y el envejecimiento natural. No podemos decirle a alguien de 25 años que las carillas quedarán estupendas siempre.

En este último caso (4.29), observamos un caso con una carilla de composite antigua, la paciente además presenta el diente #11 más corto, por lo que decidimos realizar dos carillas de porcelana en #11 y #21 para mejorar su situación estética.

El hecho de realizar un blanqueamiento previo (4.29b) nos permitió ser muy conservadores a la hora de preparar la pieza #11, hasta el punto de que solo se tuvo que asperizar y dar vía de inserción a la carilla, logrando un resultado final deseado y en un color blanco.

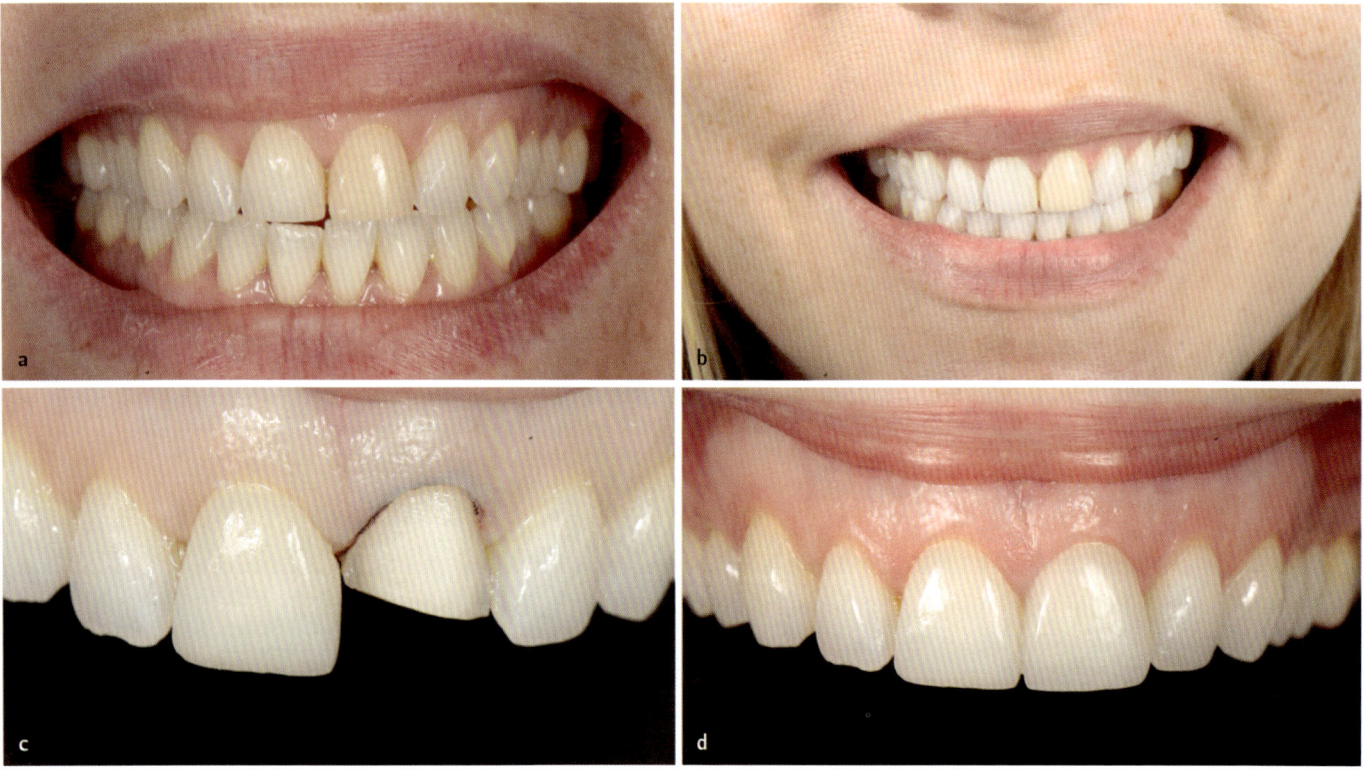

📷 **4.29** a) Sonrisa inicial. b) Foto de arcada blanqueada. c) Sustrato dentario ya tallado. d) Caso finalizado con carillas en #11 y #21.

CONCLUSIÓN

Como conclusión, nosotros realizamos por protocolo en la mayoría de los casos un tratamiento de blanqueamiento dental para mejorar la situación final y ser más conservadores con nuestros casos.

Tratamiento restaurador previo a carillas

En ocasiones nos vamos a encontrar con dientes tratados previamente con composite. En el caso que presento en

📷 4.30, podemos observar que nuestra paciente tiene clases III antiguas en todo el sector anterosuperior. De cara a las carillas de porcelana, debemos valorar en cada caso si mantenemos el composite o lo retiramos y colocamos otro nuevo.

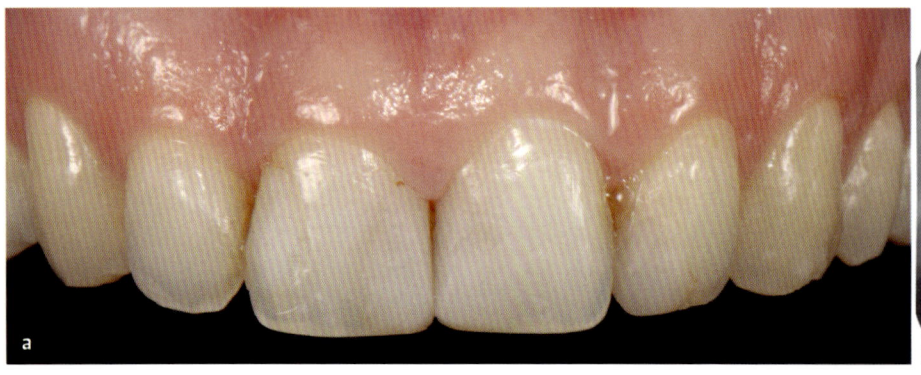

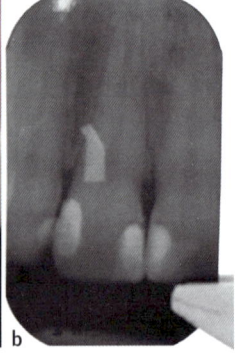

📷 **4.30** Inicio del caso con composites antiguos en mesial y distal de las piezas que se van a tratar. a) Imagen de frente. b) Radiografía en la que se observa el composite.

En casos de bordes incisales, la indicación será retirarlo, para que la cerámica pueda hacer su función de zona incisal estética y esta tenga más resistencia por grosor.

En casos como el de la foto, podemos optar por dejarlo, siempre y cuando no esté filtrado y el color esté acorde con el sustrato del diente. Por lo tanto, en este caso podemos optar por mantenerlo y colocar nuestras carillas de porcelana, ya que no nos va a influir en el color final (📷 4.31–4.33).

Sin embargo, en el caso de la 📷 4.34, el color subyacente es claramente negativo en la pieza #21, por lo que en este caso sí debemos cambiar el composite. No obstante, siempre aplicaremos la lógica, si en un caso nuestra carilla tendrá un grosor de 0,7 mm, nos dará igual el color subyacente, pues podremos opacificarlo sin problema.

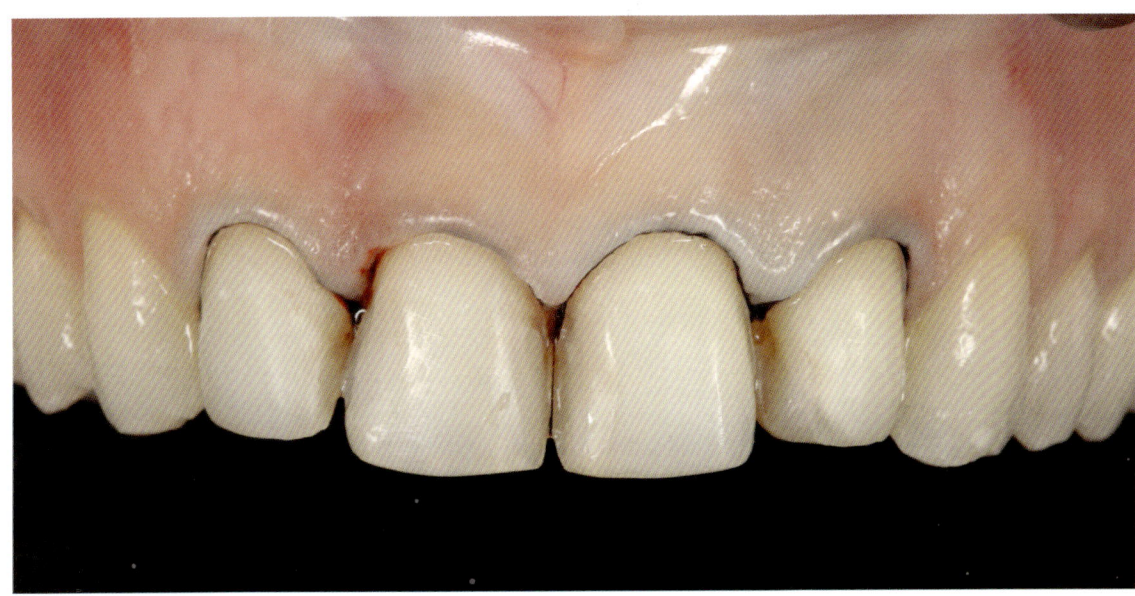

📷 **4.31** Preparación dental para las carillas de #12 a #22 con composites antiguos.

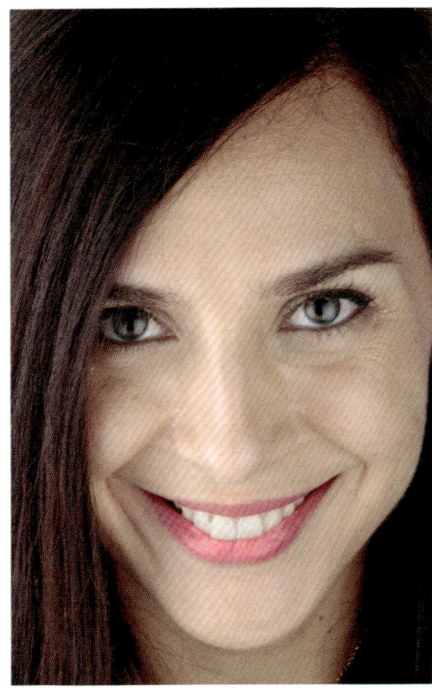

📷 **4.32** Foto facial final.

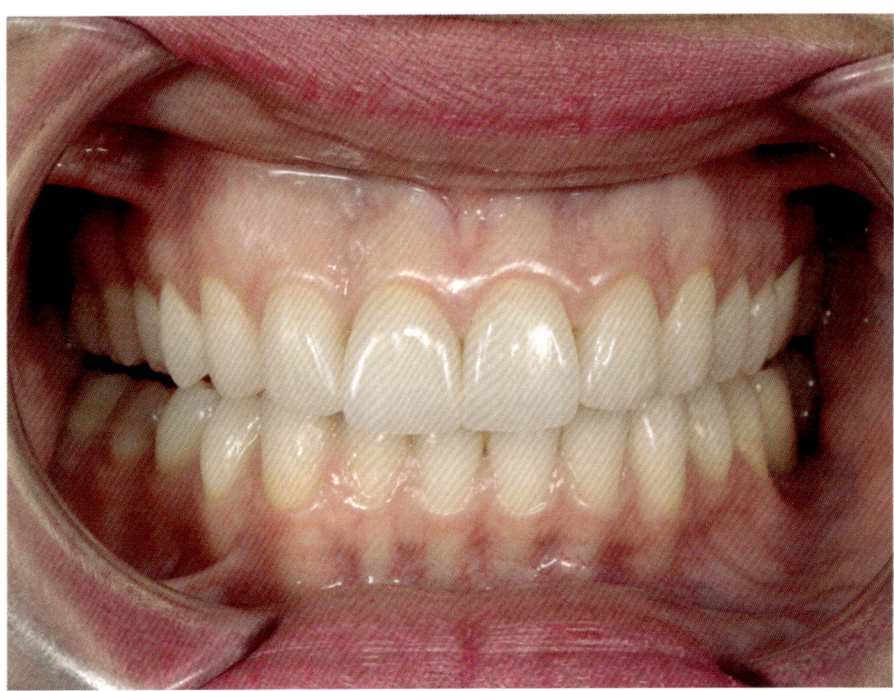

📷 **4.33** Foto de arcadas final con carillas feldespáticas de #12 a #22.

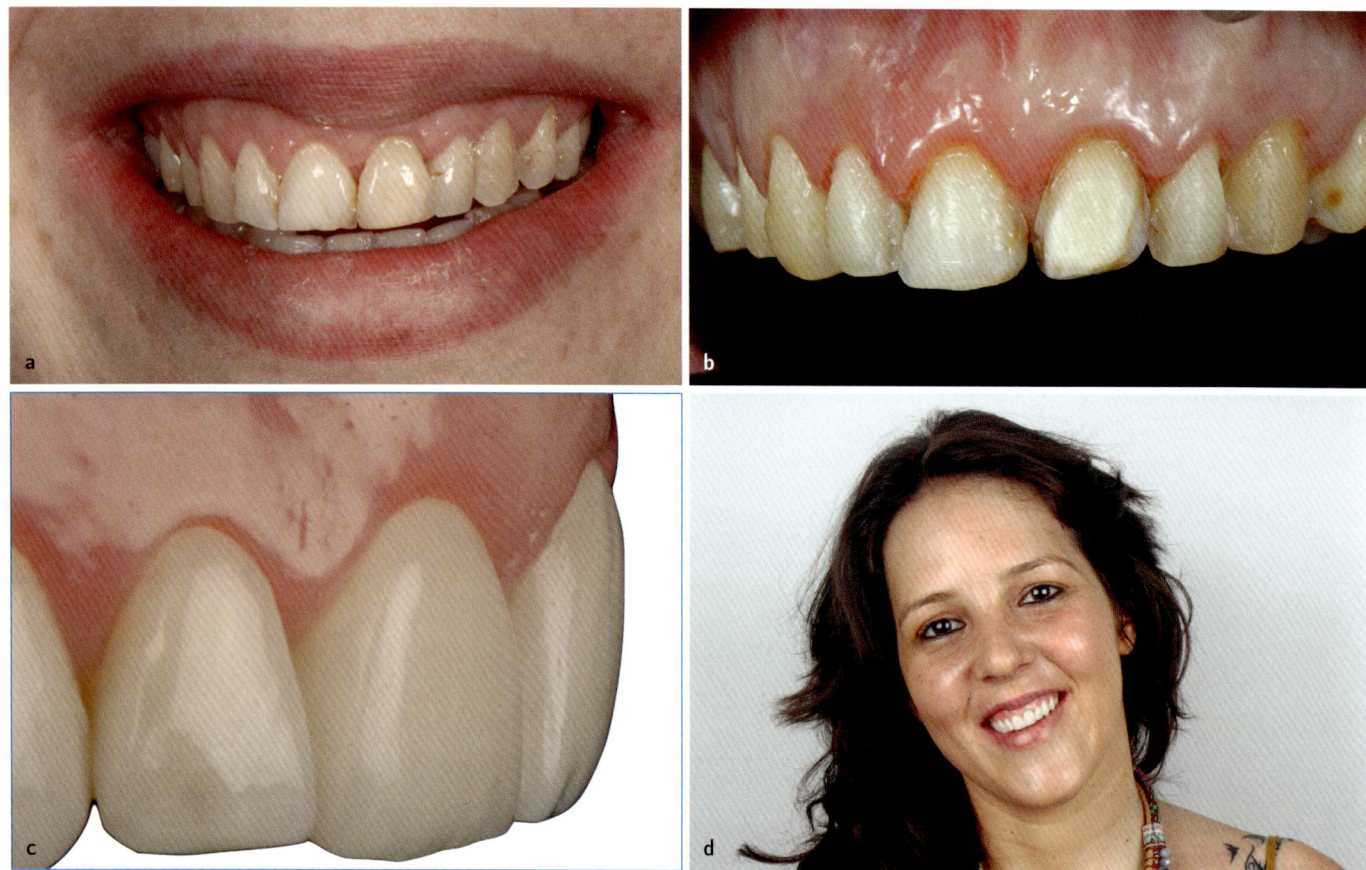

📷 **4.34** a) Situación inicial de sonrisa. b) Composites filtrados y con mal color de base para las carillas de porcelana. c) Salud gingival al final del caso. d) Situación final de carillas feldespáticas de #14 a #24.

Técnica de reconstrucción primaria

Ahora vamos a ver la posibilidad de aplicar una técnica de reconstrucción primaria de los dientes en pacientes periodontales para poder mejorar nuestro tratamiento desde un punto de vista conservador. Este caso nos hará entender todos los pasos anteriormente descritos.

Presentamos un caso periodontal (📷 4.35), en el que podemos observar que, aunque hemos indicado carillas de porcelana, la situación inicial no es adecuada desde un punto de vista conservador o gingival. Por ello, la paciente fue tratada con un tratamiento de ortodoncia previo para alinear los márgenes y las piezas dentales de modo que podamos ser más conservadores a la hora de realizar nuestro tallado (📷 4.36).

Asimismo, sometemos a la paciente a un tratamiento de blanqueamiento dental, como hemos comentado antes, lo cual nos mejorará aún más el resultado final y nos permitirá ser más conservadores y colocar carillas más finas (📷 4.37).

Además, la limitación de la ortodoncia nos situaba los márgenes gingivales de los incisivos centrales en una posición un poco descendida con respecto a laterales y caninos, de modo que realizamos una gingivectomía de ambos para mejorar el resultado estético final del caso (📷 4.38).

Este tipo de tratamiento sobre dientes tan periodontales conlleva realizar unas preparaciones muy agresivas, que con frecuencia terminan en endodoncias y con una grandísima pérdida de estructura dentaria. Hoy en día, gracias al desarrollo de nuevas técnicas adhesivas, estos problemas se pueden solucionar de una manera más conservadora. Por ello, realizaremos un tratamiento previo con composites para mejorar esta situación (📷 4.39) (García Baeza *et al.*, 2015).

La modificación del perfil de emergencia se realiza mediante composite, ayudándonos de una matriz metálica y siguiendo el encerado diagnóstico que hemos propuesto (Coachman y Calamita, 2012; Simon y Magne, 2008).

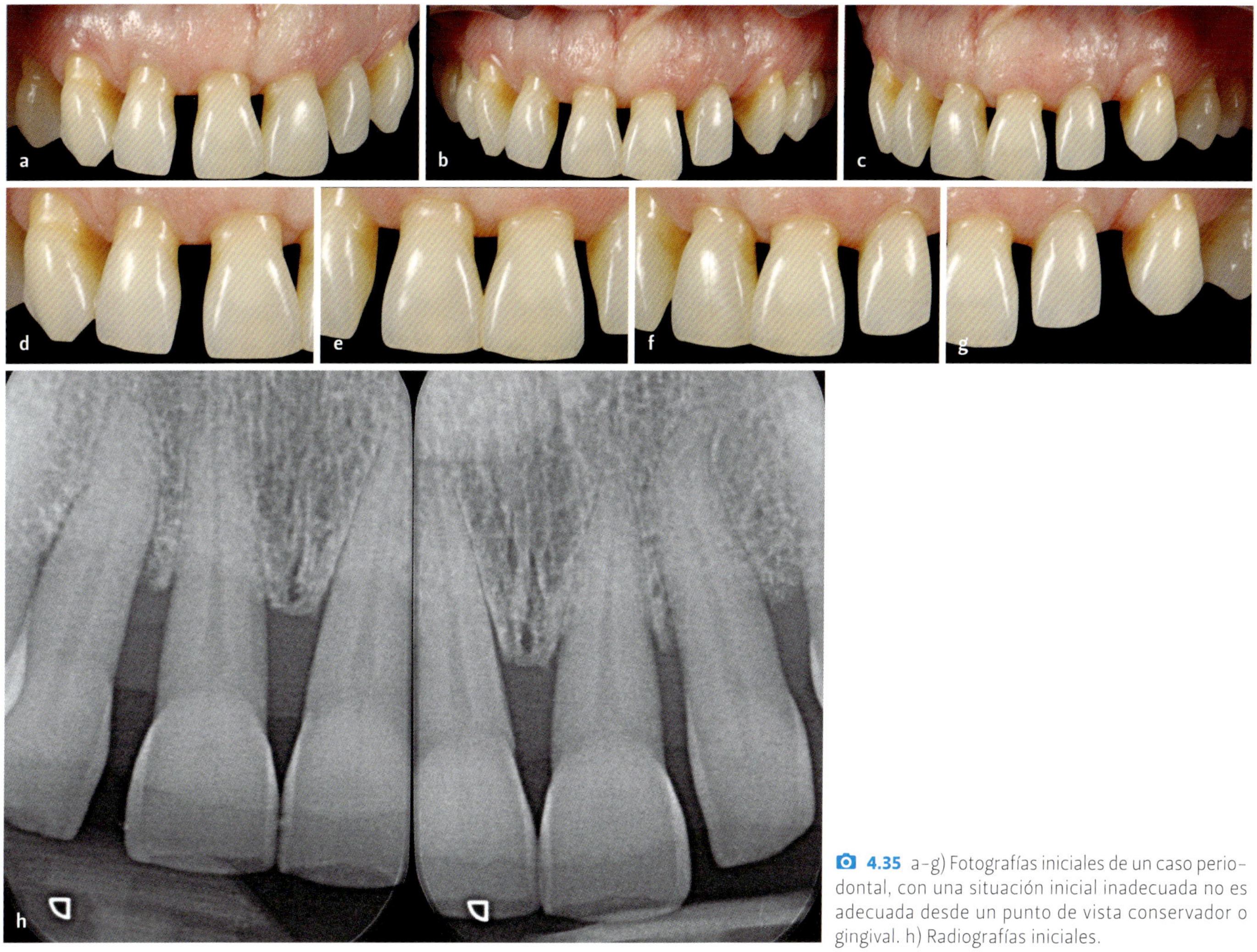

4.35 a–g) Fotografías iniciales de un caso periodontal, con una situación inicial inadecuada no es adecuada desde un punto de vista conservador o gingival. h) Radiografías iniciales.

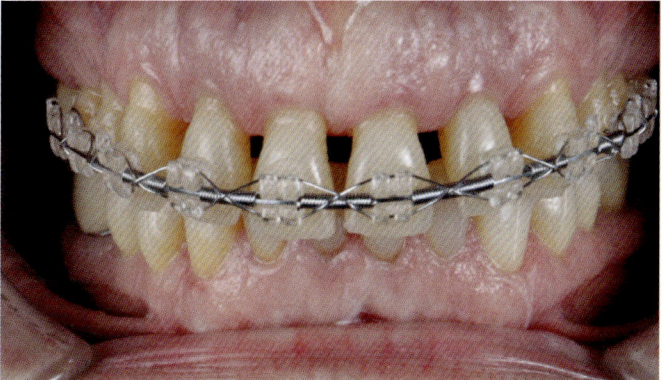

4.36 Tratamiento previo con ortodoncia.

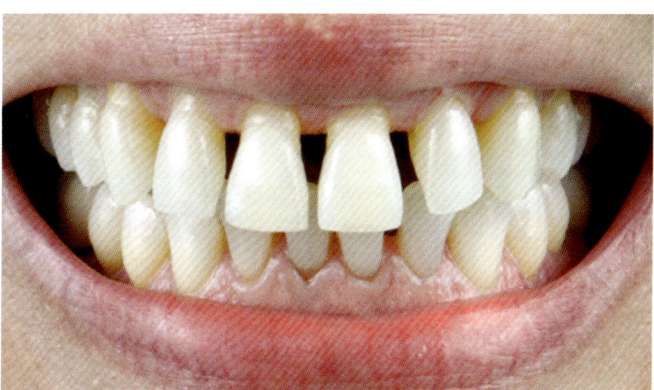

4.37 Tratamiento blanqueador.

El control del sangrado en zona subgingival con hilo de #000 y el uso previo por parte del paciente de un colutorio con clorhexidina al 0,12 %, 2 veces al día durante 7 días.

La adhesión en la zona subgingival se efectúa con grabado con ácido ortofosfórico al 37 % durante 15 s, seguido de un lavado y secado para aplicar después el adhesivo de elección (véase el capítulo 10 Adhesión y cementación).

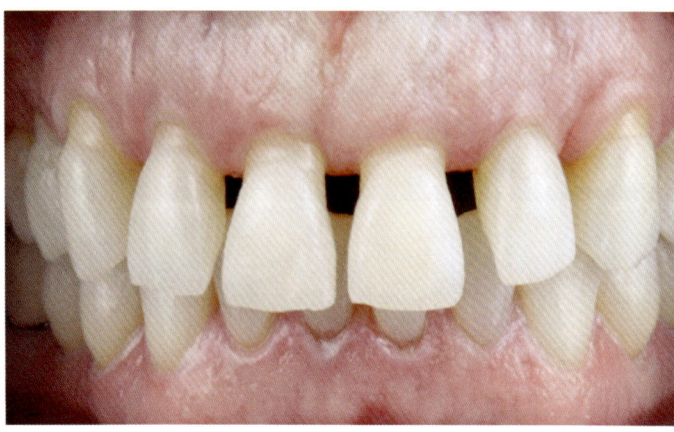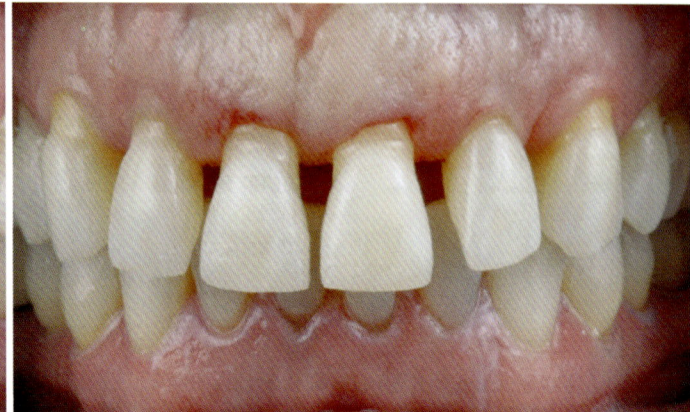

📷 **4.38** Gingivectomía en los incisivos para mejorar el resultado estético final.

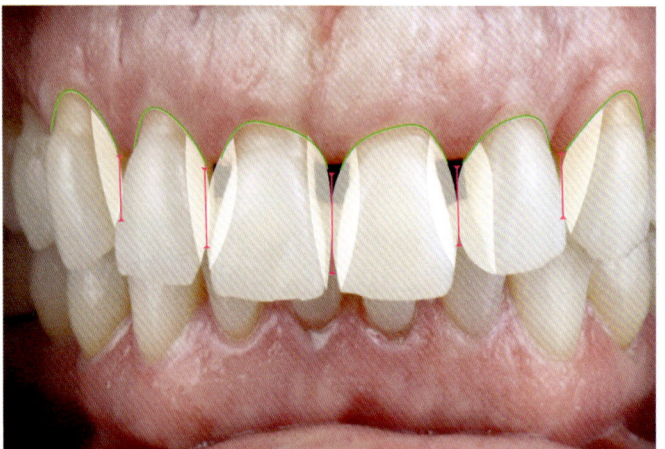

📷 **4.39** Visualización del tratamiento con composites.

El acabado y pulido del composite subgingival se realiza primero mediante una hoja de bisturí n.º 12, y después se pule con tiras de pulir (📷 4.40).

Ahora ya podemos proceder al tallado de nuestras carillas (📷 4.41). La anatomía ideal en un paciente que presenta grandes troneras será aquella que presente dichas troneras incisales muy abiertas, es decir anatomías ovaladas. Cuando cerramos las troneras gingivales en pacientes periodontales aparecen puntos de contacto extremadamente largos, que dan como resultado una apariencia estética desfavorable. Sin embargo, abriendo las troneras incisales reduciremos la longitud del punto de contacto y favoreceremos la estética dentaria.

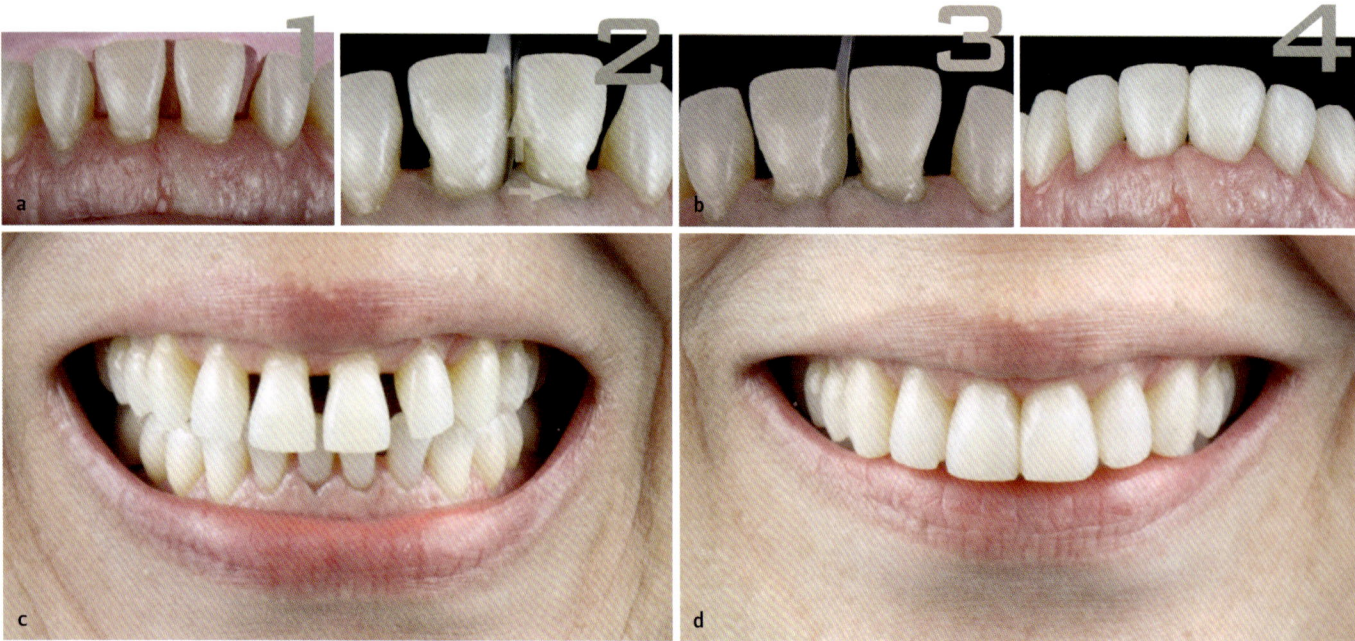

📷 **4.40** a–b) Los 4 pasos del acabado y pulido. c) Situación previa al uso de composite. d) Situación final, óptima para el tallado de carillas.

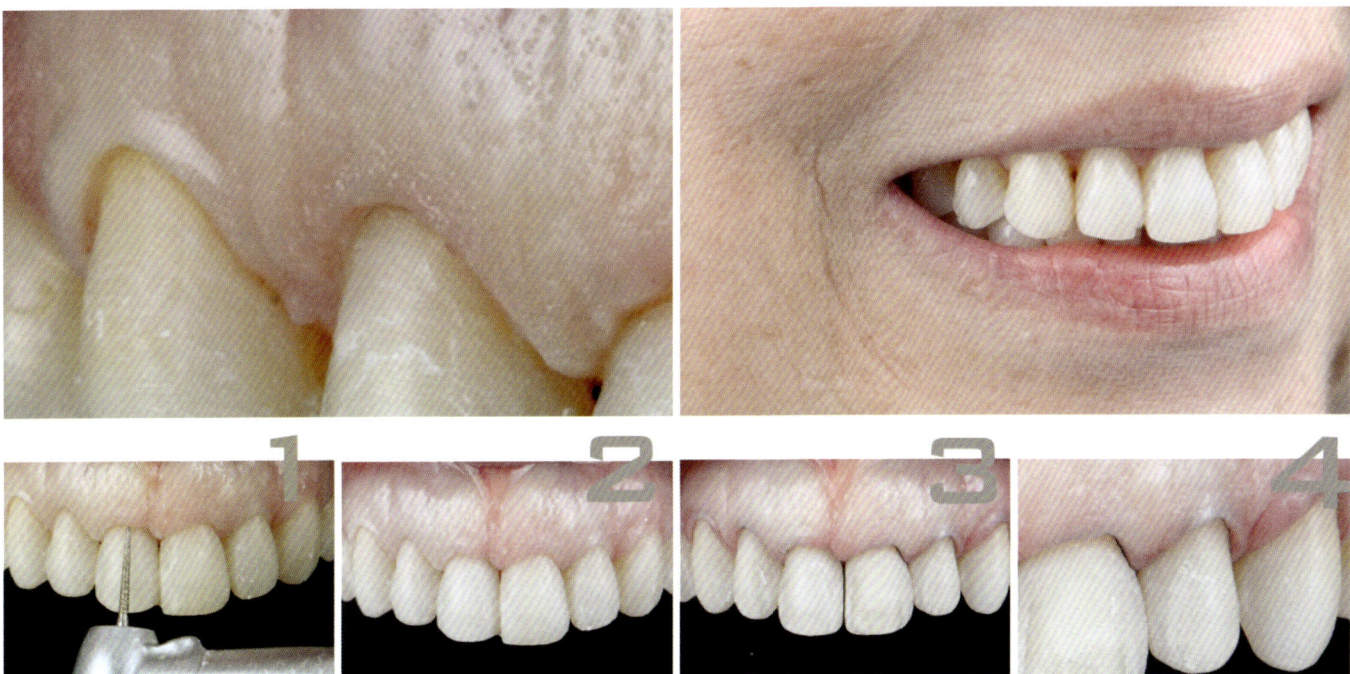

📷 **4.41** Tallado de carillas tras los tratamientos previos. Se consigue un resultado excelente.

Las ventajas e inconvenientes del uso de composite en estas situaciones se detallan a continuación.

- ○ Ventajas: posicionamiento gracias a las resinas compuestas de: forma del festoneado, localización del cenit, posicionamiento de puntas de papilas (cierre de troneras) y posicionamiento del punto de contacto. Tallado muy conservador debido a la vía de inserción favorable, mayor conservación de esmalte y mejor pronóstico de la adhesión por asentamiento en esmalte.
- ○ Inconvenientes: técnica difícil, interfase dentina-composite-carilla (Bertschinger *et al.*, 1996; Paul *et al.*, 1993).

CONCLUSIÓN

Como podemos observar y como conclusión del capítulo, hemos jugado los "Ases" de los que disponíamos, mejorando con cada uno de ellos la situación inicial, avanzando poco a poco con nuestro paciente para que nuestras carillas adquieran un resultado final óptimo desde un punto de vista estético, y sobre todo, conservador (📷 4.42).

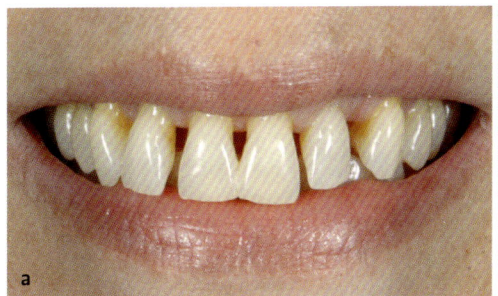
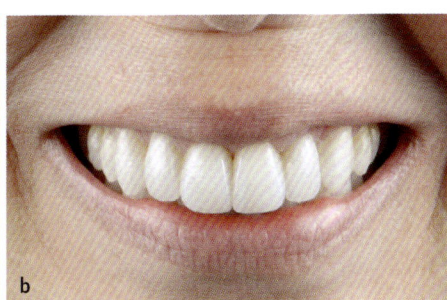
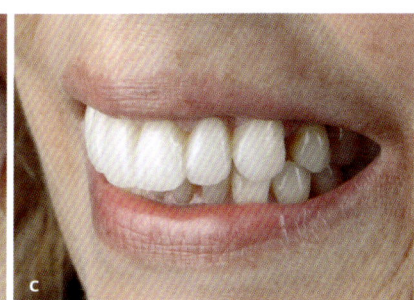

📷 **4.42** a) Situación inicial. b, c) Resultado final óptimo, tanto desde el punto de vista estético como conservador.

Bibliografía

Bertschinger C, Paul SJ, Luthy H, Schaerer P. Dual application of dentin bonding agents: Its effect on the bond strength. Am J Dent, 1996; 9:115-119.

Besek M, MormannWH, PersiC, lulz F. The curing of composites under Cerec inlays. Schweiz Monalsschr Zahnmed, 1995; 105:1123-1128.

Coachman C, Ramos DSP, Bohner L, Ramirez-Marrero P, Sesma N. Facially driven interdisciplinary integrated digital orthodontics. Compendium of Continuing Education in Dentistry, 2021, vol 42(10).

Coachmann C, Calamita M. Digital Smile Design: A tool for treatment planning and communication in esthetic dentistry. Quintessence Dent Techno, 2012; 35:101-109.

García-Baeza D, Saavedra C, García-Adámez R. Indirect Porcelain Veneers in Periodontally compromised teeth. The hybrid technique: a case report. The International J. of Esthetic Dentistry, 2015; 10(3):414-26

Gargiulo AW, Wentz FM, Orban B. Dimensions and relations of the dentogingival junction in humans. J Periodontol, 1961 Jul; 32(3):261-7.

González-Martín O, Carbajo G, Rodrigo M, Montero E, Sanz M. One-versus two-stage Crown lengthening surgical procedure for aesthetic restorative purposes: A randomized controlled trial. Journal of Clinical Periodontology, 2020; 47:1511-1521.

Gurrea J, Bruguera A. Wax-up and mock-up. A guide for anterior periodontal and restorative treatments. Int J Esthetic Dent, 2014; 9:146-162.

Magne P, Belser U. Bonded porcelain restorations in the anterior dentition: a biomimetic approach. Chicago: Quintessence, 2002.

Magne P, Douglas WH. Interdental design of porcelain veneers in the presence of composite fillings: finite element analysis of composite shrinkage and thermal stresses. Int J Prosthodont, 2000; 13:117-124.

Oteo-Morilla C, Cantero-Gómez M. Comparative Clinical Study of Two Whitening Protocols. Int J Periodontics Restorative Dent 2023 Sep-Oct;43(5):630-637.

Paul SJ, Scharer P. Factors in dentin bonding. Part II: A review of the morphology and physiology of human dentin. J Esthet Dent, 1993; 5:51-54.

Roult JF, Soderholm KJ, Longmate J. Effects of treatment and storage conditions on ceramic/composite bond strenght. J Dent Res, 1995; 74:381-387.

Simon H, Magne P. Clinically base diagnostic wax-up for optimal esthetics: the diagnostic mock-up. J Calif Dent Assoc, 2008 May; 36(5):355-62.

Stahl SS, Witkin GJ, Diceasare A, Brown R. Gingival Healing I. Description of the Gingivectomy Sample. J Periodontology, 1968; 39:106-108.

Wilderman M N, Wentz FM, Orban B. J. Histogenesis of Repair after Mucogingival Surgery. J Periodontology 1960; 31:283-299.

Faceta de la Preparación

El valor de estar bien preparado para los desafíos que la vida presenta.

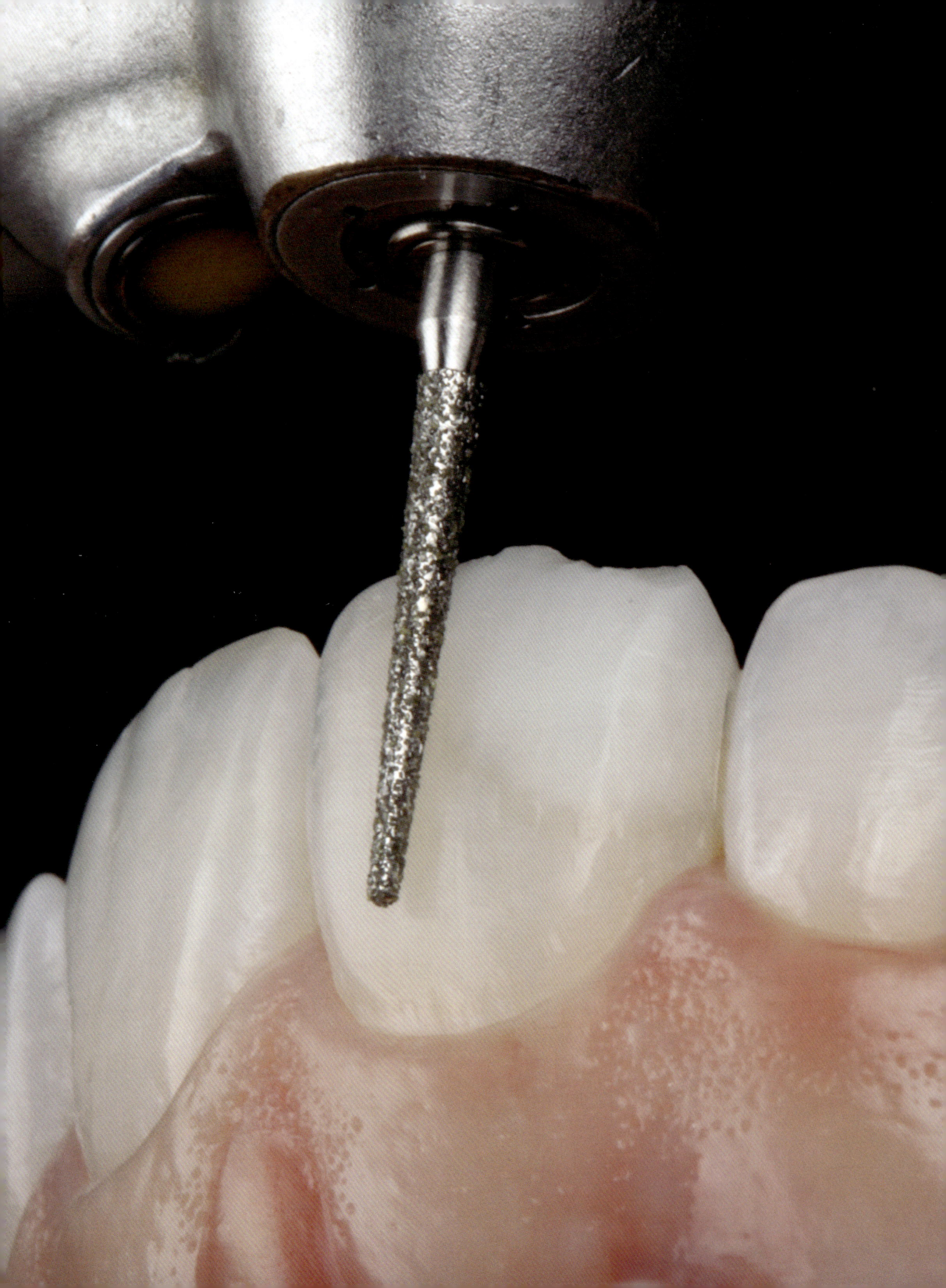

Preparación para carillas. Técnicas con y sin tallado

Juan Ruiz de Gopegui

El objetivo de una preparación dental para carillas es:

1. Obtener el espacio restaurador necesario para poder fabricar la restauración en el material definitivo.
2. El espacio restaurador obtenido, además, debe permitir conseguir el color final planificado.
3. Dar una vía de inserción adecuada para conseguir el completo asentamiento de la futura carilla.

Esta preparación será guiada por el diseño previo que hayamos validado.

Antes de realizar la preparación de carillas debemos hacer un breve diagnóstico periodontal que nos ayude a determinar el riesgo de recesión y otro en el que determinaremos el espacio restaurador y espacio necesario para la obtención del color final.

Diagnóstico periodontal

Nuestro objetivo con esta prueba diagnóstica es determinar si estamos ante un tejido con **riesgo de recesión** o, por el contrario, es un tejido estable. Este dato nos orientará en la toma de decisiones en cuanto al uso de hilo retractor, su numeración y el tiempo de colocación, ya sea en la fase de tallado, impresión o cementado.

Para el diagnóstico periodontal realizaremos dos pruebas diagnósticas que determinarán la posición vertical de la cresta ósea y el volumen del periodonto.

Prueba vertical

Con una sonda periodontal realizaremos un sondaje a cresta ósea. Según Kois (1994), podemos encontrar tres diferentes situaciones (📷 5.1):

1 **Cresta alta:** situación periodontal en la que tendremos una profundidad de sondaje a cresta ósea de menos de 3 mm. En esta circunstancia deberemos evitar posicionar la línea de terminación en una posición subgingival, ya que tendremos una probabilidad muy alta de invasión del espacio biológico.

2 **Cresta normal:** situación periodontal en la que tendremos una profundidad de sondaje a la cresta ósea de 3 mm. En este caso, siempre y cuando no sea un biotipo fino, sí que podríamos plantear la posibilidad de colocar la línea de terminación en una posición subgingival.

3 **Cresta baja:** situación periodontal donde la profundidad de sondaje a la cresta ósea es de más de 3 mm. En estos casos, podríamos situar la línea de terminación en una posición subgingival siempre y cuando no sea un biotipo fino. En estas situaciones tendremos una menor probabilidad de invadir el espacio biológico, aunque sigue existiendo riesgo de recesión, ya que el periodonto tenderá a volver a posicionarse a 3 mm de la cresta ósea, reestableciendo el ancho biológico.

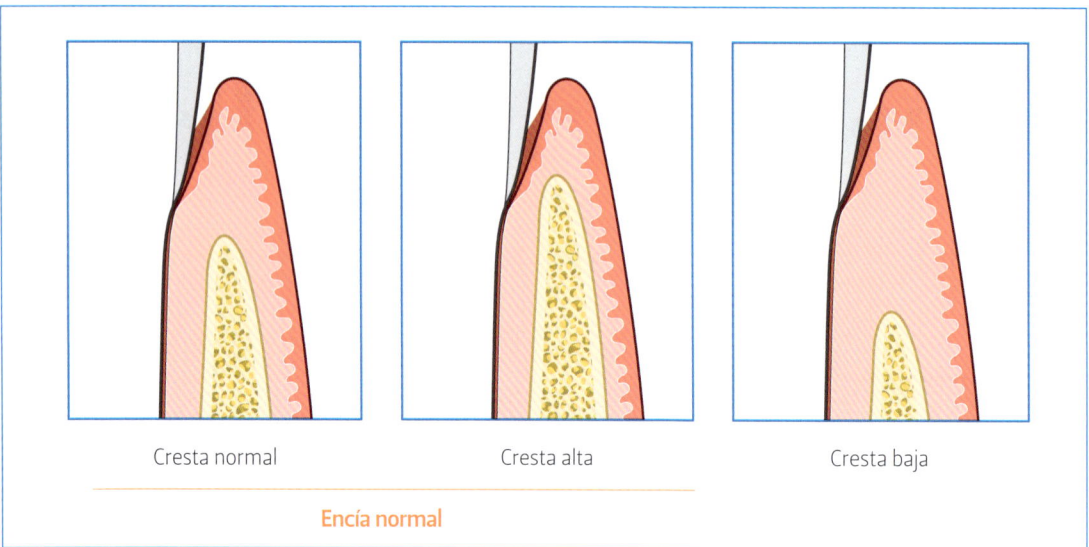

Cresta normal   Cresta alta   Cresta baja

Encía normal

📷 **5.1** Imagen adaptada del artículo de Kois (1994). Muestras las tres diferentes situaciones que podemos encontrar con respecto a la posición de la cresta ósea.

Prueba horizontal

Una vez determinada la posición vertical de la cresta ósea, debemos conocer el volumen de los tejidos. Maynard y Wilson (1979) clasificaron en cuatro tipos las diferentes situaciones que se pueden dar según la estabilidad de los tejidos periodontales (📷 5.2). De esta forma, tendríamos de más estable a menos estable:

- **Tipo 1**: aquella situación en la que tengamos una anchura de cresta alveolar y encía anchas.
- **Tipo 2**: cresta alveolar ancha y encía fina.
- **Tipo 3**: cresta alveolar estrecha y encía gruesa.
- **Tipo 4**: cresta alveolar estrecha y encía fina.

La única forma de diagnosticar ambos parámetros (volumen de hueso y volumen de encía) es realizando una

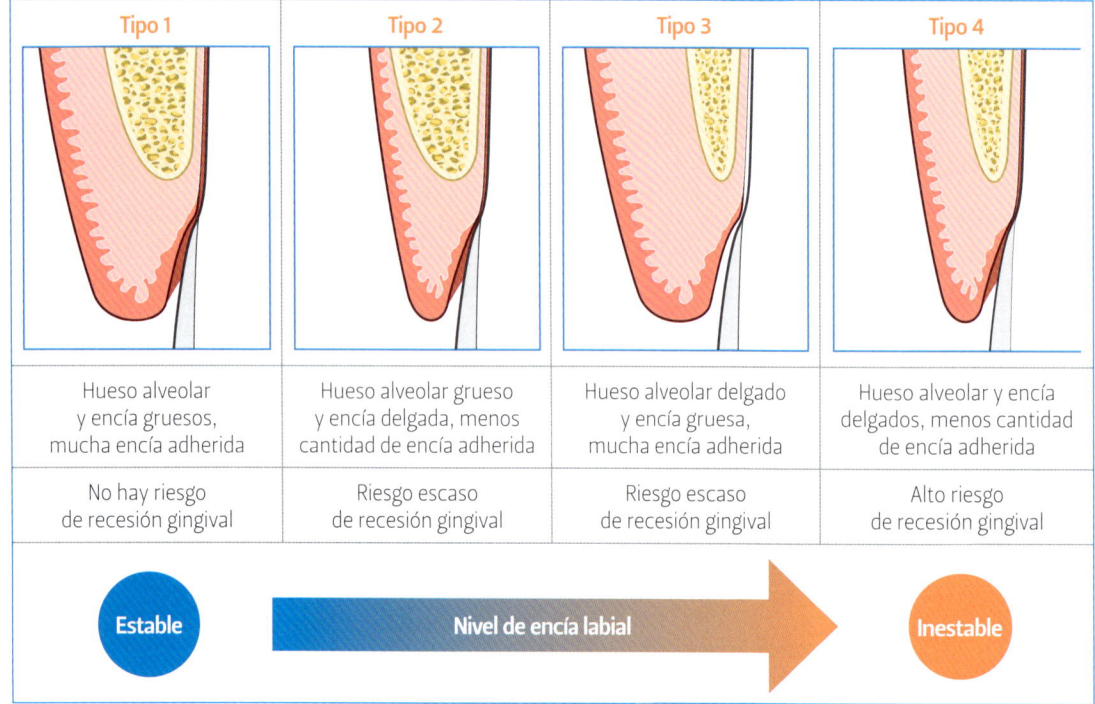

Tipo 1	Tipo 2	Tipo 3	Tipo 4
Hueso alveolar y encía gruesos, mucha encía adherida	Hueso alveolar grueso y encía delgada, menos cantidad de encía adherida	Hueso alveolar delgado y encía gruesa, mucha encía adherida	Hueso alveolar y encía delgados, menos cantidad de encía adherida
No hay riesgo de recesión gingival	Riesgo escaso de recesión gingival	Riesgo escaso de recesión gingival	Alto riesgo de recesión gingival

Estable → **Nivel de encía labial** → Inestable

📷 **5.2** Esquema obtenido del estudio de Maynard y Wilson (1979) en el que explica las diferentes combinaciones de grosor entre hueso alveolar y encía y su predisposición a la recesión.

tomografía computarizada de haz cónico (CBCT). Sin él, clínicamente podríamos diagnosticar el volumen de la encía mediante una prueba de color; sin embargo, en cuanto al volumen óseo, la única manera seguiría siendo mediante una prueba radiográfica.

La prueba de color consiste en introducir una sonda periodontal en el surco, en caso de que se transparentase el color de la sonda nos encontraríamos ante un biotipo fino; en caso contrario, ante un biotipo grueso.

EIA concept

Esthetic integration area concept (EIA concept) es una técnica diagnóstica para establecer el espacio restaurador disponible y su relación con la integración estética.

En las zonas posteriores, somos capaces de determinar de una manera muy rápida si tenemos espacio restaurador, ya que hay una pieza antagonista que nos marca el espacio que hemos creado. Es decir, disponemos de referencias que nos dicen cuánto debemos tallar o cuánto debemos encerar.

Sin embargo, cuando trabajamos en la cara vestibular, al no disponer de una pieza antagonista no podemos determinar ese espacio. Esto, *a priori*, parece una ventaja, ya que siempre podríamos plantear nuestros diseños o encerados desde un punto de vista aditivo. Pero, por el contrario, el control del volumen de la restauración en este sentido es determinante para la estética y su integración con los tejidos.

El EIA concept establece una serie de referencias periodontales que delimitan el espacio de la restauración tanto en la zona vestibular como en la zona interproximal. Una vez localizadas, nuestra recomendación para analizar este espacio sería realizar un escaneado intraoral con el que obtendremos una malla sobre la cual realizaremos las mediciones.

Realizaremos dos cortes: uno sagital y otro horizontal.

En el **corte sagital** marcaremos un punto en la zona de máximo volumen del margen gingival. Desde este punto hasta la cara vestibular, realizaremos una medición lineal. El resultado de esta medición será el espacio restaurador del que disponemos en la zona vestibular (📷 5.3).

En el **corte horizontal**, con la malla colocada en una visión oclusal, buscaremos las zonas más prominentes de las papilas. Marcaremos estas zonas conocidas como cima de las papilas con dos puntos, uno en la papila mesial y otro en la distal.

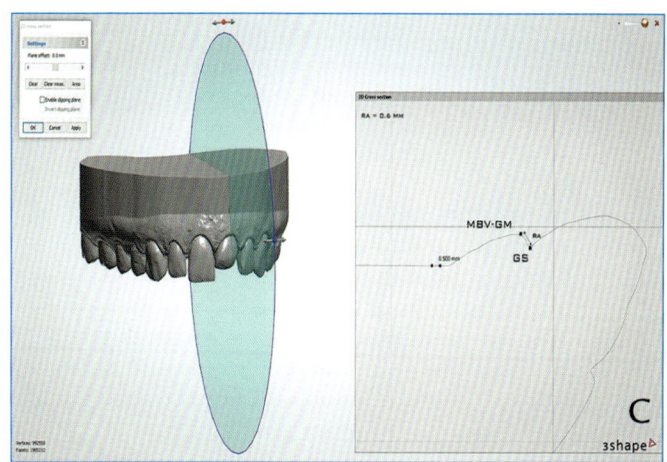

📷 **5.3** Imagen obtenida del estudio de Ruiz de Gopegui (2022) en la que se muestra un análisis del espacio restaurador (RA) mediante un corte sagital.

Una vez localizados, trazaremos un corte horizontal que pase por ambos puntos. Ahora, realizaremos una medición lineal desde la cara vestibular del diente a la cima de la papila. El resultado de esta medición será el espacio restaurador del que disponemos en las zonas interproximales.

Según la filosofía EIA concept, si no sobrepasamos estos límites tridimensionales, obtendremos una restauración integrada periodontalmente. Nuestros resultados serán naturales, casi invisibles. Por el contrario, cuanto más sobrepasemos estos límites, mayor probabilidad tendremos de obtener resultados artificiales.

EIA CONCEPT Y COLOR

Para finalizar esta fase diagnóstica, nos faltaría un último dato, ¿cuánto espacio necesito para obtener el color final planificado? La técnica descrita por Coachman *et al.* (2014) propone realizar un cálculo antes de realizar la preparación. Así, sabiendo que por cada 0,3 mm de espacio somos capaces de cambiar un tono el sustrato del diente, con la siguiente operación se obtiene el espacio restaurador necesario para la obtención del color final:

Volumen de encerado (*EIA concept*)	−	Espacio para el color final*	=	Volumen de preparación real sobre el esmalte

*Color de diente A3 y queremos A1 —lo que supone ganar 2 tonos—   = 2 × 0,3 mm = 0,6 mm

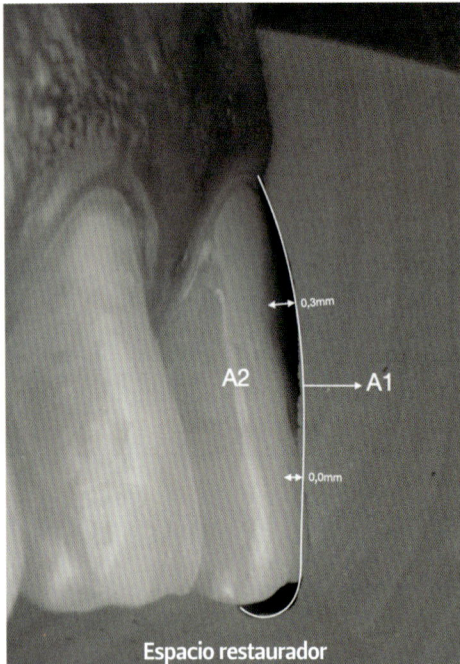

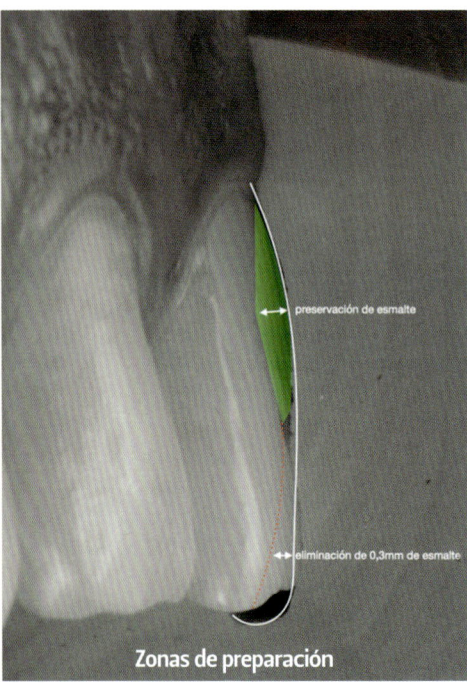

5.4 Imagen en la que se muestra cómo hacer el cálculo del espacio restaurador y cómo afectará por zonas en la eliminación del esmalte dentario. La fórmula para calcular el espacio restaurador con un color de base A3 y un color final planificado A1 será de 0,6 mm.

Preparación de las carillas con tallado

Gracias a la cementación adhesiva, en este tipo de preparación no es necesario realizar formas geométricas retentivas, por lo que podemos considerarlo como un tratamiento conservador.

La preservación del esmalte dentario es la garantía de éxito a largo plazo de este tipo de tratamientos. El **espacio restaurador**, junto con **el espacio** necesario para el **color final** y la **vía de inserción**, son los tres parámetros que determinan la cantidad de esmalte que debemos eliminar en la preparación.

Antes de comenzar a preparar el diente, debemos tener claro cuál será el diseño de preparación de carilla que vamos a realizar. Analizaremos, por lo tanto, la situación de cada diente para seleccionar el diseño de preparación.

En este apartado sobre preparación de carillas con tallado aprenderemos los diferentes **diseños de preparaciones** que existen y sus **indicaciones clínicas**. Veremos el **instrumental** necesario o recomendado, así como los **materiales** que se precisan antes de comenzar el tallado. Además, definiremos una **secuencia de tallado** simplificada que nos ayudará a realizar tallados correctos evitando cometer errores.

Diseño de las preparaciones

Fragmentaremos por áreas la preparación para carillas y analizaremos cada una de ellas, lo que ayudará a tomar las decisiones correctas en cuanto al diseño de la preparación.

A pesar de que hagamos un análisis por zonas de manera aislada, y en cada una de ellas tomemos diferentes decisiones en cuanto al diseño de la preparación, todas ellas están interrelacionadas, por lo que las decisiones en un área podrán afectar al diseño de las otras.

Las cuatro áreas (📷 5.5) en las que dividimos la preparación son:

1 área cervical,
2 área interproximal,
3 área incisal y
4 área vestibular.

1. ÁREA CERVICAL

El área cervical (📷 5.6) es el espacio comprendido desde la punta de la papila mesial a la punta de la papila distal. Este espacio de la preparación contiene varios detalles determinantes en la integración final de la carilla, por lo que vamos a volver a dividirlo en dos zonas: **zona del margen gingival** y **zona de papilas** (📷 5.7).

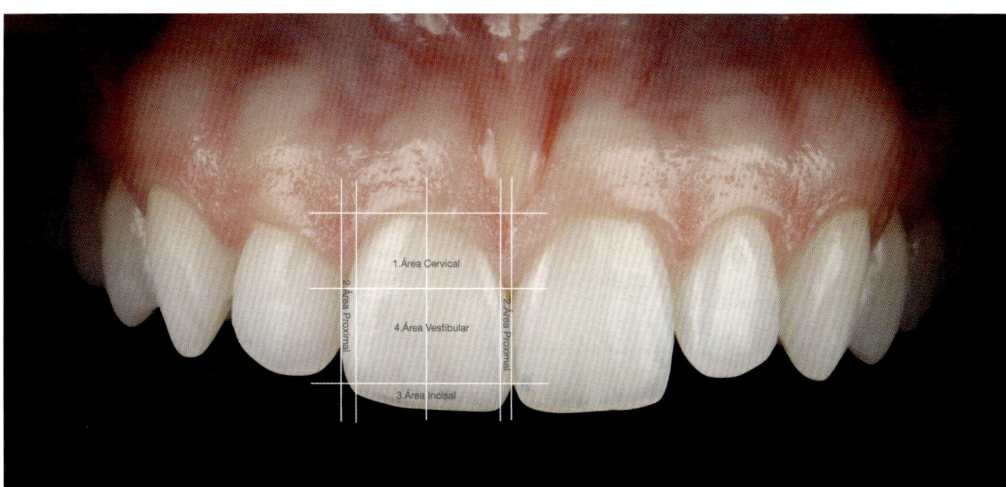

📷 **5.5** Segmentación de la prepara-ción por áreas para su análisis por-menorizado.

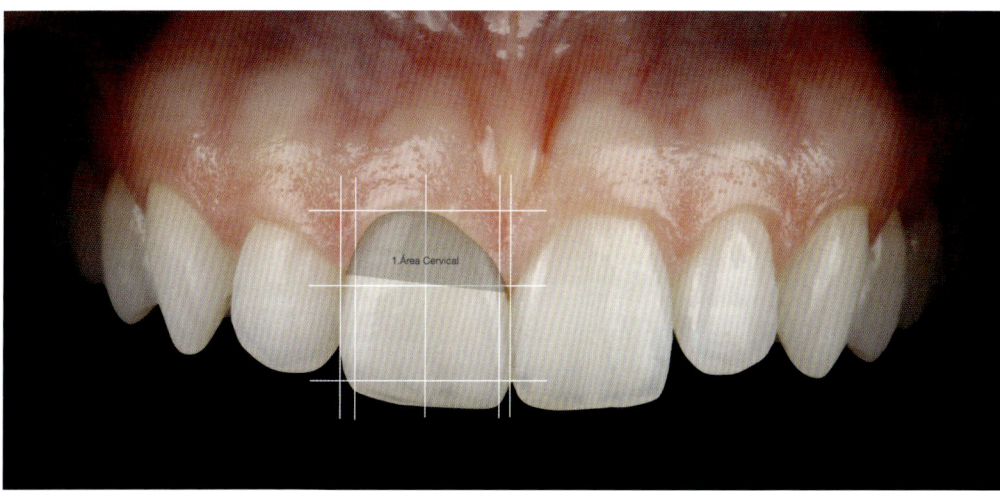

📷 **5.6** Área cervical.

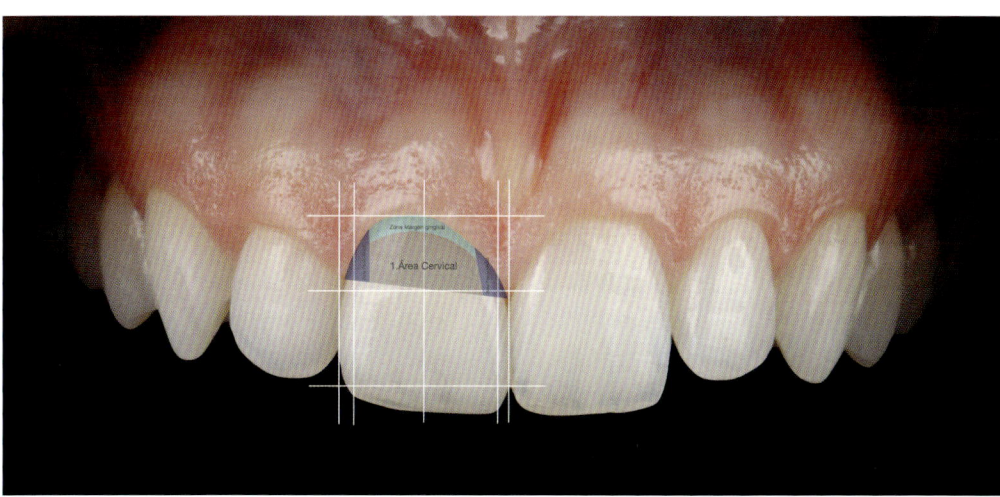

📷 **5.7** División por zonas del área cervical.

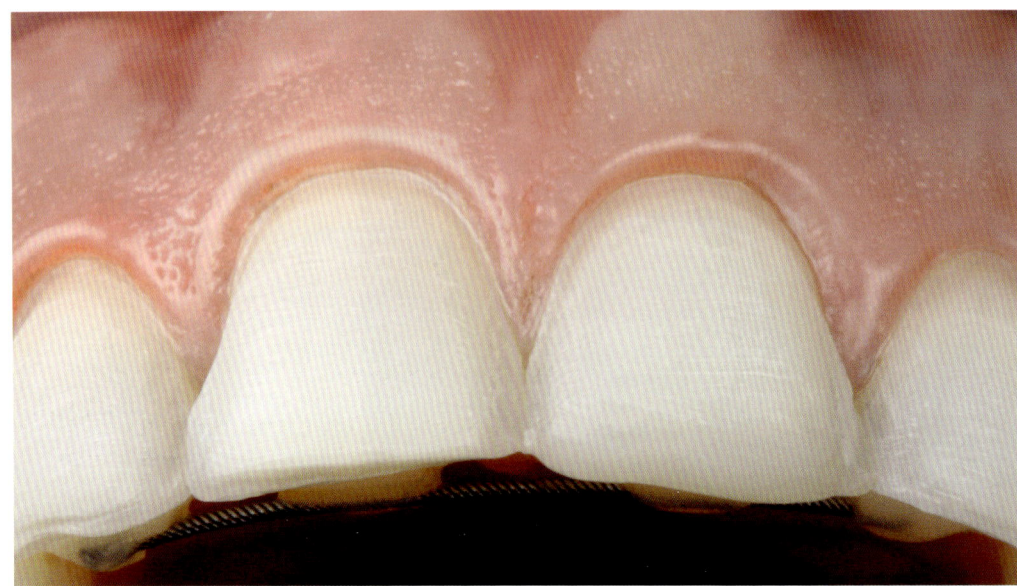

5.8 Fase de la preparación en la que se puede apreciar cómo en la zona cervical hay una terminación en filo de cuchillo yuxtagingival.

Como protocolo en el diseño de la preparación de esta zona, realizaremos una preparación en filo de cuchillo en posición yuxtagingival (5.8). La fresa de elección para trabajar en esta zona es la Komet 850 314 014. Los motivos por los cuales hayamos seleccionado este diseño como nuestro *gold standard* son:

o Preparación más conservadora. Al ser una preparación vertical y no tener que realizar ninguna forma geométrica en el margen, conservaremos al máximo el fino esmalte dentario que se encuentra en la zona cervical.

o Línea de terminación. Con este tipo de preparación sí dibujaremos una línea de terminación que permitirá al laboratorio localizar el final de la restauración. Esta línea garantizará la no invasión por parte del laboratorio de zonas no preparadas, una referencia de asentamiento correcto de la carilla, la no modificación de la forma del festoneado gingival y una garantía de imitación de la correcta forma dentaria planificada.

Toma de decisiones en el cambio de este diseño de preparación para la zona del margen gingival

La zona del margen gingival es la zona de la preparación cervical comprendida desde la línea ángulo mesial a la línea ángulo distal. Durante el proceso de fresado de esta zona, recomendamos preparar únicamente con la fresa el tramo que va de la línea ángulo mesial a la línea ángulo distal siguiendo el festoneado gingival dejando la línea de terminación yuxtaginival. La inclinación de la fresa debe ir lo más paralela posible al eje coronario.

Vamos a ver ahora dos situaciones en las que sí debemos variar nuestra preparación de elección, ya sea en la **posición** de la línea de terminación (de yuxtagingival a subgingival) o en la elección de la **geometría de la preparación** (de filo de cuchillo a *champfer*). Estas (las) dos situaciones que pueden ser son, o por un problema de color o por una deslocalización del cenit.

1 **Problemas de color**. Nos veremos obligados a cambiar la posición de la línea de terminación a una posición subgingival (5.9). De esta manera, conseguiremos esconder el color oscuro del diente. Inicialmente realizaremos una preparación yuxtagingval, una vez establecida la preparación a esta altura, colocamos un hilo de retracción de #000, de punta de papila a punta de papila. El hilo generará una retracción del margen de 0,5 mm. Tras esta retracción, volveremos a tallar llevándonos la línea de terminación hasta la nueva posición gingival. Esta situación de problema de color también puede provocar la necesidad de un cambio de geometría en la preparación por una falta de espacio restaurador. En estos casos en los que necesitamos más espacio a nivel cervical, realizaremos una preparación tipo *champfer*, que ayudará a ganar este espacio. El paso a paso sería igual que en el anterior: primero realizaremos una terminación en *champfer* yuxtagingival, después colocamos un hilo de retracción y, por último, llevamos la terminación de nuestra preparación a la nueva posición del margen gingival.

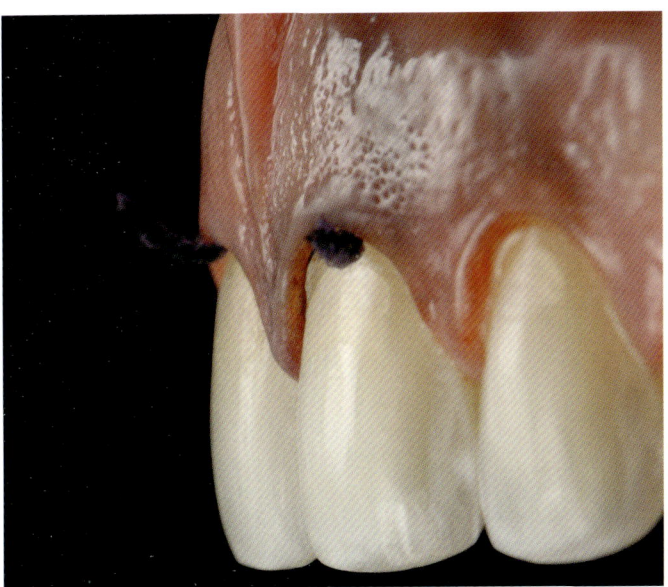

📷 **5.9** Situación de color desfavorable en la zona cervical donde se realizó una preparación en *champfer* subgingival. Apréciese el color grisáceo del cuello y cómo se cambió la configuración geométrica del margen.

2 Deslocalización del cenit gingival. Es una situación de preparación cervical más compleja (📷 5.10). Para poder realizar un cambio en la forma o posición del margen gingival, debemos colocar parte de la línea de terminación en una posición subgingival. La zona de la terminación que coloquemos subgingivalmente será la zona que presionaremos con la carilla para desplazar el tejido a la posición deseada.

Esta situación nos obliga a realizar una preparación mixta, en la que tendremos una línea de terminación que irá desde las zonas yuxtagingivales a las zonas subgingivales. Para una correcta realización de este tipo de terminación necesitaremos, además de la colocación de un hilo retractor, una nueva guía de control que marcará la posición vertical de la línea de terminación. Esta guía puede ser un *essix* con el festoneado correcto obtenido del encerado, donde los cenits están corregidos. Esta modificación en el festoneado y posición de cenit garantizará también la correcta forma dentaria planificada.

Toma de decisiones en el cambio de este diseño de preparación para la zona de papilas

La zona de papilas es la zona de la preparación cervical comprendida desde la línea ángulo mesial a la punta de la papila mesial y desde la línea ángulo distal a la punta de la papila distal. En esta zona seguiremos con la fresa Komet 850 314 014, pero en algunos casos con poco espacio por la proximidad del diente adyacente cambiaremos a la Komet 850 314 012.

Podemos decir que esta es la zona clave o la más importante para la integración estética de la carilla. La correcta preparación de esta área provocará el efecto de "nacimiento de la carilla desde la encía".

La máxima dificultad de tallado en estas zonas reside en el cambio de plano existente entre la zona del margen gingival y la zona de papilas, es decir, en la zona de líneas ángulo (📷 5.11). En el tallado en la zona del margen gingival, por lo general, tenemos posicionada la fresa con una inclinación muy paralela al eje dentario. Sin embargo, la inclinación con la que tenemos que preparar la zona de las papilas es mucho más perpendicular a la cara vestibular. Este cambio de orientación de la fresa puede provocar que no acerquemos lo suficiente la línea de terminación a la papila y, en consecuencia, dejemos la línea de terminación expuesta. Este es uno de los errores más frecuentes que acaba provocando la exposición de la interfase diente-carilla desde una vista lateral.

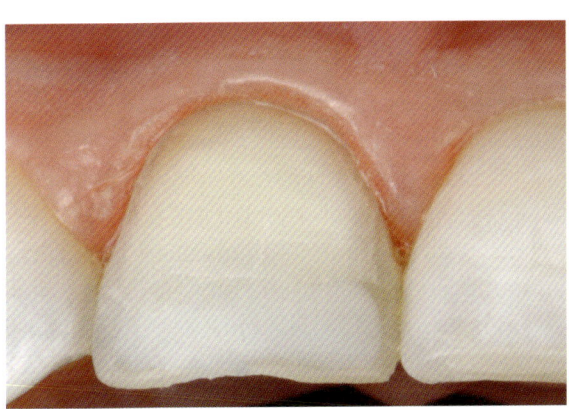

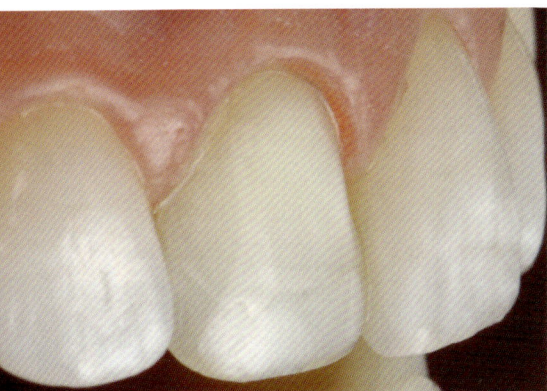

📷 **5.10** Situación en la que se optó por una línea de terminación mixta en filo de cuchillo. Esta línea queda situada subgingival en la zona del margen donde queremos ejercer la presión con la carilla para reposicionar el cenit correctamente.

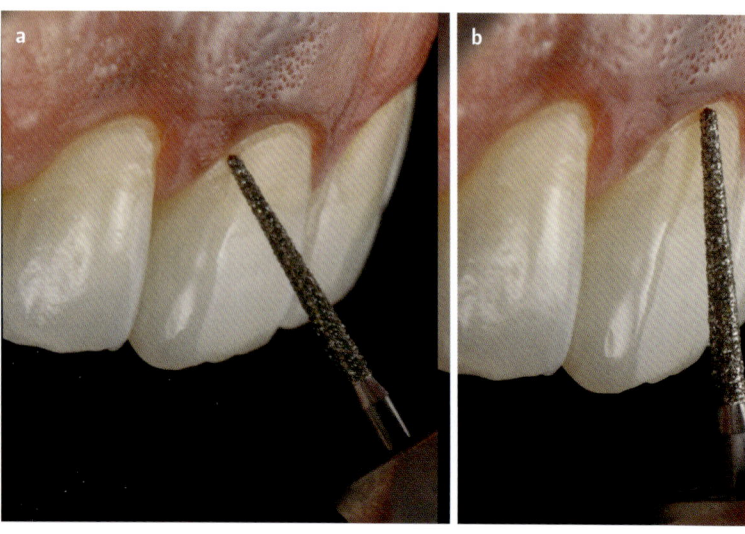

📷 **5.11** Cambio de plano entre la zona vestibular (a) y zona de papila (b), y cómo debe ser, en consecuencia, el cambio de inclinación del multiplicador para poder tratarla de forma correcta.

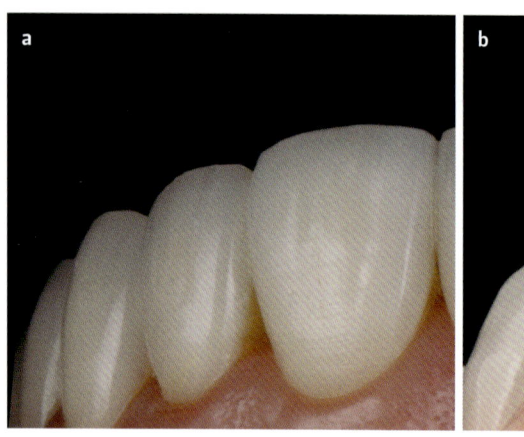
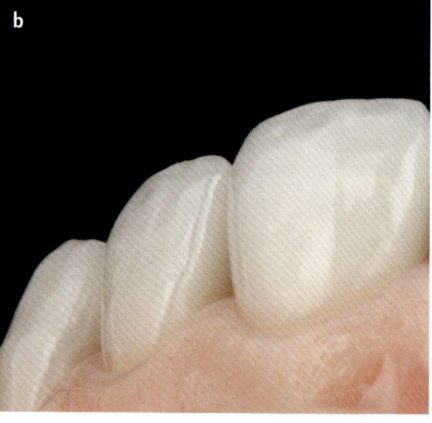

📷 **5.12** a) Preparación correctamente realizada y una muy buena integración de la carilla con el periodonto. b) Preparación deficiente. Se aprecia cómo la línea de terminación no se ajustó lo suficiente a la zona de papila y cómo queda expuesta la interfase diente-carilla. Además de quedar expuesta la unión diente-carilla, esto genera un efecto de restauración no integrada.

Por ello, debemos concentrar nuestros esfuerzos en seguir el recorrido de la papila con la punta de la fresa, acercándonos al máximo a la encía siguiendo el contorno papilar, generando una línea de terminación que finalice debajo de la punta de la papila (📷 5.12).

Las situaciones que nos obligan a cambiar la **posición** en la línea de terminación o **la geometría** de la preparación en esta zona de papila son:

1 **Problemas de color**. Realizaremos la misma toma de decisiones que se comentó en el apartado problemas de color de la zona margen gingival.

2 **Cierre de troneras**. En presencia de troneras gingivales, deberemos profundizar aún más, dejando la terminación hacia palatino y desde una posición subgingival. El objetivo es conseguir un perfil de emergencia progresivo en esta zona.

3 **Cierre de diastemas**. En presencia de diastemas realizaremos una línea de terminación subgingival y palatinizada con el mismo objetivo que teníamos en el cierre de troneras.

¿Qué hilo retractor uso y cuándo debo usarlo?

En nuestro protocolo de tallado se realiza una preparación sin hilo retractor, ya que por definición haremos terminaciones yuxtagingivles. Sin embargo, hay situaciones que nos obligarán a la colocación de hilos:

○ **Problemas de color**. En este caso se tendrán que colocar los márgenes de la preparación en una posición subgingival para ocultar el color oscuro.

○ **Cierre de diastemas o troneras gingivales**. En estos casos se generararán perfiles de emergencia progresivos.

○ **Cambios en la localización del cenit**. Zonas gingivales que queramos presionar con la carilla para modificar su posición.

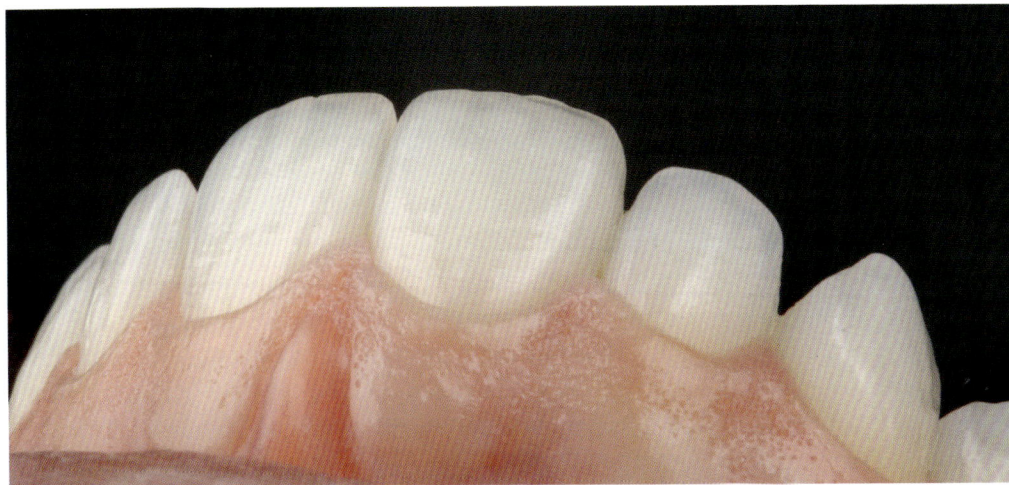

📷 **5.13** Pieza #11 tratada con una carilla feldespática. En este caso se realizó una correcta preparación en zona de papilar y se consiguió la integración estética.

El hilo recomendado es Ultrapack #000, #00 y #0. El tiempo de uso debe ser el menor posible para evitar posibles recesiones futuras.

Aun así, por encima de estas situaciones que aconsejan el uso de hilo retractor estaría el diagnóstico periodontal. Si estuviéramos ante un biotipo fino con una cresta ósea alta, deberíamos evitar el uso del hilo por el alto riesgo de recesión.

> Como conclusión de este apartado, decir que **la preparación de esta zona es la clave en la integración estética de la carilla con los tejidos periodontales.** Si conseguimos posicionar de manera correcta la línea de terminación y, además, conseguimos dar espacio correcto para la restauración, la integración será total (📷 5.13).

2. ÁREA INTERPROXIMAL

El área interproximal (📷 5.14) es el espacio comprendido en sentido vertical desde la punta de la papila hasta el comienzo de la tronera incisal. Las estructuras que pueden estar presentes o no en este espacio y que condicionarán nuestro diseño de preparación son los **puntos de contacto, los diastemas y las troneras gingivales.** La geometría de elección seguirá siendo en filo de cuchillo.

En esta área de la preparación será donde tomemos la decisión del tipo de vía de inserción que llevará nuestra futura carilla. Por defecto, será una vía de inserción horizontal, ya que es la manera más conservadora de tener un asentamiento completo de la carilla. Sin embargo, es frecuente encontrar situaciones que nos obliguen a realizar una vía de inserción vertical, como la presencia de diastemas o troneras gingivales. La ventaja de esta

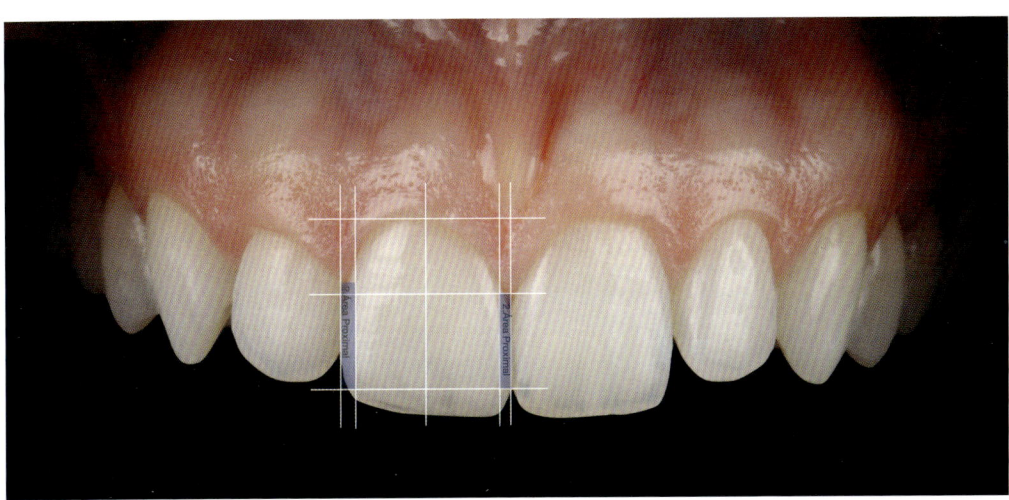

📷 **5.14** Área interproximal resaltada en la imagen.

vía vertical es que nos permite presionar ligeramente el tejido interproximal para solucionar de manera más adecuada estos defectos proximales.

Además, en esta zona interproximal la presencia de estos defectos (diastemas o troneras gingivales) podrán afectar a la posición de la línea de terminación en el **área cervical**, lo que hace necesario colocar esta línea en una posición subgingival con el objetivo de realizar un contorno más suave. Recordemos que, aunque estemos realizando un análisis por áreas, la toma de decisiones en cuanto al diseño de la preparación debe hacerse de manera conjunta por la interrelación entre dichas áreas.

Análisis de los puntos de contacto

Los puntos de contacto como protocolo intentaremos mantenerlos (📷 5.15), ya que su eliminación implicaría ser más invasivos en la preparación. Sin embargo, se darán situaciones en las que tengamos que eliminarlos o profundizar en ellos durante la preparación. De esta manera, podemos dividir estas situaciones en dos grupos: uno en el que realizaremos un análisis de la anatomía del contacto (el cual determinará el abordaje correcto) y otro en el que, independientemente de la anatomía del contacto, tendremos que eliminarlos.

Según la anatomía del punto de contacto

- **Puntos de contacto estrechos (T1).** Son aquellos casos en los que realmente el contacto entre diente y diente es únicamente un punto. En estos caso llevaremos la preparación hasta el límite final del propio punto de contacto, es decir, prepararemos hasta llegar a palatino. Eliminaremos por completo el contacto (📷 5.16).
- **Puntos de contactos anchos (T2).** Son áreas de contacto; en estos casos, si elimináramos por completo

el contacto generaríamos una agresión relevante en la zona interproximal. Nuestra recomendación es la preparación hasta la mitad del punto de contacto. Después realizaremos un leve *stripping* que debe permitir el paso de una seda dental sin que se enganche. Esto nos ayudará a evitar desgarros del material de impresión durante la desinserción de la cubeta en la fase de impresión y, además, facilitará al laboratorio la preparación del modelo.

- **Preservación del punto de contacto (T3).** Llevaremos la preparación hasta justo el final de la línea ángulo y comienzo del punto de contacto, sin llegar a introducirnos en este. Esta es la situación más conservadora, ya que no entramos a preparar esta zona. Esta circunstancia se podrá dar en casos favorables de color, posición y situación periodontal (📷 5.17).

Situaciones en las que se ha de eliminar el punto de contacto con independencia de su anatomía

- **Corrección de los ejes dentarios.** Eliminaremos los contactos interproximales para poder realizar la corrección del eje dentario. La terminación será en una posición palatinizada terminando en filo de cuchillo.
- **Modificaciones de los espacios mesiodistales.** De nuevo, eliminaremos los contactos y dejaremos la terminación en palatino.
- **Clases III en composite.** En estas situaciones preferimos eliminar el contacto en composite y hacerlo en porcelana, ya que las tensiones que se generan por los cambios de temperatura en la interfase carilla-composite pueden provocar la rotura de esta unión. Lo correcto será cubrirlas, es decir, que las carillas cubran toda esta superficie para evitar así la posible fractura de esta zona de tensión proximal.

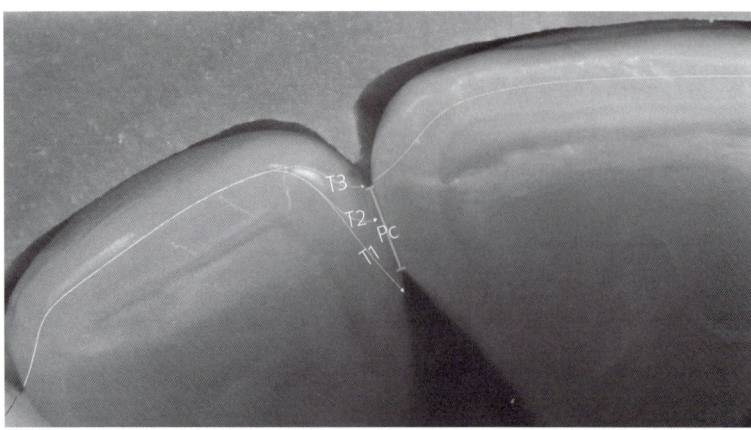

📷 **5.15** Análisis de los diferentes abordajes con respecto al punto de contacto. Pc: longitud del punto de contacto. Es la estructura anatómica que determina cómo tratar esta zona. T1: situación con un Pc muy corto en la que debemos eliminar el contacto llegando a palatino. T2: situación anatómica con un Pc muy largo. En estas situaciones nos quedaremos a mitad del Pc y limpiaremos el contacto con una tira de *stripping*. T3: situación de elección, en la que no entraremos a preparar la zona del Pc.

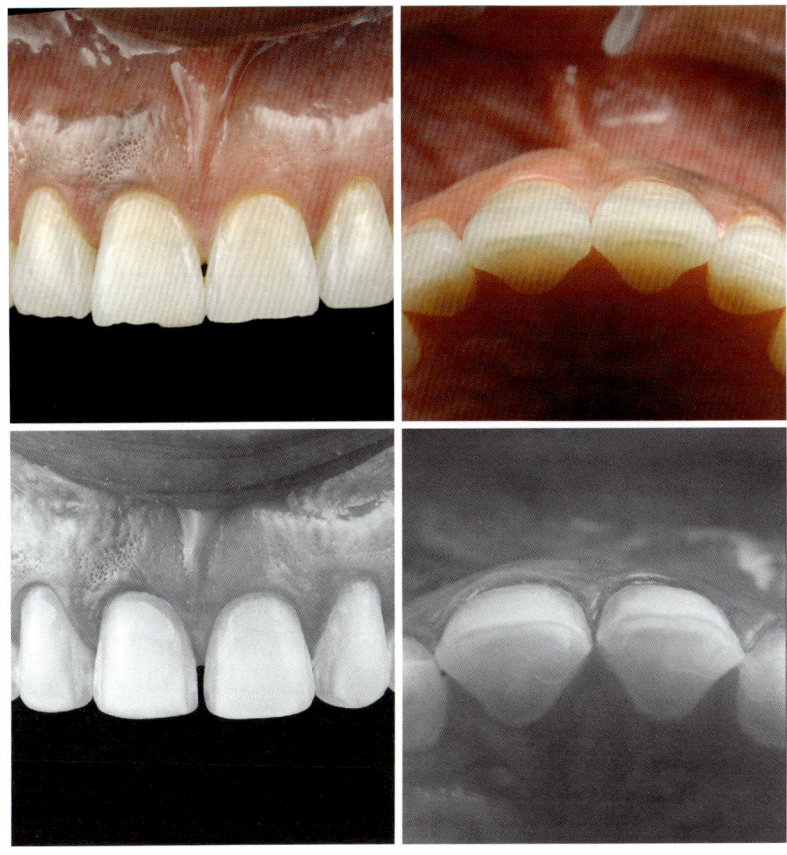

📷 **5.16** Diseño de preparación con eliminación del punto de contacto T1. En #11-#21 vemos la presencia de una tronera gingival. En este caso se decide eliminar este punto de contacto para la creación de un contorno más adecuado.

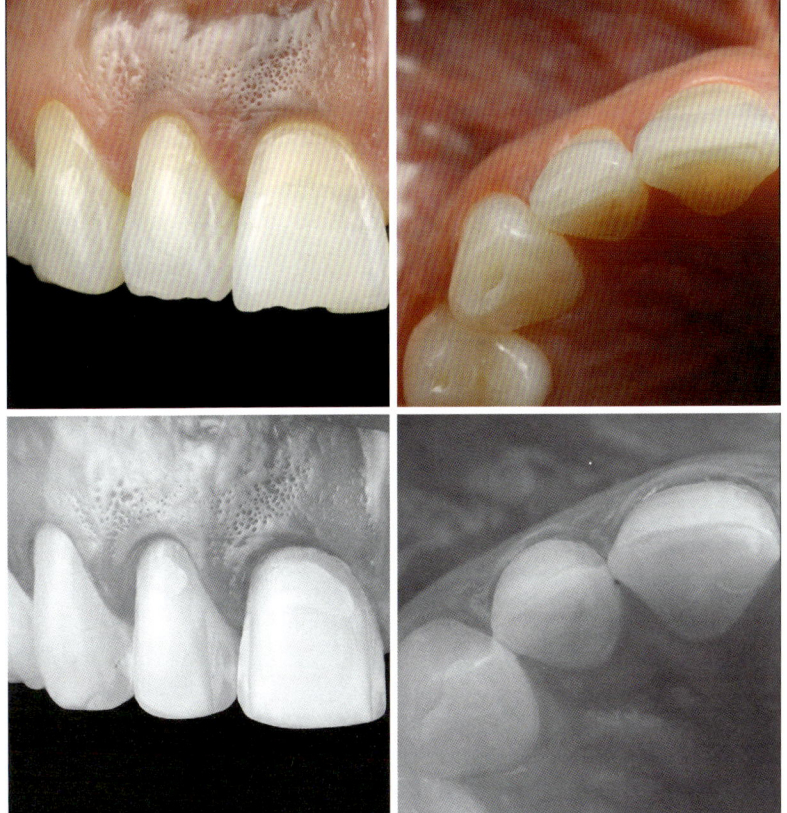

📷 **5.17** Misma pieza #11. En este caso, la zona interproximal distal no presenta tronera gingival, por lo que se decide realizar una preparación que no penetre nada en punto de contacto. Terminación más conservadora T3. De este modo, en un mismo diente podemos realizar abordajes diferentes en las zonas interproximales.

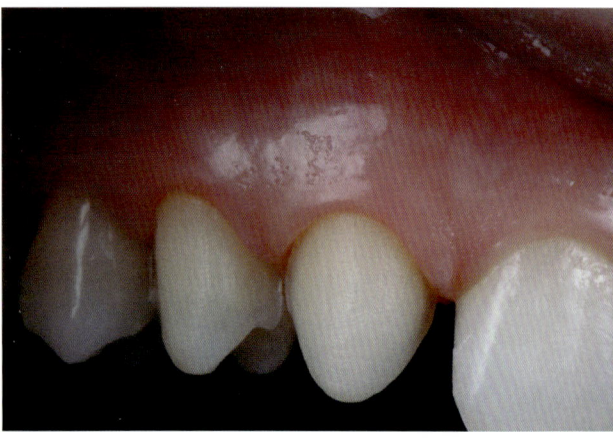
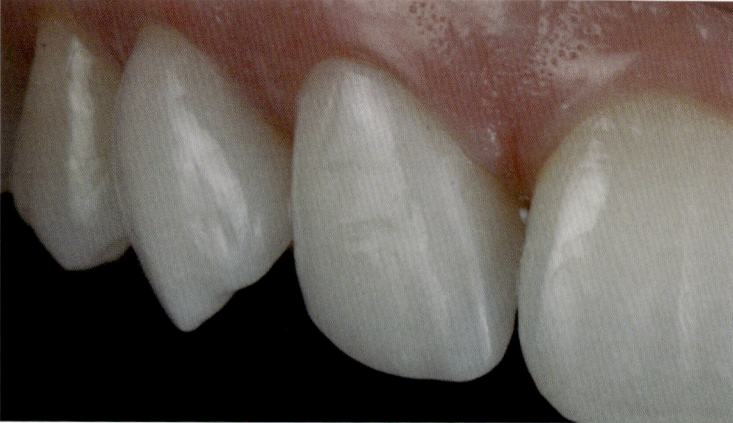

5.18 Preparación de una pieza #13. Al tener un diastema mesial, se optó por la creación de una vía de inserción vertical con una línea de terminación subgingival. Esto ayudó al manejo del cierre de la zona proximal mesial y de la zona papilar.

Análisis de los diastemas

En presencia de diastemas la preparación de la zona interproximal deberá llegar hasta palatino y la elección de la vía de inserción será una vía vertical. Esta selección permite cerrar de forma correcta el espacio interproximal, evitando crear aletas. Además, se pretende generar una ligera presión en la zona gingival para manejar y mejorar la posición papilar. La vía vertical, en estos casos, debe combinarse con una terminación subgingival en la zona de papila; así conseguiremos un correcto perfil de emergencia y evitaremos crear escalones (**5.18**).

La selección de este tipo de configuración de preparación para el tratamiento de diastemas no siempre es sinónimo de una preparación agresiva. Pueden darse casos de necesidad de cierre de diastemas por dientes conoides. En estas situaciones, no solo seremos conservadores, ya que apenas tendremos que tocar el diente sino que, además, será la vía ideal en la solución de esta situación.

Análisis de las troneras gingivales

La aparición de troneras gingivales suele ocurrir en pacientes periodontales o con anatomía dentaria triangular (**5.19**). El abordaje de estos defectos puede realizarse desde dos enfoques: situaciones de troneras gingivales pequeñas para las que realizaremos un tratamiento más conservador y situaciones con unas troneras más grandes, que se tendrán que tratar como si fueran diastemas.

- **Troneras gingivales pequeñas.** En estas situaciones seremos capaces de cerrar la tronera gingival de manera adecuada sin necesidad de eliminar el punto de contacto y mantener una vía de inserción horizontal. Sin embargo, en estos casos, sí que debemos modificar la posición de la línea de terminación en la zona de papila a una línea subgingival.

- **Troneras gingivales grandes.** En estos casos enfocaremos el diseño de la preparación como si fuera un diastema o, mejor dicho, convirtiéndola en diastema. Eliminaremos el punto de contacto, crearemos una

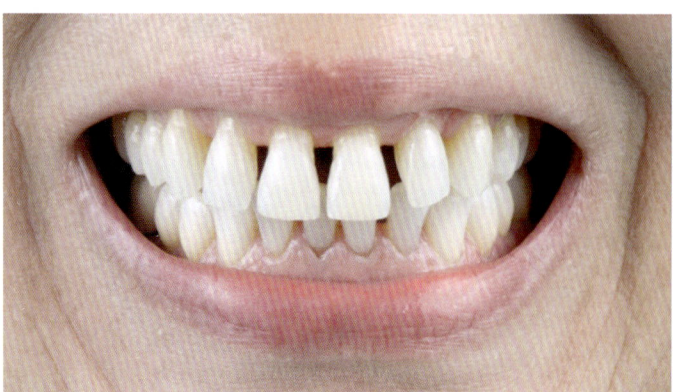
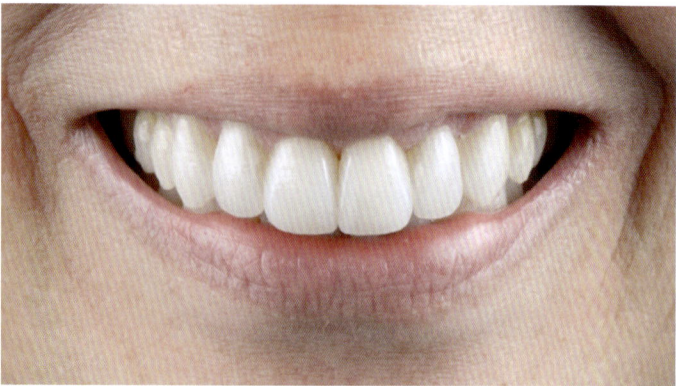

5.19 Paciente periodontal en el que, además de la presencia de troneras gingivales, se observan grandes diastemas. Caso resuelto con carillas de porcelana.

vía de inserción vertical y cambiaremos la posición de la línea de terminación en la zona de papila de yuxta-gingival a subgingival. De esta forma conseguiremos cerrar el espacio gingival y el proximal adecuadamente sin generar aletas ni escalones.

3. ÁREA INCISAL

Antes de analizar los tipos de terminación incisal es necesario conocer cómo se distribuyen las fuerzas alrededor del diente para tener un criterio biomecánico que nos permita seleccionar de forma correcta la terminación incisal (📷 5.20).

Desde el punto de vista biomecánico, las fuerzas oclusales en el sector anterior tienen un componente más horizontal que vertical. Este hecho genera la aparición de zonas de tensión y zonas de compresión sobre la super-ficie dentaria. Es necesario conocer cómo se distribuyen estas fuerzas.

De los estudios de Magne sabemos que las zonas cón-cavas son las zonas de acúmulo de estrés tensional y las zonas convexas son zonas que lo dispersan (📷 5.21). Las partes cóncavas donde se acumula el estrés tensional son las zonas más delicadas. Los materiales restauradores se comportan muy bien frente a fuerzas compresivas, pero tienen muy poca resistencia a fuerzas tensionales. Por lo tanto, si nuestra preparación en el borde incisal debe terminar en la concavidad platina debemos cono-cer cuál será la terminación incisal que más proteja la restauración.

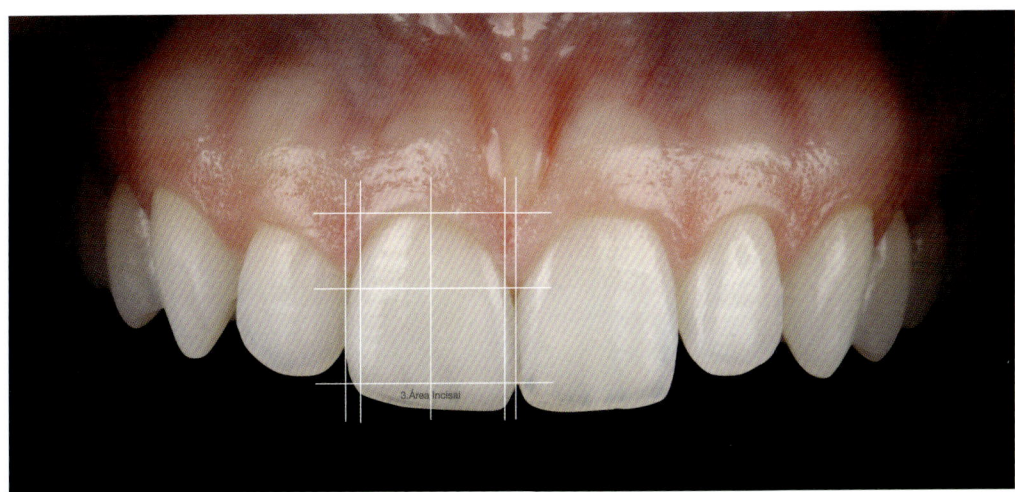

📷 **5.20** Área incisal resaltada en la imagen.

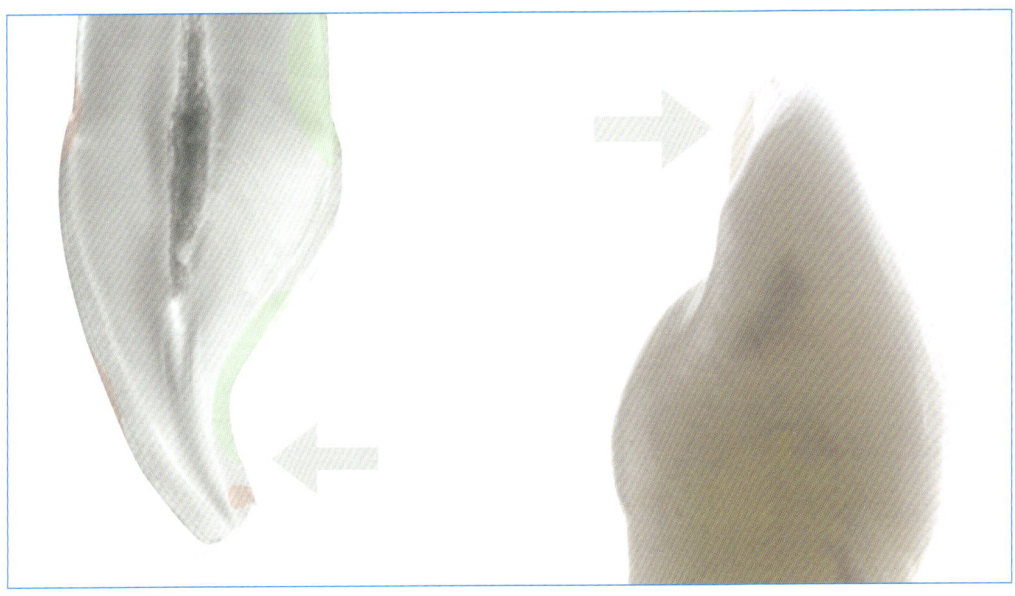

📷 **5.21** Se muestra cómo flexiona el diente ante las fuerzas horizonta-les y cómo estas se distribuyen sobre el esmalte dentario. La línea de pun-tos marca la posición inicial antes de la presión horizontal. Las zonas ver-des son zonas de tracción y las rojas son zonas de compresión. Las fuerzas de tracción, estrés tensional, son las fuerzas que peor soportan los mate-riales dentarios.

Las conclusiones de los estudios de biomecánica de Pascal Magne (Magne *et al.*, 2013)en dientes naturales fueron que la zona de máximo estrés tensional se localizaba en la concavidad palatina, por lo que, si tenemos que terminar a esta altura, lo ideal sería realizar una terminación plana, que es la terminación con más superficie y volumen de cerámica y que hace que esta interfase apenas sufra.

Por el contrario, la peor situación, o situación más débil, sería realizar un *champfer* en la concavidad palatina. Esta interfase presenta un espesor menor de porcelana con una unión diente-carillas más estrecha, que puede llegar a romperse por este tipo de fuerzas.

Las preparaciones bordeantes, en las que no se incluye el borde incisal, también presentan una correcta distribución de las fuerzas tensionales.

Tipos de terminación incisal

Los tipos de terminación incisal (📷 5.22) son los siguientes:

- **Terminación incisal bordeante**. Es la terminación indicada en aquellos casos en los que no sea necesario cambiar la posición del borde incisal (acortarlo o alargarlo) o en situaciones en las que no haga falta tratar la translucidez del borde dentario. Es el tipo de terminación más conservadora (📷 5.23).

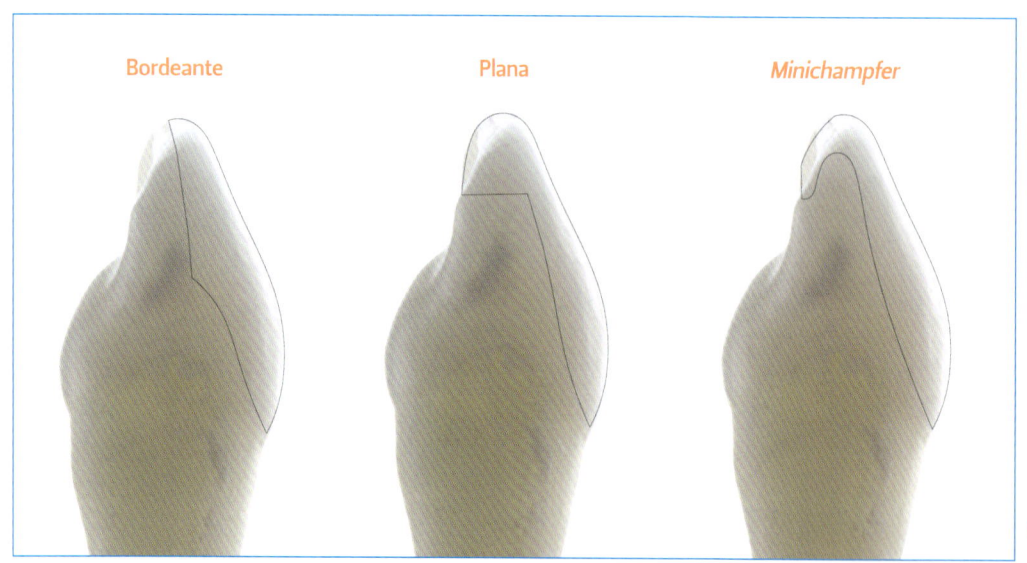

Bordeante   Plana   *Minichampfer*

📷 **5.22** Esquema de las tres maneras de preparar el borde incisal.

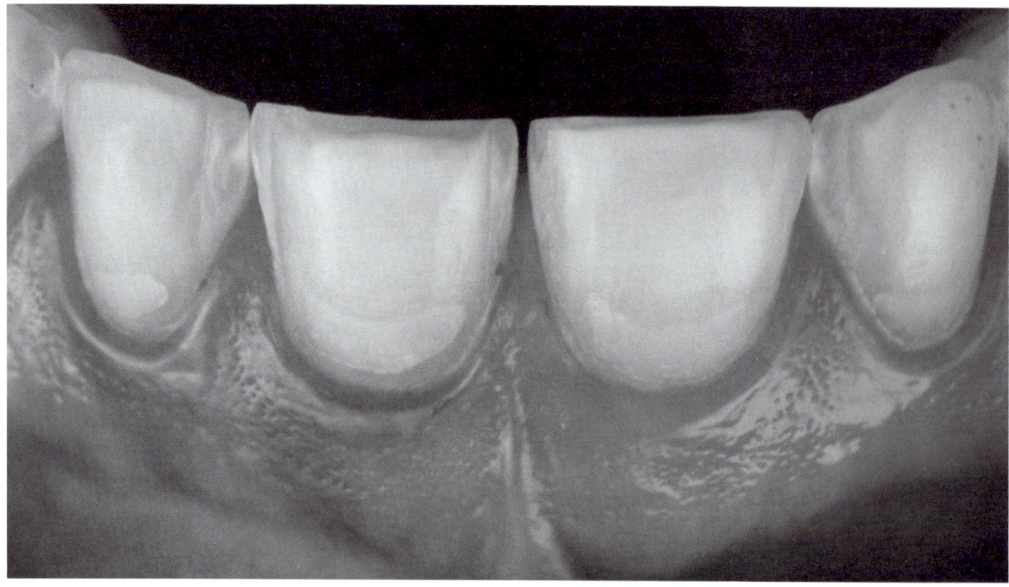

📷 **5.23** Configuración plana de la preparación del borde incisal. En este caso entre #11-#21 no se mantuvo el punto de contacto ya que presentaba una tronera gingival. Sin embargo, en #11-#12 y #21-#21 sí se mantuvo este punto de contacto. Este es un ejemplo de la variabilidad en la configuración y diseño de las preparaciones de carillas.

o **Terminación plana**. Es la terminación indicada en aquellos casos en los que sí necesitemos tratar el borde incisal. Es una terminación simple en cuanto a la ejecución y que no afecta a la vía de inserción horizontal.

o **Terminación minichampfer**. Es la terminación indicada en aquellos casos donde tengamos escasa superficie de esmalte. Realizar esta terminación aumenta la superficie de adhesión y mejora, por lo tanto, la retención de la carilla. Sin embargo, esta terminación obliga a cambiar la vía de inserción porque necesita tener una inserción de 45°. Esto conllevará un mayor tallado, tanto en el borde como en las zonas interproximales.

4. ÁREA VESTIBULAR

El objetivo de la reducción del volumen de la cara vestibular (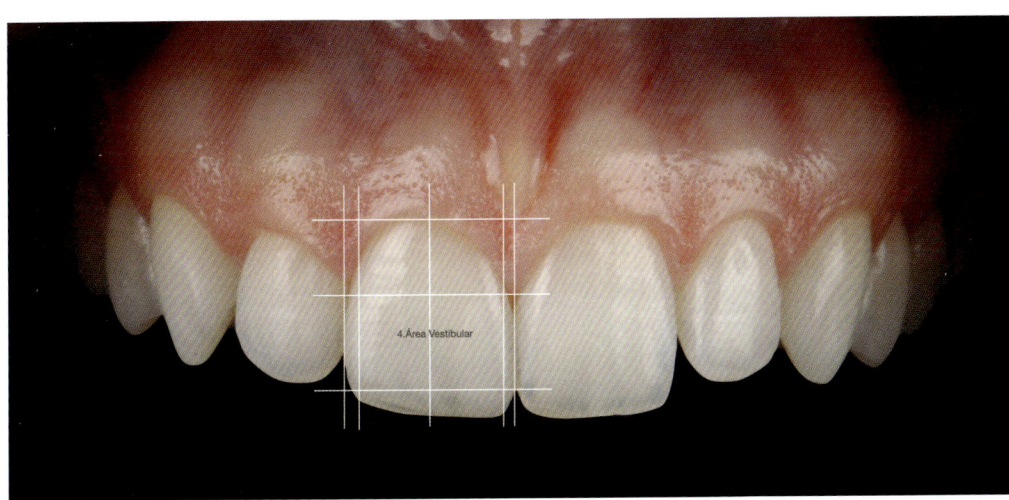 5.24) es proporcionar el espacio necesario a la porcelana para su fabricación y poder conseguir el color planificado.

Como se comentó en la fase diagnóstica, antes de comenzar a realizar las preparaciones dentarias debemos conocer cuál es el color final que quiere el paciente. En función de este color final, realizaremos esta simple operación:

$$\text{Volumen de encerado} - \text{Color final}^* = \text{Volumen de preparación real sobre esmalte}$$

*Color de diente A3 y queremos A1 = 0,6 mm

La reducción de la cara vestibular debe realizarse de manera homogénea, siguiendo el contorno y anatomía del diente. Cuando trabajemos esta área, debemos mantener la anatomía secundaria del diente, es decir, reducir el volumen de las líneas ángulo dentarias manteniendo su forma y disposición si el diseño lo permite.

La particularidad de este tipo de diseños es que podemos realizar inserciones horizontales que permitan mantener la divergencia de las líneas ángulo hacia incisal para ser más conservadores con la estructura dentaria (5.25).

Sin embargo, una inserción vertical obliga a eliminar esa divergencia de líneas ángulo a incisal, invirtiéndolas y dirigiendo dicha convergencia a incisal.

Deberemos controlar la obtención del espacio mediante las guías de control horizontal en los diferentes planos (5.26). Esto quiere decir que o podremos cortar la guía horizontal en diferentes niveles (tercio cervical, medio e incisal), o realizar esta guía tres veces con las tres alturas por separado. La llave de control vertical controlará la correcta convergencia de los planos hacia incisal (5.27).

Donde solemos fallar muy a menudo es en la convergencia del plano incisal. Solemos dejarlo habitualmente algo vestibularizado, pero esto genera que la carilla de porcelana en este plano sea más fina, lo que llega a provocar la transparencia del borde dentario a través de la restauración o, incluso, que aparezcan fisuras en la carilla.

5.24 Cara vestibular.

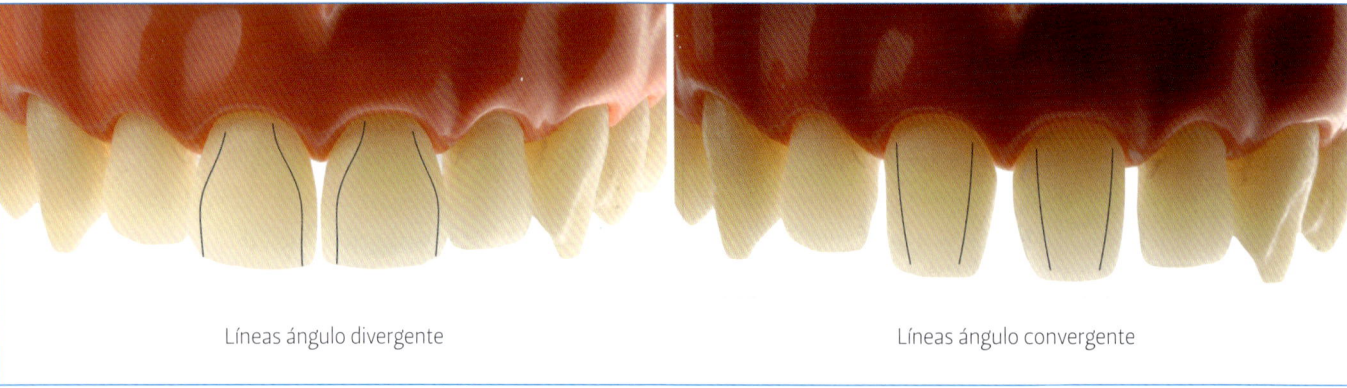

Líneas ángulo divergente

Líneas ángulo convergente

📷 **5.25** Obsérvese el cambio de orientación de las líneas ángulo.

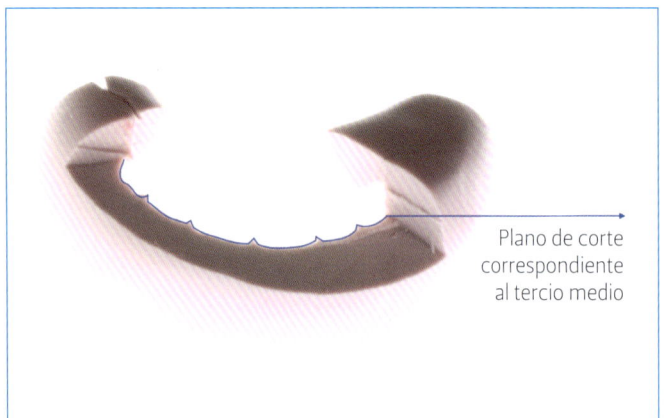

Plano de corte correspondiente al tercio medio

📷 **5.26** Llave de control horizontal para la medición del tercio medio. Para la realización de esta llave tenemos dos opciones: realizar tres llaves con tres planos de corte distintos o realizar los tres cortes en la misma llave. Nosotros recomendamos hacer tres distintas porque la llave de multicortes o de librillo se rompe con gran facilidad.

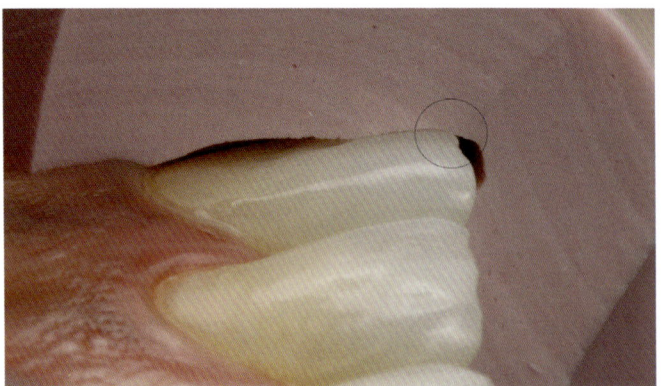

📷 **5.27** Llave de control vertical. En la imagen se observa cómo tenemos que preparar el tercio incisal para corregir la convergencia dentaria.

Elección de la vía de inserción

Como se ha comentado anteriormente, la preparación de carillas, a diferencia de las coronas, nos permiten una inserción **horizontal**, ya que su retención es por adhesión (📷 5.28 y 5.29). Esta forma de poder asentar la carilla en el diente hace que nuestras preparaciones sean mucho más conservadoras que las preparaciones verticales. Sin embargo, en algunas situaciones podemos necesitar vías de inserción **vertical** o una vía de **inserción de 45°**.

La vía de inserción **vertical** tiene como ventajas frente a la horizontal una capacidad de manejo sobre los tejidos blandos y la creación de contornos interproximales y gingivales más progresivos. Estas dos ventajas influyen sobre la estética de la carilla, haciendo que el resultado sea una restauración más integrada con el tejido gingival.

La gran desventaja de esta inserción es que nos obliga siempre a eliminar las zonas interproximales y a realizar una forma convergente hacia incisal. Esto conlleva un aumento en la eliminación de la superficie vestibular y de la anchura del borde incisal.

En definitiva, la toma de decisión en cuanto a realizar una vía de inserción vertical u horizontal será la **cantidad de espacio que tengamos en la zona interproximal** (📷 5.30). De esta forma, cuanto mayor sea este espacio entre dientes, ya sea provocado por un diastema o por una tronera gingival, la elección será realizar una vía de inserción vertical con una terminación subgingival en la zona de papila. Conseguiremos cerrar este espacio de manera adecuada tanto en cervical como en proximal.

Por último, tenemos la vía de **inserción de 45°**. A diferencia de las otras dos, en las que la toma de decisión de una u otra se obtiene del análisis de las zonas interproximales, esta última se hará en la zona incisal (es la configu-

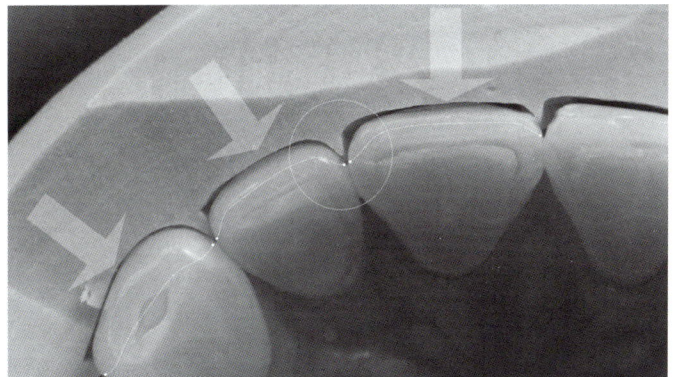

5.28 Esquema de una planificación para realizar una vía de inserción horizontal con preservación total del punto de contacto T3. El objetivo de la carilla es poder asentar en la zona de la línea punteada, para ello se puede apreciar cómo debemos aplanar las líneas ángulo para conseguir asentar justo antes del inicio del punto de contacto (PC).

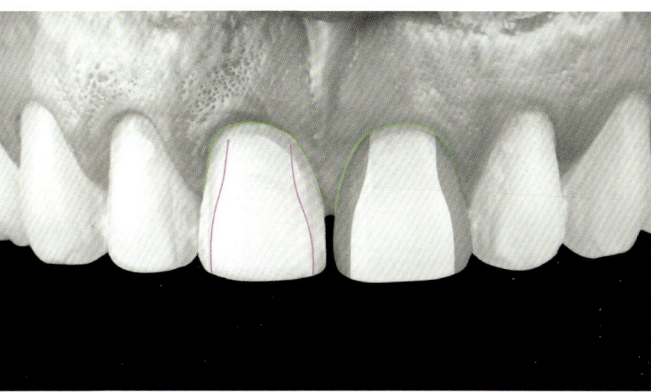

5.29 La vía de inserción horizontal nos permite tener zonas más estrechas en cervical y más anchas en incisal, por lo que resulta una vía más conservadora con el tejido dentario. Esta manera de asentar la carilla permite mantener la divergencia de las líneas ángulo hacia incisal.

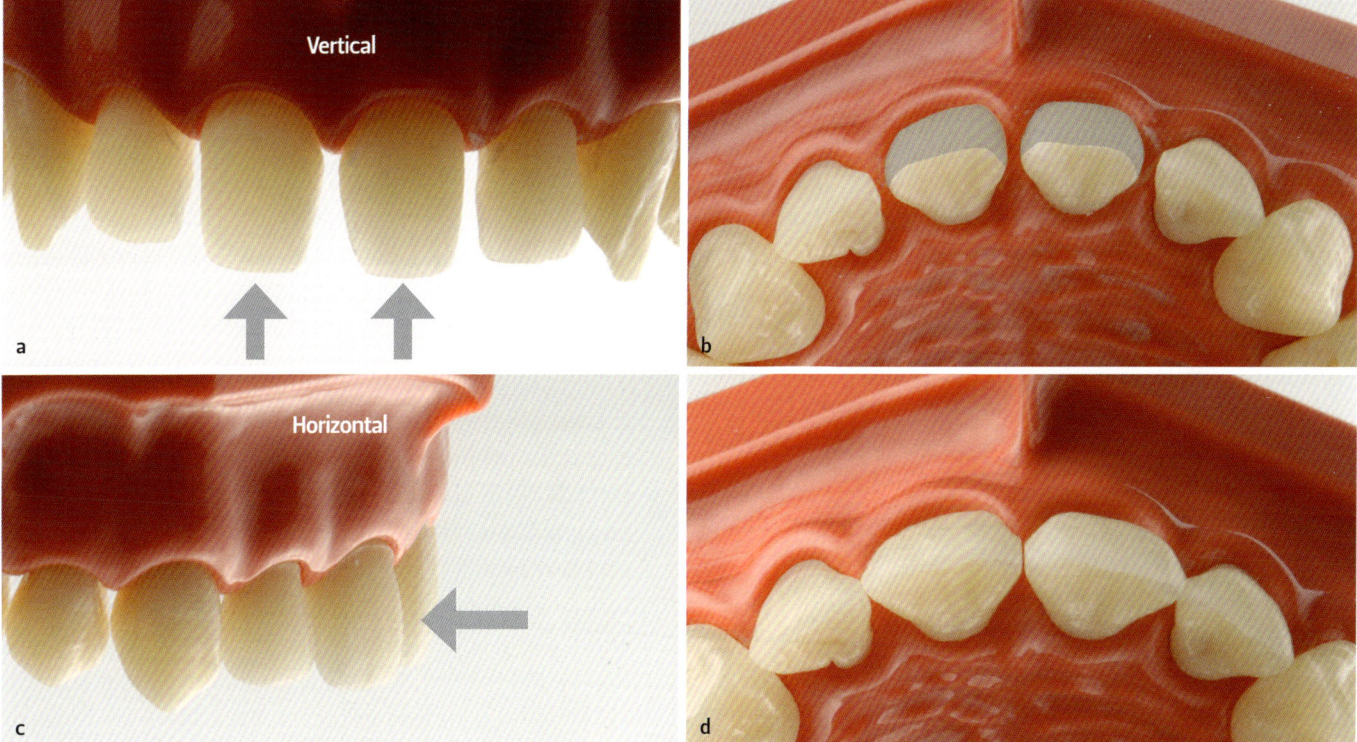

5.30 Comparativa entre una vía de inserción vertical y otra horizontal en incisivos centrales. Se puede observar cómo en la situación de la vía de inserción vertical el diente ha sufrido más desgaste que en la horizontal. Obsérvese sobre todo cómo se eliminaron las zonas proximales y cómo se ha tenido que reducir el borde incisal. Como ventaja de la inserción vertical, en las fotos oclusales se puede observar cómo el laboratorio tiene casi los 180° del perímetro dentario de libertad para manejar la carilla y puede realizar cambios de forma, ejes, longitud de puntos de contacto e, incluso, cierta capacidad de manejo de tejidos blandos.

ración de terminación del borde incisal la que determina esta vía). Nuestra elección en incisal es una terminación plana, pero en algunos casos en los que necesitemos más retención podremos realizar un *minichampfer* en palatino, lo que aumentará el área de adhesión al esmalte y,

en consecuencia, la retención. Este hecho es el que nos obliga a realizar una vía de inserción de 45°. Esto provoca que tengamos que eliminar más volumen en vestibular por la necesidad de crear un contorno más convergente hacia palatino.

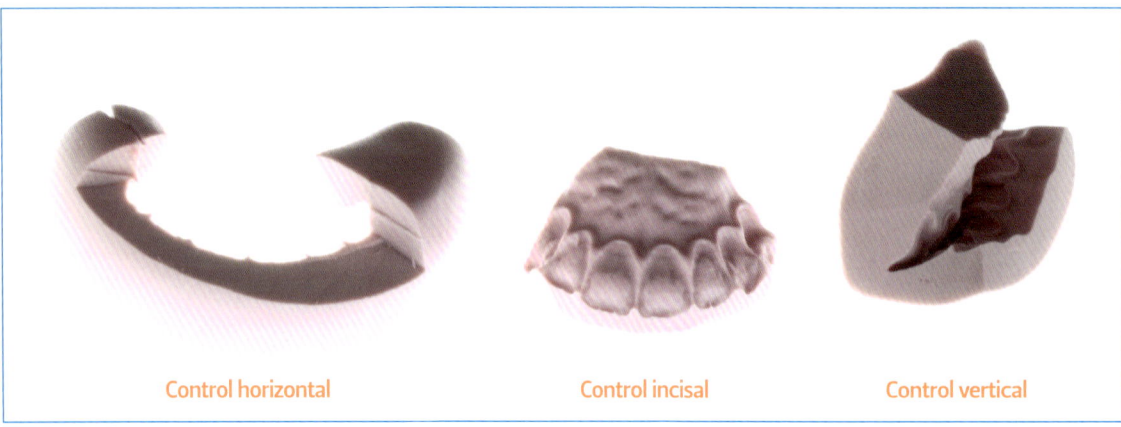

Control horizontal   Control incisal   Control vertical

5.31 Tipos básicos de guías para controlar la preparación dentaria.

Materiales e instrumental

A continuación detallaremos los materiales e instrumental necesarios que debe de tener preparados antes de la cita de tallado.

GUÍAS DE TALLADO O GUÍAS DE CONTROL

Las guías de tallado o guías de control (📷 5.31) son unos bloques de silicona que obtenemos del modelo encerado. Como su propio nombre indica, son unos aditamentos que van a guiarnos y controlarnos en el tallado dentario. Estos bloques se obtienen del encerado y se cortarán de diferentes formas que nos darán una información determinada.

Trabajar con estas guías es fundamental para realizar preparaciones guiadas y controladas por el diseño o el encerado. De lo contrario, es más que probable que se realicen tallados incorrectos (excesivos o deficitarios) que harán necesario tener que retallar o, incluso, poner en riesgo el pronóstico de la carilla por una exposición de dentina innecesariamente amplia.

Nosotros aconsejamos la preparación de las siguientes llaves de control:

- **Guía de control horizontal** (📷 5.32): es la llave más importante en la preparación de carillas y nos ayudará a controlar, por un lado, el espacio restaurador desde una visión oclusal y, por otro, nos aportará la información de si tenemos inserción horizontal.

Desde esta visión oclusal debemos comprobar que el ancho máximo de la preparación se encuentra en la parte más posterior del diente. Si es así, la vía de inserción horizontal está despejada.

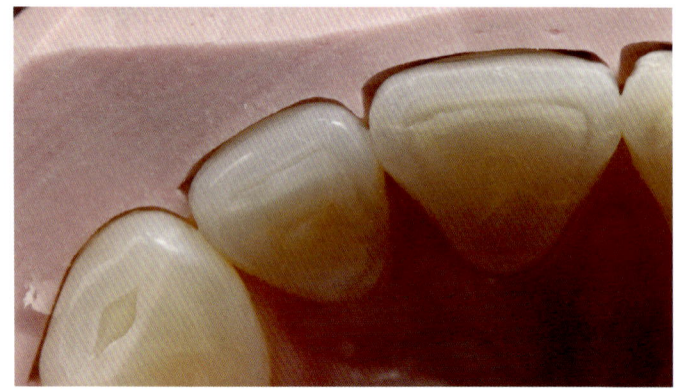

📷 **5.32** Guía de control horizontal.

En esta llave de control podremos realizar diferentes cortes longitudinales a distintas alturas para realizar estas comprobaciones en diferentes planos dentarios.

- **Guía de control incisal** (📷 5.33): esta llave es necesaria en aquellos casos en los que hayamos decidido realizar una terminación no bordeante. Esta guía aporta información sobre la cantidad de espacio que tenemos en incisal y la posición de las troneras incisales desde una visión frontal. Es muy sencillo identificar y medir el espacio en incisal con esta llave, pero es igual de importante (y quizás solemos obviarlo) la apertura de las troneras incisales una vez reducido el borde. La no apertura de estas troneras incisales puede limitar en gran medida al laboratorio la obtención de la forma final.

- **Guía de control sagital** (📷 5.34): esta última guía nos dará la visión sagital de la preparación, completando así el control tridimensional del tallado. Con ella se controla tanto el espacio restaurador disponible en los tres tercios dentarios (cervical, medio e incisal) como

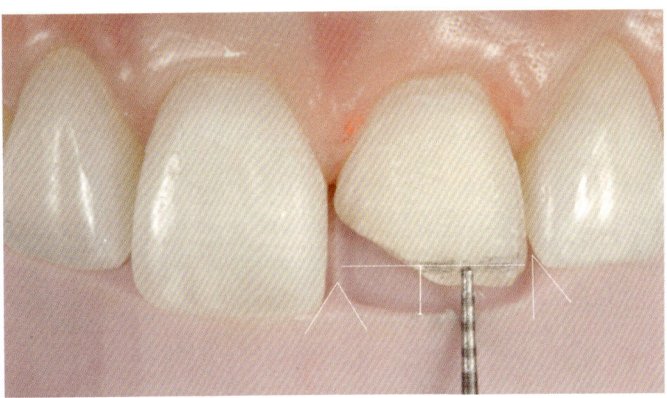

5.33 Guía de control incisal.

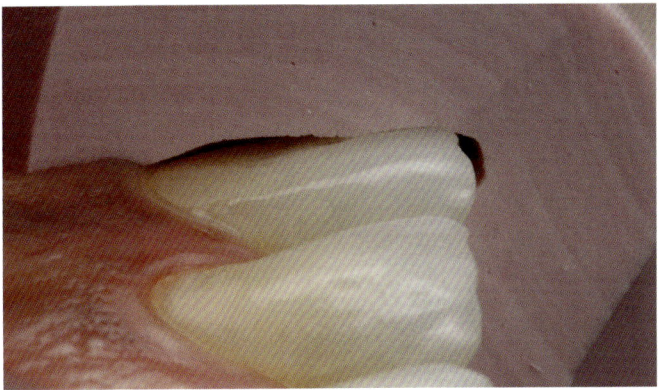

5.34 Guía de control sagital.

la convergencia de la preparación entre planos y hacia lingual. Por último, también comprobaremos la configuración de la terminación en incisal.

INSTRUMENTAL

Estas fresas (📷 5.35) son las que recomendamos para la ejecución de este tipo de preparaciones debido a su geometría, diámetro y superficie. Es necesario tenerlas siempre calibradas.

El único diámetro de fresa que tendremos que variar será la fresa de topes. Este diámetro dependerá del espacio restaurado necesario que hayamos planificado previamente.

En la secuencia de pulido de la preparación primero comenzamos con la fresa de aro rojo de diamante, pasaremos a la de tungsteno y, por último, pasaremos los dos últimos discos de pulido Softlex humedecidos previamente en agua (📷 5.36).

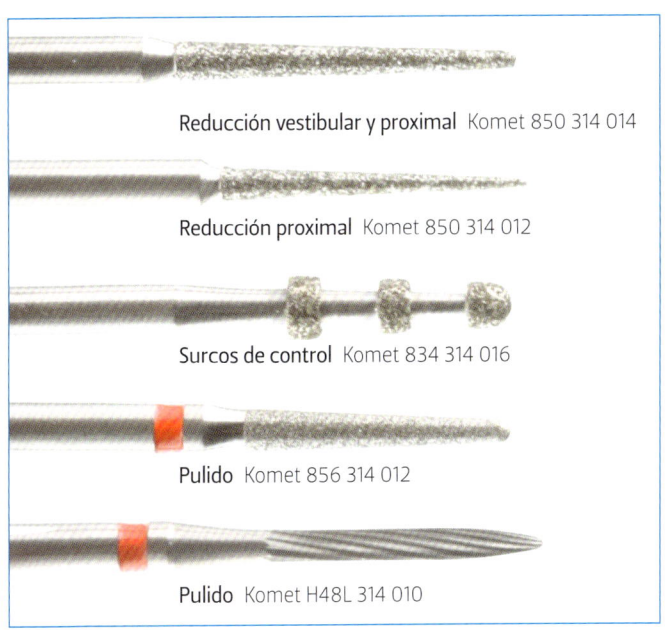

Reducción vestibular y proximal Komet 850 314 014

Reducción proximal Komet 850 314 012

Surcos de control Komet 834 314 016

Pulido Komet 856 314 012

Pulido Komet H48L 314 010

5.35 Armamentarium.

Secuencia de preparación

La gran importancia de una secuencia de tallado reside en la capacidad de detectar rápidamente en qué paso hemos cometido el error y, en consecuencia, volver a este paso para solucionarlo. Esto no solo supone agilidad en la solución del problema, sino que además sabremos cómo solucionarlo sin generar una excesiva agresión al diente. La otra gran ventaja de realizar la preparación siempre con la misma secuencia es que cada vez seremos más rápidos y mejores tallando el diente.

Todo esto funcionará siempre y cuando seamos exigentes en conseguir los objetivos que en cada paso se marcan

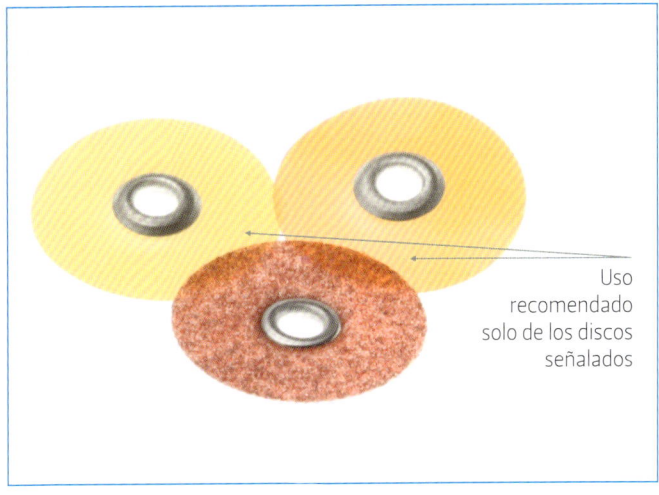

Uso recomendado solo de los discos señalados

5.36 Discos Softlex.

y no pasar al siguiente paso sin antes haber comprobado que se realizó de forma correcta.

- Las preparaciones deben de estar **guiadas** por el diseño final o encerado que hayamos validado.
- La secuencia de tallado tiene como objetivo conseguir realizar **preparaciones bajo control**. Es decir, si seguimos los pasos que a continuación se detallan, conseguiremos eliminar justo la cantidad de esmalte dental que se planificó.

- El control en el tallado es fundamental para la preservación del tejido dentario sano. Como ya se ha comentado, es el esmalte el que determinará el éxito de este tratamiento a largo plazo.

Hay que ser conscientes de que vamos a realizar una acción irreversible sobre el diente, por lo que será necesario prestar una atención especial a esta parte del tratamiento.

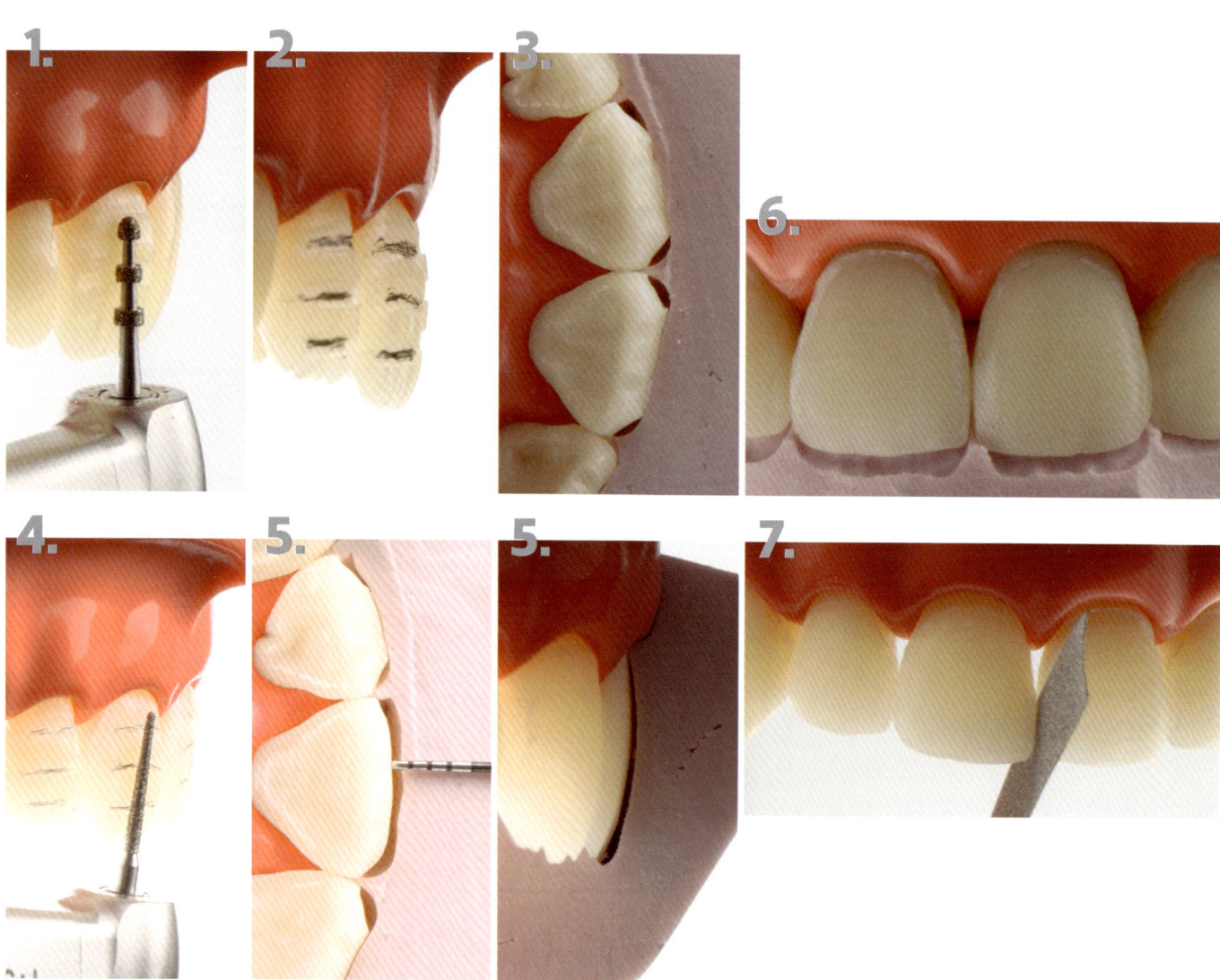

📷 **5.37** Los siete pasos de la secuencia de preparación que se propone.

PASO A PASO DE LA SECUENCIA DE LA PREPARACIÓN

1. Mock-up biofuncional

Colocamos de nuevo el *mock-up* biofuncional (📷 5.38). Como ya se explicó en el capítulo 2 *Selección y planificación del caso*, el *mock-up* biofuncional es el que marca tanto las zonas aditivas (presencia de acrílico) como las zonas sustractivas (zonas ausentes de acrílico).

Una vez colocado el *mock-up*, debemos fijarnos en su correcto asentamiento tridimensional.

En sentido **vertical**, nos fijaremos en que coincidan las zonas del margen gingival. Además, levantaremos al paciente del sillón posicionándonos en frente, para observar que no esté inclinado.

En sentido **horizontal**, observaremos el *mock-up* desde una visión lateral, fijándonos en que el perfil de emergencia sea correcto.

Un error de mal posicionamiento del *mock-up* o un error en la confección de la llave de control pueden llevar a una situación de una preparación incorrecta, lo que a su vez puede derivar en una situación en la que no se pueda realizar el diseño previo y tengamos que volver a tallar.

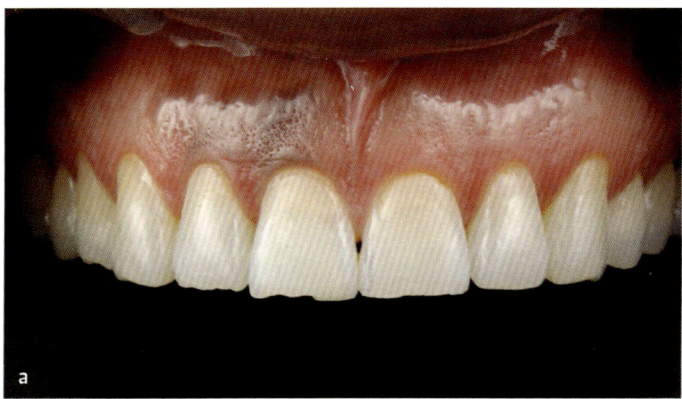
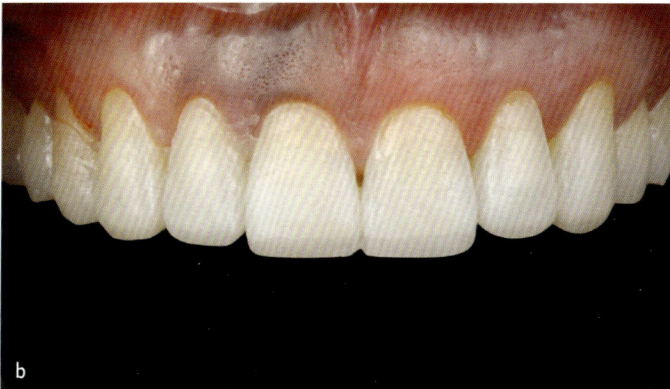

📷 **5.38** *Mock-up* biofuncional, aprecie las zonas con acrílico (a) y las zonas ausentes de acrílico (b).

2. Surcos de control vestibular e incisal con fresa de topes

Ahora pasaremos a realizar los surcos de control en zona vestibular e incisal (📷 5.39).

Antes de realizar estos surcos de control, deberemos tener **calibradas las fresas** de tallado. Para ello, necesitamos conocer el diámetro de la zona activa así como el diámetro del vástago. Esto determinará la profundidad de tallado de la fresa. Por ejemplo, si necesitamos realizar una carilla de 0,3 mm, seleccionaremos una fresa de topes que profundice hasta esa cantidad. Así, la fresa Komet 834 314 016 tiene un diámetro de 1,6 mm en la zona activa y un vástago de 1 mm de diámetro: si restamos el grosor del diámetro del vástago y lo dividimos por 2 (para obtener el lado activo fresa, ya que estas fresas se profundizan hasta la mitad) tendremos como resultado la profundidad de tallado:

$$\underset{\text{(zona activa)}}{\text{Fresa de 1,6 mm}} - \underset{\text{(vástago)}}{\text{1 mm}} = \frac{0,6 \text{ mm}}{2} = \underset{\text{de tallado}}{0,3 \text{ mm de profundidad}}$$

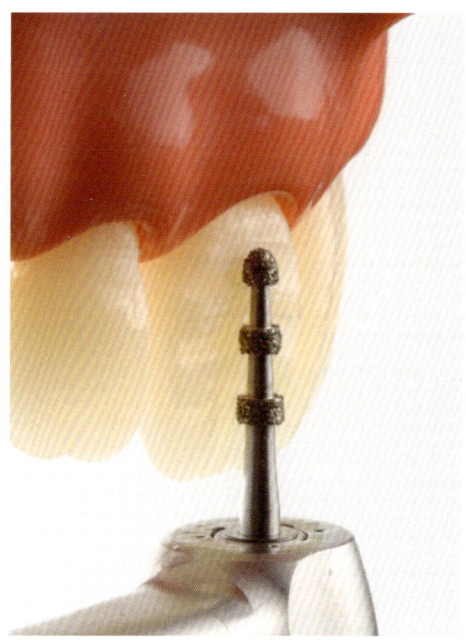

📷 **5.39** Fresa de topes.

Con estos datos, seleccionaremos el diámetro de fresa que más se ajuste a la cantidad de espacio vestibular que vayamos a necesitar (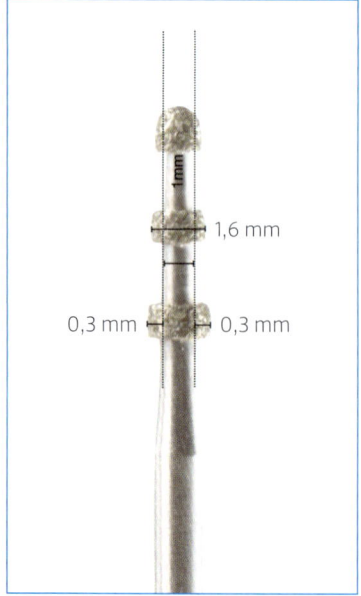 5.40):

- Para 0,3 mm: seleccionaremos fresa de 1,6 mm.
- Para 0,4 mm: seleccionaremos fresa de 1,8 mm.
- Para 0,5 mm: seleccionaremos fresa de 2 mm.

Estos surcos de tallado se crearán siguiendo el contorno del diente y sus planos. Comenzaremos por el plano cervical o gingival, pasaremos al plano medio y finalizaremos con el plano incisal. Para la reducción incisal, en caso de que fuera necesaria, utilizaremos fresas de topes o fresa cónica de punta redondeada, diseñada para las prótesis fija clásicas. En ambos casos calibraremos de nuevo la fresa y la introduciremos hasta la profundidad deseada.

3. Marcado de surcos

Con un portaminas, pintaremos el fondo de los surcos que hemos realizado (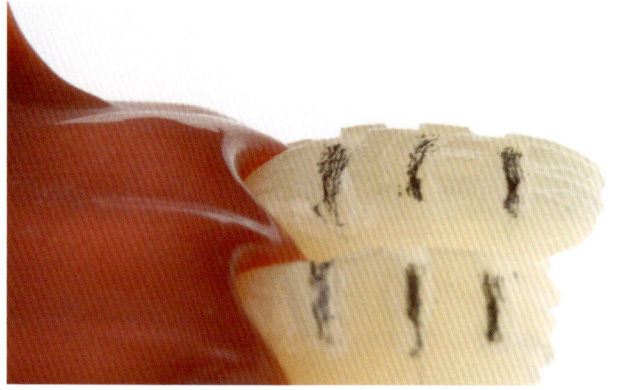 5.41) y, a continuación, retiraremos el *mock-up*.

Una vez retirado el *mock-up*, podremos evaluar las zonas de esmalte que necesitamos eliminar para dar espacio a la restauración y a las zonas de esmalte que *a priori* vamos a conservar.

Para poder cuantificar la cantidad de esmalte que vamos a eliminar, colocaremos la llave de control horizontal. Desde una visión oclusal, mediremos con una sonda periodontal las zonas que debemos tocar y las zonas que no.

Esta medición la realizaremos en los tres planos del diente.

Con la llave de control vertical, podremos evaluar la cantidad de esmalte que debemos retirar en ese punto y el contorno que debería seguir nuestra preparación.

4. Reducción en la zona interproximal y en el área vestibular

El objetivo de la preparación de las zonas interproximales, además de proporcionar el espacio restaurador, es establecer una vía de inserción (horizontal o vertical). El objetivo de la preparación del área vestibular es únicamente la obtención del espacio restaurador necesario.

📷 **5.40** Mediciones necesarias que debemos realizar para el calibrado de las fresas.

📷 **5.41** Marcado de surcos.

Comenzaremos con la reducción interproximal. En este paso, recomendamos el uso de la fresa Komet 850 314 014 en multiplicador.

Dejaremos los surcos que hemos marcado anteriormente y pasaremos a preparar las zonas interproximales.

Los crestas dentarias son las estructuras anatómicas que suelen obstaculizar una adecuada vía de inserción horizontal. Por ello, en las zonas interproximales, además de controlar el espacio restaurador con la llave de control horizontal, deberemos suavizar las zonas que impidan el asentamiento de la carilla a través de una inserción horizontal (📷 5.42).

Estas zonas de bloqueo de la vía de inserción horizontal se identifican de una manera muy sencilla con la llave de control horizontal desde una visión oclusal. Deberemos observar que las líneas de ángulo del diente no tapan la terminación proximal; en caso de que obstaculizasen, prepararemos estas zonas suavizando las líneas ángulo dentarias, situándolas en una posición más medial en el diente.

Para comprobar que tenemos despejada la inserción horizontal, volveremos a colocar la llave de control horizontal observando de nuevo desde una visión oclusal que la anchura máxima de la preparación se encuentra en la parte más posterior (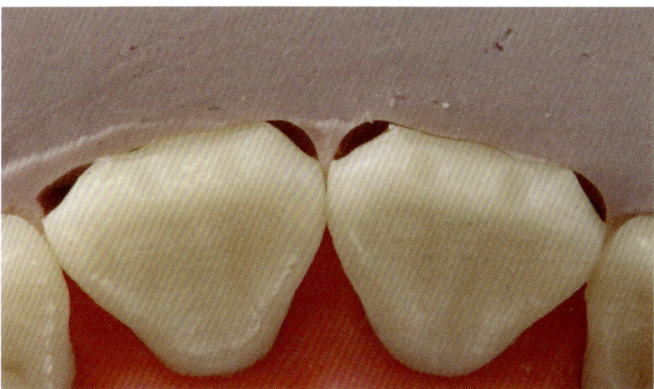 5.43).

Con la vía de inserción ya establecida, pasaremos a preparar la zona vestibular. El objetivo es conectar el plano del fondo del surco marcado con el portaminas con los planos sin marcar, consiguiendo el espacio restaurador necesario.

Comenzaremos la reducción vestibular (📷 5.44) por el plano cervical, pasaremos al medio y al incisal. Iremos eliminando esmalte hasta llegar a borrar los surcos marcados. Comprobaremos con las llaves de control horizontal que vamos obteniendo el espacio necesario en cada uno de los planos dentarios. Nos ayudaremos también de la llave de control vertical para comprobar que tenemos espacio en los tres tercios dentales y que la convergencia de ellos es correcta (sobre todo, nos fijaremos en el plano incisal). El movimiento del multiplicador deberá realizarse con el máximo control posible, ayudándonos del apoyo de ambas manos. Deberemos dar continuidad a los

📷 **5.42** Preparación de las crestas dentarias para poder abrir la vía de inserción horizontal.

📷 **5.43** Línea de punteado marca la zona donde debe quedar asentada la restauración. Parte del esmalte que queda por delante de esta línea deberá prepararse. Las fechas marcan la dirección de inserción de la carilla.

tres planos dentarios, dejando una superficie uniforme que sigue la convergencia dentaria. Finalizado este paso dejaremos establecido el espacio restaurador necesario.

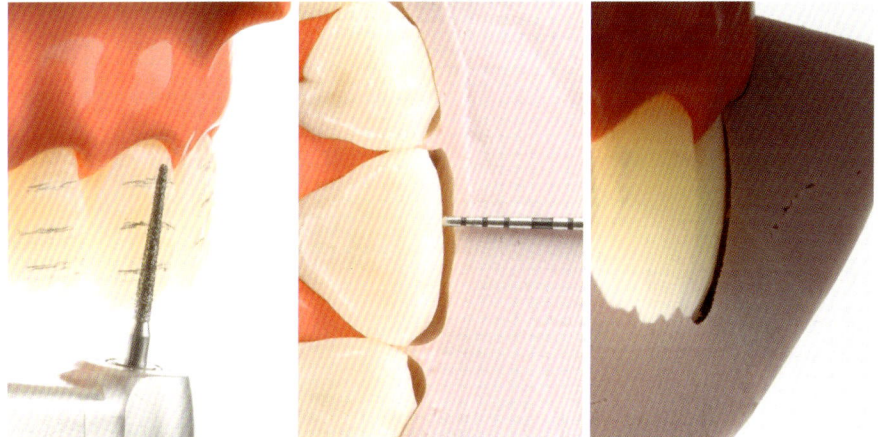

📷 **5.44** Imágenes de la preparación vestibular.

5. Terminación cervical

Una vez establecida la vía de inserción y conseguido el espacio restaurador necesario, pasaremos a realizar la línea de terminación en la zona cervical (📷 5.45).

Continuamos trabajando con la misma fresa. Realizaremos una línea de terminación yuxtagingival siguiendo el festoneado cervical.

En este paso debemos focalizarnos en seguir con la fresa el recorrido del festoneado de la encía. Esto implica seguir el arco gingival tanto en la zona vestibular como en las zonas de las papilas.

Como ya se explicó, es en la zona de las papilas donde se suelen cometer los errores más frecuentes al no dejar la línea de terminación bien ajustada la papila.

6. Terminación incisal

Con la misma fresa, eliminaremos los surcos marcados con una inclinación plana. Comprobaremos con la llave de control incisal que el espacio que hemos eliminado es correcto,

En esta secuencia de preparación de carillas, nosotros recomendamos realizar los pasos del 2 al 6 diente por diente.

El paso 7 sí lo trabajamos en conjunto.

7. Pulido

En esta fase final cambiaremos de fresa a la Komet 8856 314 012 de aro rojo.

Comenzaremos el pulido desde la línea de terminación cervical pasando por los tres planos y llegado a incisal. Por último, cambiaremos a la fresa Komet h48l 314 010 para finalizar el pulido de los márgenes. Realizaremos el pulido final de la cara vestibular con los dos últimos discos de pulido de la secuencia Softlex.

Ahora, en aquellos casos en los que hayamos conservado el punto de contacto, pasaremos unas tiras de *stripping* en las zonas proximales, limpiando el punto de contacto, dejando una ligera separación que permita el paso de la seda dental sin tocar el diente.

El pulido tiene como objetivo eliminar todos aquellos ángulos vivos y pequeños socavados. Si no se eliminan pueden provocar la aparición de grietas en la cerámica tras la adhesión.

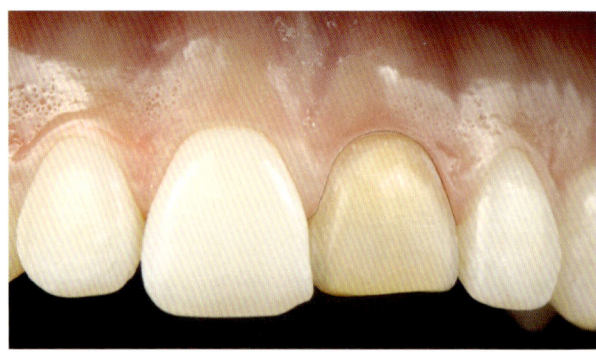

📷 **5.45** Detalle de la línea de terminación.

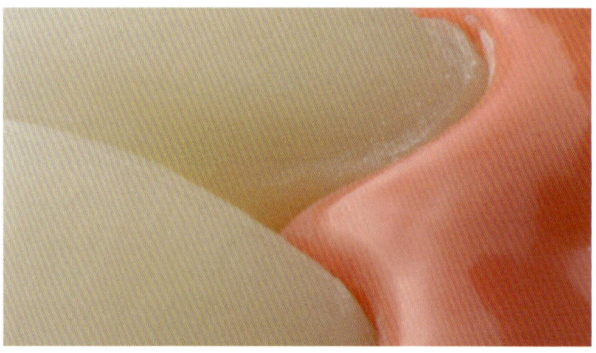

📷 **5.46** Detalle de línea de terminación en zona de papila que no quedó bien ajustada a la encía.

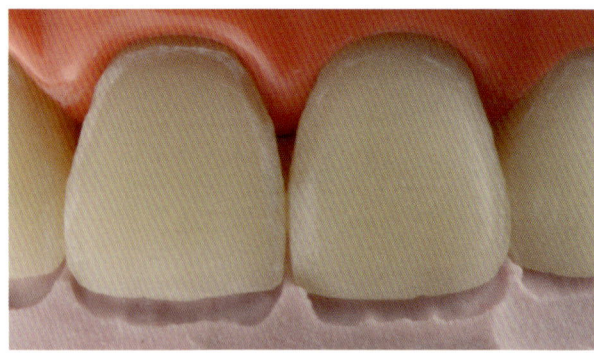

📷 **5.47** Comprobación del espacio incisal con guía.

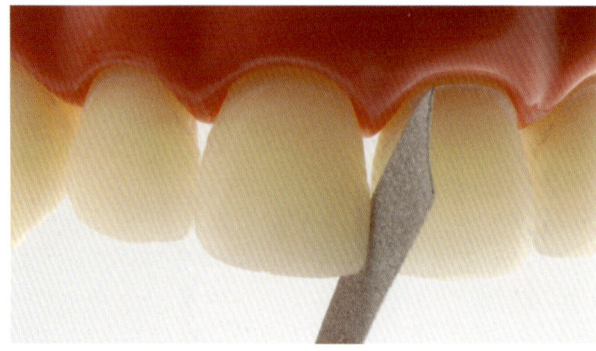

📷 **5.48** Pulido del contado con tira de *stripping*.

CONCLUSIONES DE LA PREPARACIÓN DE CARILLAS CON TALLADO

- La toma de decisiones en cuanto a la configuración de la preparación dentaria en cada uno de los dientes debe realizarse en una fase diagnóstica previa a la preparación.
- Debemos conocer cuál será el color final para así poder saber cuánto será el espacio restaurador necesario.
- Debemos realizar las preparaciones ayudándonos de las guías de tallado.
- Debemos realizar siempre la misma secuencia de tallado.

Carillas cerámicas sin preparación

Gonzalo Barrigón Benítez

Evolución histórica

Si echamos la vista atrás, nos daremos cuenta de que las carillas sin preparación (o carillas *no-prep*, anglicismo que se ha ido adquiriendo con el paso del tiempo) siempre han sido el objetivo de muchos odontólogos, que querían cumplir con las demandas estéticas de sus pacientes sin desgastar su estructura dental (Dimatteo, 2009). Repasemos la evolución histórica de las carillas cerámicas y ahondemos en los problemas a los que se enfrentaron nuestros compañeros.

En la década de 1920, Charles Pincus ya colocaba carillas cerámicas sin preparación a los actores de Hollywood para que las lucieran en los rodajes, pero eran carillas cerámicas sobrecontorneadas que, además, carecían de adhesión al diente (Pincus, 1938).

En los inicios de la década de 1980, John Calamia, considerado como uno de los padres de las carillas cerámicas adheridas, cementaba carillas feldespáticas en sus pacientes sin preparar para nada el diente o preparándolo mínimamente. Intentaban no desgastar nada la estructura dental puesto que las carillas eran un tratamiento puramente estético y, por tanto, no encontraban justificable dañar el diente (Calamia, 1983). El problema era que, por aquel entonces, se fabricaban carillas con grosores mínimos de 0,5 mm, lo cual generaba problemas periodontales por sobrecontorneado en la zona cervical. Es en este momento cuando se inició la mala fama de las carillas sin preparación en cuanto al sobrecontorneado (Calamia y Calamia, 2007).

Para solventar esos problemas de sobrecontorneado, los dentistas comenzaron a preparar los dientes. Superado ese problema, dicho tallado provocaba exposiciones de dentina que hacían que la adhesión no fuera la idónea y había fracasos de descementación y fracturas de las carillas (Friedman, 2001).

En la década de 1990, con la llegada de las primeras cerámicas inyectadas, los espesores mínimos a los que se podían inyectar variaban entre 0,7 y 1 mm, con lo cual las preparaciones eran muy extensas y las exposiciones de dentina eran muy frecuentes (LeSage, 2010).

Desde entonces, parece que en la actualidad se está imponiendo la odontología mínimamente invasiva y se ha vuelto al concepto de que las carillas han de ser lo menos invasivas posibles para el diente, siempre que el escenario clínico lo permita. Y ya disponemos de suficiente evidencia científica que nos muestra el buen comportamiento a largo plazo de las carillas cerámicas (Morimoto *et al.*, 2016).

Sin embargo, hoy en día sigue habiendo cierta controversia sobre las carillas sin preparación y, consecuentemente, muchos profesionales optan por no realizar este tipo de restauraciones.

En este apartado se intentará arrojar algo de luz en cuanto a las carillas cerámicas sin preparación.

Concepto y clasificación

Debido a la ausencia de una clasificación que las defina claramente y diferencie las muchas denominaciones existentes, en primer lugar esclarecemos algunos conceptos.

En cuanto a la **preparación**, vamos a diferenciar tres tipos de carillas (siguiendo la clasificación de González-Martín *et al.*, 2021):

- **Carillas con una preparación convencional**. Se trata de carillas cementadas en dientes con una línea de terminación cervical, una reducción interproximal e incisal.
- **Carillas con una mínima preparación**. No hay línea de terminación, ni cervical ni interproximal; sí hay una reducción interproximal (para conseguir una vía de inserción favorable) y puede haber una mínima reducción incisal, biselándolo, para favorecer la resistencia y la estética de la carilla.
- **Carillas sin preparación**. Tampoco hay línea de terminación, ni cervical ni interproximal; no hay reducción ni interproximal ni incisal. Es decir, son carillas que son fabricadas y cementadas sin tocar absolutamente nada el esmalte dentario.

No incluimos dentro de esta clasificación denominaciones como lentes de contacto debido a que este término se refiere al efecto de lente de contacto, definido hace muchos años (Materdomini y Friedman, 1995), y que hace referencia a un aspecto de color más que de preparación, por lo que una lente de contacto puede referirse tanto a una carilla con preparación como sin ella.

Tampoco añadimos en la clasificación conceptos que hagan referencia al espesor de las carillas, ni otros muchos, creados en ocasiones con un objetivo comercial, puesto que generan más confusión de lo que realmente aportan didácticamente.

Dicho esto, el espesor de este tipo de restauraciones suele ser muy reducido y varía entre los 0,1 mm en cervical, que se incrementan hacia el borde incisal de la carilla (📷 5.49).

Indicaciones de las carillas sin preparación

De forma similar a lo que ocurre con la conceptualización, tampoco existen unas directrices claras a la hora de saber si podemos indicar unas carillas sin preparación o no. Por tanto, vamos a profundizar en cuáles son los factores clave a la hora de indicarlas. Diferenciaremos entre factores relacionados con el propio diente y aquellos relacionados con su posición en la arcada.

FACTORES RELACIONADOS CON EL PROPIO DIENTE

- **Color del sustrato**. Dado que el espesor de estas carillas es muy reducido, su capacidad para cambiar el color también lo es (Gurrea *et al.*, 2016; Coachman *et al.*, 2014). Por tanto, el color del diente ha de ser óptimo y debemos saber, paciente y clínico, que el cambio de color, una vez cementada la carilla, va a ser nulo o mínimo.
- **Aumento en las dimensiones del diente**. Parece obvio decir que siempre que vayamos a realizar un tratamiento con carillas sin preparación, lo haremos en situaciones donde vayamos a aumentar las dimensiones del diente, ya sea solo en longitud o también en anchura. También debemos analizar si la forma del diente nos permite aumentar el volumen hacia vestibular sin que el resultado estético de la carilla se vea perjudicado.

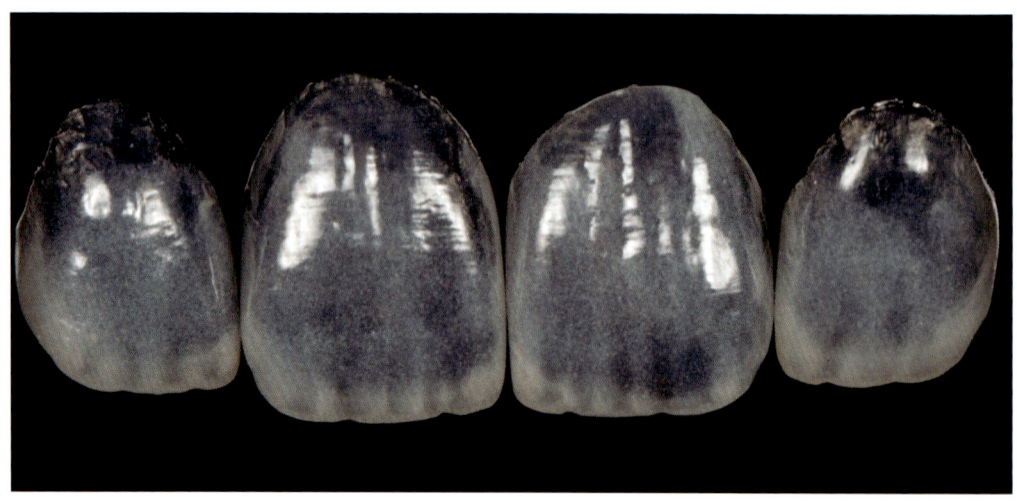

📷 **5.49** Carillas cuyos espesores en determinadas zonas llegan a los 0,1 mm.

o **Ausencia de exposición del tejido radicular.** Las recesiones gingivales, ya sean solo vestibulares o vestibulares e interproximales, limitan el uso de este tipo de carillas (Clavijo-Olarte, 2016; LeSage, 2013):

o En las vestibulares, puesto que la mayor saturación de los tejidos radiculares hace que el resultado estético no sea satisfactorio por la transición de color entre la corona del diente y la raíz dado el poco poder de enmascaramiento de estas carillas.

o En las vestibulares e interproximales, porque, además de lo dicho anteriormente, porque la vía de inserción se ve limitada cuando la carilla ha de llegar interproximalmente hasta palatino para cubrir esas troneras cervicales, situación imposible sin preparar nada el diente (o dejando *gaps* en interproximal, incompatibles con un buen comportamiento a largo plazo de la restauración).

FACTORES ANATÓMICOS

Los factores anatómicos que influyen en las indicaciones de las carillas sin preparación son (Clavijo *et al.*, 2016; d'Arcangelo *et al.*, 2018):

o **Anatomía expulsiva:** debido a la enorme heterogeneidad dentro de la anatomía dental, las carillas sin preparación solo podrán colocarse en dientes con anatomías que nos aseguren una vía de inserción correcta. El ejemplo más típico es el del diente conoide, pero existen en la naturaleza muchos otros dientes, sin anomalías de forma, que pueden recibir carillas sin preparación (📷 5.50).

o **Perfil de emergencia:** no debe ser muy abrupto puesto que, si lo es, la carilla sin preparación puede ocasionar problemas periodontales por sobrecontorneado (📷 5.51).

o **Ausencia de aristas y ángulos muy agudos:** son zonas de inicio de fisuras y fracturas en la cerámica.

o **Anatomía secundaria:** no deber muy acusada.

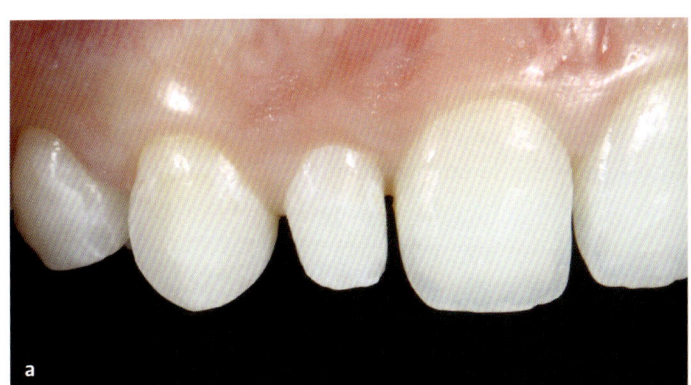
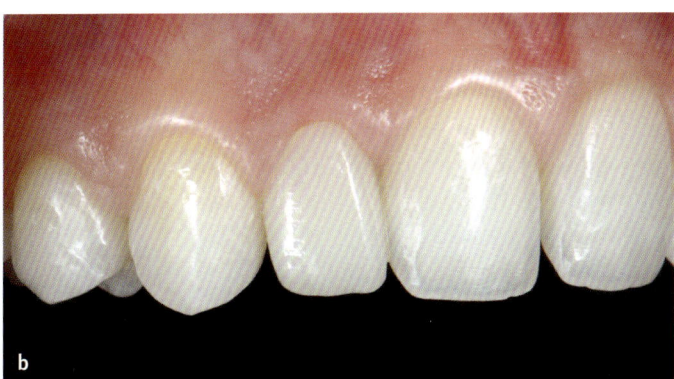

📷 **5.50** Caso de un incisivo lateral conoide. a) Situación inicial. b) Resultado.

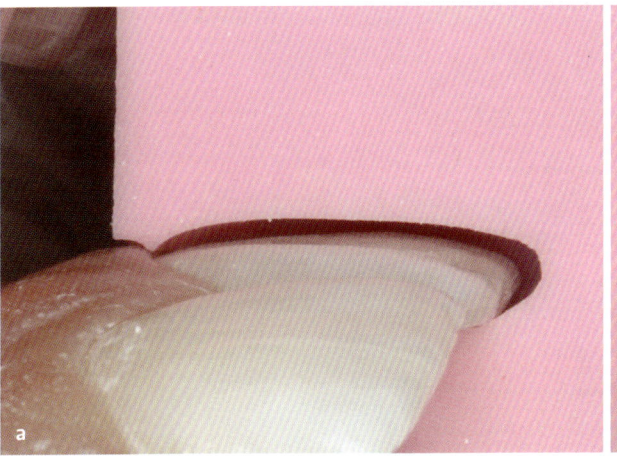
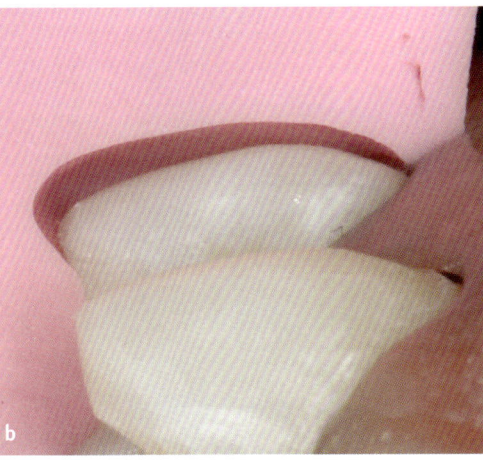

📷 **5.51** Diferentes perfiles de emergencia. a) Caso de carillas sin preparación. b) Caso de carillas con preparación.

FACTORES RELACIONADOS CON LA POSICIÓN DEL DIENTE EN LA ARCADA

Los factores relacionados con la posición del diente en la arcada que limitan el uso de carillas sin preparar son (Zarone *et al.*, 2018; Veneziani, 2017; LeSage, 2013)

- **Torque:** la presencia de un torque excesivamente positivo del diente podría llegar a limitar la indicación de este tipo de carillas.
- **Alineación:** la presencia de rotaciones implicaría la necesidad de preparar el diente.

Como vemos, las indicaciones de carillas sin preparación son muy específicas. Por esta razón, en ocasiones nos vemos obligados a recurrir a tratamientos previos no restauradores para poder apostar por este tipo de restauraciones: la ortodoncia ayudará a solventar aquellos problemas asociados con la posición del diente; la periodoncia permitirá tratar las recesiones gingivales, siempre y cuando el pronóstico del procedimiento quirúrgico sea predecible; y, en ocasiones, realizaremos un blanqueamiento dental previo para corregir el color de base (exceptuando alteraciones del color intensas, como ejemplo, aquellas causadas por las tetraciclinas, en las que las carillas sin preparación no estarán indicadas) o, simplemente, para conseguir el color que el paciente desea.

CASO CLÍNICO 1. Caso interdisciplinar resuelto con carillas cerámicas sin preparación

Paciente cuyo motivo de consulta fue que tenía los incisivos pequeños y demandaba una solución estética lo más conservadora posible, recalcando que no quería que se le tocaran sus dientes en absoluto. Los problemas más relevantes que presentaba (5.52-55) fueron: sonrisa gingival, alteración en los márgenes gingivales, numerosas malposiciones dentarias, discrepancia oseodentaria (DOD) positiva en la arcada superior con numerosos diastemas, discrepancia de Bolton con defecto maxilar anterior y alteración en las dimensiones de los incisivos superiores, por debajo de la norma. En cuanto a la anatomía de los incisivos superiores, presentaban una forma bastante plana, con un perfil de emergencia suave, sin ángulos agudos y una anatomía secundaria poco marcada (5.55).

 5.52 Fotografía facial en sonrisa.

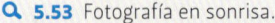

 5.53 Fotografía en sonrisa.

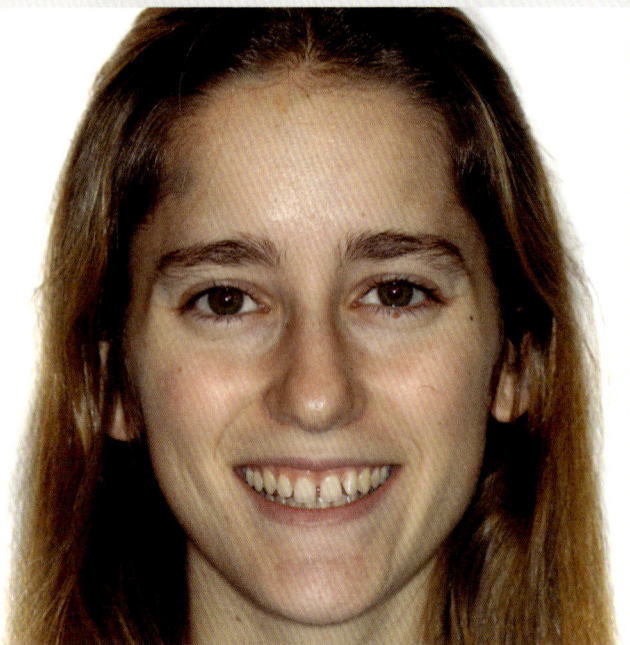

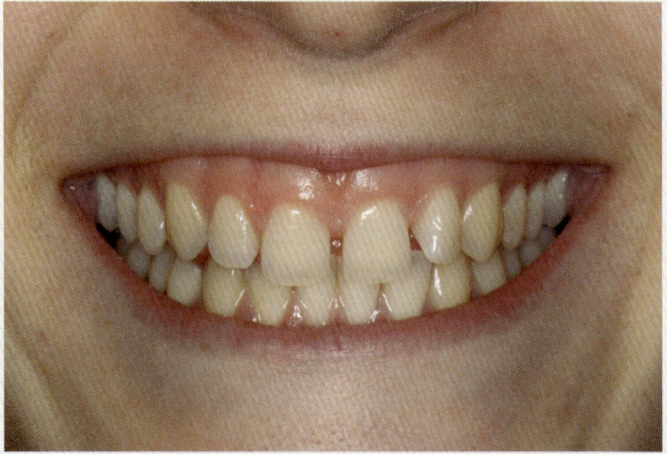

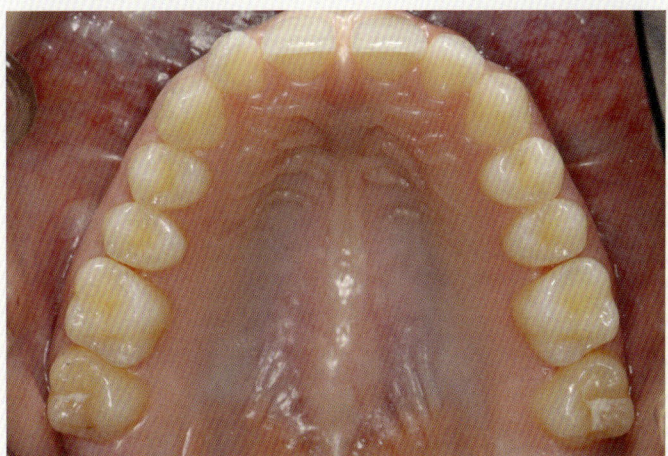

Q 5.54 Vista oclusal superior.

Q 5.55 Vista frontal de premolar a premolar de la arcada superior.

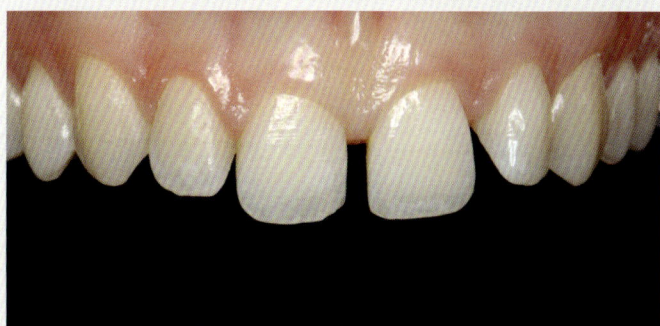

Una vez obtenida toda la información diagnóstica, decidimos realizar un tratamiento ortodóncico previo al tratamiento restaurador, que consistió en la colocación de cuatro carillas cerámicas sin preparación en los cuatro incisivos, tras analizar rigurosamente los criterios que se han de cumplir para poder indicarlas.

Tras realizar un diseño de sonrisa (Coachman y Calamita, 2012) y aprobar el *set-up* ortodóncico (Araújo *et al.*, 2012), comenzamos el tratamiento de ortodoncia, que nos permitió posicionar los dientes de una manera estratégica para poder colocar carillas sin preparar para nada sus dientes (**Q** 5.56), aparte de conseguir todos los otros objetivos propuestos en la planificación.

Tras esta primera fase, comenzamos el tratamiento restaurador. En primer lugar, realizamos un blanqueamiento, demandado por la paciente. A continuación, se realizó el encerado diagnóstico, el *mock-up* (Simon, 2008), la toma de impresiones definitivas y el cementado de las carillas (**Q** 5.57) (todos estos pasos clínicos serán explicados y tratados en los capítulos correspondientes).

Después de dar por finalizado el tratamiento, se pautó una serie de revisiones a la paciente (**Q** 5.58 y 5.59).

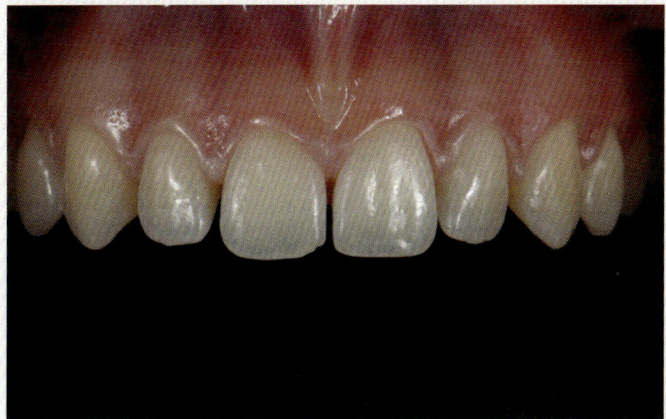

Q 5.56 Vista frontal después del tratamiento ortodóncico.

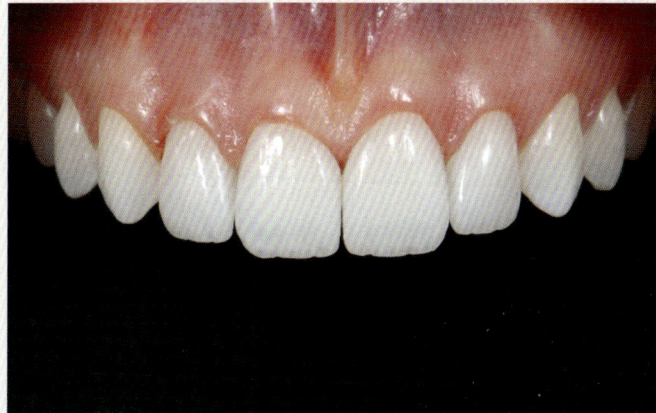

Q 5.57 Poscementado.

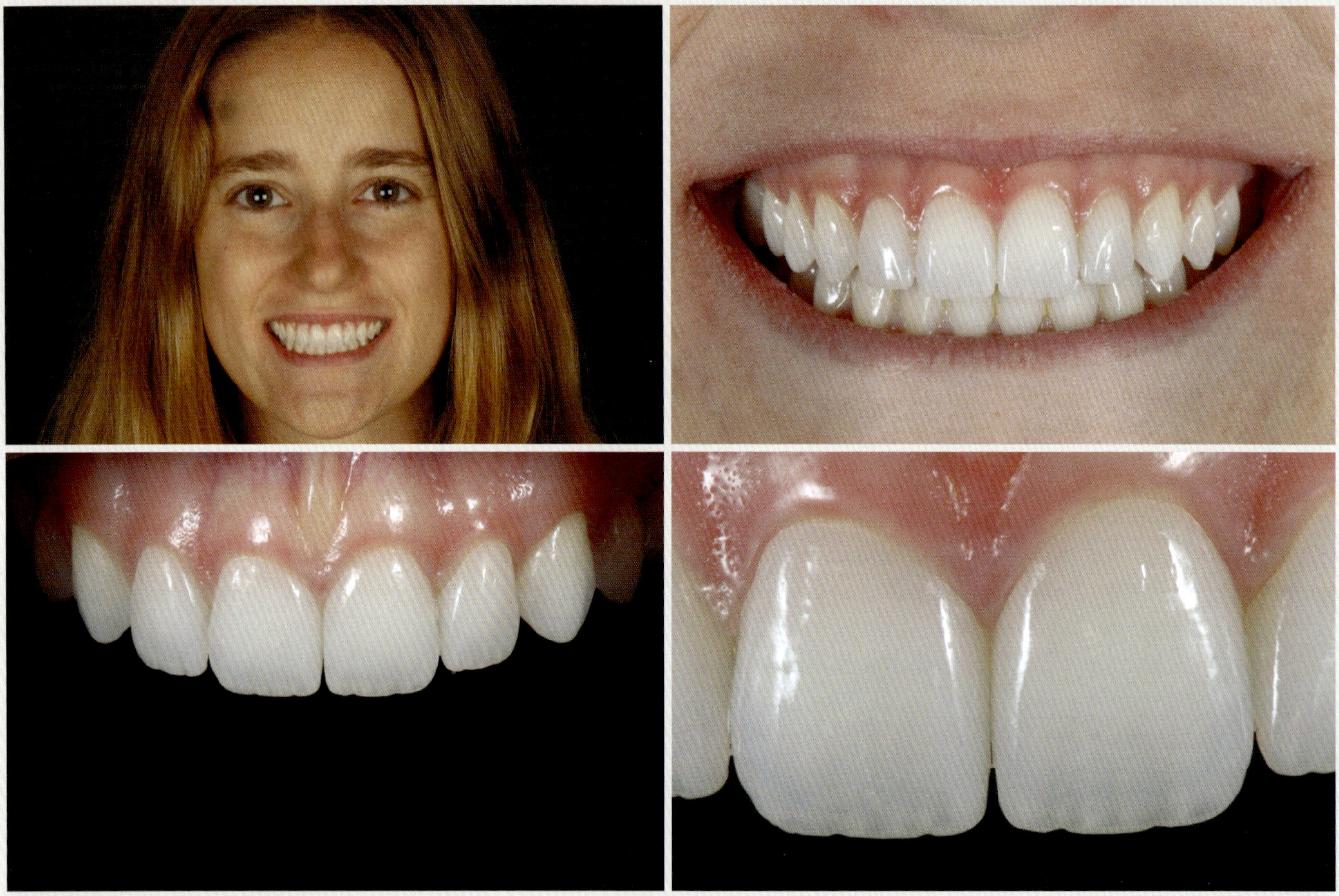

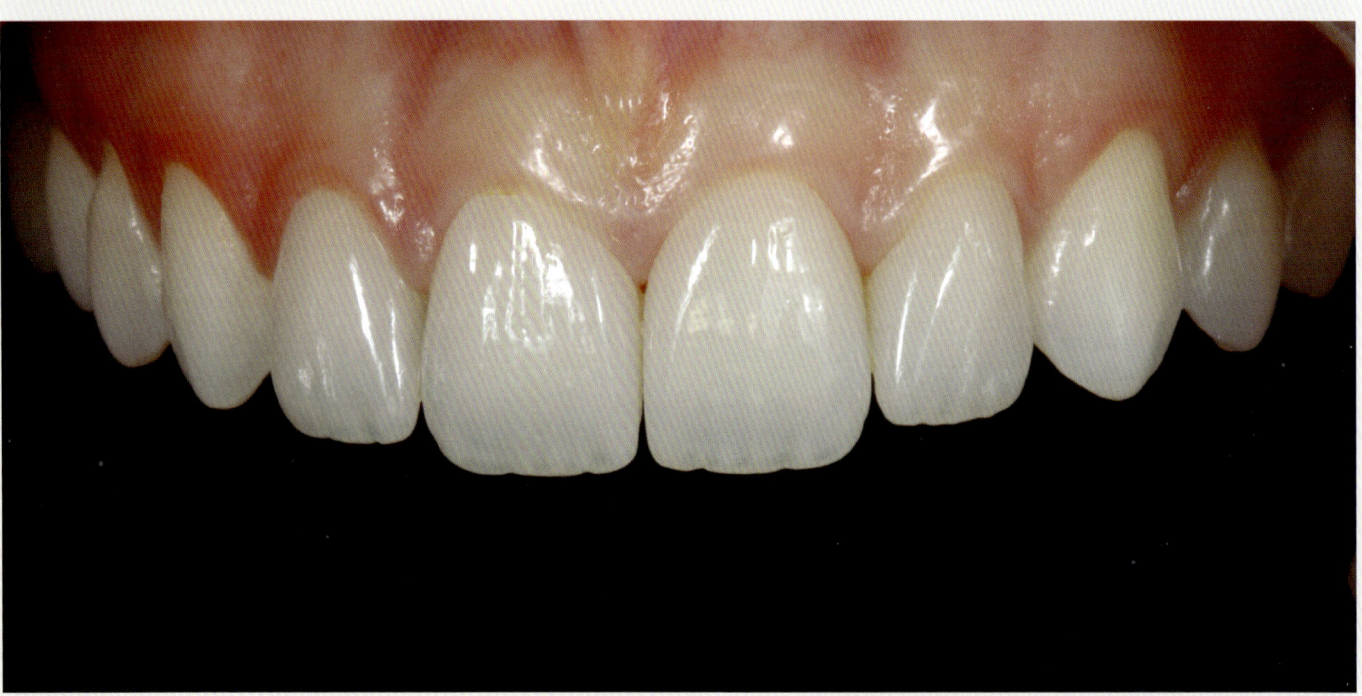

🔍 **5.58** Revisión a los 8 meses.

🔍 **5.59** Revisión a los 5 años.

Aspectos diferenciales en el manejo clínico y la fabricación de carillas sin preparación

No es el objetivo de este apartado hablar de procedimientos que ya van a ser explicados a lo largo de esta obra, sin embargo, sí es interesante remarcar aquellos aspectos diferentes, tanto clínicos como de laboratorio, que nos encontraremos con respecto a las carillas con preparaciones más convencionales.

En primer lugar, hay que destacar que una de las principales ventajas en estos tratamientos es la preservación de la totalidad del esmalte, consecuentemente, la carilla estará cementada sobre el mejor sustrato dental al que adherir una restauración cerámica (Gurel, 2013). Además, si tuviéramos que reemplazar esa carilla en un futuro, volveríamos a cementarla íntegramente sobre esmalte.

Comentar, también, que el tiempo en clínica el día de la toma de impresiones es menor, puesto que no se requiere de una preparación ni de un provisional (en la mayoría de los casos), asimismo, la toma de impresión es más sencilla en estas situaciones, puesto que nuestro material de impresión no tiene que reproducir perfectamente una línea de terminación.

Por todo lo dicho anteriormente, parece que el tratamiento con carillas sin preparación son todo ventajas, pero la realidad no es así. Los procedimientos de laboratorio requieren de técnicos con experiencia en la confección de este tipo de carillas, y deben ser muy cuidadosos en la elaboración de láminas de cerámica extremadamente finas en muchas ocasiones (Wildgoose, et al., 1997; Magne et al., 2013). Igualmente, el manejo de estas carillas también es más complejo en la clínica y debemos conocer y aplicar perfectamente la técnica de cementado.

Centrándonos en esto último, los clínicos debemos ser conscientes de que el riesgo de fracturar o fisurar una carilla durante el cementado es mayor (Magne et al., 2013). Los pasos que se han de seguir son similares a los que realizamos con carillas más convencionales. Preferentemente realizaremos la prueba de color con productos que no lo modifiquen (gel de glicerina, cementos de prueba translúcidos, etc.). De igual manera, utilizaremos generalmente resinas translúcidas para el cementado de las carillas. En cuanto al acondicionamiento del dien-

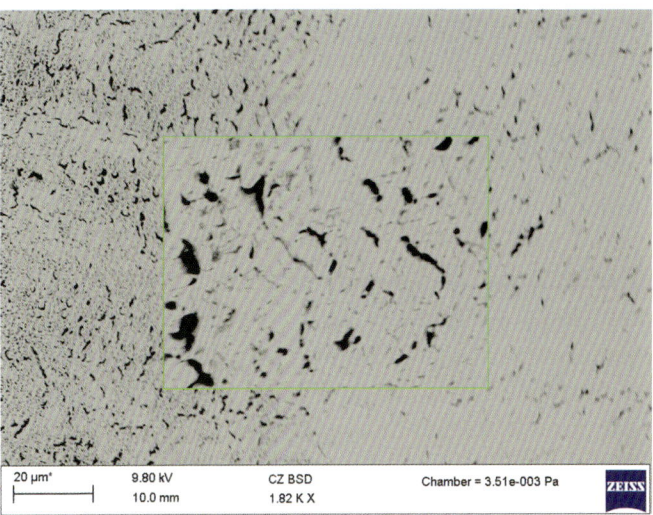

📷 **5.60** Fotografía microscópica de barrido en la que se diferencia en la parte derecha de la imagen un esmalte simplemente grabado con ácido ortofosfórico, y en la parte izquierda, un esmalte microarenado y grabado con ácido ortofosfórico, con un mejor patrón de grabado.

te, es muy importante microarenar su superficie, ya que nos encontramos ante un esmalte prístino, con su capa aprismática, por tanto, microarenándolo crearemos microrretenciones y eliminaremos esa capa de esmalte aprismático, que permitirá que haya un mejor patrón de grabado posterior con el ácido ortofosfórico (Peumans et al., 2000). En 📷 5.60 se aprecia la diferencia en cuanto al patrón de grabado de un esmalte microarenado y sin microarenar.

Finalmente, grabaremos el esmalte durante 30 segundos y solo será necesario utilizar generalmente un adhesivo que contenga resina hidrofóbica.

En cuanto a la técnica de fabricación de estas carillas tan finas, no existe evidencia científica que pruebe que una técnica sea mejor a otra. Sin embargo, parece que los técnicos de laboratorio con experiencia con este tipo de carillas tienen una mayor predilección por la técnica de estratificación de cerámica feldespática sobre lámina de platino (Hein y Geller, 2011) frente al troquel refractario o la inyección de cerámica (véase el capítulo 8).

Pronóstico de las carillas sin preparación

Uno de los grandes hándicaps de las carillas sin preparación es la escasa evidencia científica en cuanto a su comportamiento a largo plazo (Zarone et al., 2018).

La mayoría de los artículos que encontramos en la literatura científica son exposiciones de casos clínicos (d'Arcangelo *et al.*, 2018; Farias-Neto *et al.*, 2015; da Cunha *et al.*, 2014) y opiniones de expertos (Malcmacher, 2003 y 2005; Javaheri, 2007; Radz *et al.*, 2009; Lowe, 2010; Freydberg, 2011).

Uno de los pocos estudios clínicos prospectivos que encontramos en la literatura (Śmielak *et al.*, 2022), que además compara carillas con una preparación convencional frente a carillas con una mínima preparación y sin preparación, revela que la tasa de supervivencia de las primeras es de un 88 % frente a un 100 % en carillas sin preparación o con una mínima preparación, con un seguimiento medio de 9 años. En un estudio retrospectivo (González *et al.*, 2021) se analiza el índice de fractura de 194 carillas con espesores muy finos con un seguimiento de 3 años, comparando diferentes tipos de preparación (carillas con una preparación convencional, con una mínima preparación,

y sin preparación). Los resultados que obtuvieron fueron que no hubo fracturas en las 12 carillas con una preparación convencional, 16 fracturas en las 125 carillas de mínima preparación y 3 fracturas en las 57 carillas sin preparación. De esas 19 fracturas, solo hubo 1 fractura catastrófica, 3 *chippings* mayores a 1 mm y 15 *chippings* menores (inferiores a 1 mm). En otro estudio retrospectivo (De Angelis *et al.*, 2021) se analizaron 78 carillas sin preparación con un seguimiento medio de 43 meses. La tasa de supervivencia que obtuvieron fue del 97,4 % con tan solo 2 fracturas que obligaron a reemplazar esas carillas. En otro estudio clínico (Strassler e Ibsen, 2005), se evaluaron 167 carillas sin preparación en 30 pacientes con un seguimiento de hasta 20 años con una tasa de supervivencia del 94 %.

Desafortunadamente, no disponemos de estudios clínicos aleatorizados y controlados sobre carillas sin preparación, tal y como ya constataron en la última revisión sistemática (Zarone *et al.*, 2018.)

CONCLUSIONES DE LAS CARILLAS CERÁMICAS SIN PREPARACIÓN

Como conclusión, a pesar de que no existe una evidencia científica sólida en cuanto a su pronóstico a largo plazo, las carillas sin preparación son una posibilidad que se debe tener en cuenta dentro de nuestras opciones de tratamiento, siempre y cuando se realice un riguroso diagnóstico y una selección del caso cuidadosa.

La preservación de la estructura dental es una de sus mayores ventajas, lo cual va en consonancia con la tendencia actual de mínima invasión que se persigue en odontología.

Bibliografía

Araújo TM, Fonseca LM, Caldas LD, Costa-Pinto RA. Preparation and evaluation of orthodontic setup. Dental Press J Orthod. 2012 May-June; 17(3):146-65.

Calamia JR, Calamia CS. Porcelain laminate veneers: reasons for 25 years of success. Dent Clin North Am. 2007 Apr; 51(2):399-417.

Calamia JR. Etched porcelain facial veneers: a new treatment modality based on scientific and clinical evidence. N Y J Dent. 2007 Sep-Oct;53(6): 255-9.

Clavijo V, Sartori N, Phark JH, Duarte S. Novel guidelines for bonded ceramic veneers: Part 1. Is tooth preparation truly necessary? Quintessence Dent Technol 2016; 39: 7-25.

Coachman C, Calamita M. Digital Smile Design: A tool for treatment planning and communication in esthetic dentistry. Quintessence Dent Technol 2012; 35: 101-109.

Coachman C, Gurel G, Calamita M, Morimoto S, Paolucci B, Sesma N. The influence of tooth color on preparation design for laminate veneers

from a minimally invasive perspective: case report. Int J Periodontics Restorative Dent 2014; 34(4):453-9.

Da Cunha LF, Pedroche LO, Gonzaga CC, Furuse AY. Esthetic, occlusal, and periodontal rehabilitation of anterior teeth with minimum thickness porcelain laminate veneers. J Prosthet Dent. 2014 Dec;112(6):1315-8.

De Angelis F, D'Arcangelo C, Angelozzi R, Vadini M. Retrospective clinical evaluation of a no-prep porcelain veneer protocol. J Prosthet Dent 2023;129(01):40-48.

D'Arcangelo C, Vadini M, D'Amario M, Chiavaroli Z, De Angelis F. Protocol for a new concept of no-prep ultrathin ceramic veneers. J Esthet Restor Dent. 2018 May;30(3): 173-179.

Dimatteo AM. Prep vs no prep: the evolution of veneers. Inside Dentistry. 2009; 5(6):72-79.

Farias-Neto A, Gomes EM, Sánchez-Ayala A, Sánchez-Ayala A, Vilanova LS. Esthetic Rehabilitation of the Smile with No-Prep Porcelain Laminates and Partial Veneers. Case Rep Dent. 2015, 452765.

Freydberg BK. No-prep veneers: the myths. Dent Today. 2011 Jun;30(6):70-1.

Friedman MJ. Porcelain veneer restorations: a clinicians opinion about a disturbing trend. J Esthet Restor Dent. 2001;13:318-327.

Gonzalez-Martin O, Avila-Ortiz G, Torres-Muñoz A, Del Solar D, Veltri M. Ultrathin ceramic veneers in the aesthetic zone: A 36-month retrospective case series. Int J Prosthodont 2021; 34: 567-577.

Gurel G, Sesma N, Calamita MA, Coachman C, Morimoto S. Influence of enamel preservation on failure rates of porcelain laminate veneers. Int J Periodontics Restorative Dent. 2013 Jan-Feb; 33(1): 31-9.

Gurrea J, Bruguera A. Tooth Preparation and Ceramic Layering Guidelines for Bonded Porcelain Restorations in Different Challenging Situations. Quintessence Dent Technol 2016; 39: 95-110.

Hein S, Geller W. The platinum foil technique: history, indication, fabrication, and fit. Quintessence Dent Technol 2011; 34: 25-39.

Hillson S. Dental Pathology. In Biological Anthropology of the Human Skeleton (eds. Katzenberg MA, Grauer AL), 2018.

Javaheri D. Considerations for planning esthetic treatment with veneers involving no or minimal preparation. J Am Dent Assoc. 2007: Mar; 138(3):331-7.

Kois J. Altering Gingival Levels: The Restorative Connection Part I: Biologic Variables. Journal of Esthetic and Restorative Dentistry, 1994; 6(1).

LeSage B. Revisiting the design of minimal and no-preparation veneers: a step-by-step technique. J Calif Dent Assoc. 2010; 38(8):561-569.

LeSage B. Establishing a classification system and criteria for veneer preparations. Compend Contin Educ Dent. 2013 Feb; 34(2):104-12, 114-5; quiz 116-7.

Lowe RA. No-prep veneers: A realistic option. Dent Today. 2010; 29:80-82,84,8.

Magne P, Hanna J, Magne M. The case for moderate "guided prep" indirect porcelain veneers in the anterior dentition. The pendulum of porcelain veneer preparations: From almost no-prep to over-prep to no- prep. Eur J Esthet Dent. 2013;8:376-388.

Malcmacher L. No-preparation porcelain veneers. Dent Today. 2003 Apr; 22(4):66-71.

Malcmacher L. No-preparation porcelain veneers-Back to the future! Dent Today. 2005 Mar; 24(3):86, 88, 90-1.

Materdomini D, Friedman MJ. The contact lens effect: enhancing porcelain veneer esthetics. J Esthet Dent. 1995; 7(3):99-103.

Maynard JG Jr, Wilson RD. Physiologic dimensions of the periodontium significant to the restorative dentist. J Periodontol. 1979 Apr; 50(4):170-4.

Morimoto S, Albanesi RB, Sesma N, Agra CM, Braga MM. Main clinical outcomes of feldspathic porcelain and glass-ceramic laminate veneers: a systematic review and meta-analysis of survival and complication rates. Int J Prosthodont. 2016; 29(1): 38-49.

Peumans M, Van Meerbeek B, Lambrechts P, Vanherle G. Porcelain veneers: a review of the literature. J Dent. 2000 Mar;28(3):163-77.

Pincus CR. Building Mouth Personality. Journal of the California Dental Association. 1938; 14:125-129.

Radz GM. Enhancing the esthetics through addition: No prep porcelain veneers. Oral Health. 2009 April;23-30.

Simon H. Magne P. Clinically based diagnostic wax-up for optimal esthetics: the diagnostic mock-up. J Calif Dent Assoc. 2008 May; 36(5): 355-62.

Smielak B, Armata O, Bojar W. A prospective comparative analysis of the survival rates of conventional vs no-prep/minimally invasive veneers over a mean period of 9 years. Clin Oral Investig. 2022 Mar; 26(3):3049-3059.

Strassler HE, Ibsen RL. Improving smiles without removing sensitive tooth structure. Contemp Esth Rest Pract. 2005; 9:54-61.

Veneziani M. Ceramic laminate veneers: clinical procedures with a multidisciplinary approach. Int J Esthet Dent. 2017; 12(4):426-448.

Wildgoose DG, Winstanley RB, Van Noort R. The laboratory construction and teaching of ceramic veneers: a survey. J Dent. 1997 Mar; 25 (2):119-23.

Zarone F, leone R, Di Mauro MI, Ferrari M, Sorrentino R. No-preparation ceramic veneers: a systematic review. J Osseointegr. 2018;10 (1): 17-22.

Faceta de la Adaptabilidad

*La evolución de la tecnología
y cómo adaptarse a ella.*

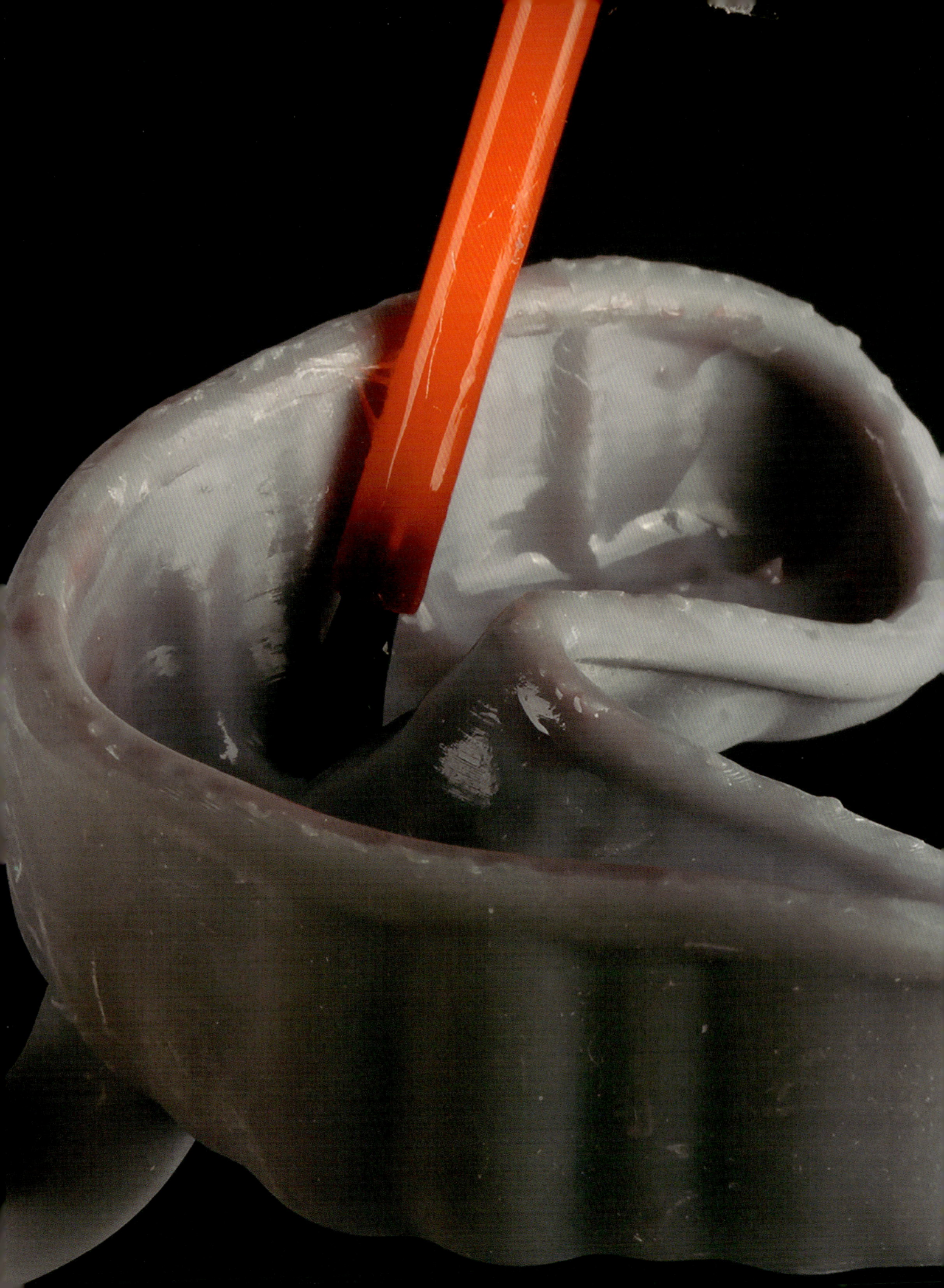

Técnicas de impresión para carillas de porcelana

Wenceslao Piedra Cascón

Después de haber detallado en los capítulos anteriores cómo realizar una cuidadosa planificación y preparación del caso, llega el momento de transferir nuestras preparaciones al técnico de laboratorio para que confeccione las restauraciones cerámicas, que devolverán la función y la estética demandadas por el paciente.

Antes de pasar a detallar las diferentes técnicas disponibles en la actualidad para realizar una correcta toma de impresión, debemos hacernos la siguiente pregunta: ¿Qué se entiende por impresión? Según el Glosario de Términos Prostodónticos en su 9.ª edición (GPT-9), se define "impresión" como *una reproducción de los dientes y/o preparaciones dentales, así como de los tejidos blandos de la cavidad oral, para posteriormente confeccionar un modelo maestro que se utilizará para realizar las restauraciones cerámicas.*

Una vez que ya hemos definido desde una visión conceptual el término "impresión", el objetivo práctico de este capítulo es transmitir al lector la importancia de conocer las diferentes técnicas disponibles actualmente en la odontología contemporánea, estableciendo un criterio de elección individualizado para cada caso, el cual, junto a una correcta planificación, son la clave para obtener la máxima integración estética de las restauraciones cerámicas una vez cementadas.

En el pasado, tan solo contábamos con un flujo de trabajo para confeccionar nuestras restauraciones cerámicas, el hoy en día tan "denostado por muchos" (denostación sin sentido para los autores) flujo de trabajo analógico. En los últimos años, la odontología moderna y la industria dental han experimentado un auge en cuanto a desarrollo tecnológico se refiere, permitiéndonos hablar hoy en día del flujo de trabajo digital. En la época actual conviven dos filosofías claramente diferenciadas con protocolos de trabajo muy diferentes y, para ello, se necesitan materiales, herramientas y una coordinación dentista-auxiliar, así como una comunicación odontólogo-técnico de laboratorio diferentes. Se pudiera caer en el error de pensar que el flujo de trabajo digital ha sido o será un sustituto de las técnicas convencionales para las impresiones de facetas cerámicas y es por ello por lo que en este capítulo vamos a comenzar a desarrollar las técnicas de toma de impresión convencionales, pasando después a las digitales, y aportando un árbol de toma de decisiones que le permitan al lector tomar las decisiones que mejor se ajusten al caso, pero no sin antes hacer un par de reflexiones que permitan "desintoxicarnos" de conceptos preestablecidos.

Primera reflexión

Tal vez haya pasado desapercibido al lector en la definición del término "impresión" del primer párrafo de este capítulo, que una impresión no es solo la reproducción de las superficies orales, sino que lleva asociada la confección de un modelo maestro para confeccionar las carillas de porcelana. Es por ello por lo que debemos hacernos la siguiente pregunta: ¿cuántos tipos de modelos maestros diferentes existen?

Es común caer en el error de pensar que existen tantos tipos de modelos maestros como técnicas de impresión. Si fuese así, diríamos que existen solo dos tipos de modelos maestros: bien el de escayola, tras haber tomado la impresión con un polivinilsiloxano o un poliéter, bien un modelo maestro virtual, que no existe físicamente y que, por tanto, solo es posible llevar a cabo el diseño de las futuras restauraciones mediante un *software* de diseño CAD 3D. Reducir a tal simplicidad el binomio técnicas de impresión–modelo maestro en facetas de porcelana es, simplemente, un error (📷 6.1). Si este capítulo está cambiando ligeramente los esquemas que tenías establecidos, perfecto, ese era el objetivo. Continuamos.

Segunda reflexión

Si nos centramos única y exclusivamente en las técnicas de escaneado intraoral para obtener un modelo maestro virtual a partir del cual se diseñan las futuras restauraciones en *softwares* CAD, queda claro que la única técnica de fabricación de las futuras carillas de porcelana es, simplemente, mediante el fresado en un material monolítico. La siguiente pregunta que deberíamos hacernos es: ¿todos los casos de carillas de porcelana se pueden ejecutar con restauraciones monolíticas hoy en día? Estaríamos ante un error si pensásemos que la respuesta es sí.

No es posible si hablamos desde un punto de vista de integración estética, ya que las tecnologías de fresado actuales son incapaces de obtener de forma generalizada y sistemática, por cualquier laboratorio dental, una carilla de porcelana fresada en espesores mínimos (0,3 mm o inferior), lo que implica que si queremos trabajar con restauraciones monolíticas se ha de eliminar durante la fase de tallado una mayor cantidad de estructura dentaria para obtener el espacio restaurador óptimo y necesario.

Esperamos que estas dos reflexiones antes de comenzar el capítulo dejen clara la importancia de conocer cada

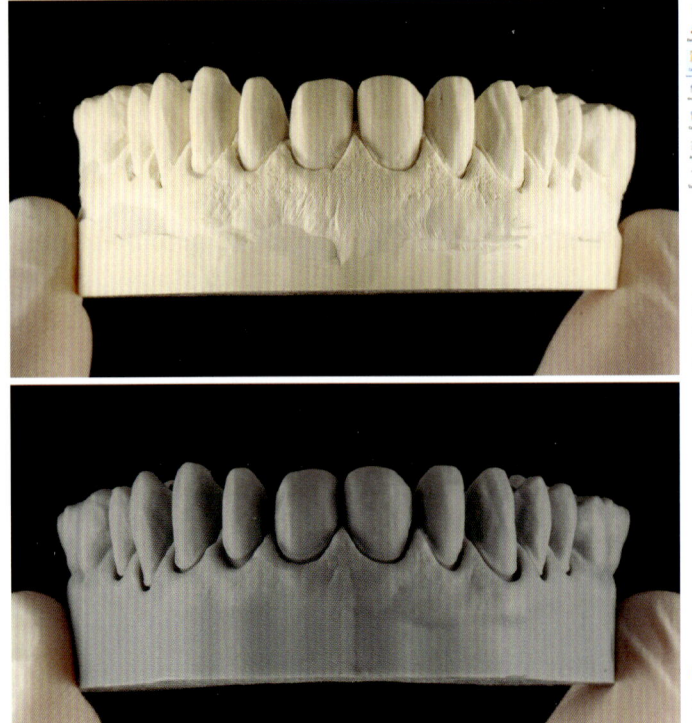

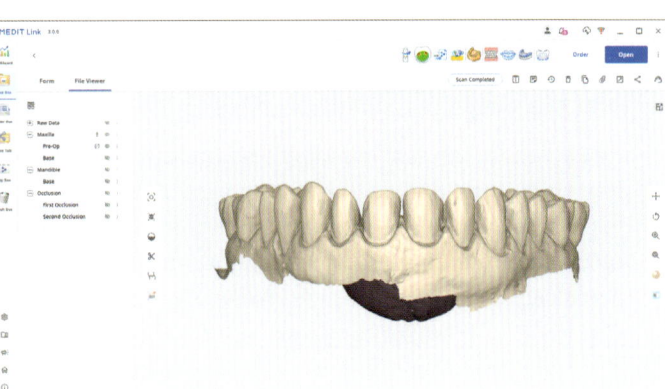

📷 **6.1** Clasificación de los modelos maestros según la técnica de impresión y fabricación. a) Modelo maestro en escayola. b) Modelo maestro virtual. c) Modelo maestro Impreso en 3D.

detalle de las técnicas analógicas y digitales, ya que dicha elección tendrá una repercusión en la técnica y material de confección que utilizará el técnico de laboratorio para llevar a cabo la fabricación de las carillas de porcelana, lo que tiene un gran impacto en la integración estética final. Ahora sí que sí, empezamos desde cero. *Think outside the box!*

Técnica convencional

Hablar de técnicas de impresión convencionales para carillas de porcelana es hablar principalmente de materiales de impresión. Con el paso del tiempo, y con el objetivo de obtener la mejor reproducción del tallado, así como para garantizar la estabilidad dimensional de la impresión, se han desarrollado diferentes materiales. No obstante, antes de comenzar a analizar los diferentes materiales disponibles y técnicas, es indispensable hablar de los requisitos que dichos materiales han de tener desde un punto de vista clínico, del paciente y del técnico de laboratorio.

Desde el punto de vista clínico, podemos clasificar estos requerimientos según la fase de trabajo en la que nos encontremos:

1 **Fase de mezcla**: Se requiere un material con un tiempo de trabajo adecuado, de fácil manipulación, que nos permita trabajar en ausencia de estrés, por parte del tándem dentista-auxiliar.

2 **Fase de inserción**: El material ha de tener una consistencia media que permita adaptarlo en boca de forma sencilla, sin necesidad de ejercer excesivas presiones que pudieran generar arrastres. Además, es imprescindible un material lo más hidrofílico posible, compatible con la humedad de la cavidad oral y que, además, permita una correcta reproducción de las preparaciones.

3 **Fase de desinserción**: El material de impresión utilizado ha de ser resistente al desgarro, principalmente en áreas interproximales, lo que prioriza que el material tenga un comportamiento elástico y que, además, la remoción de la cubeta de la boca sea sencilla para evitar cualquier tipo de distorsión durante la fase de desinserción.

No obstante, no debemos olvidar unos "mínimos" que los materiales deben cumplir de cara al confort del pa-

6.1 Requerimientos de los materiales de impresión.

Por parte del paciente	• Tiempo de fraguado corto • Sabor, olor y consistencia agradables • Remoción sencilla de boca • Biocompatible
Por parte del operador	• Tiempo de trabajo correcto • Fácil manejo • Remoción sencilla de boca • Resistencia al desgarramiento • Estabilidad dimensional a lo largo de los días

ciente: sabor y olor agradables, tiempo de fraguado corto (especialmente para pacientes que experimenten reflejos nauseosos) y que tengan, además, una consistencia y textura agradables (■ 6.1).

Por último, no debemos olvidarnos de que este registro (la impresión) es el elemento de trabajo del técnico de laboratorio, por lo que también ha de cumplir una serie de requisitos, que atiendan al término de precisión. Pero, ¿qué entendemos por precisión en impresiones convencionales?

En impresiones, siguiendo un flujo analógico, ya sea con siliconas de adición o con poliéteres, precisión es sinónimo de exactitud, es decir, que nuestro material de impresión sea capaz de reproducir a la máxima expresión la situación intraoral en un modelo de escayola. Además, será necesario que tenga una estabilidad dimensional suficiente con el paso del tiempo que permita mantenerse en su estado y forma original desde la toma de impresión en boca a su desinfección, transporte, llegada al laboratorio y vaciado de la impresión. Además, los materiales de impresión modernos han de ser capaces de poder ser vaciados en varias ocasiones, con el objetivo de obtener un modelo de trabajo y un modelo maestro de comprobación, evitando tener que realizar técnicas de duplicado de modelos (■ 6.2).

Una vez que ya tenemos claros cuáles son los requisitos que han de cumplir los materiales de impresión para carillas de porcelana, ahora necesitamos ponerles nombre y apellidos.

Como habrás leído durante todo el capítulo, principalmente existen dos materiales de elección para la toma

6.2 Factores que afectan a la precisión y definición de márgenes en la toma de impresiones convencionales.

Factores controlados por el operador	• Selección del tipo y tamaño de la cubeta • Selección del material de impresión • Aplicación de adhesivo para el material de impresión • Colocación de hilos de hilos de retracción correctamente • Fase de mezcla de material de impresión e inserción en boca • Remoción de la impresión de boca
Factores con control limitado por parte del operador	• Control del sangrado y humedad en boca • Condiciones de almacenamiento y transporte de la impresión
Factores no controlados por el operador	• Reducción de la tensión superficial de la impresión • Positivado de la impresión

de impresiones para facetas de porcelana: siliconas de adición y poliéteres (6.2). Teniendo en cuenta las características mencionadas anteriormente en cuanto a los requisitos de los materiales de impresión, a continuación, se enumeran las características de ambos materiales.

○ **Siliconas de adición:** tienen diferentes presentaciones y consistencias; color, sabor y olor agradables, y un comportamiento elástico. Tiene un comportamiento hidrofóbico.

○ **Poliéteres:** hay poca variabilidad de marcas y presentaciones; color, sabor y olor menos agradables en comparación con las siliconas, es un material de alta viscosidad en el prefraguado y una excesiva rigidez una vez ha endurecido el material. Comportamiento hidrofílico.

Tanto la silicona como el poliéter son buenos materiales de impresión para carillas de porcelana, siempre y cuando se combine la silicona de adición con silicona fluida en un solo paso o el poliéter de consistencia densa con el de consistencia fluida.

Una vez hemos delimitado todo lo necesario para llevar a cabo una impresión convencional para carillas de porcelana, vamos a pasar a hablar de las diferentes técnicas disponibles.

Técnicas de impresión

Como todo en esta vida, no es solo conocer qué materiales se han de emplear, sino cómo emplearlos, y eso solo tiene un nombre: técnica. Clásicamente, en la toma de impresiones con materiales elastoméricos, siempre se ha hablado principalmente de dos técnicas: impresiones en una fase y doble mezcla e impresiones en dos fases. Ambas técnicas persiguen un mismo objetivo común, reproducir las áreas de preparación cervical para permitir el mejor ajuste de las futuras restauraciones, lo que tendrá un impacto positivo en la longevidad de las restauraciones, del propio diente y de la salud gingival.

Esta clasificación solo atiende las técnicas desde el punto de vista de la inserción del material. No obstante, la impresión de las preparaciones, principalmente en su área cervical, no solo es dependiente de las características del material de impresión y de cómo este se lleva a boca, sino de la correcta utilización de los elementos auxiliares.

Estos elementos auxiliares han de ser capaces de permitir una correcta retracción de los tejidos blandos, ya que los materiales actualmente disponibles en el mercado no permiten desplazar los tejidos por sí mismos, aunque sí permiten un contacto íntimo subgingival. A continuación, detallamos qué materiales y marcas recomiendan los autores para realizar una correcta retracción de tejidos:

1 **Sonda periodontal CPC15:** es imprescindible para realizar un sondaje del surco gingival y valorar el fenotipo del paciente para decidir que hilo de retracción es necesario utilizar (6.3a).

2 **Hilos de retracción:** son elementos físicos clasificados de mayor a menor grosor que permiten separar el margen gingival de la preparación dentaria. Es importante adecuar el grosor del hilo al fenotipo del paciente (6.3b). Para fenotipos finos, emplearemos hilos de retracción de #000 y #00 principalmente, mientras

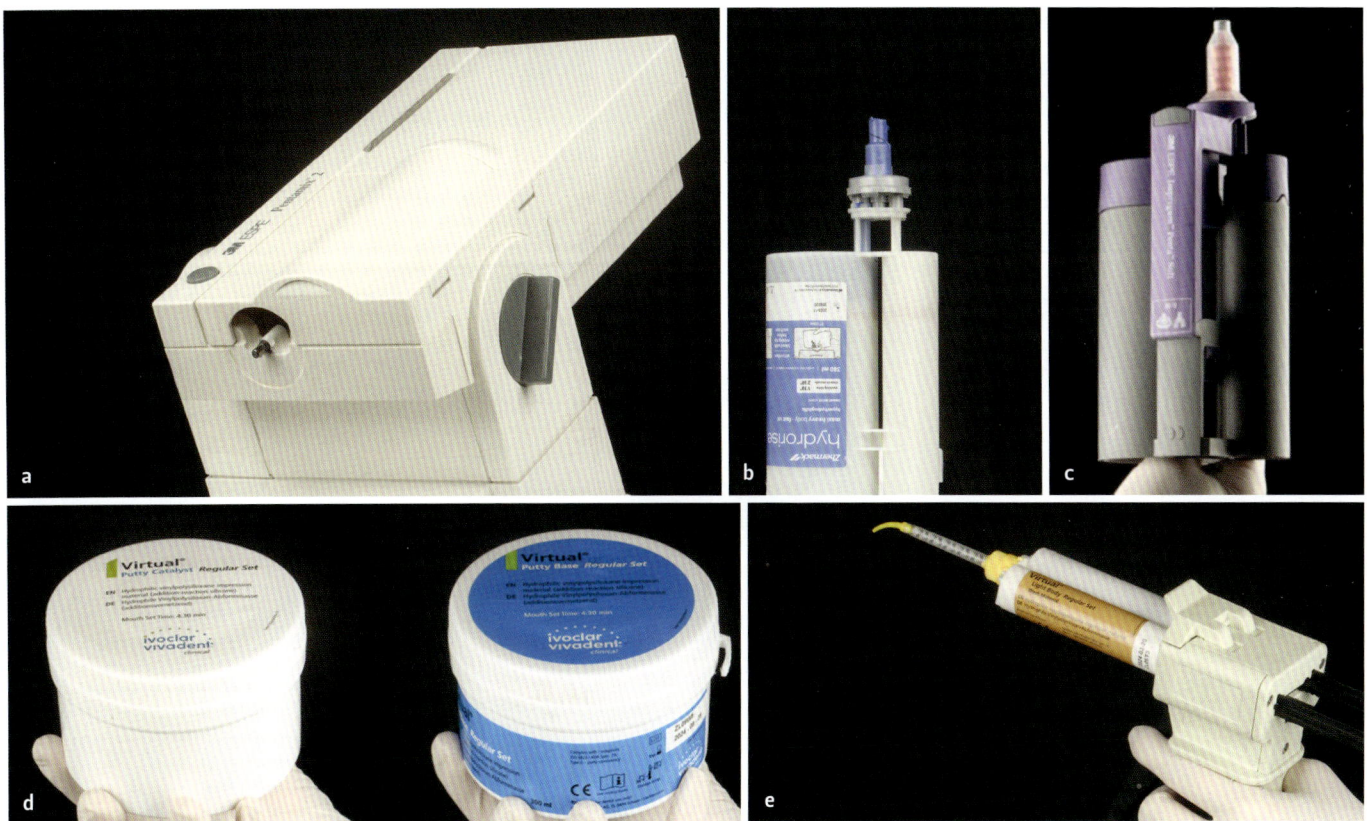

📷 **6.2** Diferentes presentaciones de materiales de impresión. a) Máquina mezclado automática Pentamix 2 (3M ESPe). b) Silicona de adición de máquina (Hidrorise Heavy Body; Zhermack) c) Poliéter (Impregum; 3M ESPe). d) Silicona Putty Base + Catalyst (Virtual; Ivoclar Vivadent) e) Silicona Fluida Light. La silicona fluida solo puede utilizarse con siliconas, nunca con poliéter.

que para fenotipos más gruesos emplearemos hilos de #00 y #0. La selección incorrecta de los hilos de retracción en función del periodonto con una técnica de colocación inadecuada puede ocasionar retracciones gingivales irreversibles, de ahí su importancia. Los autores de este libro recomiendan los hilos de retracción UltrapakTM de la marca Ultradent (📷 6.3c).

3 **Teflón**: en el caso de haber realizado un tallado muy subgingival en el que es necesario separar en exceso los tejidos blandos, se puede compactar teflón en el fondo del surco para realizar dicha retracción. A pesar de ser un excelente retractor de tejidos, dependiendo del grosor del teflón utilizado, su anchura y longitud, la retracción que se consigue con ellos es impredecible, por lo que se recomienda su utilización con precaución (📷 6.3d).

4 **Hemostático**: este "líquido" es un imprescindible a la hora de conseguir hemostasia, evitando que se produzca sangrado durante la fase de toma de impresión. Recordemos que las siliconas de adición utilizadas son hidrofóbicas, por lo que la presencia de sangre evitará

que se reproduzcan fielmente las preparaciones dentarias, debido a la aparición de arrastres y poros en la impresión. En cuanto a hemostáticos podríamos hablar de dos tipos, aquellos de base cloruro de aluminio (Racestyptine; Septodont) y otros de base sulfato férrico (Hemocor; Dentaflux). Se recomiendan los primeros, ya que los segundos pueden teñir la superficie dental durante la fase de provisionalización con manchas parduzcas y ocasionar por ello alteraciones estéticas en el resultado final de nuestras restauraciones (📷 6.3e).

5 **Espátula de colocación de los hilos**: siempre se ha recomendado una espátula tipo Fischer para la colocación de hilos en el surco gingival. Sin embargo, una alternativa sería cualquier espátula metálica fina. Los autores de este libro recomiendan la espátula de Hu-Friedy CVIPC7 (📷 6.3f).

6 **Pasta retractora astringente**: algunas marcas poseen este tipo de pasta inyectable que puede situarse en el surco gracias a la punta aplicadora, creando una hemostasia duradera y más rápida que la colocación de hilos de re-

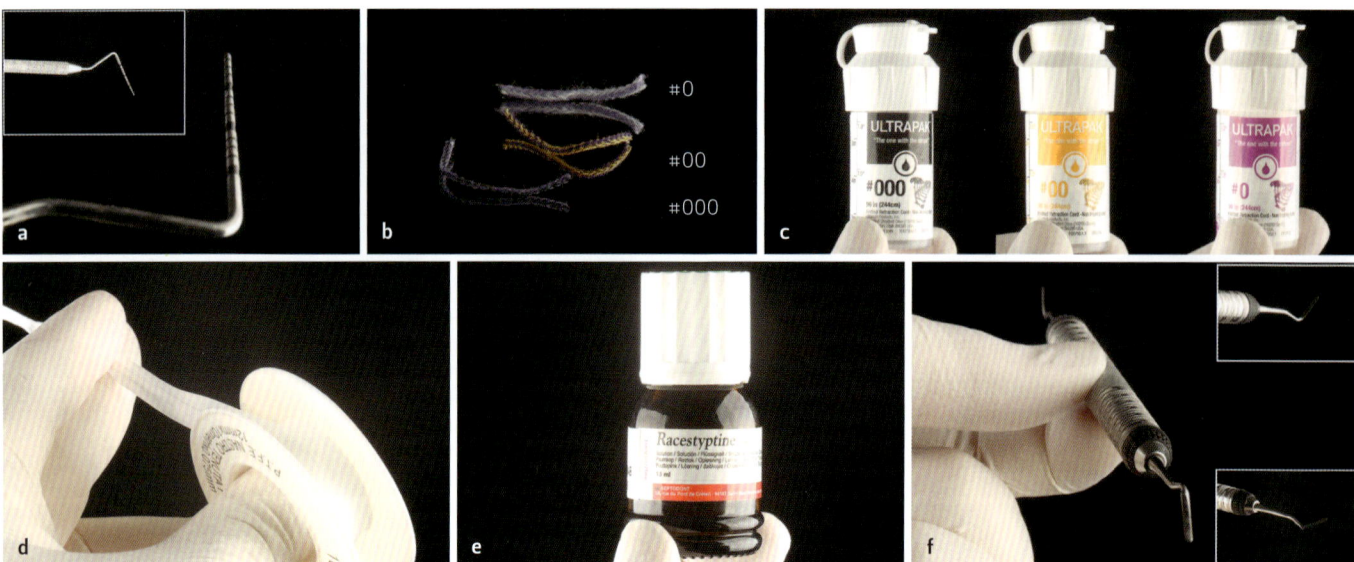

📷 **6.3** Elementos auxiliares para la correcta retracción de tejidos para la toma de impresión. a) Sonda periodontal CPC15. b,c) Hilos de retracción #000, #00 y #0 (Ultrapak; Ultradent). d) Teflón. e) Líquido hemostático. f) Espátula para hilos.

tracción. No obstante, consideramos que no consiguen una profundidad similar a la que se puede conseguir con un hilo empujado manualmente con espátula.

Ya conocemos las características que tienen que reunir los materiales de impresión, ahora simplemente nos toca elegir el elemento que nos permita llevar el material de impresión a boca. Y sí, estamos hablando de la cubeta.

Poco se habla de las cubetas de impresión. Se dan por hecho muchas cosas. Uno de los mejores consejos que podemos dar, es que, en gran medida, el éxito del tratamiento se encuentra en los pequeños detalles.

Existen multitud de cubetas y podemos establecer una clasificación en función de: *1)* Material de fabricación, *2)* Sistemas de retención y *3) Standard* o individualizadas.

1 **Material de fabricación**: las cubetas pueden ser metálicas (generalmente de acero inoxidable), de plástico (3M ESPe), confeccionadas con planchas fotopolimerizables (Megatray; Mestra), de materiales acrílicos autopolimerizables (Formatray; Kerr) o impresas en 3D (Tray; NextDent) (📷 6.4).

2 **Sistemas de retención**: son elementos que permiten mantener el material de impresión en la cubeta sin desinsertarse una vez que esta se retire de la boca. Los sistemas de retención que existen son:

   o **Lengüetas o pestañas**: son aquellos elementos retentivos localizados en la periferia de las cubetas tipo Rim-Lock (📷 6.4a).

   o **Agujeros**: estas cubetas carecen de pestañas en la periferia y su elemento de retención se basa en agujeros por toda la superficie de la cubeta, lo que permite que el material de impresión quede retenido en ellos (📷 6.4b).

   o **Adhesivos**: se utilizan en aquellas cubetas que carecen de cualquiera de los dos tipos de retención anteriormente citados. Es necesario saber que, si bien existen adhesivos universales para los diferentes materiales de impresión elastoméricos, ya sean siliconas de adición o poliéteres, los autores recomiendan utilizar adhesivos específicos para cada material (📷 6.5a-c).

3 **Cubetas standard o individualizadas**: este último apartado puede ser el que aporte mayor variabilidad, de forma que cada clínico tenga sus propias preferencias y forma de trabajar. No obstante, como recomendación, siempre que se vaya a realizar un trabajo de prótesis fija, máxime cuando se trate de un trabajo de alta demanda estética en sector anterior, se recomienda el uso de cubetas individualizadas. Pero, ¿por qué?

Al utilizar una cubeta de tamaño y forma *standard*, siempre se coloca la misma cantidad de material en dicha cubeta. Sin embargo, esa cubeta y el material de impresión que contiene, dependiendo de la forma del maxilar, fluirán de un modo u otro dependiendo del espacio disponible para albergar dicho material entre los dientes, los tejidos blandos y la cubeta. Esto

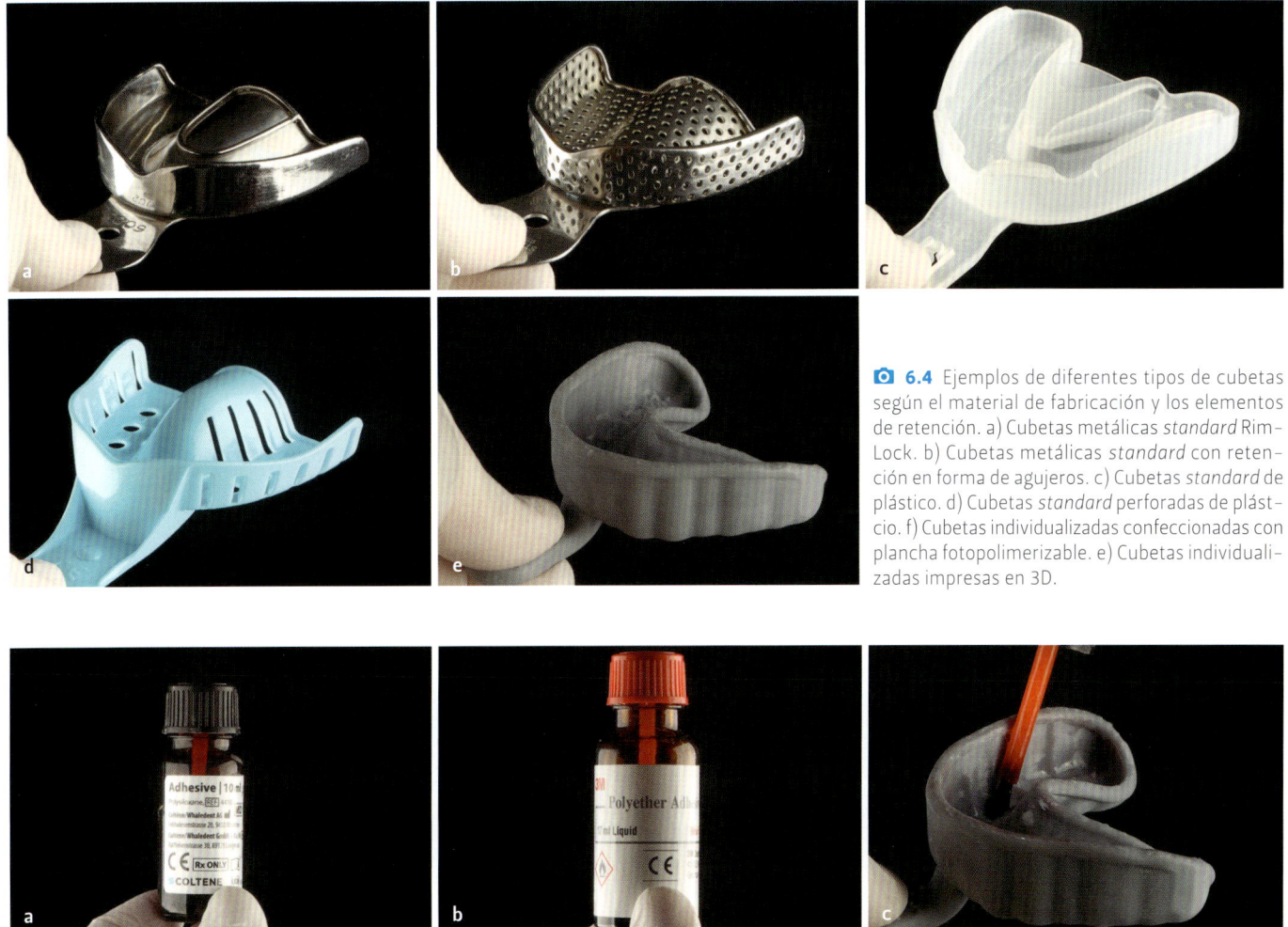

6.4 Ejemplos de diferentes tipos de cubetas según el material de fabricación y los elementos de retención. a) Cubetas metálicas *standard* Rim-Lock. b) Cubetas metálicas *standard* con retención en forma de agujeros. c) Cubetas *standard* de plástico. d) Cubetas *standard* perforadas de plástico. f) Cubetas individualizadas confeccionadas con plancha fotopolimerizable. e) Cubetas individualizadas impresas en 3D.

6.5 Adhesivos para cubetas. a) Adhesivo para siliconas. b) Adhesivo para poliéter. c) Cubeta individualizada con adhesivo colocado.

hace que no siempre se obtenga un grosor uniforme del material de impresión al ser posible que se produzcan errores durante la fase de impresión (poros y arrastres), principalmente si son las primeras veces que uno se enfrenta a este tipo de tratamientos. Es por ello por lo que, para conseguir un grosor uniforme del material de impresión y que todo sea más predecible, siempre se recomienda utilizar una cubeta individualizada, ya que la dinámica del material de impresión es similar en toda el área sobre la cual se desea tomar la impresión.

Por lo tanto, como recomendación por parte de los autores en cuanto a la selección de la cubeta, se recomiendan cubetas individualizadas con un adhesivo para retener el material de impresión. Si, por el contrario, se va a proceder a tomar una impresión con una cubeta *standard*, la elección sería una cubeta metálica tipo Rim-Lock, en la que no sería necesario colocar ningún tipo de adhesivo.

Una vez que tenemos claro qué cubeta vamos a utilizar, qué material de impresión y con qué elementos accesorios contamos para realizar la retracción de tejidos, vamos a proceder a explicar la técnica de impresión propiamente dicha. No es el objetivo de este capítulo comparar las técnicas de impresión de un paso frente a las técnicas de impresión en dos pasos, sino explicar la técnica que los autores emplean en su práctica clínica diaria, que ya avanzamos, es una técnica en un solo paso y doble mezcla.

¿Por qué empleamos la técnica de un solo paso y doble mezcla? Principalmente por dos motivos: fácil ejecución y rapidez, siempre que se siga adecuadamente el protocolo paso a paso.

PASO A PASO DE LA TOMA DE IMPRESIÓN MANUAL

Una vez hemos terminado de realizar las preparaciones dentales, nos hemos cerciorado de que el diseño es el correcto y hemos terminado de pulir las superficies, llega el momento de pasar a la acción, ¡la toma de impresión! Es importante recordar que se va a explicar el paso a paso para realizar una toma de impresión en un solo paso y doble mezcla de silicona de adición pesada y fluida, así como la utilización de doble hilo de retracción.

1. Colocación del primer hilo de retracción

En función del fenotipo del paciente, colocaremos hilos de retracción individuales embebidos en líquido hemostático (recomendamos #000 de forma estandarizada o, si el fenotipo es grueso, #00) que involucren todo el margen gingival, pero sin introducirlo en el área interproximal (📷 6.6a–c). ¿Por qué? Para responder esta pregunta, en primer lugar, tenemos que tener claro cuál es el objetivo de la colocación de este primer hilo: llevar a cabo una retracción vertical de los tejidos blandos para despejar el margen de la preparación en el área cervical y, además, sellar la parte inferior del surco. Si introducimos el hilo a nivel interproximal, lo que se produce es una retracción vertical de las papilas, de forma que ese espacio retraído será ocupado en un futuro por las restauraciones cerámicas. Es por ello por lo que los autores recomiendan no introducir el primer hilo de retracción en la zona interproximal, ya que ello conllevará a un acortamiento de las papilas, lo que pondrá en peligro el resultado estético final.

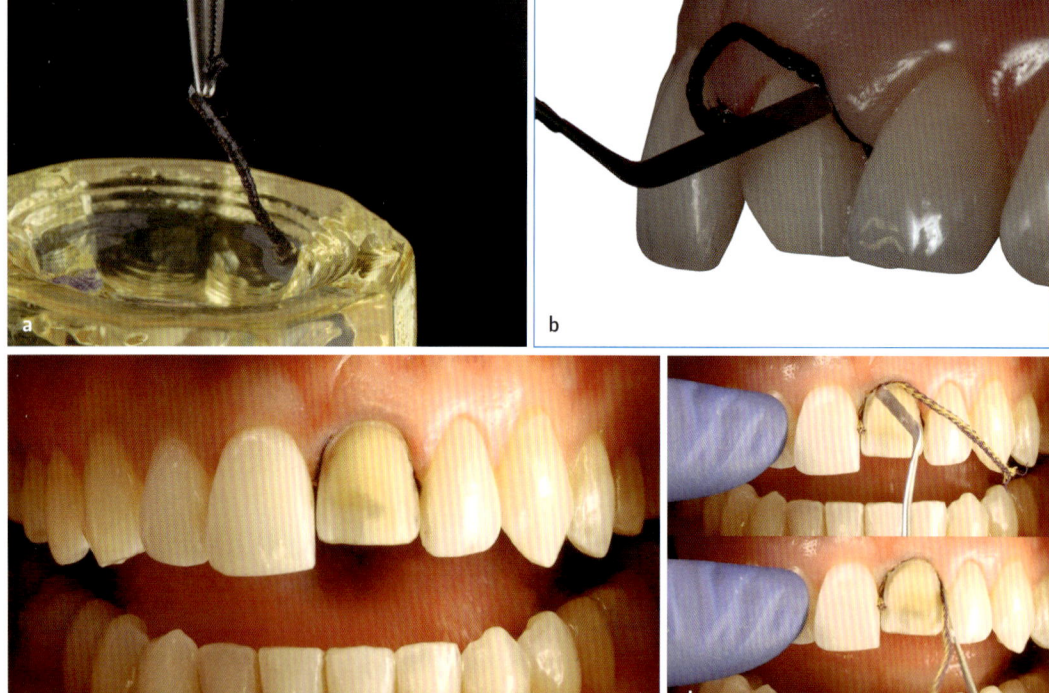

📷 **6.6** Técnica de retracción de tejidos con hilos de retracción. a) Hilo retractor impregnado en líquido hemostático. b–c) Colocación del primer hilo #000 para realizar una retracción vertical de los tejidos en una sola carilla (unitaria). d) Colocación del segundo hilo #00 para realizar una retracción horizontal en la carilla unitaria.

2. Colocación del segundo hilo

Tras la colocación de ese primer hilo, es necesario colocar un segundo hilo. Este segundo hilo hará la función de separación horizontal del margen gingival, permitiendo que el material de impresión fluya subgingivalmente de forma más eficaz y con un determinado grosor ( 6.6d y 6.7). Este segundo hilo no ha de ir embebido en líquido hemostático, no es necesario que se introduzca al completo en el surco gingival, no se ha de introducir tampoco a nivel interproximal y, finalmente, decir que se trata de un hilo corrido (no colocado de forma individual diente a diente) para facilitar su retirada antes de aplicar el material de impresión en las preparaciones. Es necesario dejar actuar este hilo en torno a unos 5 minutos para mantener el efecto de expansión horizontal del tejido una vez sea retirado y antes de tomar la impresión. Durante todo este tiempo, mantendremos en boca el eyector de aspiración para mantener la cavidad oral con la menor humedad posible (📹 6.1).

📹 **6.1** Expansión horizontal del tejido mediante el uso de hilo.

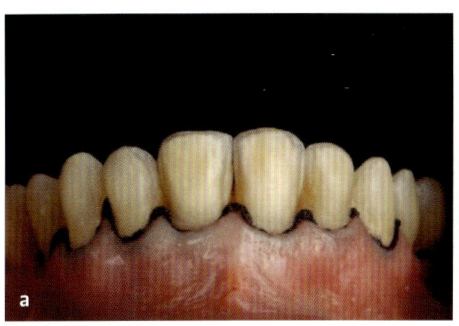
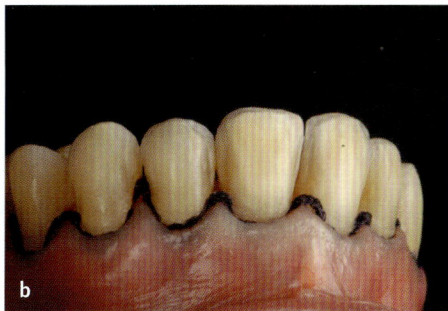
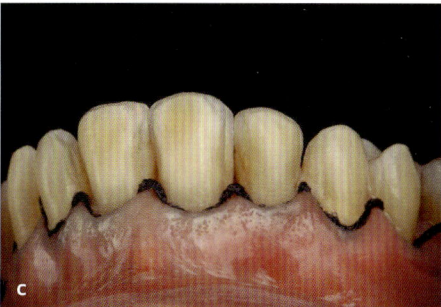

📷 **6.7** Técnica de colocación del segundo hilo en dientes múltiples. Nótese la correcta retracción de tejidos blandos que exponen la línea de terminación sin involucrar las papilas. En c) puede verse el cabo del hilo, más largo, con el objetivo de facilitar la retirada de dicho hilo previa a la impresión.

3. Inyección de silicona fluida

Una vez transcurridos esos 5 minutos, le pediremos a nuestra/o auxiliar que cargue la cubeta con silicona pesada. Una vez que comience a cargar la cubeta, retiraremos el eyector de aspiración, retiraremos el segundo hilo por completo e inyectaremos silicona fluida por todas las superficies, principalmente en las superficies oclusales de los sectores posteriores sin utilizar la punta fina, y posteriormente, colocaremos silicona fluida por las preparaciones dentarias utilizando la punta fina del sistema. Es una máxima que la silicona fluida ha de recubrir por completo todas las preparaciones (📷 6.8a).

4. Inserción vertical de la cubeta

Tras ello, colocamos silicona fluida en la cubeta con la silicona pesada que el auxiliar tiene preparada y se lleva todo el conjunto a boca mediante un movimiento de inserción puramente vertical (📷 6.8a). Si no se realiza el movimiento de inserción en sentido estricto vertical aparecerán arrastres. Dependiendo de la localización de dichos arrastres, la impresión podrá darse por válida si se encuentran en zonas alejadas de la parte noble de la impresión (las preparaciones) o que no interfieran con la oclusión. En caso de que existan arrastres en una zona crítica de la impresión, será necesario repetir todo el procedimiento desde la fase de colocación de los hilos. Tras la fase de desinserción de la impresión, los hilos retractores, idealmente, deberían salir arrastrados en la propia impresión. Tras ello, se procede a la crítica de la impresión y a la valoración de la reproducción de las líneas de terminación (📷 6.8b).

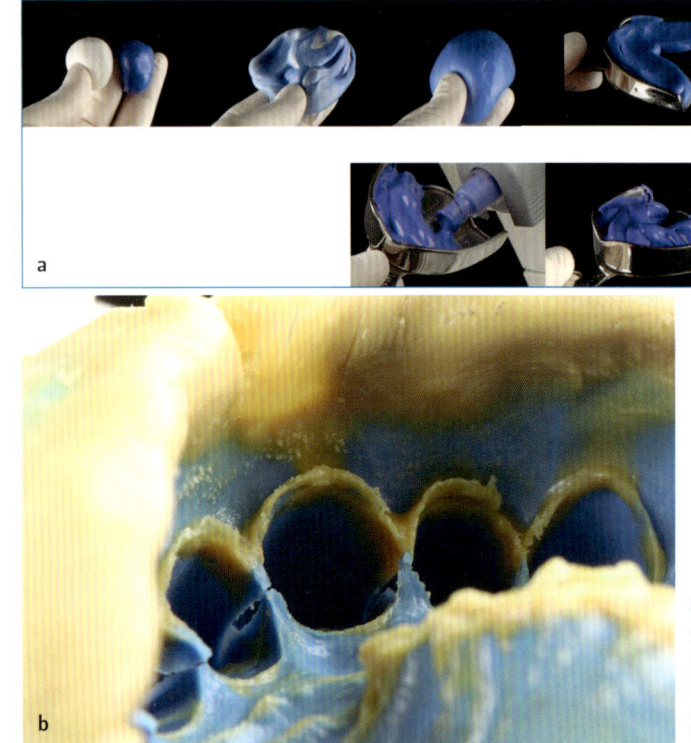

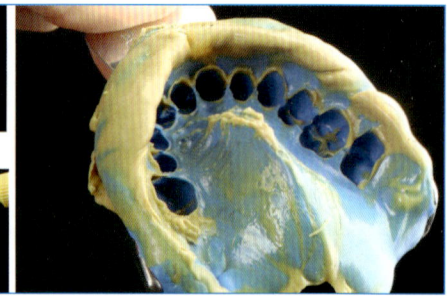

6.8 a) Paso a paso de mezcla del material de impresión. Parte superior con Silicona Putty pasta-pasta y silicona fluida y parte inferior con utilización de silicona Heavy Body con mezcla de máquina (Pentamix; 3M ESPe). Nótese la diferencia en la fase de mezcla y en la consistencia final de ambas siliconas. La silicona de máquina necesitará menor presión para insertarse en boca. b) Detalle de la impresión.

Técnica digital

Esta parte del capítulo, reservada a técnicas digitales para llevar a cabo un correcto escaneado intraoral, pretende establecer las bases, así como servir de guía y familiarizarse paulatinamente con el argot específico de esta área de conocimiento. El cambio de paradigma con las tecnologías 3D radica en la posibilidad de que cada técnico de laboratorio y clínico trabajen de forma sinérgica y con mayor eficiencia, aumentando la calidad de los tratamientos y, por qué no, estableciendo nuevos protocolos de trabajo, pero para ello se hace necesaria una comprensión profunda de los fundamentos básicos de las tecnologías y materiales disponibles en odontología digital. Para ello, a medida que vayamos avanzado en el capítulo se irá dando respuesta a una serie de preguntas.

Antes de nada, nos gustaría ponerle en preaviso. Una toma de impresión digital con escáner intraoral para carillas cerámicas no es para nada más sencilla que una técnica convencional, ni tampoco más rápida. En esta parte del capítulo vamos a desarrollar los aspectos más importantes que deberá tener en cuenta para lograr el éxito en la toma de impresiones digitales.

Si durante el desarrollo de la técnica de impresión convencional se le puso mucho énfasis a que tipo de cubeta, al material de impresión, y a qué elementos auxiliares eran necesarios, así como el protocolo paso a paso que se debía seguir, ahora vamos a analizar punto por punto cada detalle que merezca ser mencionado para acometer con éxito una técnica puramente digital, desde qué escáner utilizar, qué modo de escaneado y qué elementos auxiliares son necesarios.

Escáneres intraorales

Podemos definir un escáner intraoral como un dispositivo que, a través de una serie de cámara/s, y mediante fotografías o vídeo, es capaz de captar una serie de puntos de interés de la superficie oral. Cada uno de estos puntos de interés tiene unas coordenadas relativas en los ejes -x, -y, -z. Estos puntos son conectados entre sí de 3 en 3, formando lo que se conoce como la malla 3D. Esta malla, por sí misma, carece de color y puede ser exportada en formato STL (*standard tesselation language*). Si el *hardware* de nuestro escáner está capacitado para ello (y si queremos), podemos añadirle color a nuestra malla 3D mediante un proceso de renderizado, permitiendo exportarlo en formato OBJ (*wavefront file format*) o PLY (*Standford file format*) (■ 6.3) (■ 6.2).

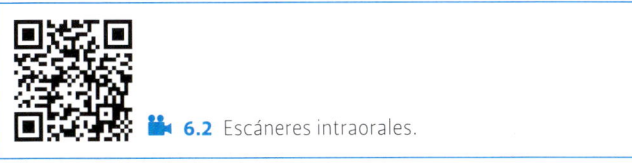

■ **6.2** Escáneres intraorales.

■ **6.3** Factores que afectan a la precisión y definición de márgenes en la toma de impresiones con escáner intraoral.

Factores controlados por el operador	• Selección del escáner intraoral. Modo HD • Calibración del escáner • Punta del escáner en correctas condiciones • Luz ambiental del gabinete según escáner intraoral • Retracción correcta de tejidos blandos • Protocolo y técnica de escaneado
Factores con control limitado por parte del operador	• Control del sangrado y humedad en boca • Posprocesado de mallas con el *software* del escáner
Factores no controlados por el operador	• Preparación del STL para el diseño y fabricación de las restauraciones por parte del técnico de laboratorio

Entonces, ¿qué es lo que necesito saber para escanear correctamente mis preparaciones dentarias? ¿Son los escáneres intraorales igual de precisos que las siliconas de adición para tomar la impresión de mis preparaciones?

Al igual que hicimos con las técnicas convencionales, ahora necesitamos definir el término precisión en los sistemas de escaneado intraoral. Según la ISO 5725-131 y el DIN55350-1332 se define precisión como *la suma de la exactitud y la fiabilidad.* La exactitud está relacionada con la capacidad que tiene el escáner para obtener una reproducción tridimensional tan fiel como la situación intraoral, sin que exista distorsión ni deformación. Sin embargo, la fiabilidad hace referencia a la mínima diferencia que pueda existir entre varios escaneados de una misma situación intraoral, realizados con el mismo escáner, bajo las mismas condiciones y el mismo operador. No obstante, las impresiones con escáner intraoral, para la realización de carillas de porcelana mediante un flujo 100 % digital, lleva asociado inherentemente, la necesidad de trabajar con ciertos materiales y a ciertos espesores. A diferencia de las técnicas convencionales, en las que existe un amplio abanico de materiales en los que confeccionar nuestras restauraciones cerámicas, incluso a espesores mínimos, en las técnicas digitales *per se*, este hecho no es así, ya que nos encontramos con ciertas limitaciones de los escáneres intraorales y de las fresadoras. En este capítulo, hablaremos de los dispositivos de escaneado intraoral.

¿QUÉ ES UN ESCÁNER INTRAORAL?

Se define un escáner intraoral como un dispositivo capaz de captar imágenes de la cavidad oral del paciente y recrear una reconstrucción en 3 dimensiones (3D) de dicha situación intraoral. Sin embargo, existen multitud de escáneres intraorales que, además, difieren en tecnología. Por lo tanto, cabría hacerse las siguientes preguntas: ¿Son todos los escáneres intraorales iguales? ¿Qué tecnologías de captación intraoral existen? ¿Cualquier escáner intraoral me serviría para la digitalización de mis preparaciones? Vamos a resolver estas dudas en las siguientes líneas.

¿Son todos los escáneres intraorales iguales? La respuesta es clara: NO.

¿Qué tecnologías de captación intraoral existen? En líneas generales existen dos tecnologías: Fotografía y vídeo.

¿Cualquier escáner intraoral me serviría para la digitalización de mis preparaciones? La respuesta vuelve a ser clara: NO.

CARACTERÍSTICAS Y FACTORES DE PRECISIÓN DEL ESCÁNER INTRAORAL

Entonces, ¿qué características debe reunir mi escáner intraoral para escanear preparaciones y líneas de terminación?

Lo primero que el lector ha de saber es que ninguna de las dos tecnologías anteriormente mencionadas, fotografía o vídeo, son superiores una a otra. Esto quiere decir que los escáneres que captan la información mediante fotografía o vídeo son igual de precisos. Existen multitud de escáneres en el mercado, pero en este capítulo vamos a exponer cuatro ejemplos de escáneres intraorales que los autores consideran de referencia. Entre los escáneres que utilizan tecnología de captación mediante fotografías, nos encontramos con: Trios 3/4/5 (3Shape; Dinamarca) e iTero 2/5D (Align Technology; Estados Unidos). Por otro lado, ejemplos de escáneres tipo vídeo son: CEREC PrimeScan (Dentsply; Sirona) y Medit i500/i700 (Medit Corp; Corea del Sur).

Cada escáner intraoral tiene sus propias características en cuanto a: peso del dispositivo, ergonomía, características de las puntas de escaneado, *software*, licencias y/o calibración. Sin embargo, pese a las diferencias entre las características anteriormente mencionadas, un escáner intraoral que se vaya a utilizar para la digitalización de preparaciones dentarias, y en el caso que nos acomete (preparaciones de carillas de porcelana), debe (sí o sí) poder escanear en alta definición, que generalmente viene detallado en el *software* como HD (acrónimo de *high definition*). No todos los escáneres tienen la posibilidad de escanear en modo alta definición. No obstante, y para tranquilidad del lector, todos los escáneres mencionados en este capítulo tienen dicha capacidad.

Una vez que ya sabemos qué características debe reunir nuestro escáner intraoral, ahora necesitamos conocer la técnica de impresión con escáneres intraorales y, para ello, debemos conocer cuáles son los factores que afectan a la precisión de los escáneres intraorales. Cabe destacar:

1 **Curva de aprendizaje**. La curva de aprendizaje se define en relación con tiempo que se tarda en adquirir una habilidad y dominarla. Es necesario entender que no porque se utilice una herramienta digital, el proceso se vaya a simplificar.

2 **Calibración**. A la hora de realizar un trabajo de alta precisión, deberemos cerciorarnos de que el escáner está calibrado según los requisitos y parámetros de cada fabricante. Existen escáneres que se autocalibran, como el Trios 5 de 3Shape o los escáneres intraorales de iTero. Sin embargo, escáneres como el Trios 3/4 de 3Shape, el CEREC PrimeScan y el Medit i500/i700 cuentan con tarjetas o tubos de calibración, para que el operador realice dicho procedimiento de forma periódica (📷 6.9b).

3 **Presencia de sangre y saliva**. Es necesario realizar un correcto control de la humedad de la cavidad oral, manteniendo nuestras preparaciones libres de sangre y saliva, ya que el escáner lo interpretará como un sólido, alterando la superficie de nuestras preparaciones.

4 **Tejidos móviles**: Los escáneres necesitan tener referencias fijas inmóviles. Por lo tanto, será necesario realizar los escaneados con un separador tipo Optragate (Ivoclar Vivadent) que tense la mucosa alveolar y el fondo del vestíbulo, separando los labios de la zona de trabajo.

5 **Protocolo y técnica de escaneado**. Será necesario llevar una velocidad constante, sin alterar la altura del captador escaneando en primer lugar las caras oclusales, continuando por las caras palatinas/linguales y finalizando por la superficie vestibular. Este protocolo de escaneado ha de realizarse de forma continua, dejando el menor número de agujeros en la malla 3D. Una vez cerrada la malla, se reescanean los "agujeros" que hayan podido quedar.

6 **Luz ambiental**. De todos los factores que afectan a la precisión de los escáneres, este es el más importante de todos debido al impacto que tiene sobre la malla 3D final. En primer lugar, es indispensable conocer la luz ambiental de nuestro gabinete mediante la utilización de un luxómetro (LX1330B; Dr. Meter). La luz ambiental del gabinete afecta a la precisión de los escáneres intraorales hasta en un 40 % y dependerá del escáner intraoral utilizado. En líneas generales, se

ha visto que la luz adecuada para escanear es 1003 lux. Esta iluminación se corresponde, en líneas generales, con la mayoría de luces instaladas en los gabinetes. No obstante, afecta el tamaño del gabinete, distancia del techo al sillón y las potencias de las bombillas instaladas en el gabinete (📷 6.10).

Una vez controlado esto, ahora sí podemos pasar a detallar la técnica de escaneado intraoral una vez que ya hemos realizado nuestras preparaciones dentarias. Al igual que en la técnica convencional, a la hora de escanear nuestras preparaciones, es necesario hacer una correcta retracción de tejidos, más si cabe que con técnicas convencionales, ya que en este caso no va a existir un material (la silicona) en contacto directo e íntimo con las preparaciones, sino que, en el caso de los escáneres intraorales, todo depende de que la luz del escáner sea capaz de evidenciar la línea de terminación de forma correcta. Por este hecho, los autores recomiendan una completa retracción de tejidos.

A diferencia de las técnicas convencionales, la toma de impresión siguiendo técnicas digitales comienza antes de la preparación, ya que será muy ventajoso para el clínico el escanear la arcada superior, la arcada inferior y la relación intermaxilar antes de empezar el tratamiento. En el siguiente protocolo paso a paso, el punto de partida son estos registros iniciales pretallado, ya que nos permitirán trabajar de una forma más eficiente.

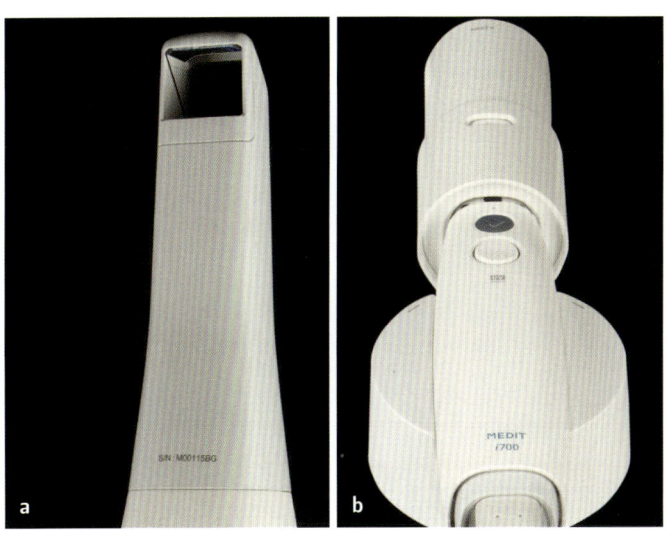

📷 **6.9** Requisitos indispensables para un escaneado intraoral de máximo precisión y resolución. a) Punta del escáner intraoral en perfectas condiciones. b) Escáner intraoral calibrado.

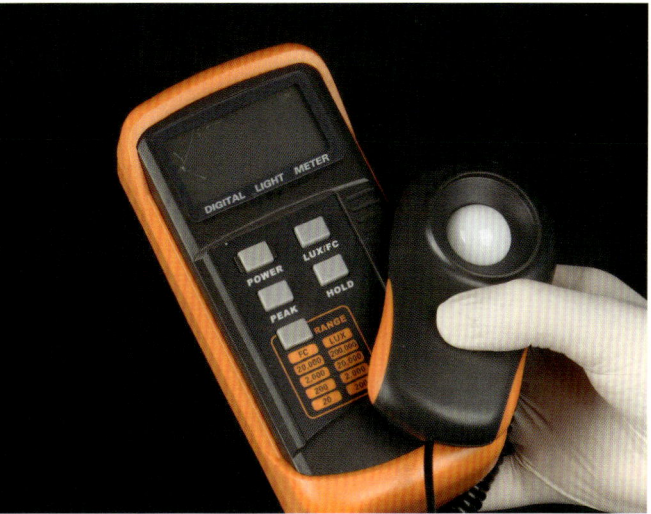

📷 **6.10** Control de la iluminación ambiental del gabinete mediante luxómetro (LX1330B; Dr Meter). Los LUX marcados han de encontrarse en torno a los 1000 lux.

📁 **6.4** Requisitos que debe tener un escáner intraoral para la toma de impresiones a preparaciones dentarias.

Hardware	• Peso y ergonomía correctos • Tamaño de las puntas de escaneado • Desinfección y esterilización de las puntas de escaneado • Velocidad de escaneado • Modo HD (alta definición)
Software	• Actualizaciones constantes • Sencillo e intuitivo • Posprocesado de mallas correcto

PASO A PASO DE LA TOMA DE IMPRESIÓN DIGITAL

Los pasos que se han de llevar a cabo se detallan a continuación.

1. Pre-preparación

Realizamos un escaneado pre-preparación de la situación inicial del paciente ( 6.11a).

2. Colocación de los hilos de retracción

Una vez realizadas las preparaciones, colocamos los hilos de retracción siguiendo la misma sistemática y protocolo que la explicada en la toma de impresión mediante técnicas convencionales.

3. Escaneado con hilos

Escaneamos las preparaciones con los hilos de retracción y utilizamos la herramienta "borrar" para eliminar los márgenes de los dientes que hemos preparado. Una vez hemos borrado nuestra selección, debemos utilizar la herramienta "bloqueo" de aquellas zonas que no hemos preparado. Con esto lo que conseguimos es que el escáner no capte información es aquellas zonas que no queremos que se modifiquen (📷 6.11b).

4. Escaneado NORMAL sin hilos

Retiramos el segundo hilo de retracción, y escaneamos en modo NORMAL las preparaciones.

5. Escaneado en HD

Una vez realizado este escaneado activamos el modo HD (alta definición) y escaneamos por completo todas nuestras preparaciones, haciendo especial hincapié en el margen gingival (📷 6.11c).

Es necesario seguir de forma fidedigna el protocolo anteriormente mencionado para conseguir escanear nuestras preparaciones de forma correcta (🎥 6.3). Este protocolo es el mismo para escanear cualquier tipo de preparación en la que sea necesario reproducir una línea de terminación.

Entre las diferentes marcas y modelos de escáneres anteriormente mencionados, existen diferencias en cuanto al *software* se refiere. No obstante, a pesar de las particularidades de cada escáner, todos permiten llevar a cabo el protocolo anteriormente mencionado.

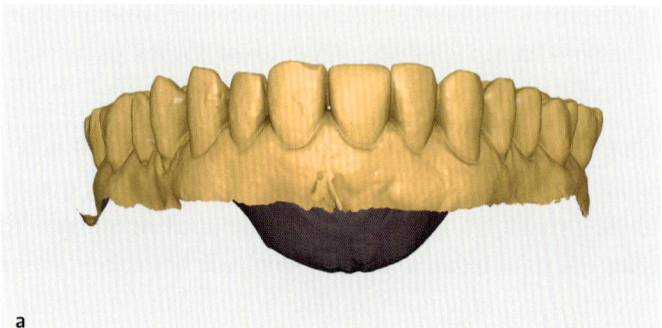

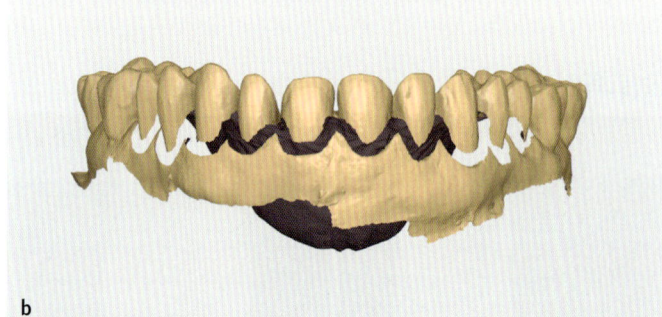

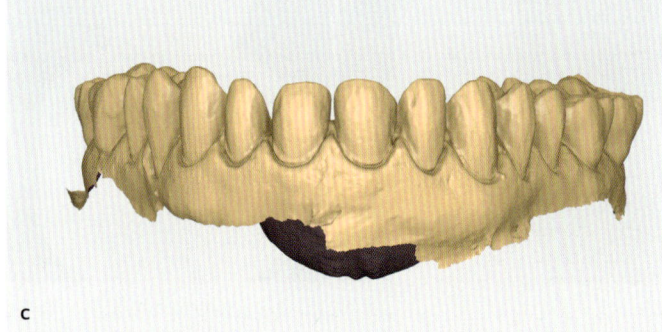

📷 **6.11** Protocolo de escaneado intraoral para carillas. a) Escaneado de la pre-preparación. b) Borrado del margen gingival con hilos de retracción c) Retirada del segundo hilo de retracción y escaneado en alta resolución (modo HD).

🎥 **6.3** Protocolo de escaneo digital.

CONCLUSIÓN

El objetivo de este capítulo es ofrecer una primera aproximación y visión general al lector del *digital worflow* aplicado a la toma de impresiones para restauraciones cerámicas en sector anterior. Es necesario desmitificar que las tecnologías digitales, y en este caso, la toma de impresiones con escáner intraoral es algo sencillo. La realidad es que un procedimiento que requiere de amplia experiencia y que no permite errores.

Bibliografía

DURAN PEREZ B. Cubetas y adhesivos: su influencia en la exactitud de impresiones tomadas con elastómeros. Acta Odontológica venezolana. 2002;40(2).

EUROPEAN LIGHTENING STANDARD EN. 12464-1. Light and lighting - Lighting of work places - Part 1: Indoor work places. Berlin, Germany; 2011. p. 1-29.

CHO GC, CHEE WWL. Distortion of disposable plastic stock trays when used with putty vinyl polysiloxane impression materials. 2004;92(4):354-8.

GORDON GE, JOHNSON GH, DRENNON DG. The effect of tray selection on the accuracy of elastomeric impression materials. J Prosthet Dent 1990 Jan;63(1):12-5.

INTERNATIONAL ORGANIZATION FOR STANDARDIZATION. ISO 5725-1. Accuracy (trueness and precision) of measuring methods and results. Part-I: General principles and definitions. Berlin: International Organization for Standardization; 1994. Available at: https://www.iso.org/standard/11833.html.

INTERNATIONAL ORGANIZATION FOR STANDARDIZATION. ISO 9680. Dentistry operating lights. Geneva: International Organization for Standardization; 2014. Available at: https://www.iso.org/standard/39276.html.

JIVANESCU A, FAUR AB, ROTAR RN. Can dental office lighting intensity conditions influence the accuracy of intraoral scanning? Scanning 27 (2021), 9980590.

JODA T, ZARONE F, FERRARI M. The complete digital workflow in fixed prosthodontics: a systematic review. BMC Oral Health. 17 (2017) 124-131.

MEDINA-SOTOMAYOR P, PASCUAL-MOS-CARDÓ A, CAMPS I. Relationship between resolution and accuracy of four intraoral scanners in complete-arch impressions. J Clin Exp Dent. 10 (2018) e361-6.

MENNITO AS, EVANS ZP, LAUER AW, PATEL RB, LUDLOW ME, RENNE WG. Evaluation of the effect scan pattern has on the trueness and precision of six intraoral digital impression systems. J Esthet Restor Dent. 30 (2018) 113-118.

MORROW RM, RUDD KD, RHOADS JE. Procedimientos en el laboratorio dental (PPR, Tomo III).Ed: Salvat; 1988;57-75. Robert M. Morrow,

NEVADO MJ, CELEMIN A, DEL RIO J. Cubetas individuales. Rev Europea de Odontoestomatología. 2003;15(4):175-184.

REVILLA-LEÓN M, JIANG P, SADEGHPOUR M, PIEDRA-CASCÓN W, ZANDINEJAD A, ÖZCAN M, KRISHNAMURTHY VR. Intraoral digital scans-Part 1: Influence of ambient scanning light conditions on the accuracy (trueness and precision) of different intraoral scanners. J Prosthet Dent. 124 (2020) 372-378.

REVILLA-LEÓN M, JIANG P, SADEGHPOUR M, PIEDRA-CASCÓN W, ZANDINEJAD A, ÖZCAN M, KRISHNAMURTHY VR. Intraoral digital scans: Part 2-influence of ambient scanning light conditions on the mesh quality of different intraoral scanners. J Prosthet Dent. 124 (2020) 575-580.

REVILLA-LEÓN M, SUBRAMANIAN SG, ATT W, KRISNAMURTHY VR. Analysis of different illuminance of the room lighting condition on the accuracy (trueness and precision) of an intraoral scanner. J Prosthodont. 30 (2021) 157-162.

REVILLA-LEÓN M, SUBRAMANIAN SG, ÖZCAN M, KRISHNAMURTHY VR. Clinical study of the influence of ambient light scanning conditions on the accuracy (trueness and precision) of an intraoral scanner. J Prosthodont. 29 (2020) 107-113.

SHILLINBURG HT (COORD), HOBO S, WHITSETT LD, JACOBI R, BRACKETT SE. Fundamentos esenciales en prótesis fija. Ed: Quintessence books;2000; 290-3.

TOMITA Y, UECHI J, KONNO M, SASAMOTO S, IIJIMA M, MIZOGUCHI I. Accuracy of digital models generated by conventional impression /plaster-model methods and intraoral scanning. Dent Mater J. 37 (2018) 628-633.

WESEMANN C, KIENBAUM H, THUN M, SPIES BC, BEUER F, BUMANN A. Does ambient light affect the accuracy and scanning time of intraoral scans? J. Prosthet. Dent (2020) 924-931.

Faceta de la Transitoriedad

*Cómo manejar el cambio, la impaciencia
y la naturaleza temporal de las cosas.*

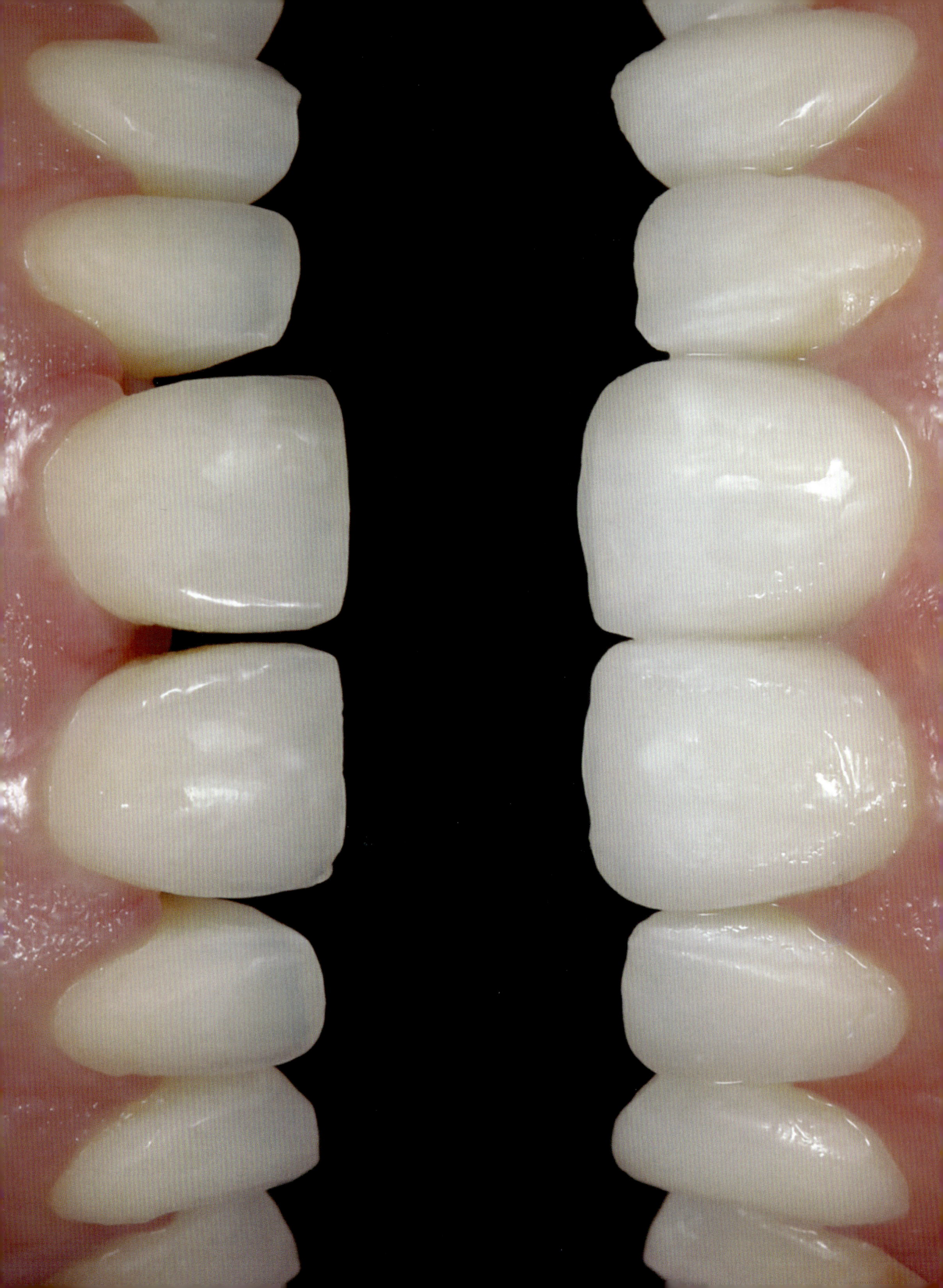

Restauraciones provisionales

Gonzalo Barrigón Benítez

Las restauraciones provisionales en los tratamientos con carillas cerámicas, como en otras restauraciones indirectas, cumplen un papel importante tanto para el clínico como para el paciente. Las funciones principales que cumplen estas restauraciones provisionales son (Burns, 2003):

- **Protección del diente**. Especialmente en aquellas preparaciones en las cuales se expone gran cantidad de dentina que pueda generar hipersensibilidad.
- **Estética**. Sobre todo cuando el diente se haya visto alterado por la preparación o por la situación previa a esta.
- **Manejo de tejidos blandos**. En algunas situaciones clínicas (diastemas, troneras cervicales, cambios en el cenit y/o el contorno gingival), el papel de estas restauraciones provisionales será clave para guiar los tejidos blandos hacia su posición final antes del cementado.
- **Impedir** que los dientes preparados se muevan.
- **Adaptación del paciente**. La colocación de restauraciones provisionales ayudará al paciente a adecuarse a nuevas formas y posiciones dentales, facilitando su adaptación estética, fonética y oclusal. Gracias al *mock-up* (Reshad, 2008; Simon, 2008), este proceso de adaptación se ha vuelto menos importante pero nos proporcionará mayor seguridad de cara al tratamiento definitivo gracias a que permanecerá mayor tiempo en la boca del paciente.
- **Prototipo de las restauraciones definitivas**. Cuando hayamos comprobado la adaptación del paciente y hayamos aprobado las restauraciones provisionales, tendremos la certeza de que las restauraciones definitivas tienen que ser prácticamente una copia de las provisionales, lo cual facilitará mucho el trabajo del técnico de laboratorio. Como se ha comentado anteriormente, en tratamientos con carillas cerámicas, el *mock-up* facilita esta función de los provisionales.

Cabe mencionar que habrá situaciones en las que las restauraciones provisionales no serán necesarias. Estamos hablando de casos en los cuales no haya habido preparación o haya sido mínima, o que el paciente y clínico hayan acordado que no es necesaria esa etapa de adaptación durante la provisionalización.

Técnicas y materiales

Existen diferentes técnicas y materiales para la confección de restauraciones provisionales de carillas. Cada clínico se inclinará hacia una técnica o un material en función de la situación clínica ante la que se encuentre, teniendo en cuenta que el manejo y la experiencia que tenga con cada uno de ellos tendrá también un peso importante en la toma de decisiones.

Restauraciones provisionales de resina acrílica (PMMA)

Las resinas de polimetil metacrilato (PMMA) se utilizan desde hace mucho tiempo para restauraciones provisionales en prótesis fija dento- e implantosoportada (Devlin, 1984). Numerosas restauraciones indirectas requieren la colocación de un provisional y el PMMA presenta propiedades interesantes que hacen que muchos clínicos lo indiquen para sus tratamientos (Duke, 1999).

Las principales características que posee el PMMA son (Burns, 2003):

1 **Estética elevada**. Este tipo de resinas suelen ofrecer una amplia gama de colores y opacidades que hacen posible conseguir restauraciones provisionales que se me mimeticen perfectamente con los dientes vecinos. En 7.1, se muestra la gama de dentinas y esmaltes de la resina acrílica New Outline de Anaxdent.
2 **Buena estabilidad del color.**
3 **Buen pulido.**
4 **Buenas propiedades mecánicas**. Buena elasticidad, resistencia a la flexión (3000 Mpa). Por sus propiedades mecánicas, esta resina estará indicada en provisionales de larga duración o pacientes bruxistas.
5 **Gran contracción de polimerización (7 %).**
6 **Reacción exotérmica elevada.**
7 **Hipersensibilidad mayo**r que en resinas bisacrílicas por el monómero residual.

7.1 Gama de dentinas y esmaltes de la resina New Outline de Anaxdent.

Dentinas	AB (Bleach) F, White Dentin (WD), A1, A2, A3, A3,5, A4, B1, B2, B3, B4, C2, C3, D3
Esmaltes	Transpa clear, HV (alto valor), MV (valor medio), LV (bajo valor)

8 **Manipulación difícil**. El manejo de las resinas de PMMA requiere de una mayor curva de aprendizaje. Debemos saber manejar los tiempos de polimerización así como las distintas fases por las que pasa el acrílico.
9 **Reparación compleja.**
10 **Coste bajo.**

Las restauraciones provisionales para carillas cerámicas realizadas con resina acrílica se confeccionan preferiblemente de forma intraoral, cargando la resina autopolimerizable sobre una llave de silicona y esperando a su fraguado completo sobre los dientes preparados. El provisional queda ferulizado y se retiene por la contracción de la resina que se queda embebida en las zonas retentivas palatinas e interproximales, y por los diferentes ejes de inserción de las preparaciones.

La llave de silicona será la misma que hayamos utilizado para realizar el *mock-up* (siempre y cuando no hayamos tenido que realizar muchas rectificaciones, en cuyo caso recomendamos tomar una impresión al paciente cuando hayamos realizado todos los cambios oportunos).

Para restauraciones provisionales de PMMA preferimos siliconas de condensación de laboratorio de una dureza Shore A de 80-85, puesto que nos proporcionan una rigidez ideal para posicionar correctamente la llave, y para que empujen el acrílico y no dejen prácticamente excesos. La confección de esta llave se realiza en uno o dos pasos (7.1).

La **llave en un solo paso** es más sencilla y rápida de realizar (📹 7.1). Sin embargo, es más fácil que nos salgan arrastres en la silicona. Para su retirada, solo podremos hacerlo en vertical hacia coronal (mayor riesgo de fractura del encerado o del provisional; más posibilidades de que este se desplace si no hay suficiente retención). Generalmente reproduce peor los detalles anatómicos de nuestro encerado diagnóstico.

a   **b**

📷 **7.1** Llave completa realizada en un solo paso para un caso de carillas de #12 a #22; Llave en dos pasos o "llave doble" para otro caso de carillas de #12 a #22. La silicona empleada es la Zetalabor® (Zhermack) de dureza Shore A 80.

PASO A PASO DE LA CONFECCIÓN DE LA LLAVE DE SILICONA EN UN SOLO PASO

En el 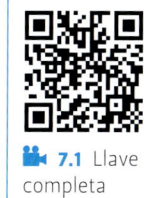 7.1 se detalla este paso a paso, que se explica a continuación.

1. Preparación del material

Modelo de estudio (en yeso o impreso) con el encerado diagnóstico (en cera o digital), silicona de condensación de dureza Shore A 80-85 y bisturí con hoja del n.º11.

2. Mezcla de la base y el catalizador

En función de los dientes que estemos tratando, cogeremos mayor o menor cantidad de silicona. Seguiremos las instrucciones del fabricante en cuanto al ratio base-catalizador. No deben quedar trazas del catalizador en la mezcla, eso será el indicador de que se está realizando correctamente.

7.1 Llave completa simple.

3. Posicionamiento en el modelo encerado

Hacemos una forma de cilindro con la masilla y lo posicionamos en los bordes incisales y cúspides de la arcada. Vamos moldeando la silicona hasta que recubramos toda la cara vestibular y la palatina (o lingual), y parte de la encía. Esperamos al fraguado de la silicona (véanse los tiempos de trabajo en las instrucciones del fabricante).

4. Recortado de la llave

Con la ayuda de una hoja del n.º 11, recortamos el sobrante vestibular y palatino, cortamos axialmente el diente inmediatamente más posterior al que estemos tratando y, por último, hacemos una pequeña muesca en la línea media que nos servirá como referencia para posicionar la llave en boca.

PASO A PASO DE LA CONFECCIÓN DE LA LLAVE DE SILICONA EN DOS PASOS

La **llave en dos pasos** es más sofisticada, compleja y requiere de más tiempo para realizarla ( 7.2). No obstante, no suele generar arrastres, podremos retirarla quitando primero la parte vestibular de la llave y después la palatina (no hay riesgos de romper el encerado o el provisional) y suele reproducir mejor todos los detalles anatómicos del encerado diagnóstico. Para confeccionarla, hemos de seguir los siguientes pasos:

7.2 Llave doble.

1. Preparación del material

El mismo que para la llave anteriormente descrita.

2. Parte palatina de la llave

- **Mezcla de la base y el catalizador.**
- **Posicionamiento en el modelo encerado.** Hacemos una forma de bola con la masilla y lo posicionamos en el paladar. Vamos empujando la silicona contra las caras palatinas hasta que recubramos un poco los bordes incisales. Esperamos al fraguado de la silicona (ver tiempos de trabajo en las instrucciones del fabricante).

- **Recortado de la llave.** Con la ayuda de una hoja del n.º 11, recortamos por el borde incisovestibular, quitamos el sobrante palatino (o lingual) y, por último, hacemos unas pequeñas indentaciones para que la parte vestibular de la llave quede unida.

3. Parte vestibular de la llave

- **Mezcla de la base y el catalizador.**
- **Posicionamiento en el modelo encerado.** Hacemos una forma de cilindro con la masilla y lo posicionamos sobre la cara vestibular. Vamos empujando la silicona hasta que recubra por un lado, toda la cara vestibular y parte de la encía, y por el otro, casi toda la llave palatina. Esperamos al fraguado de la silicona.
- **Retirada de la llave del modelo.** Quitamos primero la parte vestibular y después la palatina. Para volverlas a unir, simplemente vertemos unas gotas de cianoacrilato en la zona de la llave donde ambas partes están solapadas.
- **Recortado de la llave.** Con la ayuda de una hoja del n.º 11, recortamos el sobrante vestibular, cortamos axialmente el diente inmediatamente más posterior del que estemos tratando, y por último, hacemos una pequeña muesca en la línea media que nos servirá como referencia para posicionar la llave en boca.

PASO A PASO DE LAS RESTAURACIONES PROVISIONALES DE PMMA

Para realizar las restauraciones provisionales de PMMA intraoralmente, seguiremos los siguientes pasos (📹 7.3).

📹 **7.3**
Provisional de Anaxdent en tipodonto.

1. Preparación del material

Llave de silicona, resina acrílica (polvo y líquido), vaso de silicona, espátula de mezcla, cronómetro, bol con agua templada, cucharilla, instrumentos y fresas para el acabado y el pulido del acrílico.

2. Confirmación del asentamiento de la llave de silicona en boca

Lo comprobaremos mirando el asentamiento en el diente inmediatamente más posterior del que estemos tratando, donde hemos hecho el corte axial en la llave.

3. Preparación de la resina acrílica

La cantidad de dentina y esmalte vendrá determinada por el color y la opacidad que queramos darle al provisional (📁 7.2). Verteremos el líquido y el polvo sobre el vaso de silicona hasta que la consistencia de la mezcla sea líquida (la resina debe gotear).

4. Relleno de la llave

Vertemos la resina en los bordes incisales de los dientes que vamos a tratar hasta que los rellenamos por completo.

5. Meter la llave con la resina

Meter la llave con la resina en agua templada durante 1 minuto y 15 segundos. Así, aceleraremos el tiempo de polimerización de la resina y disminuiremos tanto la contracción como la reacción exotérmica. La resina acrílica tiene que alcanzar la fase plástica que reconoceremos por su aspecto mate y porque no suelta filamentos.

6. Inserción de la llave en boca

Guiándonos por la muesca de la línea media, colocamos la llave en boca hasta que notemos su asentamiento vertical correcto. A continuación, presionamos en la parte vestibular desde la línea media hacia la parte posterior, manteniendo la presión vertical, para que los excesos sean mínimos. Esperamos el tiempo de fraguado (leer instrucciones del fabricante) y retiramos la llave de silicona.

📁 **7.2** Combinaciones de dentina y esmalte para efectuar restauraciones provisionales con la resina acrílica Anaxdent en función del espesor y la necesidad de enmascaramiento (Magne, 2022).

Opacidad normal			
Color final A2	Espesor normal	100 % dentina A2	
Color final A2	Espesor alto	80-90 % dentina A2	10-20 % HV
Color final A0	Espesor normal	80 % dentina A1	10 % WD
Opacidad alta			
Color final A2		80-90 % dentina A3	10-20 % WD
Opacidad muy alta			
Color final A2		80 % dentina A4	20 % WD

7. Remoción de excesos

Si hemos seguido correctamente los pasos anteriores, los excesos deberían ser mínimos y fácilmente retirables. Quitamos los excesos de palatino (o lingual), de los dientes que no han sido preparados, y de vestibular. Para ello, nos ayudamos de una cucharilla o un raspador. En cervical, para dejar pulida la resina y asegurarnos de que no queden rebabas, pasamos una fresa de milhojas de carburo de tungsteno de aro rojo aro rojo (Ref: H48L 314 012, Komet). Puede que dejemos una pequeña herida en la encía, que se recuperará en pocos días (siempre y cuando no hayamos dejado rebabas). Es importante dejar espacio en la zona de las papilas para que el paciente pueda mantener una correcta higiene.

8. Acabado y pulido

Chequeamos la oclusión y pulimos primero con piedra pómez y vaselina líquida. Y, por último, con un cepillo de pelo de cabra y pasta de óxido de aluminio.

9. Instrucciones de higiene

Aconsejamos al paciente un correcto cepillado y que se pase el Superfloss® (Oral-B) por la zona de las troneras cervicales. Opcionalmente, puede complementarlo con el uso de gel de clorhexidina al 0,2 %.

Restauraciones provisionales de resina bisacrílica

Las resinas bisacrílicas se introdujeron en el mercado odontológico más tarde que las resinas acrílicas de PMMA. Existen en diferentes formatos aunque parece que las resinas bisacrílicas autopolimerizables se han impuesto como la mejor alternativa frente a las fotopolimerizables y duales. Esto se debe a que la manipulación se ha vuelto mucho más sencilla con las jeringas automezcladoras (Lui, 1986). Sus principales características son (Burns, 2003):

1 **Estética limitada.** Son resinas monocromáticas por tanto no nos permiten jugar con distintos colores ni opacidades. Pueden acompañarse de tintes para darle ciertas caracterizaciones al provisional.

2 **Estabilidad del color limitada.**

3 **Peor capacidad de pulido** que las resinas de PMMA o los composites.

4 **Propiedades mecánicas peores que la resina acrílica.** Mayor dureza, más frágiles, menor resistencia a la flexión (1200 Mpa). Por esta razón, esta resina no estará indicada en provisionales de larga duración o pacientes bruxistas.

5 **Baja contracción de polimerización** (3 %).

6 **Reacción exotérmica reducida.**

7 **Hipersensibilidad mínima.**

8 **Manipulación sencilla.** Vienen en cartuchos para pistola con puntas automezcladoras.

9 **Reparación sencilla.** Se pueden reparar fácilmente con composite.

10 **Coste elevado.**

Las restauraciones provisionales realizadas con resina bisacrílica se confeccionan de manera muy similar a las de PMMA, pero su manejo es mucho más sencillo puesto que se comercializan en forma de cartuchos para pistola con puntas automezcladoras. Por tanto, simplemente hemos de rellenar la llave de silicona con la resina (📷 7.2), con especial cuidado de no retener aire mientras lo vamos echando (desde el borde incisal vamos echando la resina diente por diente y con la punta de la pistola siempre embebida dentro de la resina). Esperamos a que la resina polimerice por completo (véanse los tiempos de polimerización del fabricante) y el provisional queda ferulizado y se retiene, no tanto por la contracción de la resina (mucho menor que la de PMMA), sino por las zonas retentivas palatinas (o linguales) e interproximales, y por los diferentes ejes de inserción de las preparaciones.

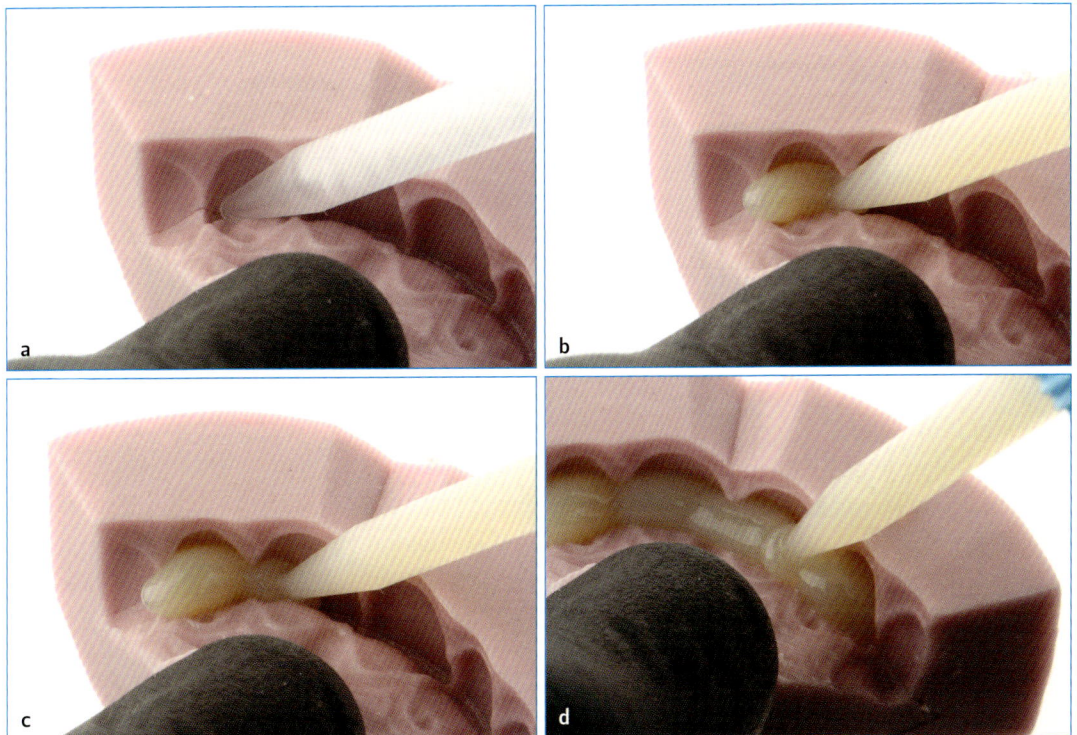

📷 **7.2** Forma correcta de rellenar la llave con resina bisacrílica (Structur 3®, Voco).

La llave de silicona será la misma que hayamos utilizado para realizar el *mock-up*. Para restauraciones provisionales de resina bisacrílica, podemos utilizar llaves hechas con silicona de condensación (las mismas que han sido descritas para provisionales de PMMA) o con silicona de adición (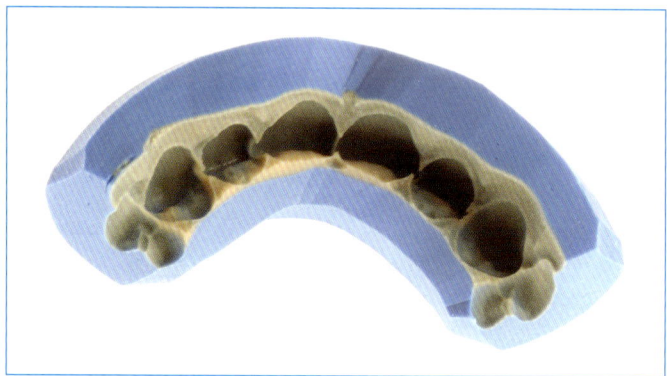 7.3).

En este caso, es preferible hacerla en dos pasos (primero con silicona Putty y luego con silicona fluida). Esta llave nos va a aportar mayor reproducción de los detalles anatómicos del encerado diagnóstico y menor riesgo de romper el encerado o el provisional al retirarla (por la menor dureza de las siliconas Putty frente a las de condensación de laboratorio). Por otro lado, debemos asegurarnos bien de su correcto asentamiento en boca debido a que es más flexible (la resina no debe estar endureciendo; por tanto, hay que ser rápidos a la hora de rellenar la llave y hay que aprender a controlar muy bien la presión que se ejerce sobre la llave para que no deforme el provisional, en caso de que se ejerza mucha presión, o que queden muchos excesos, en el caso de que se ejerza poca presión) y el coste para fabricarla es mayor.

📷 **7.3** Llave confeccionada con silicona Putty y silicona fluida Light Body (Virtual®, Ivoclar Vivadent).

PASO A PASO DE LA LLAVE DE SILICONA PUTTY + SILICONA FLUIDA

Para confeccionarla, hemos de seguir los siguientes pasos (🎥 7.4):

1. Preparación del material

Modelo de estudio (en yeso o impreso) con el encerado diagnóstico (en cera o digital), silicona de adición con 2 consistencias (Putty y fluida), pistola de silicona y bisturí con hoja del n.º 11.

🎥 **7.4** Llave de silicona de adición Putty + fluida.

2. Llave de silicona Putty

- **Mezcla de la base y el catalizador.** En función de los dientes que estemos tratando, cogeremos mayor o menor cantidad de silicona. Mezclamos homogéneamente sin dejar trazas.
- **Posicionamiento en el modelo encerado.** Hacemos una forma de cilindro con la masilla y lo posicionamos en los bordes incisales y cúspides de la arcada. Vamos moldeando la silicona hasta que recubramos toda la cara vestibular y palatina (o lingual), y parte de la encía. Esperamos al fraguado de la silicona (ver tiempos de trabajo en las instrucciones del fabricante) y la retiramos del modelo.
- **Recortado de la llave.** Con la ayuda de una hoja del n.º 11, recortamos el sobrante vestibular y palatino, cortamos axialmente el diente inmediatamente más posterior del que estemos tratando, y por último, hacemos una pequeña muesca en la línea media que nos servirá como referencia para reposicionar la llave en el modelo y para llevarla a boca.

3. Relleno de la llave con silicona fluida y recorte

Echamos silicona fluida dentro de la llave sin atrapar burbujas (desde incisal hacia cervical hasta rellenar todo el diente) y la reposicionamos en el modelo encerado. Puesto que la dureza de una silicona Putty no es demasiada elevada, podremos reposicionarla sin problemas y dejará el espacio justo para la silicona fluida. Esperamos al fraguado de la silicona (ver tiempos de trabajo en las instrucciones del fabricante) y la retiramos del modelo.

Por último, recortamos los excesos de silicona fluida.

PASO A PASO DE LAS RESTAURACIONES PROVISIONALES DE RESINA BISACRÍLICA

Para realizar las restauraciones provisionales de resina bisacrílica intraoralmente, seguiremos los siguientes pasos (📹 7.5):

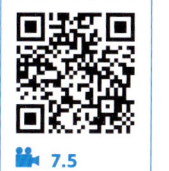

📹 **7.5**
Provisional de resina bisacrílica.

1. Preparación del material

Llave de silicona, jeringa de resina bisacrílica en su pistola con la punta automezcladora, cronómetro, cucharilla, instrumentos y fresas para el acabado y pulido.

2. Confirmación del asentamiento de la llave de silicona en boca

Lo comprobaremos mirando el asentamiento en el diente inmediatamente más posterior al que estemos tratando, donde hemos hecho el corte axial en la llave.

3. Preparación de la resina bisacrílica

Colocamos la jeringa de resina en su respectiva pistola (hay jeringas de resina que pueden utilizarse con una pistola de silicona estándar, sin embargo hay algunos fabricantes que tienen su propia pistola). Purgamos la resina y colocamos la punta automezcladora.

4. Relleno de la llave

Echamos la resina sin atrapar burbujas desde el borde incisal hacia cervical hasta rellenar por completo ese diente y pasamos al siguiente (📷 7.2). Rellenamos todos los dientes que estamos tratando. Hay que tener en cuenta el tiempo de trabajo que indica el fabricante para que no empiece a endurecer la resina antes de llevar la llave a boca. Esto es especialmente relevante cuando tratamos muchos dientes.

5. Inserción de la llave en boca

Guiándonos por la muesca de la línea media, colocamos la llave en boca hasta que notemos su asentamiento vertical correcto. A continuación, presionamos en la parte vestibular desde la línea media hacia la parte posterior, manteniendo la presión vertical, para que los excesos sean mínimos. Esperamos el tiempo de fraguado (véanse las instrucciones del fabricante) y retiramos la llave de silicona.

6. Remoción de excesos

Si hemos seguido correctamente los pasos anteriores, los excesos deberían ser mínimos y fácilmente retirables. Quitamos los excesos de palatino (o lingual), de los dientes que no han sido preparados y de vestibular. Para ello, nos ayudamos de una cucharilla o un raspador. En cervical, para dejar pulida la resina y asegurarnos de que no queden rebabas, pasamos una fresa de milhojas de carburo de tungsteno de aro rojo aro rojo (Ref: H48L 314 012, Komet). Puede que dejemos una pequeña herida en la encía, que se recuperará en pocos días (siempre y cuando no hayamos dejado rebabas). Es importante dejar espacio en la zona de las papilas para que el paciente pueda mantener una correcta higiene.

7. Acabado y pulido

Chequeamos la oclusión y pulimos primero con piedra pómez y vaselina líquida. Y, por último, con un cepillo de pelo de cabra y pasta de óxido de aluminio.

8. Instrucciones de higiene

Aconsejamos al paciente un correcto cepillado y que se pase el Superfloss® (Oral-B) por la zona de las troneras cervicales. Opcionalmente, puede complementarlo con el uso de gel de clorhexidina al 0,2 %.

Resinas compuestas

Los composites también pueden utilizarse para realizar restauraciones provisionales de carillas. Desde que Bowen desarrolló la resina Bis-GMA en 1950 para usarla como material de obturación dental, las resinas compuestas han ido evolucionando y mejorando sus propiedades. De esta manera, fueron surgiendo diferentes tipos de composites que variaban en el tamaño de partícula de su relleno inorgánico.

Actualmente, en el mercado odontológico hay infinidad de resinas compuestas de diferentes viscosidades, tamaños de partícula o sistemas de polimerización. Por esta razón, es difícil generalizar sus propiedades.

Para restauraciones provisionales de carillas cerámicas utilizaremos resinas compuestas con estas características:

1   **Estética elevada.** Los composites actuales nos ofrecen una gran cantidad de tonalidades, saturaciones, opacidades y efectos para caracterizar las restauraciones. Sin embargo, para provisionales de carillas, las técnicas de las que disponemos (salvo si hacemos una carilla de resina compuesta directa a mano alzada) solo nos permiten utilizar una tonalidad de composite por tanto las restauraciones serán monocromáticas.

2   **Buena estabilidad del color.**

3   **Buena capacidad de pulido.** Dependerá del tipo de composite utilizado, pero existen resinas compuestas con una capacidad de pulido muy elevada.

4   **Propiedades mecánicas peores que la resina acrílica.**

5   **Baja Contracción de polimerización.**

6   **Reacción exotérmica nula.**

7   **Hipersensibilidad mínima.**

8   La **manipulación** para restauraciones provisionales de carillas vendrá determinada por la técnica que empleemos.

9   **Reparación sencilla.** Se pueden reparar fácilmente añadiendo composite.

10 **Bajo coste.**

Existen diferentes técnicas para emplear resinas compuestas como restauraciones provisionales de carillas cerámicas.

COMBINACIÓN DE RESINA COMPUESTA FLUIDA HASTA LA MITAD DEL DIENTE Y A MANO ALZADA HASTA EL MARGEN

Para realizar esta técnica, necesitamos una llave de silicona transparente y composites fluidos y convencionales.

Dado que los composites que vamos a utilizar son fotopolimerizables, necesitaremos una silicona que sea transparente para que la luz de la lámpara de polimerización pueda penetrar a través de ella (📷 7.4) y necesitaremos una cubeta para poder fabricarla. En (📷 7.5) se presenta un caso clínico.

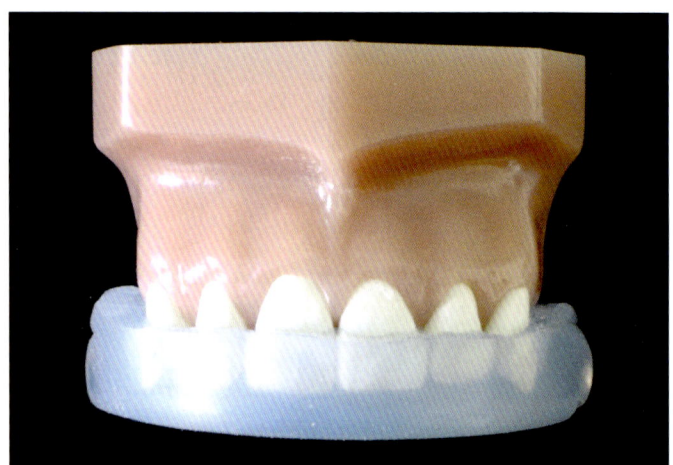

📷 **7.4** Llave transparente para las restauraciones provisionales de composite fluido hasta la mitad del diente y composite convencional hasta cervical.

PASO A PASO DE LA LLAVE DE SILICONA TRANSPARENTE PARA COMPOSITES FLUIDOS HASTA LA MITAD DEL DIENTE Y CONVENCIONALES HASTA CERVICAL

Para la confección de esta llave, debemos seguir los siguientes pasos (🎥 7.6):

1. Preparación del material

Modelo de estudio (en yeso o impreso) con el encerado diagnóstico (en cera o digital), silicona transparente, pistola de silicona, punta automezcladora, cubeta y bisturí con hoja del n.º 11.

🎥 **7.6** Llave transparente de la técnica mitad y mitad.

2. Relleno de la cubeta

Probamos diferentes tamaños de cubeta y elegimos la que mejor se adapte a la arcada del paciente. Echamos silicona en la parte anterior de la cubeta y nos extenderemos hacia la parte posterior en función de los dientes que tratemos.

3. Posicionamiento en el modelo encerado

Llevamos la cubeta con la silicona al modelo de tal forma que la silicona recubra toda la cara vestibular y palatina (o lingual), y parte de la encía de los dientes que vamos a tratar. Esperamos al fraguado de la silicona (véanse los tiempos de trabajo en las instrucciones del fabricante) sujetando la cubeta. La retiramos del modelo.

4. Recortado de la llave

Con la ayuda de una hoja del n.º 11, recortamos el sobrante palatino, cortamos axialmente el diente inmediatamente más posterior del que estemos tratando, y por último, hacemos un corte por vestibular en horizontal, paralelo al borde incisal de los dientes, a nivel de las papilas.

PASO A PASO DE LAS RESTAURACIONES PROVISIONALES DE RESINA COMPUESTA FLUIDA HASTA LA MITAD DE DIENTE Y CONVENCIONAL HASTA CERVICAL

Para realizar esta técnica, seguiremos los siguientes pasos, que también se muestran en un caso clínico (📷 7.5).

1. Preparación del material

Llave de silicona, ácido ortofosfórico, resina adhesiva, lámpara de polimerizar, composite fluido, composite convencional, espátula de composite, pinceles para modelar composite, gel de glicerina, instrumentos y fresas para el acabado y pulido.

2. Confirmación del asentamiento de la llave de silicona en boca

Lo comprobaremos mirando el asentamiento en el diente inmediatamente más posterior del que estemos tratando, donde hemos hecho el corte axial en la llave.

3. Adhesión puntual

Este paso se realizará si prevemos que no vamos a conseguir suficiente retención con el composite sin adherirlo. Grabamos con ácido ortofósforico durante 30 segundos un punto del diente donde haya esmalte y preferiblemente en el tercio medio. Lavamos y secamos. Aplicamos el adhesivo (generalmente una resina hidrofóbica tipo *bonding*) y polimerizamos.

4. Relleno de la llave

Echamos la resina fluida en la llave de forma que recubra la parte que va desde las papilas hasta el borde incisal de los dientes preparados.

5. Inserción de la llave en boca

Colocamos la llave en boca hasta que vemos su correcto asentamiento y polimerizamos. Retiramos la llave de silicona.

6. Restauración directa de la parte cervical

Cogemos composite convencional y vamos esculpiendo la parte cervical de los dientes. Nos ayudamos de un pincel para modelarlo y para que el pulido posterior sea más sencillo. Polimerizamos el composite.

7. Eliminación de la capa inhibida del composite

Aplicamos gel de glicerina por todo el composite y polimerizamos durante 40 segundos.

8. Remoción de excesos

Retiramos los excesos groseros con la ayuda de un bisturí y una hoja del n.º 12. Es importante dejar espacio en la zona de las papilas para que el paciente pueda mantener una correcta higiene.

9. Acabado y pulido

Chequeamos la oclusión y pulimos las restauraciones con puntas de silicona, discos diamantados, cepillo de pelo de cabra y pastas de óxido de aluminio.

10. Instrucciones de higiene

Aconsejamos al paciente un correcto cepillado y que se pase el Superfloss® (Oral-B) por la zona de las troneras cervicales. Opcionalmente, puede complementarlo con el uso de gel de clorhexidina al 0,2 %.

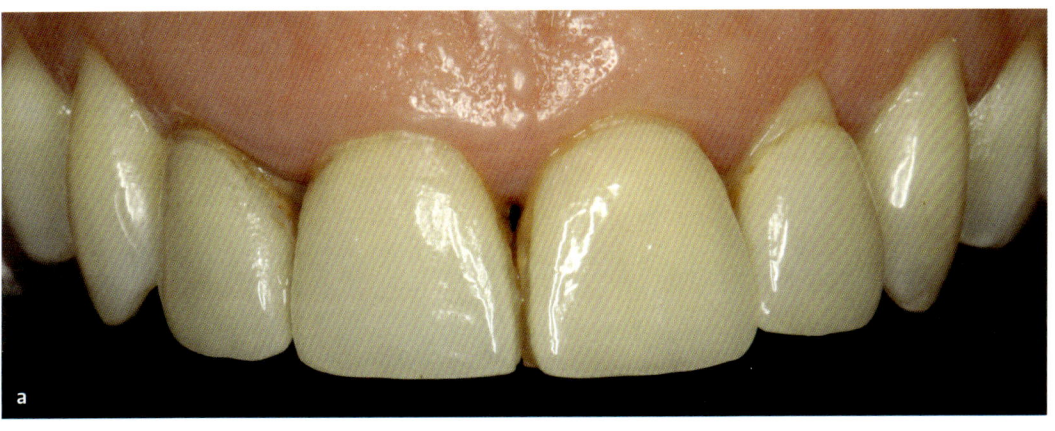

📷 **7.5** Caso de cuatro carillas con restauraciones provisionales de composite. Caso cortesía del Dr. Jorge Parra. a) situación inicial. Carillas defectuosas en los cuatro incisivos superiores que van a ser reemplazadas.

Sigue

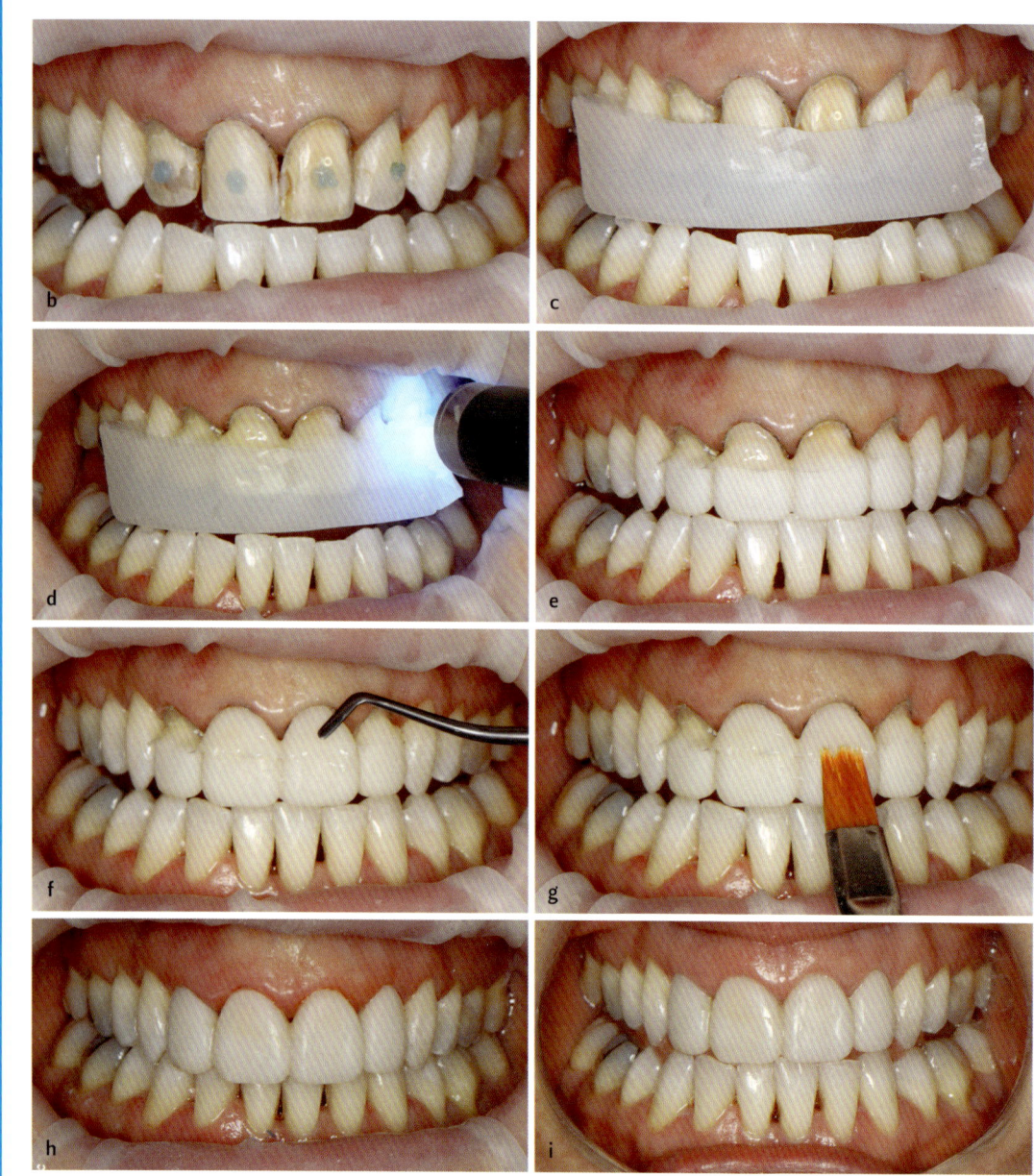

Continúa

7.5 Caso de cuatro carillas con restauraciones provisionales de composite. Caso cortesía del Dr. Jorge Parra. b) Remoción de las carillas. Grabado puntual en el centro del diente. c) Comprobación del asentamiento de la llave transparente. d) Relleno de la llave con composite fluido e inserción en boca. Polimerización. e) Retirada de la llave. f) Restauración directa con composite convencional de la parte cervical. g) Nos ayudamos de un pincel para modelar el composite. h) Remoción de excesos, acabado y pulido. i) Fotografía que muestra el buen estado de la encía el día del cementado de las nuevas carillas.

RESINA COMPUESTA INYECTADA

Esta técnica también requiere de una llave de silicona transparente, que será diferente respecto a la explicada anteriormente y, en este caso, solo emplearemos composite fluido.

Puesto que las siliconas transparentes no tienen una dureza elevada, es necesario reforzarlas con algo rígido para que no se deformen y puedan reproducir fielmente la anatomía del encerado. Para ello, recomendamos el uso de férulas termoplásticas rígidas, que recubrirán la parte externa de la llave.

PASO A PASO DE LA LLAVE DE SILICONA TRANSPARENTE PARA COMPACTAR/INYECTAR

Para confeccionar esta llave, seguiremos los siguientes pasos ( 7.7):

1. Preparación del material

Modelo de estudio (en yeso o impreso) con el encerado diagnóstico (en cera o digital), silicona de condensación de laboratorio, bisturí con hoja del n.º 11, férulas termoplásticas rígidas, máquina de vacío, disco de laboratorio y pieza de mano, silicona transparente, pistola de silicona, punta automezcladora y una fresa redonda de turbina.

7.7 Llave de silicona transparente para compactar/inyectar.

2. Fabricación de la cubeta individualizada

Para la silicona transparente con una férula termoplástica rígida. Con silicona de condensación de laboratorio, confeccionamos una llave completa que comprenda todos los dientes preparados y mínimo, uno más distal a estos. Retiramos la llave del modelo y la recortamos. Obtendremos una llave igual a la explicada en el apartado de Restauraciones provisionales de resina acrílica PMMA. Cogemos una férula termoplástica rígida de grosor 0,75mm. y la introducimos en la máquina de vacío junto con la llave de silicona. Calentamos la férula, la dejamos caer sobre la llave y aplicamos el vacío. Quitamos los excesos con un disco de laboratorio, retiramos la llave de silicona y pulimos los bordes de la plancha, que ahora tendrá la forma de la llave de silicona. De esta manera, obtenemos una cubeta individualizada para rellenarla de silicona transparente.

3. Relleno de la cubeta individualizada.

Echamos silicona transparente hasta rellenar por completo la cubeta individualizada, prestando especial atención a no crear burbujas dentro de la silicona.

4. Posicionamiento en el modelo encerado

Llevamos la cubeta con la silicona al modelo de tal forma que la silicona recubra toda la cara vestibular y palatina (o lingual), y parte de la encía de los dientes que vamos a tratar. Esperamos al fraguado de la silicona (ver tiempos de trabajo en las instrucciones del fabricante) sujetando la cubeta. La retiramos del modelo.

5. Recortado de la llave

Con la ayuda de una hoja del n.º 11, recortamos la silicona que haya rebosado más allá de la cubeta individualizada.

6. Perforaciones para inyectar el composite fluido

Con una fresa redonda de turbina, hacemos un agujero pequeño (uno por diente) por el borde incisal que permita el paso de la punta de la jeringa del composite fluido que vayamos a utilizar. Lo comprobaremos introduciendo la punta de la jeringa por la/s perforación/es.

PASO A PASO PARA LAS RESTAURACIONES PROVISIONALES DE COMPOSITE INYECTADO

Para realizar las restauraciones provisionales de composite inyectado, seguiremos los siguientes pasos ( 7.8):

1. Preparación del material

Llave de silicona, ácido ortofosfórico, resina adhesiva, lámpara de polimerizar, composite fluido, gel de glicerina, instrumentos y fresas para el acabado y pulido.

7.8 Provisional de composite inyectado.

2. Confirmación del asentamiento de la llave de silicona en boca

Lo comprobaremos mirando el asentamiento en el diente inmediatamente más posterior del que estemos tratando, donde hemos hecho el corte axial en la llave.

3. Adhesión puntual

Este paso se realizará si prevemos que no vamos a conseguir suficiente retención con el composite sin adherirlo.

Grabamos con ácido ortofósforico durante 30 segundos un punto del diente donde haya esmalte y preferiblemente en el tercio medio. Lavamos y secamos. Aplicamos el adhesivo (generalmente una resina hidrofóbica tipo *bonding*) y polimerizamos.

4. Inserción de la llave en boca

Colocamos la llave en boca hasta que vemos su correcto asentamiento.

5. Inyección del composite fluido

Introducimos la punta de la jeringa del composite fluido por el agujero del borde incisal y empezamos a inyectarlo desde cervical hasta incisal, teniendo la precaución de no introducir burbujas dentro del composite. Sacamos la punta y polimerizamos.

6. Eliminación de la capa inhibida del composite

Aplicamos gel de glicerina por todo el composite y polimerizamos durante 40 segundos.

7. Remoción de excesos

Retiramos los excesos groseros con la ayuda de un bisturí y una hoja del n.º 12. Es importante dejar espacio en la zona de las papilas para que el paciente pueda mantener una correcta higiene.

8. Acabado y pulido

Chequeamos la oclusión y pulimos las restauraciones con puntas de silicona, cepillo de pelo de cabra y pastas de óxido de aluminio.

9. Instrucciones de higiene

Aconsejamos al paciente un correcto cepillado y que se pase el Superfloss® (Oral-B) por la zona de las troneras cervicales. Opcionalmente, puede complementarlo con el uso de gel de clorhexidina al 0,2 %.

RESINA COMPUESTA COMPACTADA

Esta técnica es similar a la anterior pero la restauración provisional la haremos con composite convencional calentado. En cuanto a la llave de silicona transparente, será igual a la descrita en la anterior técnica pero no le haremos ningún agujero a la llave (🎥 7.7).

Con esta técnica tenemos dos opciones: realizar la adhesión puntual antes de llevar el composite (por tanto este quedará adherido en cuanto polimericemos); o bien no realizar la adhesión puntual antes de llevar el composite, lo que nos permitirá retirar la restauración una vez polimerizada. Ya fuera de boca, podremos pulirla perfectamente y cementarla después. Para realizar esta variante de la técnica, recomendamos microarenar la superficie interna del composite y cementar esa restauración provisional con un poco de composite fluido.

PASO A PASO PARA LAS RESTAURACIONES PROVISIONALES DE COMPOSITE COMPACTADO

Para realizar las restauraciones provisionales de composite compactado, seguiremos los siguientes pasos (🎥 7.9) que se describen a continuación.

1. Preparación del material

Llave de silicona, ácido ortofosfórico, resina adhesiva, lámpara de polimerizar, calentador de composite, composite convencional, espátula de composite, gel de glicerina, instrumentos y fresas para el acabado y pulido.

7.9
Provisional de composite compactado.

2. Confirmación del asentamiento de la llave de silicona en boca.

Lo comprobaremos mirando el asentamiento en el diente inmediatamente más posterior del que estemos tratando, donde hemos hecho el corte axial en la llave.

3. Adhesión puntual

Este paso se realizará si prevemos que no vamos a conseguir suficiente retención con el composite sin adherirlo. Grabamos con ácido ortofósforico durante 30 segundos un punto del diente donde haya esmalte y preferiblemente en el tercio medio. Lavamos y secamos. Aplicamos el adhesivo (generalmente una resina hidrofóbica tipo *bonding*) y polimerizamos.

4. Relleno de la llave

Precalentamos el composite convencional a unos 65°. Lo llevamos a la llave de silicona (mejor si lo hacemos con un compule para mayor rapidez) y lo espatulamos contra la cara vestibular del diente o de los dientes a tratar. Hay que hacerlo lo más rápido posible para que el composite no se enfríe.

5. Inserción de la llave en boca

Colocamos la llave en boca hasta que vemos su correcto asentamiento y polimerizamos.

6. Eliminación de la capa inhibida del composite

Aplicamos gel de glicerina por todo el composite y polimerizamos durante 40 segundos.

7. Remoción de excesos

Retiramos los excesos groseros con la ayuda de un bisturí y una hoja del n.º 12. Es importante dejar espacio en la zona de las papilas para que el paciente pueda mantener una correcta higiene.

8. Acabado y pulido

Chequeamos la oclusión y pulimos las restauraciones con puntas de silicona, cepillo de pelo de cabra y pastas de óxido de aluminio.

9. Instrucciones de higiene

Aconsejamos al paciente un correcto cepillado y que se pase el Superfloss® (Oral-B) por la zona de las troneras cervicales. Opcionalmente, puede complementarlo con el uso de gel de clorhexidina al 0,2 %.

CARILLA DIRECTA DE RESINA COMPUESTA A MANO ALZADA

La última técnica que vamos a describir es la realización de la restauración provisional a mano alzada. Es la técnica que requiere de mayor habilidad por parte del clínico pero es la que nos permite conseguir un resultado estético óptimo. Es igual que la que realizamos cuando hacemos carillas de composite directas (definitivas) salvo porque solo hacemos la adhesión puntual, no en toda la superficie del diente.

PASO A PASO DE LAS CARILLAS PROVISIONALES DE COMPOSITE DIRECTO

1. Preparación del material

Llave palatina, ácido ortofosfórico, resina adhesiva, lámpara de polimerizar, composite convencional, espátula de composite e instrumentos para modelar composite, pinceles, gel de glicerina, instrumentos y fresas para el acabado y pulido.

2. Confirmación del asentamiento de la llave palatina y adhesión puntual

En este caso, sí será necesario realizar la adhesión puntual puesto que sino no lograremos una adecuada retención del provisional. Grabamos con ácido ortofósforico durante 30 segundos un punto del diente donde haya esmalte y preferiblemente en el tercio medio. Lavamos y secamos. Aplicamos el adhesivo (generalmente una resina hidrofóbica tipo *bonding*) y polimerizamos.

3. Capa palatina

Colocamos una fina capa de composite en la llave palatina. La llevamos a boca y polimerizamos

4. Estratificación

Vamos poniendo las capas de composite (dentina, caracterizaciones del borde incisal y esmalte final) y polimerizándolas.

5. Eliminación de la capa inhibida del composite

Aplicamos gel de glicerina por todo el composite y polimerizamos durante 40 segundos.

6. Acabado y pulido

Chequeamos la oclusión, marcamos la anatomía primaria, secundaria y terciaria y, pulimos las restauraciones con discos diamantados, puntas de silicona, cepillo de pelo de cabra y pastas de óxido de aluminio.

7. Instrucciones de higiene

Aconsejamos al paciente un correcto cepillado y que se pase el Superfloss® (Oral-B) por la zona de las troneras cervicales (en casos de carillas múltiples). Opcionalmente, puede complementarlo con el uso de gel de clorhexidina al 0,2 %.

Consideraciones

A lo largo de este apartado hemos visto tres materiales diferentes y hemos descrito seis técnicas para la confección de restauraciones provisionales. La elección de un material frente a otro puede venir determinado por sus propiedades y las ventajas que nos aporte respecto a los otros (📁 7.3). En este sentido, hay situaciones clínicas donde sí estará indicado claramente un material frente a otro. Por ejemplo, en restauraciones provisionales de larga duración o en pacientes bruxistas, las resinas de PMMA son las que mejores propiedades mecánicas tienen, por consiguiente estarán indicadas en estos casos. Las resinas bisacrílicas o los composites son más frágiles por tanto no son recomendables en estas situaciones.

No obstante, es importante recalcar que el manejo y la experiencia que tenga el clínico con un determinado material o técnica serán igual de relevantes a la hora de apostar por una de las opciones disponibles.

Situaciones clínicas

A lo largo de este apartado, vamos a ir describiendo situaciones clínicas antes las cuales podemos encontrarnos y daremos una serie de recomendaciones para cada una de ellas, sin olvidar que la decisión final siempre la tomará el clínico, que tendrá que sopesar cuál es la técnica con la cual se siente más cómodo y cuáles son los materiales con los que cuenta en su puesto de trabajo.

📁 **7.3** Comparativa de la propiedades más importantes de las resinas de PMMA, resinas bisacrílicas y los composites.

	Resina PMMA	Resinas bisacrílica	Composite
Potencial estético	+		+*
Estabilidad cromática	+		+
Pulido	+		+
Propiedades mecánicas	+		
Contracción polimerización		+	+
Reacción exotérmica		+	+
Hipersensibilidad		+	+
Manipulación		+	+*
Reparación		+	+
Coste	+		+

+Ventaja frente a los otros materiales.
*Dependiendo de la técnica empleada.

Casos de seis o más carillas

En estos casos, hay dos hechos que son importantes. Uno es que el provisional va a tener unas dimensiones bastante grandes, por tanto vamos a necesitar un material con buenas propiedades mecánicas, como es el PMMA. Otro es que hay muchos dientes involucrados, por tanto, vamos a priorizar técnicas que no requieran de mucho tiempo de manipulación.

Por consiguiente, el material que recomendamos es la resina acrílica de PMMA cargada con la llave de silicona de condensación. En 📷 7.6, vemos un caso de carillas provisionales fabricadas con esta técnica.

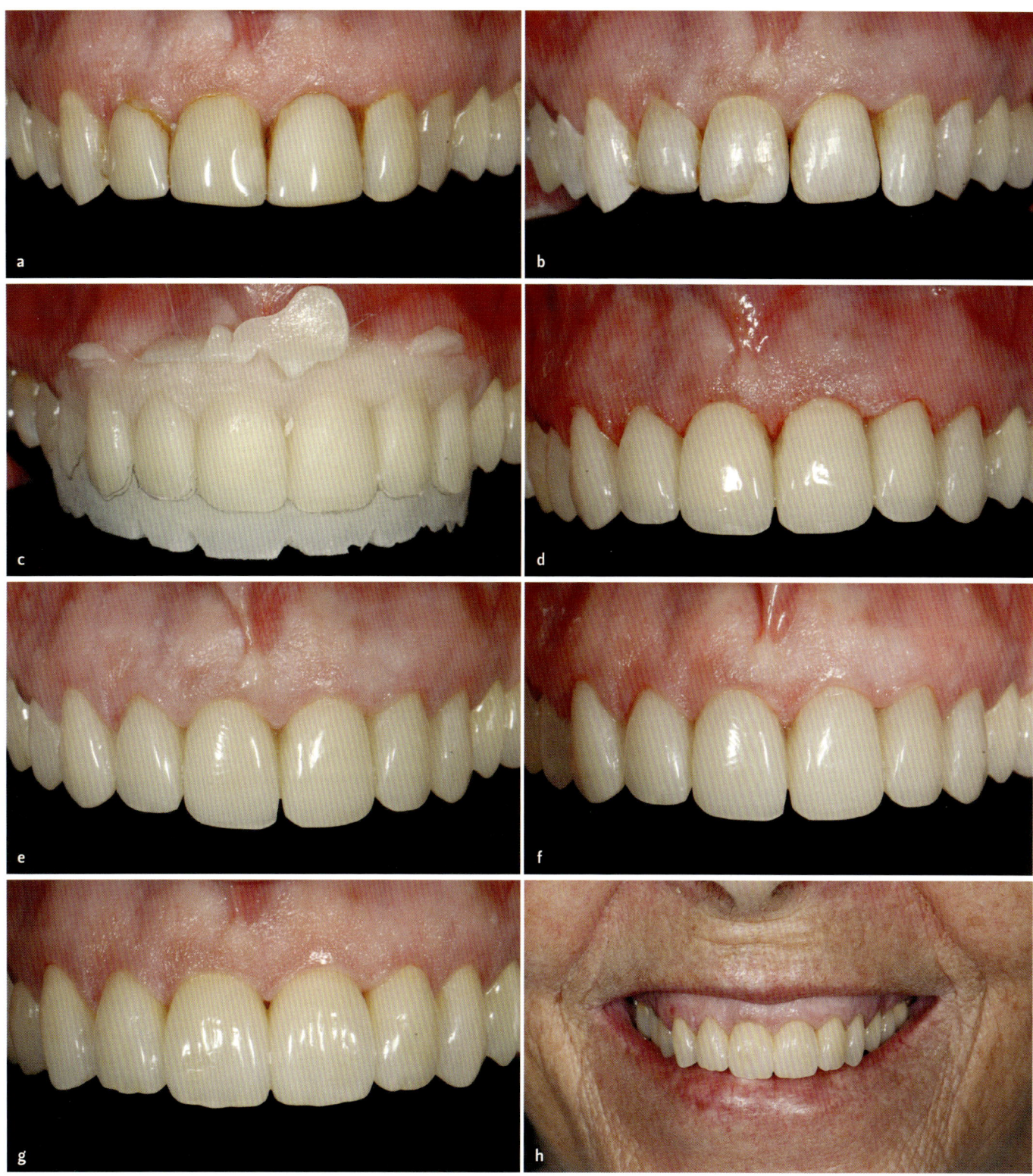

7.6 Caso de siete carillas con restauraciones provisionales de PMMA (New Outline, Anaxdent). Caso cortesía del Dr. Ignacio Charlén. a) Situación inicial, con carillas defectuosas en los cuatro incisivos superiores que van a ser reemplazadas. b) Remoción de las carillas. c) Inserción de la llave doble de silicona de condensación (Zetalabor®, Zhermack) y retirada después del fraguado de la resina acrílica. d) Remoción de excesos, acabado y pulido. Nótese la herida generada en la encía para pulir bien la zona gingival. e) Revisión a la semana. Nótese la falta de espacio para las papilas entre incisivos centrales y laterales. f) Día del cementado. Nótese el buen aspecto de la encía y de las papilas al haberles dejado más espacio. g) Carillas cementadas. Revisión a la semana. h) Revisión al año.

Otras técnicas que podrían usarse serían las siguientes:
- Provisional con resina bisacrílica (📷 7.7), si el paciente no tiene hábitos parafuncionales que sobrecarguen mecánicamente el provisional y no va a pasar mucho tiempo para la colocación de las carillas definitivas.

- Provisional con composite con la técnica de resina fluida hasta el ecuador del diente y terminar con composite convencional, pero tendríamos que asumir que vamos a tener que modelar 6 o más dientes, lo cual supone bastante tiempo (📷 7.8).

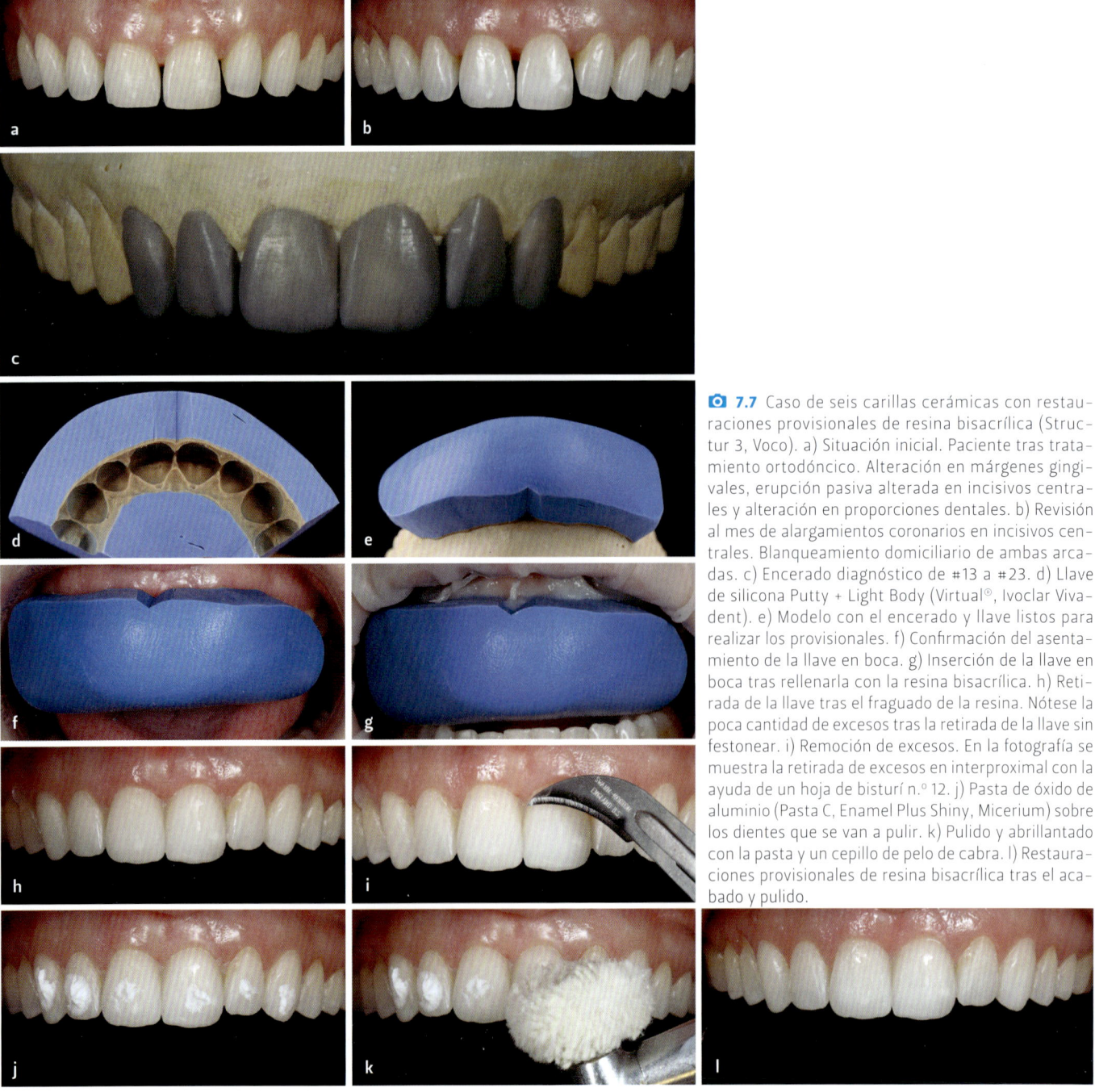

📷 **7.7** Caso de seis carillas cerámicas con restauraciones provisionales de resina bisacrílica (Structur 3, Voco). a) Situación inicial. Paciente tras tratamiento ortodóncico. Alteración en márgenes gingivales, erupción pasiva alterada en incisivos centrales y alteración en proporciones dentales. b) Revisión al mes de alargamientos coronarios en incisivos centrales. Blanqueamiento domiciliario de ambas arcadas. c) Encerado diagnóstico de #13 a #23. d) Llave de silicona Putty + Light Body (Virtual®, Ivoclar Vivadent). e) Modelo con el encerado y llave listos para realizar los provisionales. f) Confirmación del asentamiento de la llave en boca. g) Inserción de la llave en boca tras rellenarla con la resina bisacrílica. h) Retirada de la llave tras el fraguado de la resina. Nótese la poca cantidad de excesos tras la retirada de la llave sin festonear. i) Remoción de excesos. En la fotografía se muestra la retirada de excesos en interproximal con la ayuda de un hoja de bisturí n.º 12. j) Pasta de óxido de aluminio (Pasta C, Enamel Plus Shiny, Micerium) sobre los dientes que se van a pulir. k) Pulido y abrillantado con la pasta y un cepillo de pelo de cabra. l) Restauraciones provisionales de resina bisacrílica tras el acabado y pulido.

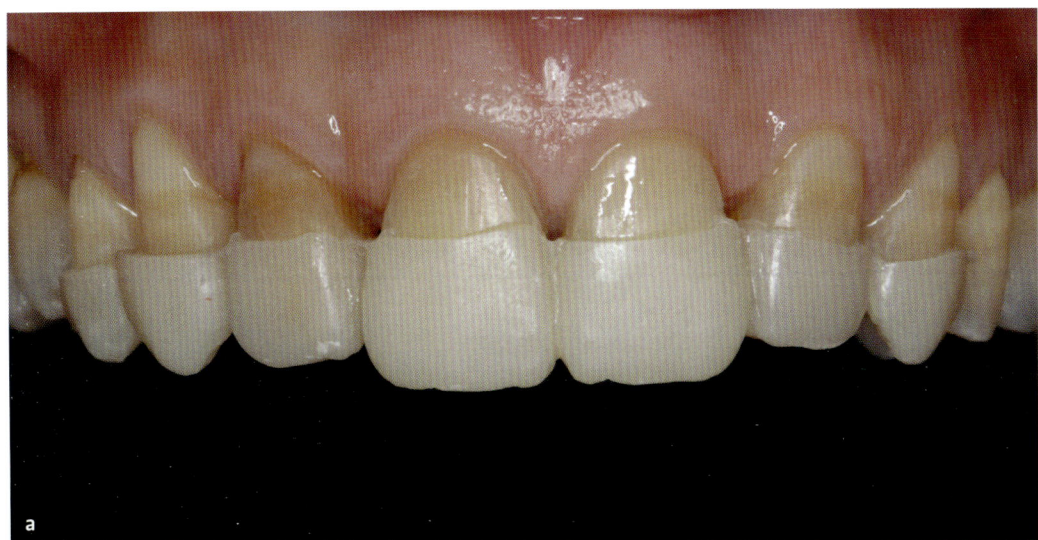

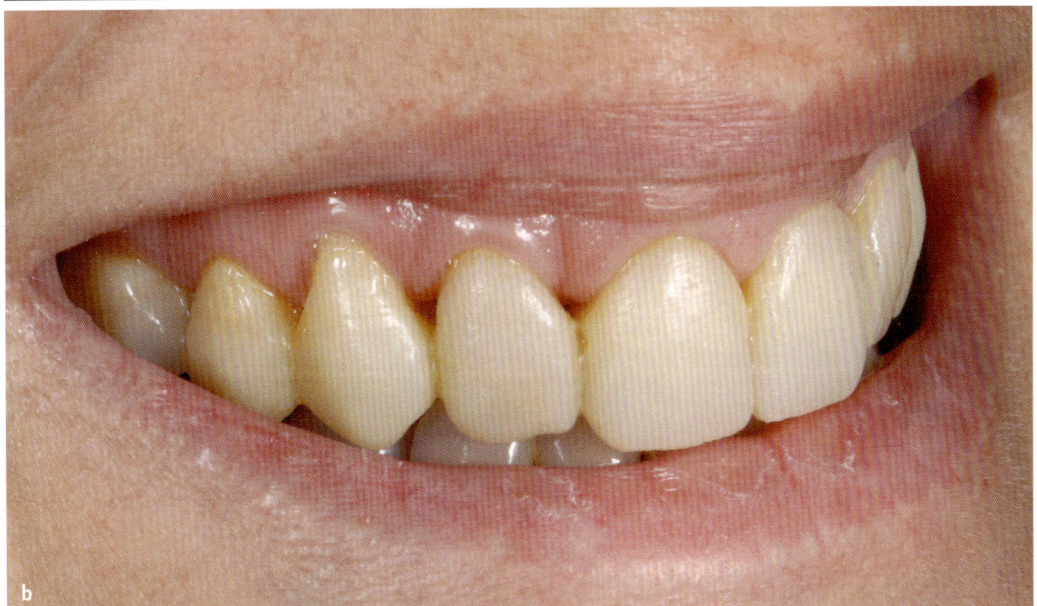

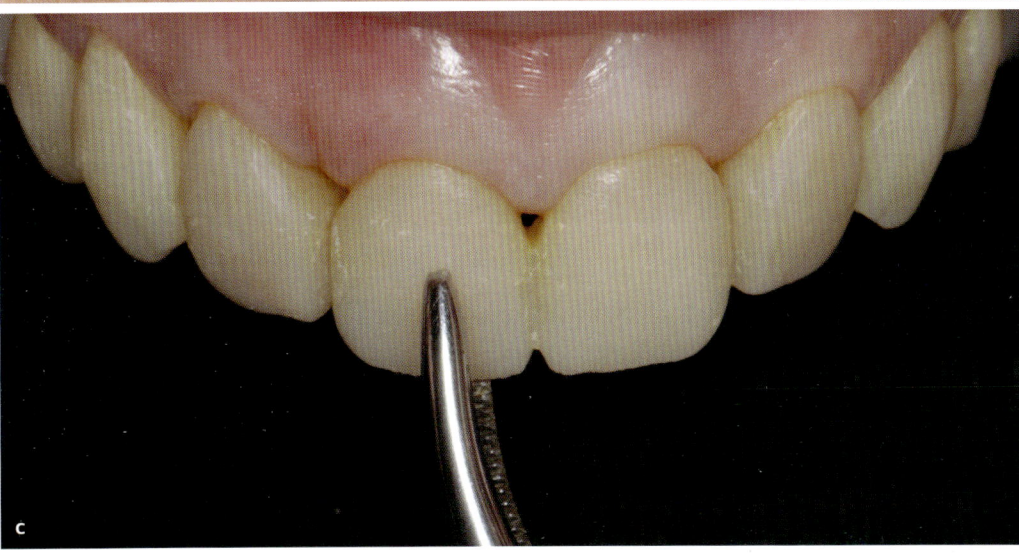

7.8 Caso de siete carillas con restauraciones provisionales de composite. a) Situación después de polimerizar el composite fluido cargado con la llave transparente. b) Foto en sonrisa tras haber modelado la parte cervical y haber pulido el provisional. c) Cita del cementado, justo antes de remover el provisional. Nótese el buen aspecto de la encía tras haber dejado espacio suficiente para la correcta higiene en la zona de las troneras cervicales y el buen pulido del provisional.

Casos de cuatro carillas

En estos casos, tendremos que analizar si los dientes preparados van a aportar suficiente retención al provisional o no.

Si se prevé que no va a haber mucha retención, prescindiremos de las técnicas donde se emplea la resina acrílica o bisacrílica, puesto que son materiales que se adhieren peor a la superficie dental, y optaremos por técnicas con composite adherido puntualmente. La más recomendable es la técnica en la que llevamos el composite fluido de los 4 dientes hasta la zona de papilas ya que, al tratarse de varios dientes, controlaremos mucho mejor la zona de las troneras cervicales que con las otras técnicas (📷 7.5).

Si se prevé que sí va a haber suficiente retención, también podremos realizar las restauraciones provisionales con resina acrílica de PMMA o resina bisacrílica (📷 7.9).

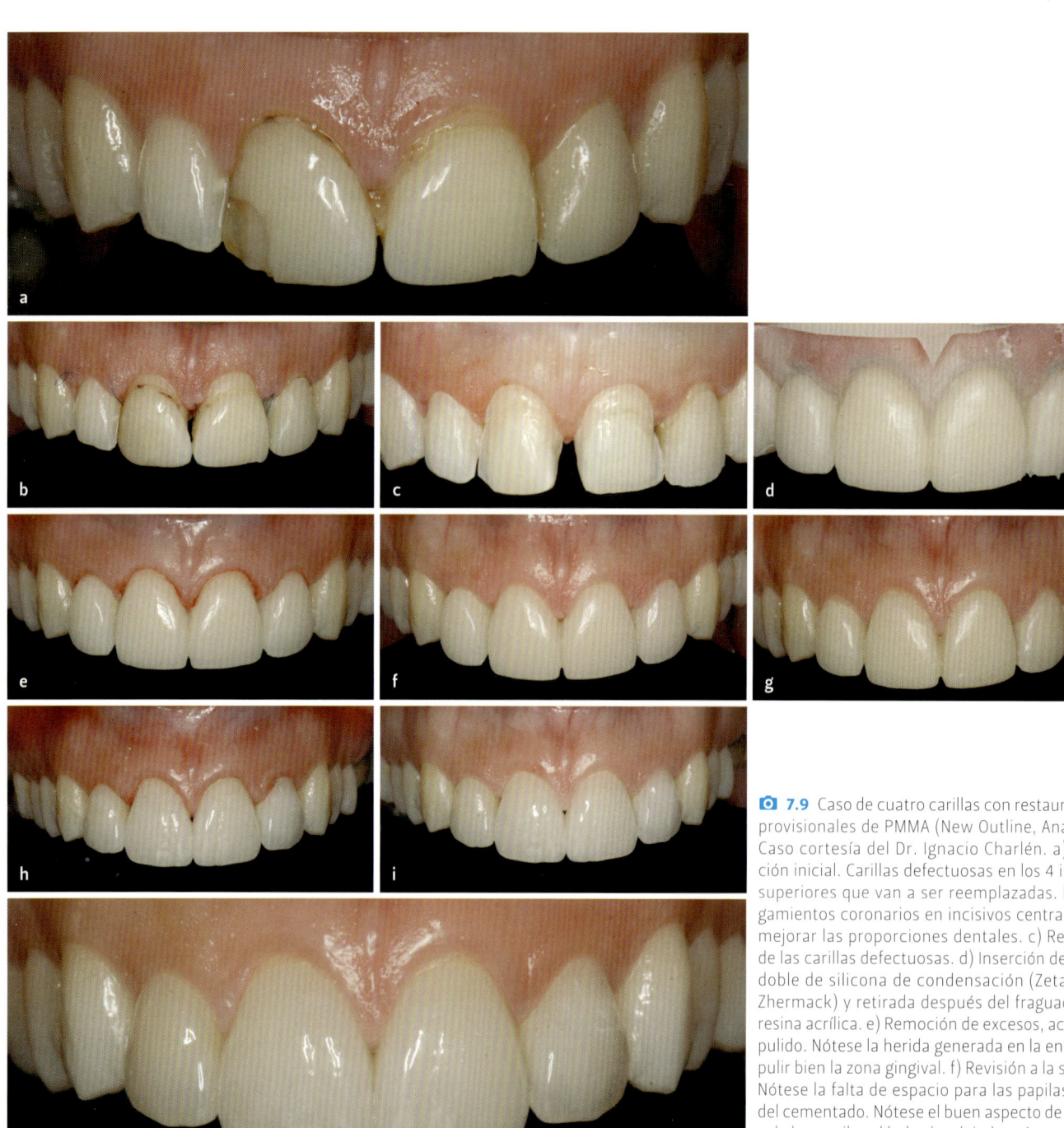

📷 **7.9** Caso de cuatro carillas con restauraciones provisionales de PMMA (New Outline, Anaxdent). Caso cortesía del Dr. Ignacio Charlén. a) Situación inicial. Carillas defectuosas en los 4 incisicos superiores que van a ser reemplazadas. b) Alargamientos coronarios en incisivos centrales para mejorar las proporciones dentales. c) Remoción de las carillas defectuosas. d) Inserción de la llave doble de silicona de condensación (Zetalabor®, Zhermack) y retirada después del fraguado de la resina acrílica. e) Remoción de excesos, acabado y pulido. Nótese la herida generada en la encía para pulir bien la zona gingival. f) Revisión a la semana. Nótese la falta de espacio para las papilas. g) Día del cementado. Nótese el buen aspecto de la encía y de las papilas al haberlas dejado más espacio. h) Carillas recién cementadas. i) Revisión a la semana. j) Revisión al año.

Casos de dos carillas

En estos casos, también será crucial analizar si los dientes preparados van a aportar suficiente retención al provisional o no, pero hay que ser conscientes de que es raro que solo dos dientes puedan aportar la suficiente retención como para no adherir el provisional. Por consiguiente, generalmente optaremos por técnicas que empleen composite adherido de forma puntual.

Al tratarse solo de dos dientes podremos realizar cualquiera de las técnicas propuestas con composite, aunque la exigencia estética no suele ser tan grande como para hacer las dos carillas a mano alzada.

Casos de carillas unitarias

En estos casos, prescindiremos directamente de las resinas acrílicas de PMMA y de las resinas bisacrílicas, ya que un solo diente no aporta suficiente retención al provisional y estas resinas se adhieren mal a la superficie dental.

Dicho esto, habrá que analizar la demanda estética del caso. Por un lado, las exigencias estéticas del paciente, y por otro, la variedad cromática del diente contralateral que queremos copiar. Si la demanda estética es alta, la indicación es evidente, optaremos por una carilla de composite a mano alzada (📷 7.10).

Si la exigencia estética no es muy alta, podremos optar por cualquiera de las otras técnicas con composite, adhiriéndolo de forma puntual al diente.

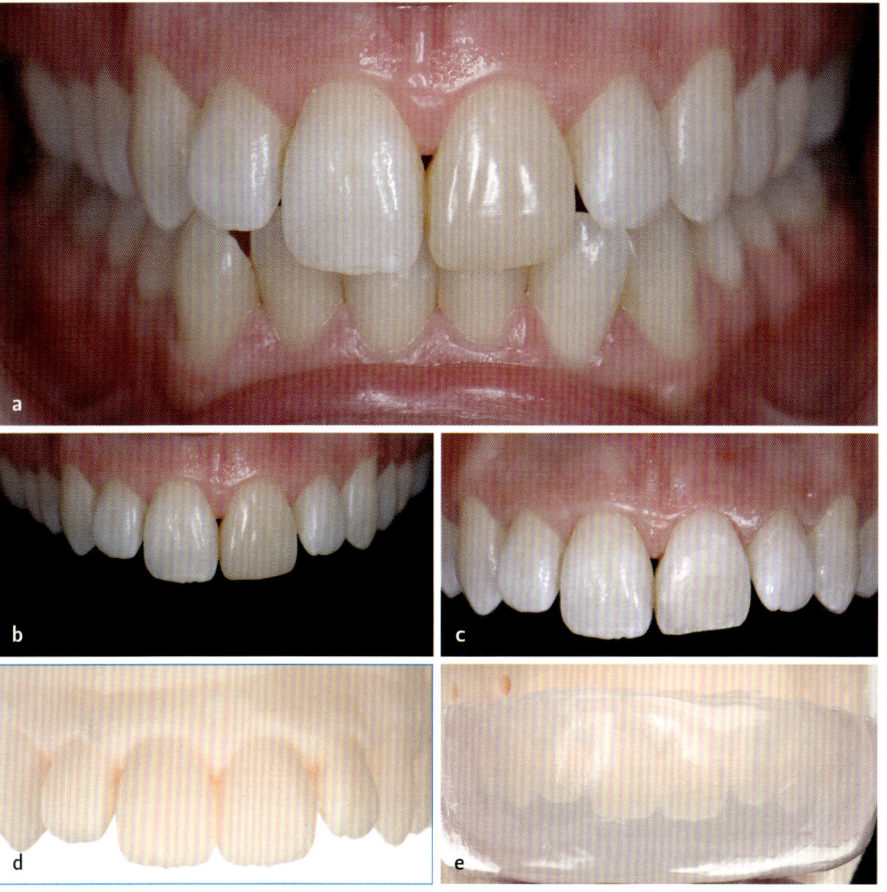

📷 **7.10** Caso de carilla unitaria provisional realizada a mano alzada. Caso cortesía del Dr. Álvaro Alamán. a) Situación inicial. Carilla defectuosa de composite en el incisivo central izquierdo que se reemplazará por una carilla cerámica. b) Cita de remoción de la carilla defectuosa. c) Retirada completa del composite. Nótese la diferencia de longitud entre ambos incisivos y la mancha del #21 en el centro del diente. d) Encerado digital del #21. e) Llave transparente para compactar composite.

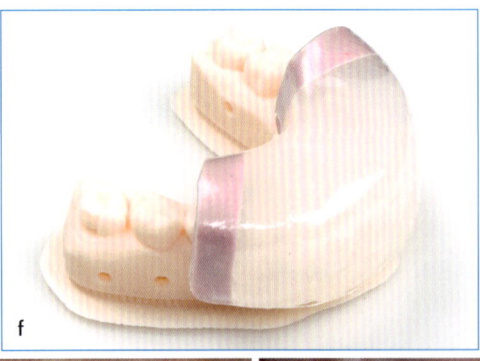

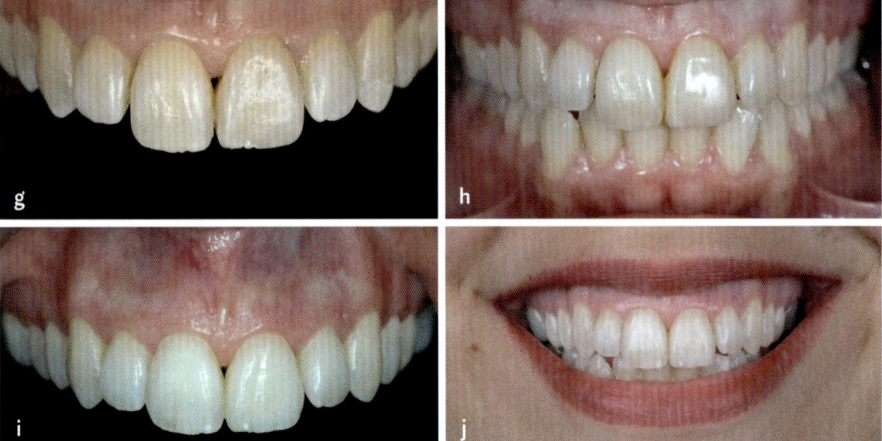

7.10 Caso de carilla unitaria provisional realizada a mano alzada. Caso cortesía del Dr. Álvaro Alamán. f) Topes distales de silicona de condensación (Zetalabor®, Zhermack) para un mayor ajuste y retención de la llave. g) Primer provisional justo después del acabado y del pulido. Este provisional fue realizado con composite compactado sobre llave transparente. Se retiró del diente y después se adhirió en un punto. h) Segundo provisional realizado a mano alzada y adherido puntualmente. Nótese la diferencia entre el primer provisional (monocromático) y el segundo, el cual fue estratificado con diferentes masas de composite y caracterizado con tintes (Creative Color, Cosmedent) Light Brown en cervical, Honey Yelow en tercio medio y Opaquer blanco para las manchas incisales. i) Carilla cerámica en #21. Revisión a la semana. j) Nueva sonrisa de la paciente.

CONCLUSIÓN

A lo largo de este capítulo hemos ido desgranando todos los puntos acerca de las restauraciones provisionales en carillas cerámicas, una fase del tratamiento que tendrá una gran importancia en la mayoría de las situaciones clínicas y que deberá cumplir con todas las funciones requeridas. Para ello, se han presentado los materiales de los que disponemos actualmente y una serie de técnicas para poder emplearlos correctamente en cualquier caso al que nos enfrentemos.

Bibliografía

Burns DR, Beck DA, Nelson SK. A review of selected dental literature on contemporary provisional fixed prosthodontic treatment: report of the Committee on Research in Fixed Prosthodontics of the Academy of Fixed Prosthodontics. Committee on Research in Fixed Prosthodontics of the Academy of Fixed Prosthodontics. J Prosthet Dent. 2003 Nov;90(5):474-97.

Devlin H. Acrylic monomer—friend or foe. Quintessence Dent Technol 1984;8:511-2.

Duke ES. Provisional restorative materials: a technology update. Compend Contin Educ Dent 1999;20:497-500.

Lui JL, Setcos JC. Phillips RW. Temporary restorations: a review. Oper Dent 1986;11:103-10.

Magne, P, Belser U. Biomimetic restorative dentistry . Batavia, IL:Quintessence, 2022.

Reshad M, Cascione D, Magne P. Diagnostic mock-ups as an objective tool for predictable outcomes with porcelain laminate veneers in esthetically demanding patients: a clinical report. J Prosthet Dent 2008;99:333-339.

Simon H, Magne P. Clinically based diagnostic wax-up for optimal esthetics: The diagnostic mock-up. J Calif Dent Assoc 2008;36: 355-362.

Faceta de la Innovación

La incorporación de nuevas tecnologías para mejorar la calidad de vida, integrando lo tradicional y lo moderno.

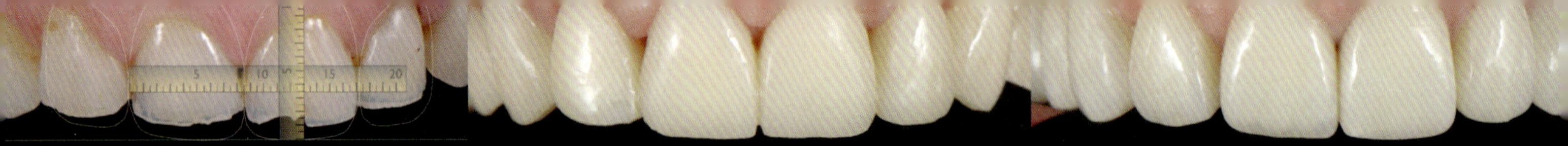

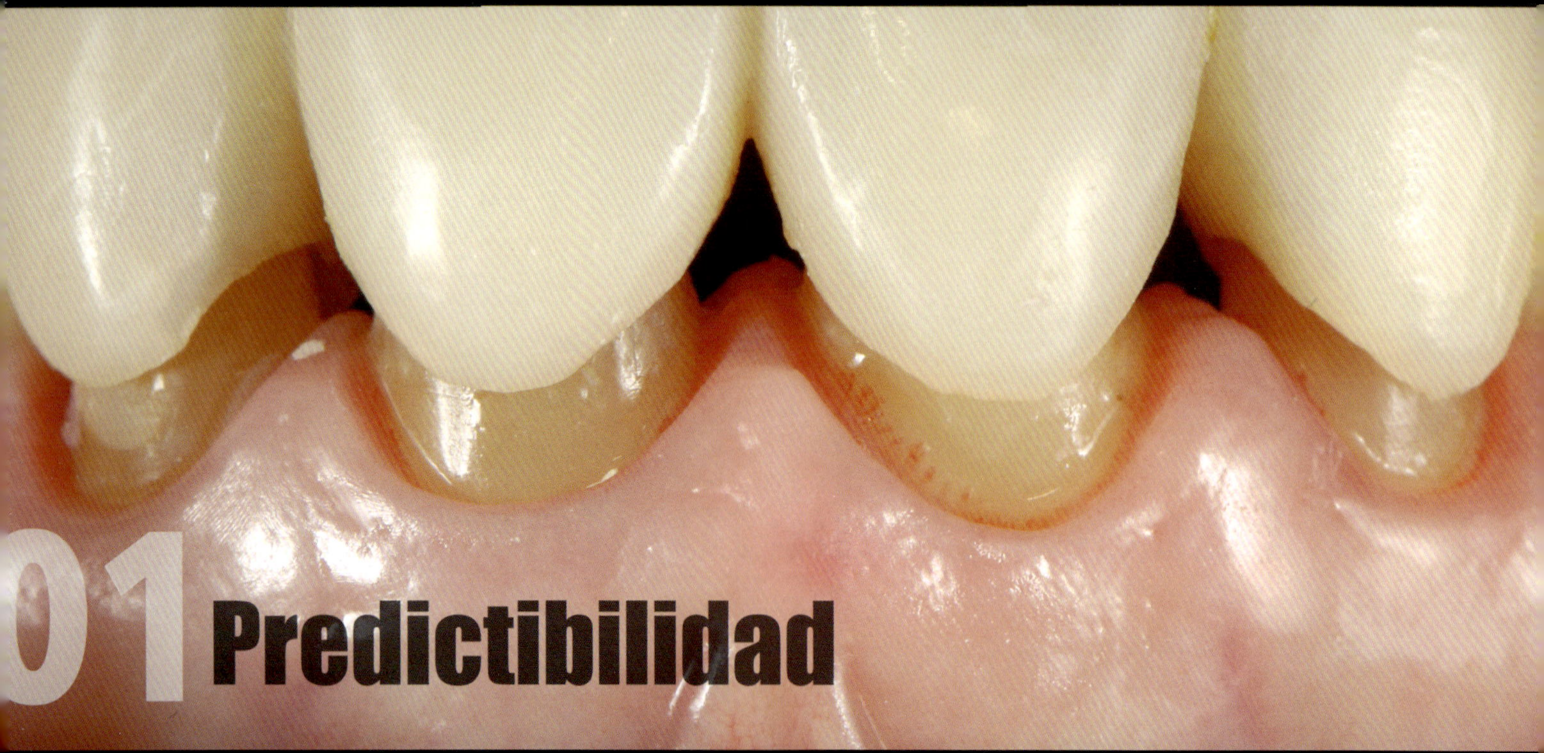

01 Predictibilidad

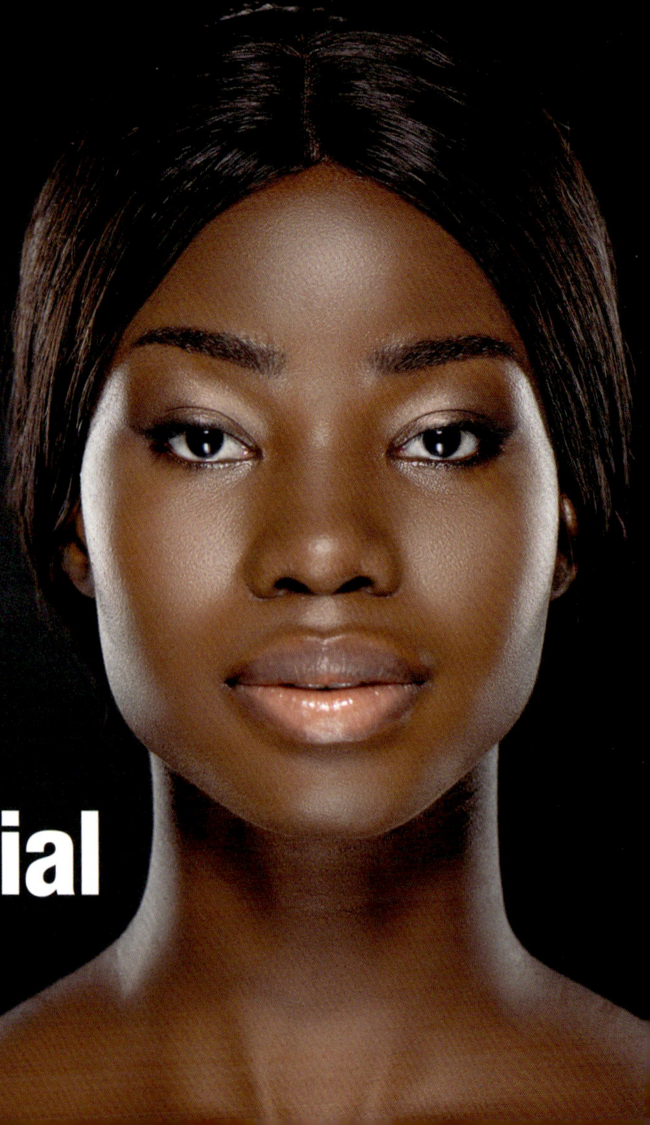

02 Integración facial

La **clave** es la **correcta integración** con la cara del paciente

Aplicación del flujo de trabajo digital en carillas de cerámica

Wenceslao Piedra Cascón

La planificación de un caso de carillas de cerámica tiene que ser exquisita y meticulosa desde cualquier punto de vista para que el resultado sea un éxito. Esto es una máxima que debemos tener siempre presente, ya que es la clave de cualquier tratamiento, especialmente de aquellos relacionados con la estética.

¿Qué es lo peor que podría pasar en un tratamiento con carillas de cerámica? Seguramente podrás estar pensando en una cementación incorrecta, fracturas o fisuras de las carillas una vez cementadas, tallado excesivo o incorrecto, inflamación gingival crónica, etc. Por supuesto que todas y cada una de las situaciones mencionadas anteriormente son problemas que pueden aparecer en el tratamiento de carillas de cerámica, pero son subsanables, o bien con un correcto diagnóstico del complejo periodontal, o bien con entrenamiento sobre cómo realizar la cementación, retirada de excesos y qué protocolos de mantenimiento llevar a cabo. Sin embargo, hay una serie de errores en carillas de cerámica que son muy graves, que son el principio del fin y que son independientes de la virtuosidad del ceramista: el canteo del plano incisal, el canteo del plano oclusal, la inclinación de la línea media dentaria y los ejes axiales de las restauraciones incorrectos.

Al hablar de odontología digital se tiende a pensar en protocolos de tratamiento complejos, sin embargo, no debemos perder de vista que la odontología digital es una herramienta de trabajo que aporta **predictibilidad** en los tratamientos de una forma realmente sencilla. Esta predictibilidad viene dada por la posibilidad de integrar correctamente la cara de nuestros pacientes durante la fase de diagnóstico y planificación (véase la imagen de portada del capítulo).

El flujo de trabajo digital siempre consta de tres fases: digitalización, diseño CAD y fabricación o impresión digital (📷 8.1). Abordaremos las posibilidades que tenemos para digitalizar a nuestro paciente de una forma sencilla, cómo diseñar correctamente una maqueta diagnóstica y cómo fabricar ese modelo diagnóstico para llevarlo a boca y, realmente, ser capaces de realizar un tratamiento de carillas de cerámica facialmente guiado en su máxima expresión.

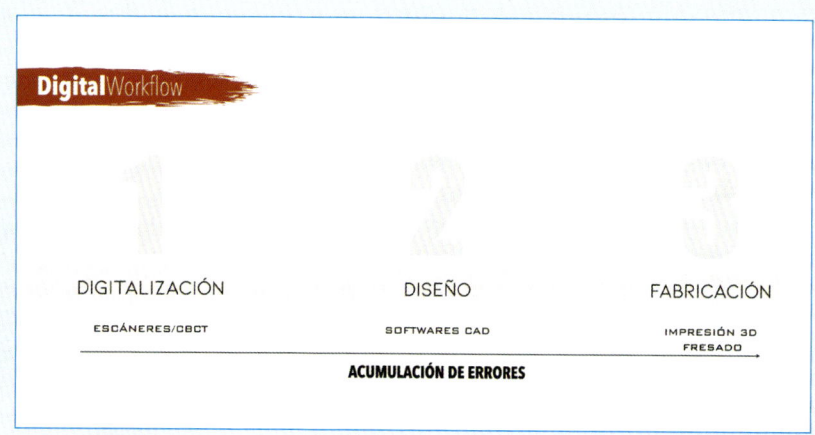

📷 **8.1** Fases del flujo del trabajo digital.

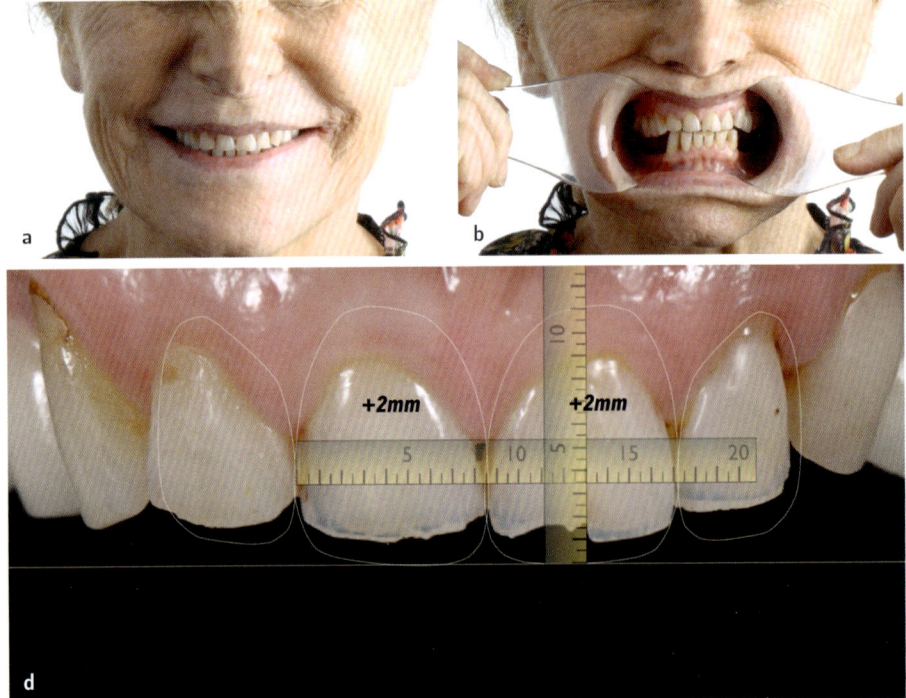

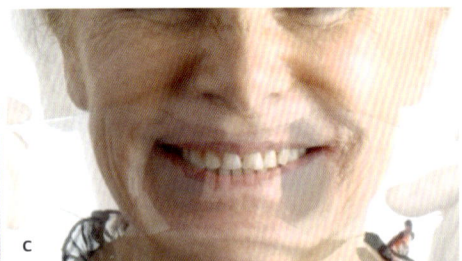

8.2 a–c) Fotografías faciales e intraorales- d) Superposición de preformas de dientes 2D previa al encerado.

Digitalización

La digitalización del paciente en carillas de cerámica se ha de realizar a dos niveles:

- Digitalización facial, que será la que desarrollaremos en este capítulo.
- Digitalización intraoral, que se desarrollará en el capítulo 5 sobre tomas de impresión.

En cuanto a la digitalización facial existen diferentes protocolos:

- Protocolo de integración 2D.
- Protocolos 2D + 3D.
- Protocolos Full 3D.

El **protocolo de integración 2D** se basa en la alineación de diferentes fotografías (faciales e intraorales) del paciente (8.2a-c), para posteriormente realizar una superposición de preformas de dientes 2D que nos guiarán a la hora de realizar un encerado (8.2d). Es un primer paso indispensable, pero que realmente es insuficiente para obtener una predictibilidad real del tratamiento, y que está más enfocado a la comunicación con el paciente en relación con la propuesta que se le realizará.

Gracias a la evolución de las tecnologías y principalmente de los *softwares* CAD, se abre la posibilidad de poder integrar la fotografía de la cara del paciente en sonrisa junto a los escaneados intraorales: es así como nace el **protocolo 2D + 3D**, que es el flujo de trabajo más aceptado e implementado en el día a día. La parte "2D" del protocolo se refiere a la fotografía de la cara del paciente, y la "3D" a los escaneados intraorales del mismo (8.3).

Es necesario recordar que la naturaleza de los archivos para este protocolo es diferente. Por un lado, tenemos una fotografía bidimensional en formato .jpg o .png, mientras que el escaneado intraoral es tridimensional en formato .stl, .ply u .obj.

Entonces, ¿cómo alineamos estos archivos tan diferentes? Para responder a esta pregunta tenemos que pasar a la siguiente fase del flujo de trabajo digital.

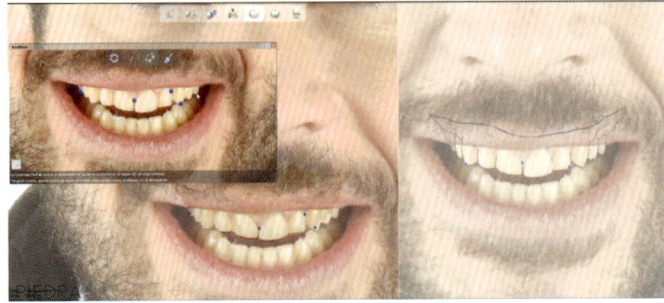

8.3 Fotografías de la cara del paciente, la parte "2D" del protocolo.

Diseño CAD

El tema de los *softwares* de diseño asistido por ordenador (CAD) daría para un libro por sí solo, por lo que nos ceñimos a la información más interesante desde el punto de vista odontológico. Hay dos tipos de *softwares* CAD disponibles:

o *Softwares* CAD *open-source*.
o *Softwares* CAD específicos dentales.

Softwares CAD open-source

Los *softwares* CAD *open-source* son de libre acceso, generalmente gratuitos o de cuota reducida y que, aunque no han sido diseñados para el sector dental, la comunidad odontológica ha sabido adaptar en pro de su beneficio. El ejemplo más claro es Meshmixer, de la empresa Au-

toDesk. Meshmixer es un analizador de mallas gratuito, con diferentes herramientas para el manejo de mallas 3D. Este *software* aporta una forma sencilla de introducirte en el mundo digital, sin embargo, requiere de una larga curva de aprendizaje.

Los autores de este capítulo recomiendan este *software* a las siguientes personas:

o Aquellos que se están iniciando en el mundo digital aplicado a odontología y quiere realizar una inversión controlada en *software*.
o Usuarios que llevan tiempo trabajando en odontología digital y van a llevar a cabo un tratamiento de extensión limitada (máximo tres dientes).
o Usuarios avanzados que necesitan una individualización del caso extrema que no se puede realizar en un *software* CAD específico dental.

CASO CLÍNICO 1. Uso del *software open-source* Meshmixer

Este caso utiliza el *software* Meshmixer para el tratamiento con carillas de cerámica feldespática sin preparación. Paciente mujer de 30 años de edad cuyo motivo de consulta es: "no me gusta mi sonrisa". Como se puede ver en las fotografías intraorales presenta apiñamiento inferior, torques negativos en sectores posteriores y ligera sobremordida. Además, presenta una restauración de composite en diente #21 (Q 8.4).

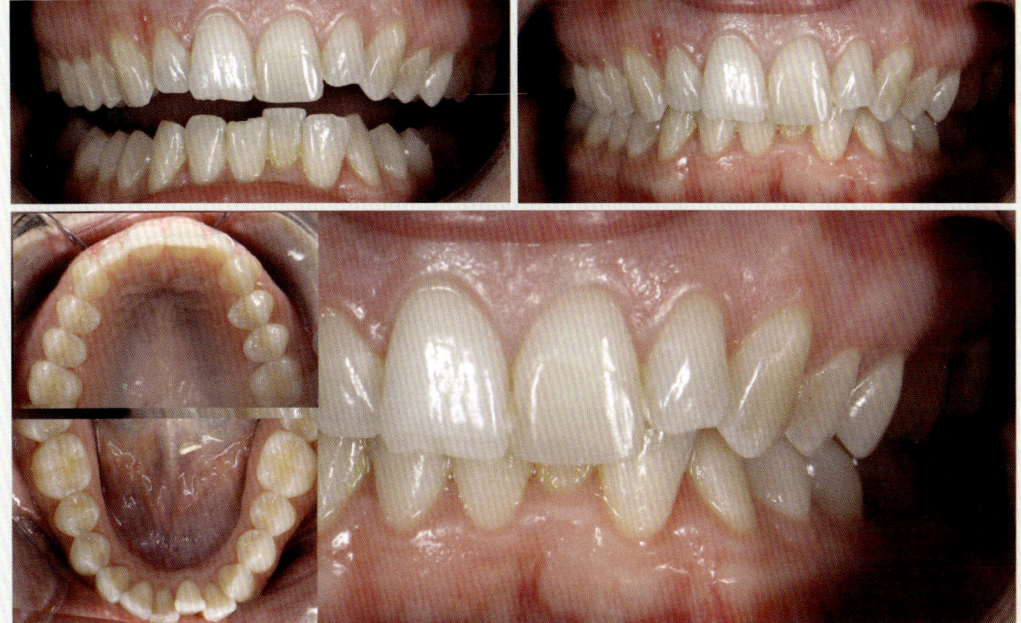

Q **8.4** Fotografías intraorales en el inicio del caso. Apiñamiento, torques negativos en sectores posteriores y ligera sobremordida. Restauración de composite en diente #21.

Se realiza el análisis facial y de las proporciones dentarias ideales para esta paciente, evidenciándose una discrepancia de Bolton en los incisivos laterales, que requerirán de restauraciones posteriores al tratamiento de ortodoncia. Se deriva a la paciente al ortodoncista con el objetivo de corregir el apiñamiento, mejorar los torques y sobremordida, así como realizar una correcta distribución de espacios.

La clave de este tipo de tratamientos es la comunicación ortodoncista-restaurador. En este caso, el tratamiento se realizó con aparatología fija *multibracket*. Tras 1,5 años de tratamiento de ortodoncia, realizamos una cita de valoración para saber en qué punto se encuentra el caso y qué movimientos ortodóncicos son necesarios realizar en la última fase de tratamiento previo a las restauraciones (🔍 8.5).

Parar ello, realizamos una fotografía facial de la paciente en sonrisa sin retirar *brackets* ni arcos y, además, obtenemos los escaneados intraorales de las arcadas superior, inferior y en oclusión. Nótese que existe un diastema entre los dientes #11 y #12 (🔍 8.5c), pero no entre #21 y #22 (🔍 8.5d).

Importamos la fotografía facial al *software* Meshmixer utilizando el *software* de superposición de fotografías *overlay*. Esto nos permitirá orientar los STL con la cara de la paciente (🔍 8.7a). Retiramos los *brackets* de forma virtual y a su vez (🔍 8.7b-d) eliminamos de forma virtual y orientativa el composite del diente #21. Duplicamos la imagen del diente #11 y hacemos el espejo o *mirroring* del

mismo para obtener la anatomía ideal del diente #21: este será nuestro encerado del diente #21. Al llevar a cabo este proceso, vemos que aparece un diastema entre los dientes #21 y #22, que es indicativo de que el composite estaba sobredimensionado mesiodistalmente. El siguiente paso será encerar los incisivos laterales con una biblioteca de dientes naturales. En este caso se utilizó una anatomía de Jan Hajto digitalizada (🔍 8.6, 🎥 8.1-8.4).

Todo este proceso se ha llevado a cabo antes de que a la paciente se le hayan retirado los *brackets*. Este es el máximo exponente de lo que nos permite la odontología digital, realizar tratamientos virtuales facialmente guiados previamente a realizarlos en boca, teniendo la seguridad que lo planificado en el mundo virtual es lo que va a suceder en el mundo real, siempre y cuando se lleve a cabo un protocolo riguroso y minucioso.

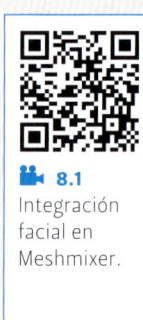
🎥 **8.1**
Integración facial en Meshmixer.

🎥 **8.2**
Eliminación de *brackets*.

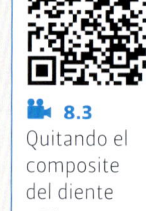
🎥 **8.3**
Quitando el composite del diente #21. Posicionado del diente.

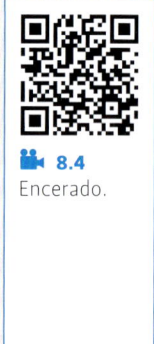
🎥 **8.4**
Encerado.

Vídeos extraídos del Curso Diseño Softwares Open Source (https://www.wencespiedra.com/catalogo-cursos/)

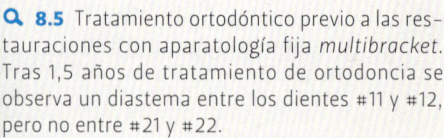
🔍 **8.5** Tratamiento ortodóntico previo a las restauraciones con aparatología fija *multibracket*. Tras 1,5 años de tratamiento de ortodoncia se observa un diastema entre los dientes #11 y #12, pero no entre #21 y #22.

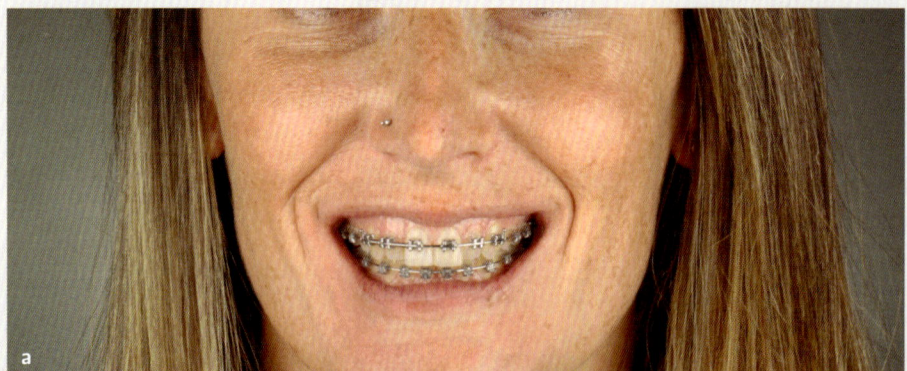
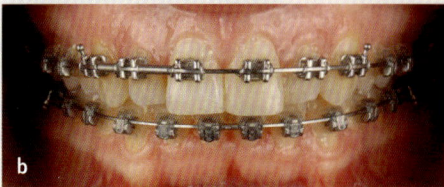
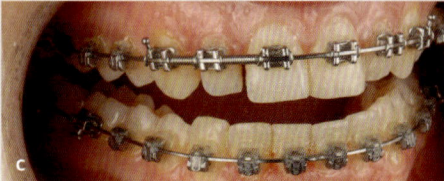
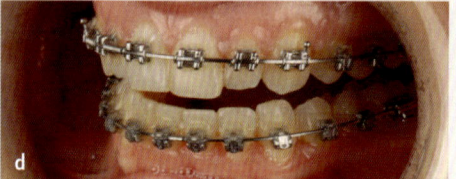

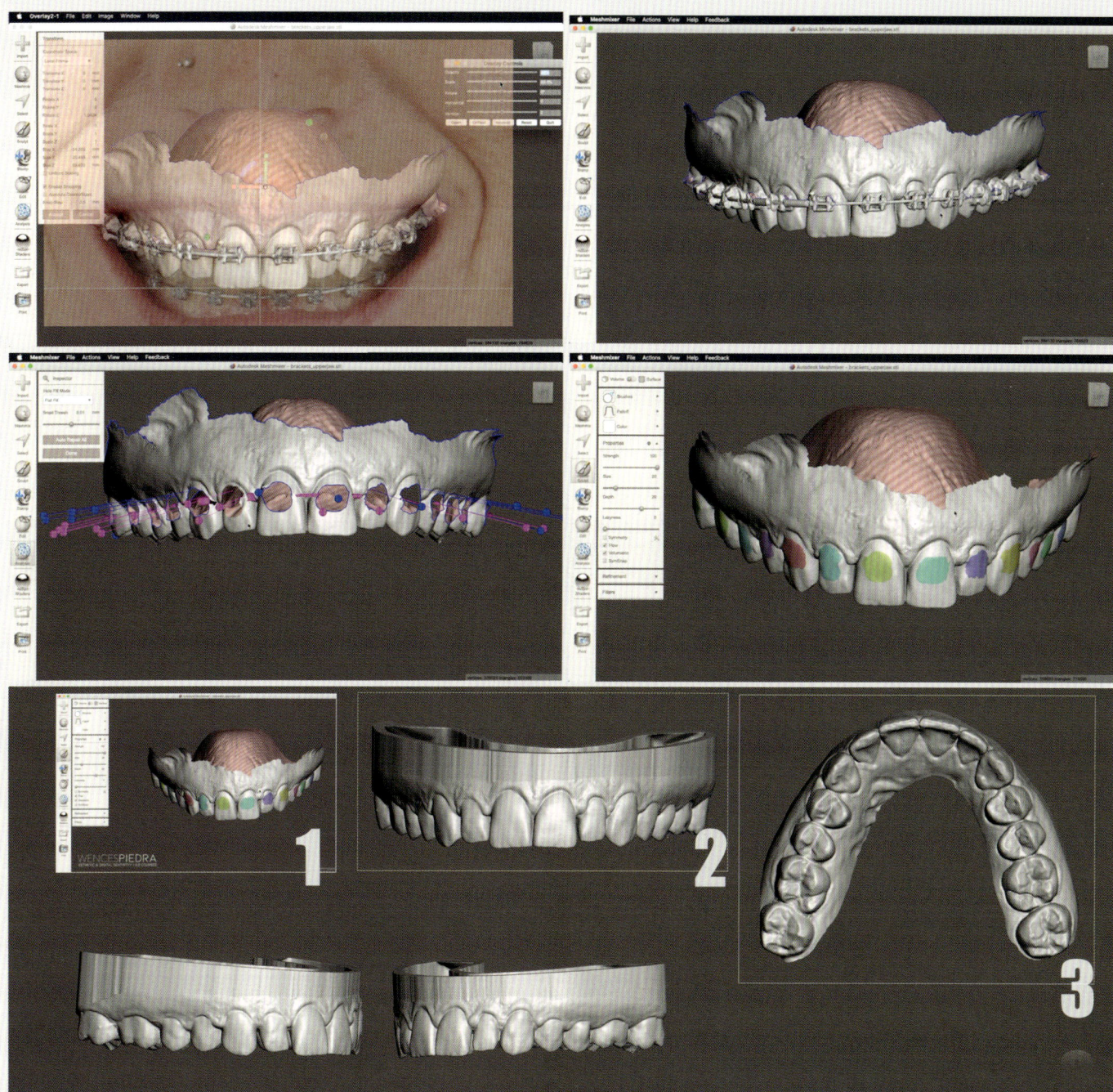

🔍 **8.6** Biblioteca de dientes naturales. Utilización de anatomía de Jan Hajto digitalizada.

El ortodoncista retira los *brackets* a la paciente, ya que los dientes están en su correcta posición. En ese momento, nosotros imprimimos el modelo que hemos encerado en Meshmixer con una impresora SLA.

Ahora tenemos que replicar el tratamiento virtual en la paciente. Para ello, utilizamos una fresa de carburo de tungsteno para eliminar el composite del diente #21

(🔍 8.7a) Una vez retirado, valoramos la estructura dentaria remanente (🔍 8.7b). Decidimos realizar tres carillas de cerámica sin preparación en #12, #21 y #22, ya que cumple con los requisitos necesarios (véase el capítulo 4 sobre tallado):

- ○ Sustrato de color adecuado.
- ○ Vía de inserción correcta.
- ○ Espacio restaurador horizontal adecuado (EIA Concept).

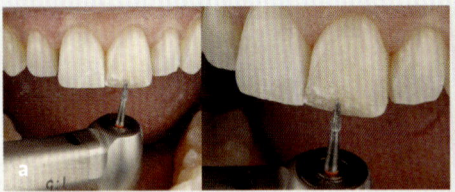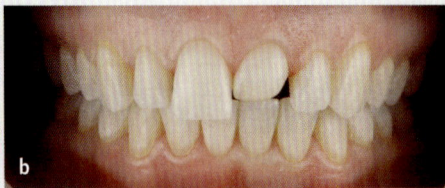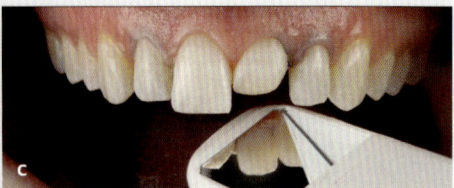

Q 8.7 Replicación en la paciente. a) Fresa de carburo de tungsteno para eliminar el composite del diente #21. b) Valoración de la estructura dentaria remanente. c) Al cumplir los requisitos necesarios, se realizan tres carillas de cerámica sin preparación en #12, #21 y #22.

Una vez que tenemos claro que vamos a realizar carillas de cerámica feldespática sin preparación, tenemos que decidir cuál va a ser la técnica de impresión: analógica o digital. Para la conceptualización de este caso, se llevó a cabo una técnica de impresión digital con escáner intraoral (Medit i700) y la impresión 3D de un modelo maestro y un modelo de trabajo mediante impresoras 3D SLA.

Se colocaron hilos de retracción #000 (Ultrapak; Ultradent) en #12, #21 y #22 y se realizó el escaneado intraoral en alta definición (modo HD) de dichos dientes (**Q** 8.7c).

Posteriormente, se realizó un modelo alveolar digital y sobre él se confeccionaron las carillas feldespáticas sobre lámina de platino (**Q** 8.8). El espesor de dichas carillas cerámicas ronda los 0,2-0,3 mm (es técnicamente

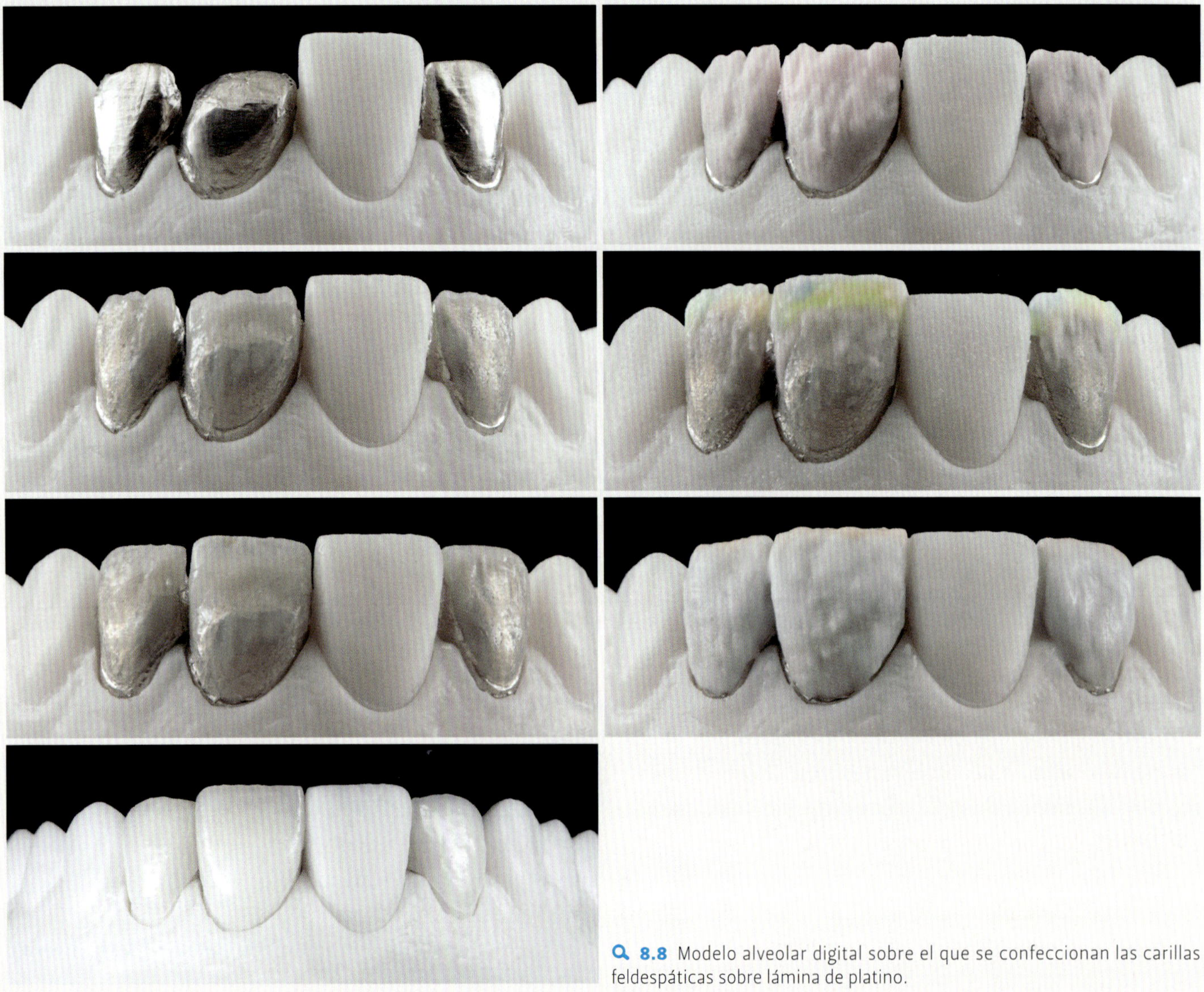

Q 8.8 Modelo alveolar digital sobre el que se confeccionan las carillas feldespáticas sobre lámina de platino.

imposible obtener dichos espesores con los materiales, fresadoras y estrategias de fresado actuales de una forma repetible y predecible) (**Q** 8.9).

Para la provisionalización de la paciente, a partir del modelo impreso en 3D se confeccionó una llave de silicona transparente para confeccionar un provisional de composite inyectado (**Q** 8.10).

Nótese en el siguiente vídeo la adaptación de la carilla de cerámica de espesor 0,2 mm en el troquel del modelo maestro (🎥 8.5).

A continuación, se lleva a cabo el protocolo adhesivo y de cementación para carillas feldespáticas confeccionadas sobre lámina de platino (**Q** 8.11).

Este caso muestra el potencial del manejo de un *software* 3D *open-source* gratuito para llevar a cabo un tratamiento de alta demanda estética y ultraconservador. La excelencia en estética reside en el conocimiento, habilidad manual, adaptar las herramientas que tenemos disponibles y saber extraer el máximo de información de cada caso.

🎥 **8.5** Adaptación de la carilla de cerámica de espesor 0,2 mm en el troquel del modelo maestro.

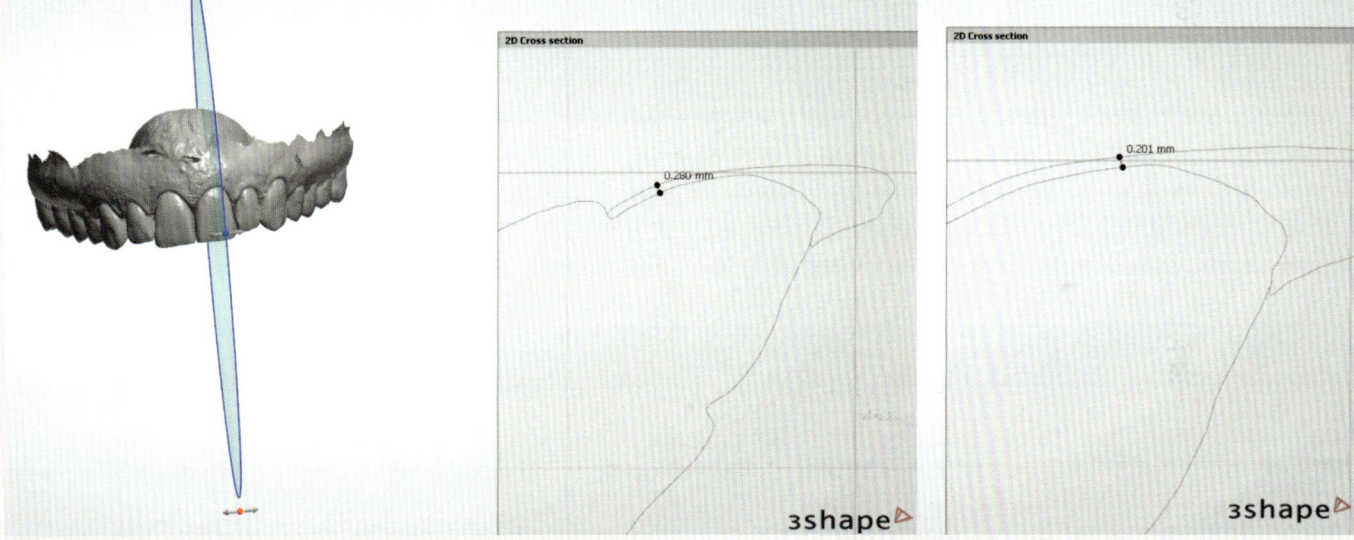
Q 8.9 El espesor de las carillas cerámicas ronda los 0,2-0,3 mm.

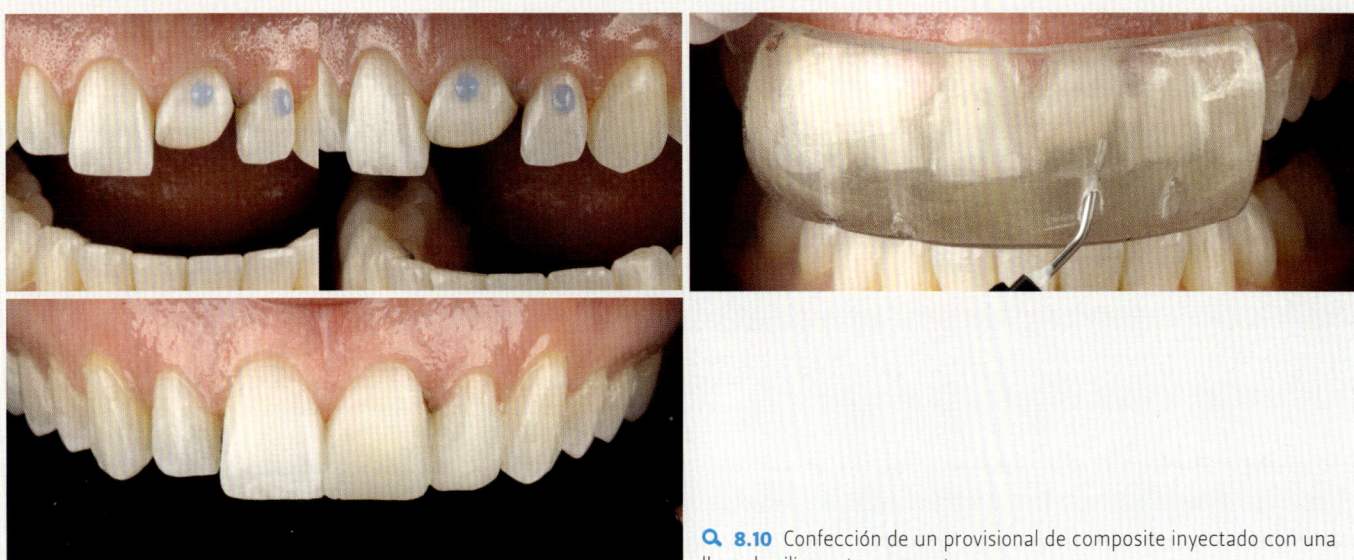
Q 8.10 Confección de un provisional de composite inyectado con una llave de silicona transparente.

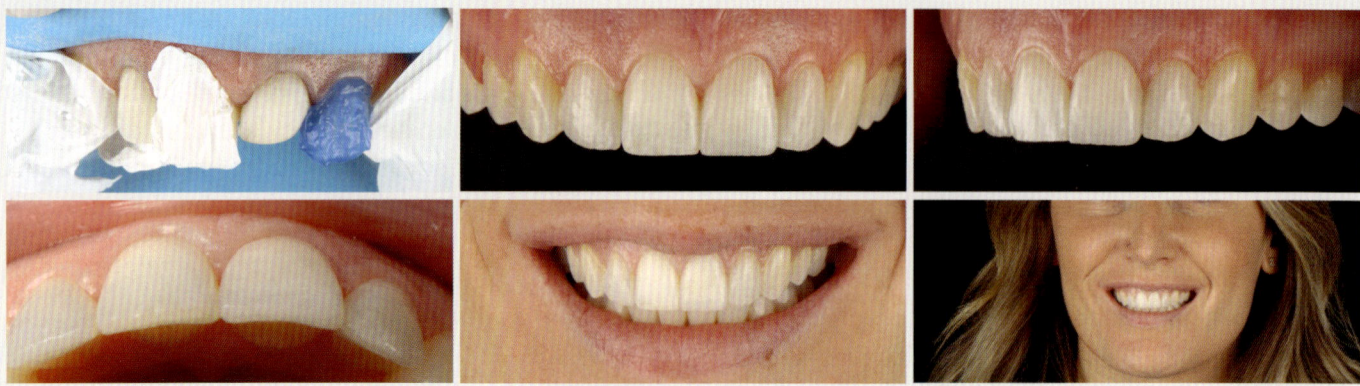

Q 8.11 Protocolo adhesivo y de cementación para carillas feldespáticas confeccionadas sobre lámina de platino.

Softwares CAD específicos dentales

Cuando tenemos que planificar un caso que afecta a una arcada completa (superior o inferior) o bien a ambas arcadas, en el que es necesario tener control sobre la oclusión del paciente, aconsejamos realizar el encerado diagnóstico utilizando *softwares* CAD específicos dentales. Dentro de esta categoría existen *softwares* de diferentes casas comerciales. Nosotros vamos a centrarnos en dos: Dental System (3Shape) y Dental CAD App (Exocad).

Ambos *softwares* permiten integrar la cara del paciente mediante un protocolo 2D + 3D. La aplicación que permite esto en 3Shape se llama *Realview*, mientras que en Exocad se llama *Smile Creator*. Para ejemplificar el potencial de ambos *softwares*, vamos a exponer dos casos, un caso para carillas de cerámica en arcada superior encerado en 3Shape y un caso bimaxilar posortodoncia en el que se confeccionaron restauraciones cerámicas, planificado con el *software* de Exocad.

CASO CLÍNICO 2. Dental System – 3Shape

Paciente que acude a consulta con carillas de composite en sector anterosuperior (**Q** 8.12). El paciente quiere mejorar su sonrisa con carillas de cerámica. Para ello, realizamos registros fotográficos faciales e intraorales, así como los escaneados intraorales de arcada superior, inferior y oclusión.

Antes de proceder al encerado 3D propiamente dicho con la herramienta *Realview* del *software* Dental System de 3Shape, procedemos a realizar una simulación digital 2D hiperrealista con el *software* SmileCloud; SmileCloud Biometrics (**Q** 8.13).

Una vez realizada dicha simulación y tras la aceptación del caso por parte del paciente procedemos a realizar el encerado diagnóstico virtual que tendrá dos objetivos (**Q** 8.14a): obtener guías de tallado para realizar las

preparaciones dentarias e imprimir un modelo 3D para realizar los provisionales.

Debemos tener en cuenta que, a la hora de realizar un encerado diagnóstico virtual, tenemos la posibilidad de llevar a cabo una estrategia de encerado aditivo o sustractivo. Es necesario valorar qué dientes requerirán *per se* un encerado aditivo y cuáles de ellos un encerado sustractivo, ya que esto tendrá un impacto directo en el resultado final de nuestras carillas de porcelana, ya que si no realizamos el encerado correcto existe la posibilidad de obtener restauraciones sobrecontorneadas lejos del resultado estético ideal.

Generalmente, cuando hablamos de un encerado 100 % aditivo estamos valorando realizar un *mock-up* motivacional para que el paciente se haga una idea del posible resultado final y que valore formas, tamaños y posición de los dientes. Sin embargo, en la mayoría de los casos este encerado necesita modificarse a lo que nosotros hemos llamado "encerado a volumen ideal", que va a aportarnos la información de en qué zonas es necesario preparar los dientes.

En este caso se ha realizado dicho encerado a volumen ideal (🔍 8.14b). Nótese cómo existen áreas de diente del paciente que sobresalen del encerado. Estas áreas de diente serán aquellas que habrá que preparar de forma más intensiva en el momento del tallado de las carillas de cerámica. El *software* nos permite retocar los dientes y simular el tallado virtual (🔍 8.14c) que posteriormente realizaremos en boca (🔍 8.14d). Llevando a cabo esta sistemática, obtenemos un modelo encerado a volumen ideal, que imprimiremos en una impresora SLA y a partir del cual obtendremos las guías de tallado y la llave para confeccionar los provisionales (🔍 8.14e).

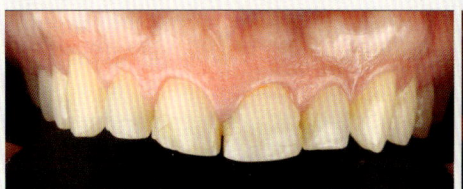
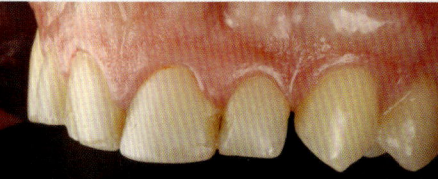
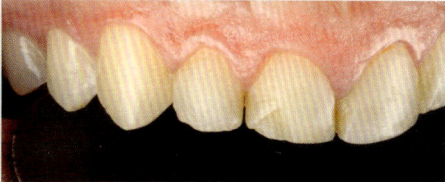

🔍 **8.12** Registros fotográficos faciales al inicio del caso.

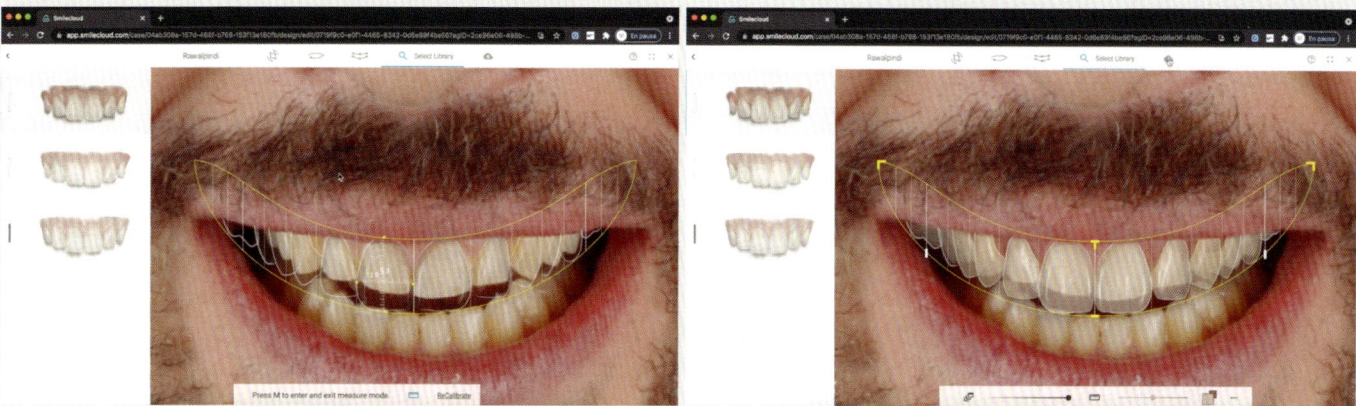

🔍 **8.13** Simulación digital 2D hiperrealista con el *software* SmileCloud; SmileCloud Biometrics.

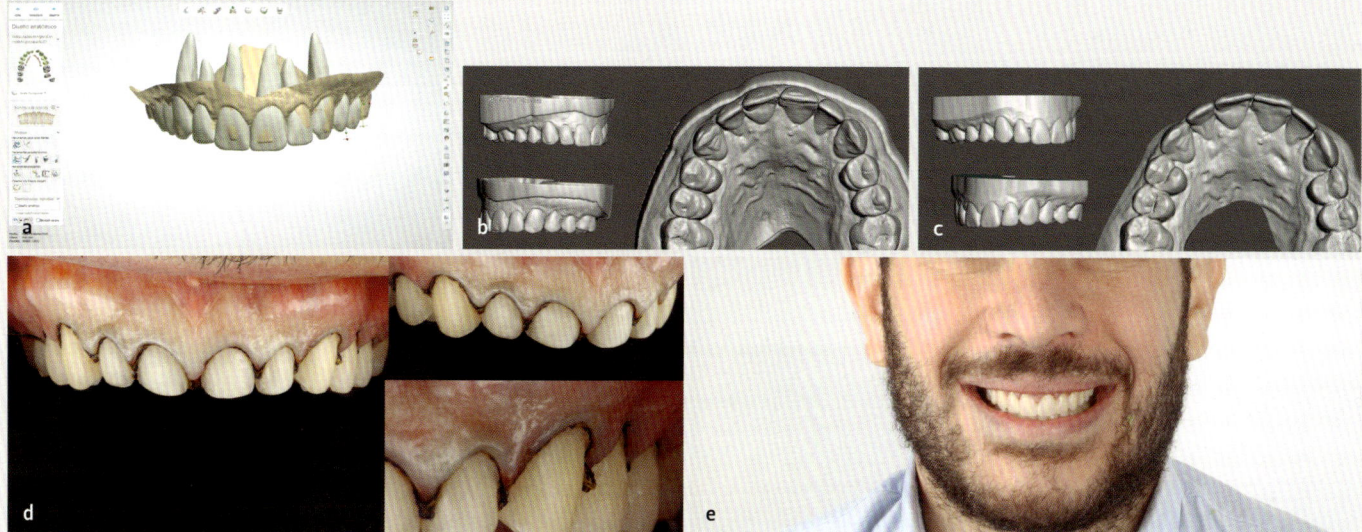

🔍 **8.14** a) Encerado diagnóstico virtual. b) Encerado a volumen ideal. Las áreas de diente que sobresalen del encerado tendrán que prepararse de forma más intensiva en el momento del tallado . c) Retoque de los dientes y simulación del tallado virtual. d) Tallado en boca. e) Provisionales en boca.

CASO CLÍNICO 3. Smile Creator–Exocad GmbH

El caso que se presenta a continuación es el de un paciente que quiere mejorar su sonrisa. No obstante, no se trata de un caso exclusivamente de estética, sino que lleva asociado un importante componente funcional (🔍 8.15a). Se le explicó al paciente que para llegar a un resultado final óptimo era necesario realizar un tratamiento de ortodoncia previo al de las carillas de cerámica.

Es por ello por lo que se decide tratar al paciente con aparatología fija *multibrackets* en arcada inferior y ortodoncia plástica en arcada superior (🔍 8.15b-d). Tras dos años de tratamiento ortodóncico, nos encontramos con una mejor disposición de los dientes, habiendo solucionado la rotación del diente #34. Sin embargo, nótese que no ha sido posible obtener oclusión correcta entre el segundo y tercer cuadrante (🔍 8.16).

Pasamos a realizar nuestro estudio al paciente posortodoncia para la planificación de las restauraciones cerámicas en arcada superior e inferior. Nos encontramos ante un paciente con visibilidad del incisivo central superior en reposo negativa (🔍 8.17a). Para realizar una

correcta valoración de dicha visibilidad en este paciente, en lugar de realizar registros fotográficos llevamos a cabo una sesión de vídeo 4K en el que le pedimos realizar diferentes movimientos, intercalando la posición de reposo labial y de sonrisa. Llevando a cabo este proceso podemos extraer un fotograma en reposo y un fotograma en sonrisa con nulo movimiento de la cabeza del paciente, lo que permitirá superponer ambas fotografías y realizar una medición exacta de la visibilidad en el *software* de encerado 3D (🔍 8.17b).

Las dos imágenes superpuestas por transparencia son las que importamos en Smile Creator de Exocad y realizamos nuestro encerado de #15 a #25. Una vez más, este encerado está realizado a volumen ideal, que imprimiremos en 3D (🔍 8.18).

Una vez hemos realizado las preparaciones, tenemos la opción de escanearlas (🔍 8.19a) y hacer una superposición con la situación inicial del paciente. Para ello, utilizamos la aplicación Medit Design de Medit Corp, que nos permite alinear y hacer cortes sagitales 2D entre la situación inicial y final. A pesar de que trabajemos con

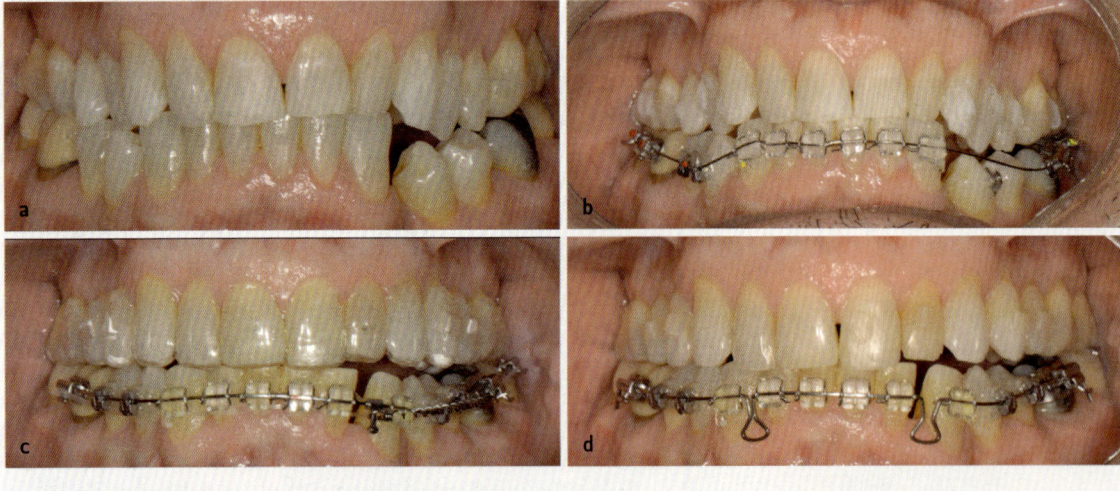

🔍 **8.15** a) Foto inicial del caso en la que se observa la falta de funcionalidad. b,c) Tratamiento ortodóncico previo con con aparatología fija *multibrackets* en arcada inferior y ortodoncia plástica en arcada superior .

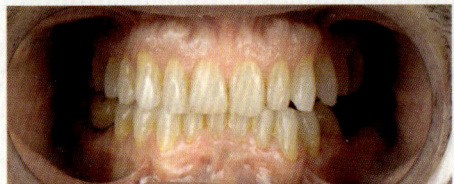
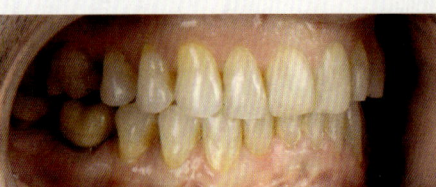
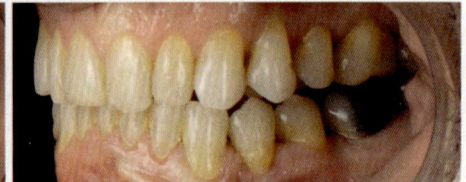

🔍 **8.16** Dos años después, se ha solucionado la rotación del diente #34, pero no ha sido posible obtener oclusión correcta entre el segundo y tercer cuadrante.

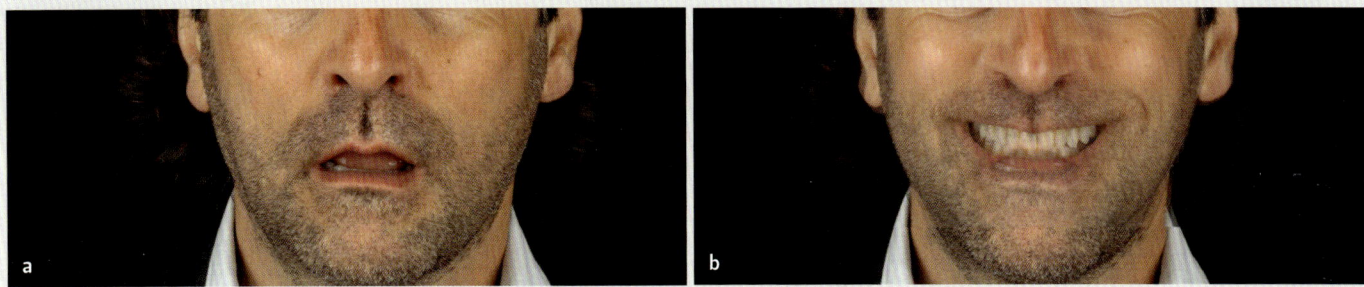

Q 8.17 Fotos de la cara del paciente para la planificación de las restauraciones cerámicas. a) Visibilidad del incisivo central superior en reposo negativa. b) Fotograma en sonrisa con nulo movimiento de la cabeza del paciente, para poder superponer ambas fotografías.

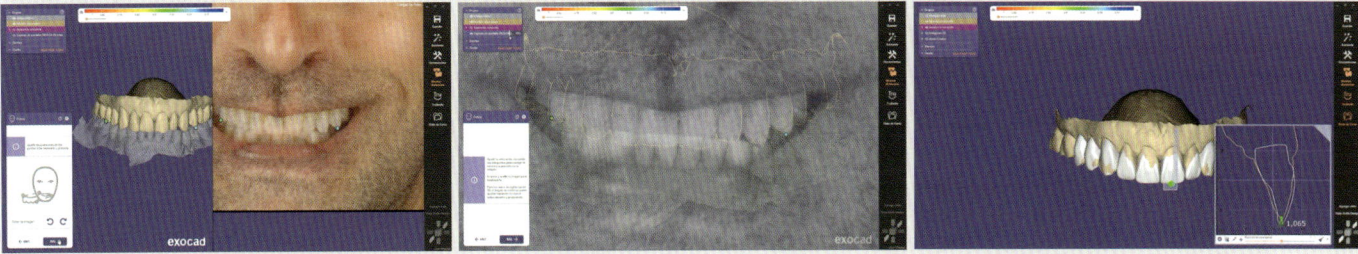

Q 8.18 Imágenes importadas a Smile Creator de Exocad. Encerado de #15 a #25 a volumen ideal.

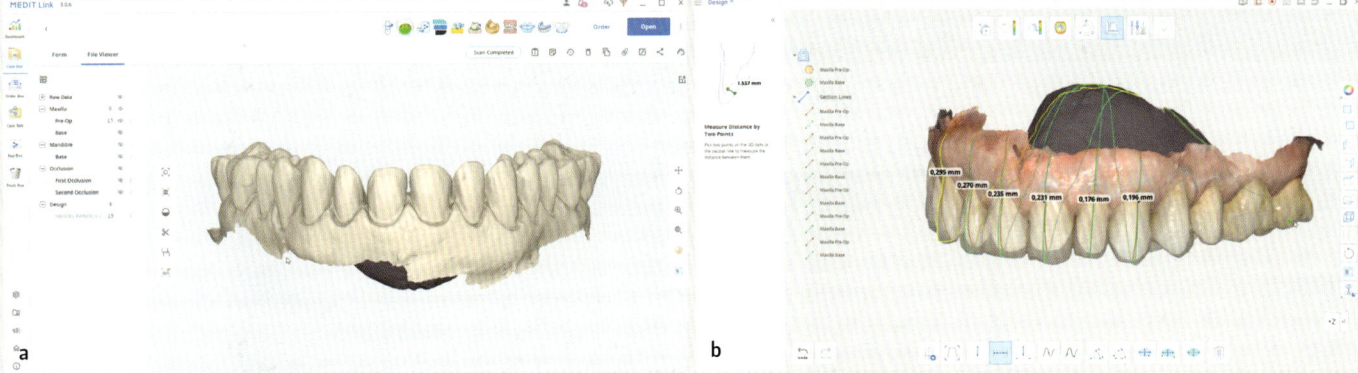

Q 8.19 a) Escaneado de las preparaciones. b) Se observa la preparación de los dientes a nivel cervical.

herramientas digitales, no debemos perder de vista los conceptos básicos. Como sabemos, en la zona cervical contamos de media con 0,3 mm de esmalte, primordiales para la supervivencia y éxito de nuestras carillas de cerámica en el largo plazo. Como podemos ver en la **Q** 8.19b, hemos preparado los dientes a nivel cervical menos de esos 0,3 mm. Este procedimiento es sencillo de realizar y nos permite llevar a cabo un control de calidad de cada una de las fases de tratamiento, en este caso, durante la fase de tallado.

Se realizó la toma de impresiones con escáner intraoral (Medit i700, Medit Corp) siguiendo el protocolo y flujo de trabajo especificado en el capítulo 5 (apartado *Técnica digital*).

Una vez realizadas las impresiones, se realiza un provisional en acrílico (New Outline; Anaxdent) a partir del modelo en 3D y se realizan registros fotográficos para que el técnico de laboratorio tenga referencias de línea media y posición del borde incisal.

En este caso se realizaron carillas de cerámica feldespática sobre lámina de platino de #15 a #25 (**Q** 8.20). Una vez cementadas, se procedió a tratar la arcada inferior realizando los escaneados intraorales (superior, inferior y oclusión). Posteriormente, se realizó el encerado de la arcada inferior con el objetivo de dar oclusión entre segundo y tercer cuadrante (**Q** 8.21). Para resolver esta situación, se realizaron carillas feldespáticas de #33 a #43 e incrustaciones y coronas en premolares y molares (**Q** 8.22).

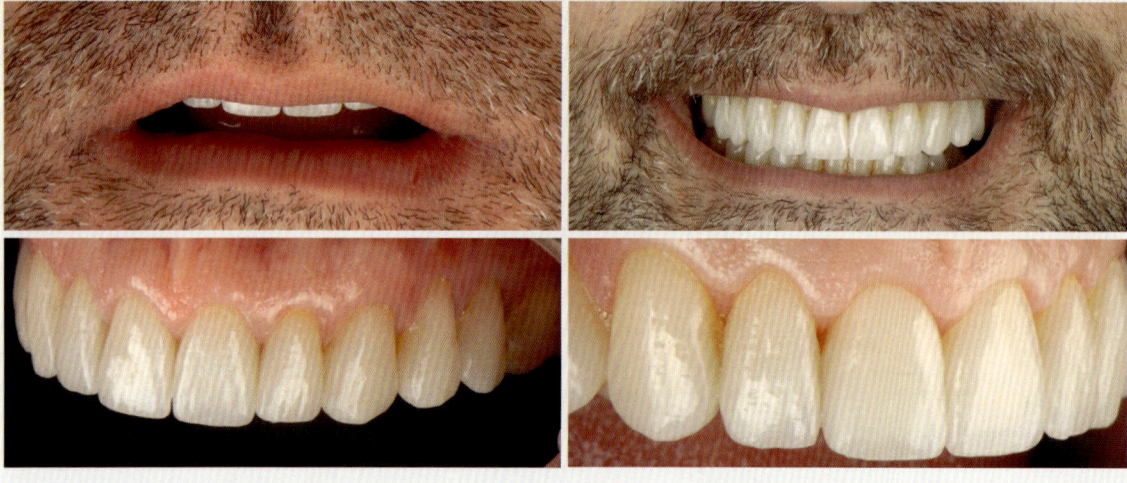

🔍 **8.20** Realización de carillas de cerámica feldespática sobre lámina de platino de #15 a #25.

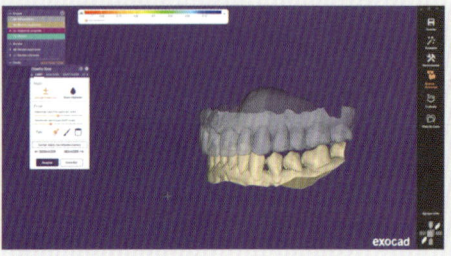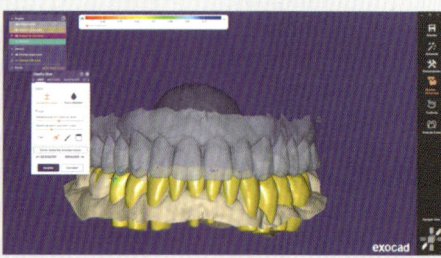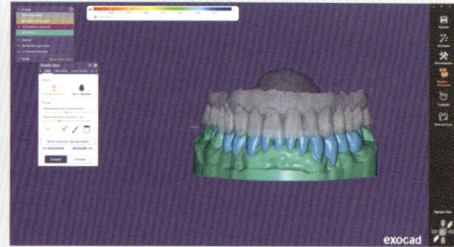

🔍 **8.21** Encerado de la arcada inferior con el objetivo de dar oclusión entre segundo y tercer cuadrante

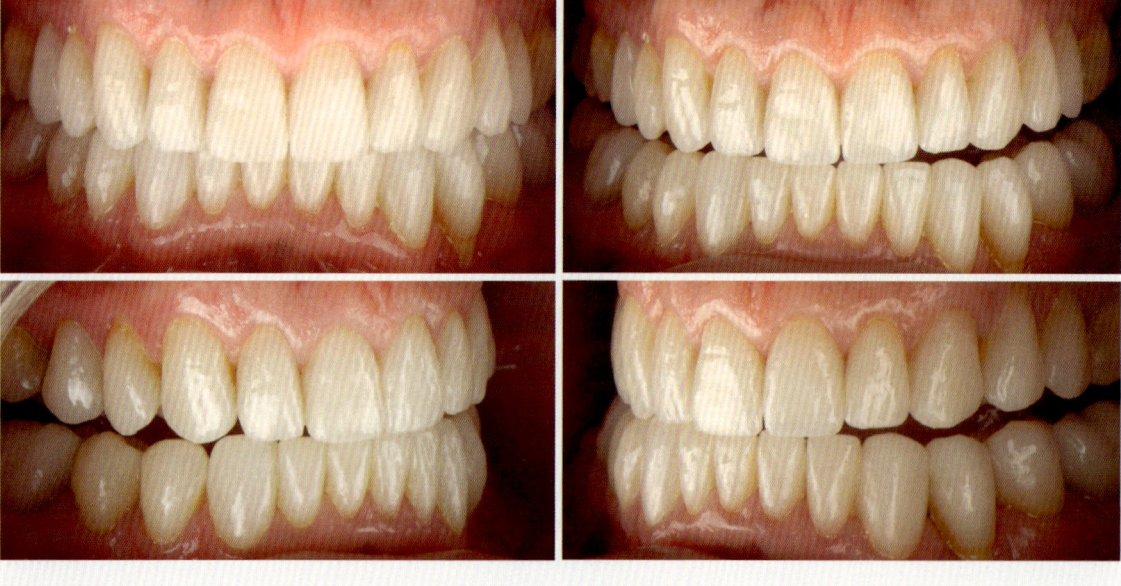

🔍 **8.22** Realización de carillas feldespáticas de #33 a #43 e incrustaciones y coronas en premolares y molares.

Como hemos podido comprobar con estos dos casos, la odontología digital nos ofrece una predictibilidad del tratamiento exquisita, sabiendo en cada fase de trabajo qué problemas podemos encontrarnos y cómo solucionarlo de la mejor forma posible. El flujo digital (*digital workflow*) en las fases de diagnóstico y planificación es una potente herramienta de visualización final del caso, tanto para el paciente como para el tándem clínico-técnico de laboratorio.

Ha quedado claro que el flujo de trabajo digital en rehabilitación oral entra en juego tanto el *hardware* como los *softwares*, y que deberemos adecuar las herramientas que nos ofrecen al caso que vamos a tratar y a nuestra forma de trabajar. No obstante, en este capítulo no podíamos obviar las tecnologías de fabricación aditivas o Impresión 3D.

Fabricación o impresión digital

La forma en la que diseñamos y fabricamos diferentes elementos, dispositivos y prótesis para el tratamiento de nuestros pacientes ha cambiado radicalmente la forma en la que entendemos la odontología actualmente. Una vez realizada la integración de toda la información de nuestro paciente y realizado el diseño CAD que el tratamiento requiere, llega el momento de valorar el método y material de fabricación.

En cuanto a materiales y métodos de fabricación, en odontología contamos con dos grandes grupos: metodologías sustractivas y metodologías aditivas. Son estas últimas las que vamos a desarrollar en este capítulo debido al auge que está teniendo la impresión 3D en el sector biomédico y más especialmente en odontología. Las preguntas que cabría hacerse (entre otras muchas) son: ¿qué es la impresión 3D?; ¿qué tecnologías existen?; ¿cómo lo hago? Estas son las preguntas que se desarrollarán a continuación.

Este apartado pretende establecer las bases, así como servir de guía y ayuda para clarificar el proceso de impresión 3D de polímeros en odontología, así como familiarizarse paulatinamente con el argot específico de esta área de conocimiento. El cambio de paradigma con las tecnologías 3D radica en la posibilidad de que cada técnico de laboratorio y clínico trabajen de forma sinérgica, con mayor eficiencia, aumentando la calidad de los tratamientos, y, por qué no, estableciendo nuevos protocolos de trabajo, pero para ello, se hace necesario una comprensión profunda de los fundamentos básicos de las tecnologías y materiales disponibles en impresión 3D.

¿Qué es la impresión 3D?

Las tecnologías de fabricación aditivas, comúnmente conocidas como tecnologías de impresión 3D, basan su principio de acción en la fabricación de objetos en 3 dimensiones, mediante un proceso de construcción capa a capa. Cabría entonces preguntarse cuáles son las ventajas de las tecnologías aditivas en comparación con las técnicas sustractivas. En primer lugar, encontramos que las tecnologías aditivas permiten obtener geometrías complejas imposibles de fresar. Además, existe un menor gasto de material y, por tanto, en términos generales, se trata de una tecnología más económica.

¿Cuántas tecnologías y materiales de impresión 3D existen?

Se podría caer en el error de pensar que existe una única tecnología de impresión 3D. En el año 2015, se estableció el ISO/ASTM 52900 para estandarizar toda la terminología, así como clasificar y clarificar las diferentes tecnologías de impresión 3D.

La Sociedad Americana de Pruebas y Materiales (ASTM, en sus siglas en inglés), estableció siete categorías: *material extrusion, vat polymerization, material jetting, binder jetting, powder-bed fusion, sheet lamination* y *direct energy deposition* (📷 8.23). Cada una de estas tecnologías permite fabricar un tipo u otro de material.

Entonces, ¿cuáles son los grupos de materiales que podemos imprimir en tres dimensiones? Hoy en día, en odontología, los materiales que podemos imprimir se clasifican en polímeros, metales, cerámicas y células. De todos ellos, debido a la extensión del capítulo, nos centraremos en las tecnologías de impresión 3D de polímeros, ya que son los más ampliamente utilizados en la práctica clínica y de laboratorio diaria.

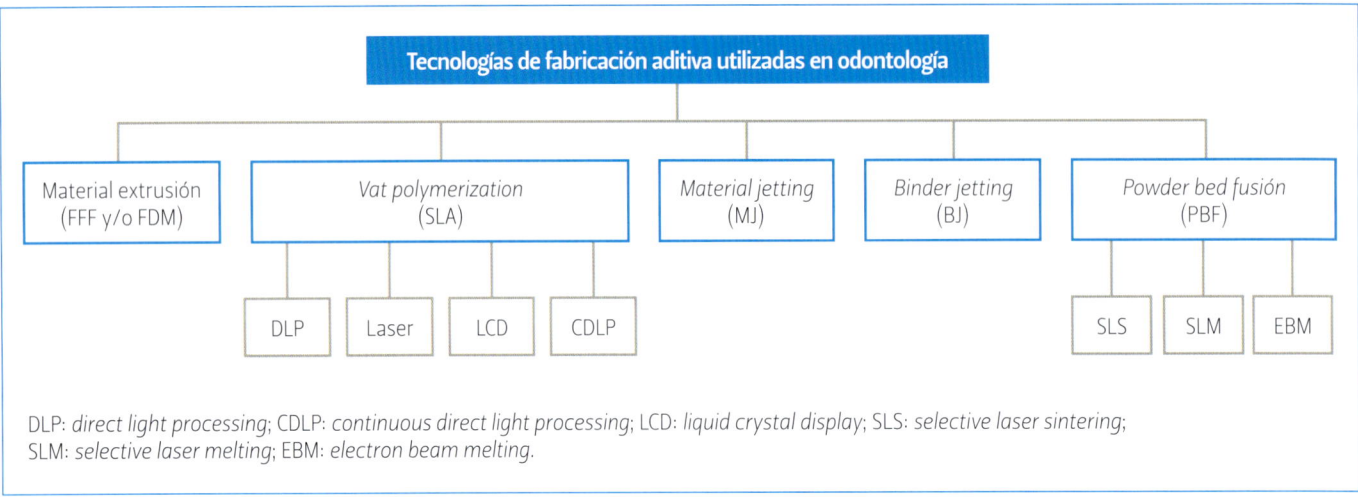

DLP: *direct light processing*; CDLP: *continuous direct light processing*; LCD: *liquid crystal display*; SLS: *selective laser sintering*; SLM: *selective laser melting*; EBM: *electron beam melting*.

8.23 Tecnologías de fabricación aditiva en odontología.

MATERIAL DE EXTRUSIÓN

La tecnología de fabricación por deposición de hilo fundido, cuyo principio de acción se basa en la extrusión de material termoplástico a través de un cabezal calentado a una determinada temperatura, en el que dicho material es selectivamente depositado capa a capa. La presentación del material es un termoplástico en bobinas sólidas. En la literatura, este tipo de tecnología se pueden encontrar bajo las siglas FFF (*fused filament fabrication*) o FDM (*fused deposition modelling*) (📷 8.24).

En odontología, esta tecnología debería estar limitada única y exclusivamente a la fabricación de biomodelos obtenidos de la segmentación de archivos DICOM a STL, con el único propósito de ser utilizados como elementos didácticos o docentes, ya que en este tipo de tecnología, tanto las impresoras como el material carecen de la precisión necesaria para ser utilizada con otros fines.

VAT POLYMERIZATION

En el año 1984, Charles W. Hull patentó la tecnología de estereolitografía (SLA, en sus siglas en inglés), que es la tecnología más utilizada en odontología para la fabricación de plásticos y la más ampliamente comercializada actualmente. El acrónimo SLA es sinónimo de *vat polymerization*, que podría traducirse al castellano como polimerización de resina.

El principio de acción de este tipo de tecnologías se basa en el empleo de monómeros y oligómeros en estado líquido, que tienen la capacidad de polimerizar a una determinada longitud de onda ultravioleta formando polímeros.

Existen impresoras que trabajan en longitud de onda 405 nm, otras a 385 nm y un tercer grupo que trabaja en ambas longitudes de onda. Es importante conocer este dato, ya que en función de la longitud de onda que utilice

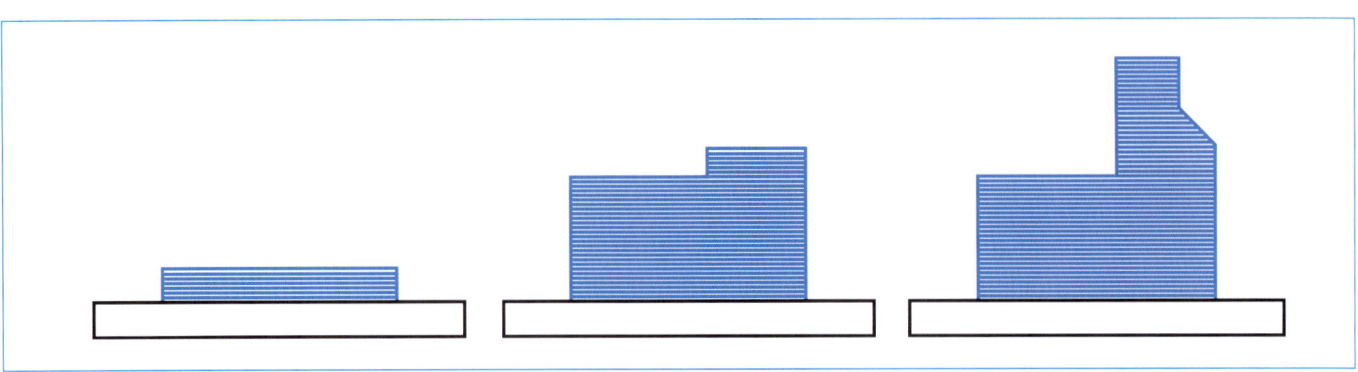

8.24 Ilustración del proceso de extrusión de material termoplástico.

nuestra impresora 3D deberemos seleccionar un tipo de resina u otro, ya que no todas las resinas 3D polimerizan a la misma longitud de onda, ni son iguales, ni tienen las mismas propiedades, ni sirven para lo mismo.

Todas las impresoras 3D que utilicen tecnología SLA presentarán las siguientes partes: plataforma de impresión, rail o railes por el que se desliza la plataforma de impresión 3D, la batea (*vat* en inglés) y la fuente ultravioleta (UV). La tecnología SLA se subcategoriza en función de la fuente ultravioleta que utilice la impresora 3D en cuestión. Las diferentes presentaciones de fuentes ultravioleta que existen en el mercado son: láser, *direct light processing* (DLP), *continuous direct light processing* (CDLP) y *liquid crystal display* (LCD) (📷 8.25).

Tecnología SLA-Laser

Este tipo de impresoras disponen de una unidad generadora de láser y una serie de espejos, conocidos como galvanómetros o galvos, localizados en los ejes horizontales X e Y, en los que el haz láser rebota hasta que finalmente es dirigido hacia la plataforma de impresión, fotopolimerizando la resina que se encuentra en la batea.

En este tipo de impresoras es importante conocer el diámetro del láser, ya que es el elemento que determine la resolución y definición de nuestra impresora 3D y, por supuesto, de los modelos finales obtenidos. En esta categoría encontramos como ejemplos las impresoras de las casas comerciales Formlabs y DWS.

La impresora Form 2 (Formlabs) tiene un diámetro de láser de 140 μm. La evolución de esta impresora es la Form 3, en la que se ha reducido el diámetro del láser hasta unas 85 μm (entre otras mejoras) y es capaz de re-producir detalles más finos, pero nunca por debajo de las 90 micras. Sin embargo, existen impresoras, como es el caso de la italiana DWS XFAB 2000 en la que el diámetro del láser es de 30 μm.

Tecnologías SLA-DLP/LCD

Las impresoras con tecnología SLA-DLP utilizan como fuente ultravioleta un proyector que proyecta la silueta capa a capa del objeto u objetos para imprimir. Una evolución de las impresoras DLP son las impresoras SLA-LCD. Estas últimas, en lugar de tener instalado un proyector, cuentan con una pantalla LCD. En ambas tecnologías, al tratarse de sistemas de proyección de imágenes, el elemento que va a determinar la resolución de la impresora en los ejes horizontales X e Y es el tamaño del píxel.

Por norma general, en este tipo de impresoras el tamaño de los píxeles se encuentra entre 35 y 50 μm, que es el intervalo óptimo necesario y requerido para la impresión 3D en odontología, aunque existen impresoras con un tamaño de píxel de 100 μm. Desde el punto de vista del autor de este capítulo, impresoras con resolución XY de 100 μm (o superior) no estarían recomendadas para su uso en odontología en los que se requiera detalles de alta definición.

Comparación entre SLA-Laser y SLA-DLP/LCD

Comparando ambas tecnologías, SLA-Laser y SLA-DLP/LCD, encontramos que el principal inconveniente de las primeras es el tiempo de impresión, ya que el láser ha de recorrer toda la silueta del objeto u objetos para imprimir capa a capa. Es decir, una impresora láser tardará en im-

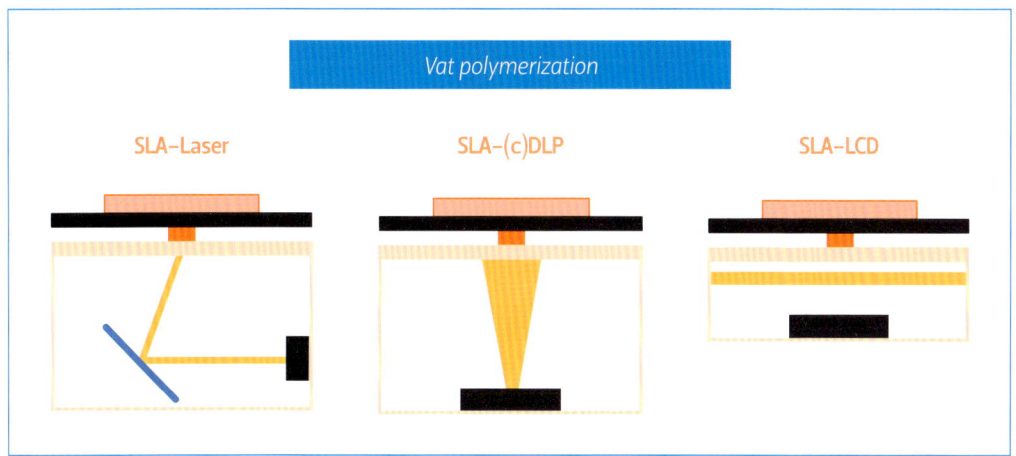

📷 **8.25** Diferentes presentaciones de fuentes ultravioleta del mercado.

primir un objeto X tiempo, mientras que para imprimir cinco objetos el tiempo de impresión 3D se multiplicará por cinco. Sin embargo, en las impresoras SLA-DLP/LCD el tiempo de impresión 3D es el mismo, se imprima un objeto o cinco, ya que se proyecta en una única imagen toda la superficie del área que se imprime. Es, por ello, que en aquellos casos en los que el tiempo de impresión sea un factor importante, es necesario utilizar impresoras con tecnología DLP/LCD (📁 8.1).

Flujo de trabajo en impresión 3D

Para proceder a imprimir un modelo, siempre es necesario llevar a cabo tres fases: la obtención del archivo, su preparación y la importación en el *slicer*.

OBTENCIÓN Y PREPARACIÓN DEL ARCHIVO

Aquel archivo que queramos imprimir, ya sea un modelo proveniente de un escáner o un diseño realizado en un *software* CAD, ha de cumplir los siguientes requisitos: no tener errores en la triangulación de la malla, estar conformado como un sólido y cumplir los espesores mínimos necesarios en función de la tecnología y el material de impresión 3D seleccionados.

El formato de archivo más utilizado es el STL, aunque es posible imprimir otros archivos digitales como los formatos OBJ o 3DP, aunque son menos comunes.

IMPORTACIÓN EN EL *SLICER*

Un *slicer* es un *software* que convierte cualquier archivo de los anteriormente mencionados en instrucciones específicas para que la impresora fabrique dicho objeto en tres dimensiones. Este tipo de *softwares* utiliza un lenguaje de control numérico conocido como G-Code.

En líneas generales, el *slicer* secciona el objeto que va a imprimir en capas de un espesor determinado por el usuario, además de seleccionar la orientación del modelo en la plataforma de impresión, los parámetros de impresión 3D y, finalmente, los parámetros y localización de

📁 **8.1** Tecnologías de impresión.

Tecnología		Descripción	Terminología
Material extrusion		Proceso por deposición de hilo fundido termoplástico a través de un cabezal *hot-end*.	FFF y/o FDM
Vat polymerization (SLA)		Proceso por el cual un monómero u oligómeros en estado líquido polimerizan a una determinada longitud de onda.	SLA-Laser
			SLA-(c)DLP
			SLA-LCD

los soportes. Esta información se ha de individualizar en función del material y el diseño del objeto a imprimir.

Existen *slicers* específicos de impresoras 3D dentales, aunque cada vez más salen al mercado *softwares open-source* como ChituBox, NanoDLP, Lychee Slicer, Netfabb, Simplify3D y Slic3r, entre otros, que permiten un mayor control de la impresora 3D.

Impresión 3D y posprocesado

El proceso de impresión 3D no termina habiendo obtenido el objeto en tres dimensiones, sino que es necesario posprocesarlo para obtener el objeto final con la calidad, estabilidad dimensional y precisión requeridas. Es necesario realizar las siguientes acciones:

- **Remoción:** es necesario retirar el objeto impreso de la plataforma de impresión 3D, ya que el modelo se encontrará adherido a dicha plataforma. Para ello, es necesario utilizar una espátula metálica.
- **Lavado:** sin quitar los soportes de impresión es necesario introducir el modelo en un baño de alcohol isopropílico al 96 % durante no más de 5 minutos. El objetivo de esta fase es eliminar los excesos de resina que se encuentren en la superficie del modelo. Alternativas al alcohol isopropílico puede ser el bioetanol o el tripropilenglicolmonometileter (TPM), conocidos comúnmente como *resin wash.*

- **Secado:** tras haber eliminado los excesos de resina de la superficie del modelo, es necesario secarlo. Para ello, lo recomendable es utilizar el aire comprimido del sillón dental o del laboratorio y dejar el modelo "reposar" en una habitación a oscuras durante un periodo de 15 minutos.
- **Polimerización:** para que el objeto impreso en 3D obtenga las propiedades finales que el material seleccionado requiere, es necesario polimerizarlo. Para ello, es importante saber a qué longitud de onda polimeriza la resina utilizada (405 o 385 nm) y utilizar la polimerizadora indicada para cada material durante el tiempo indicado. En este aspecto, no existe una receta común para todos los materiales, sino que habrá que individualizarlo al material seleccionado siguiendo las instrucciones de la casa fabricante.

Eliminación de soportes

El último paso (y no antes) es la eliminación de los soportes. Es necesario eliminar los soportes en la última fase de este proceso porque si no, el objeto se deformará durante la fase de polimerización, dando lugar a desajustes o pérdida de la estabilidad dimensional del objeto impreso.

Para eliminar los soportes se pueden utilizar diferentes elementos como las puntas de ultrasonidos, tijeras de pequeño diámetro o fresas y piezas de mano de laboratorio.

CONCLUSIÓN

El objetivo de este capítulo es ofrecer una primera aproximación y visión general al lector del flujo de trabajo para la impresión 3D de polímeros en odontología, ya que se tiende a pensar erróneamente que es un procedimiento sencillo y que existe una única tecnología, cuando realmente no es así.

La impresión 3D ha venido para quedarse y es necesario conocer la ciencia, el paso a paso y los trucos y consejos que hacen que esta tecnología sea nuestra aliada en el tratamiento de nuestros pacientes, tanto en la clínica como en el laboratorio, ya que es una parte importante y fundamental del flujo de trabajo digital.

Bibliografía

ARUNYANAK SP, HARRIS BT, GRANT GT, MORTON D, LIN WS. Digital approach to planning computer-guided surgery an immediate provisionalization in a partially edentulous patient. J Prosthet Dent 2016;116:8-14.

BAIG MR, RAJAN G, RAJAN M. Edentulous arch treatment with a CAD-CAM screw-retained framework and cemented crowns: a clinical case report. J Oral Implantol 2009;35:295-9.

BEUER F, SCHWEIGER J, EDELHOFF D. Digital dentistry: an overview of recent developments for CAD/CAM generated restorations. Br Dent J 2008;204: 505-11.

BIDRA AS. Three-dimensional esthetic analysis in treatment planning for implant-supported fixed prosthesis in the edentulous maxilla: review of the esthetics literature. J Esthet Restor Dent 2011;23:219-37.

BOLDT F, WEINZIERL C, HERTRICH K, HIRSCHFELDER U. Comparison of the spatial landmark scatter of various 3D digitalization methods. J Orofac Orthop 2009;70:247-63.

COACHMAN C, CALAMITA MA, COACHMAN FG, COACHMAN RG, SESMA N. Facially generated and cephalometric guided 3D digital design for complete mouth implant rehabilitation: a clinical report. J Prosthet Dent 2017;117: 577-86.

CHANDRAN DT, JAGGER DC, JAGGER RG, BARBOUR ME. Two- and three-dimensional accuracy of dental impression materials: effects of storage time and moisture contamination. Biomed Mater Eng 2010;20:243-9.

DAVID NC. Smile design. Dent Clin North Am 2007;51:299-318.

DESJARDINS RP. Prosthesis design for osseointegrated implants in the edentulous maxilla. Int J Oral Maxillofac Implants 1992;7:311-20.

GOODACRE CJ, GARBACEA A, NAYLOR WP, DAHER T, MARCHACK CB, LOWRY J. CAD-CAM fabricated complete dentures: concepts and clinical methods of obtaining required morphological data. J Prosthet Dent 2012;107: 34-46.

HARRIS BT, MONTERO D, GRANT GT, MORTON D, LLOP DR, LIN WS. Creation of a 3-dimensional virtual dental patient for computer-guided surgery and CAD- CAM interim complete removable and fixed dental prostheses: a clinical report. J Prosthet Dent 2017;117:197-204.

HASSAN B, GIMENEZ GONZALEZ B, TAHMASEB A, GREVEN M, WISMEIJER D. A digital approach integrating facial scanning in a CAD-CAM work- flow for complete-mouth implant-supported rehabilitation of patients with edentulism: a pilot clinical study. J Prosthet Dent 2017;117: 486-92.

JEONG ID, LEE JJ, JEON JH, KIM JH, KIM HY, KIM WC. Accuracy of complete-arch model using an intraoral video scanner: an in vitro study. J Prosthet Dent 2016;115:755-9.

JIVRAJ S, CHEE W, CORRADO P. Treatment planning of the edentulous maxilla. Br Dent J 2006;201:261-9.

JODA T, BRÄGGER U, GALLUCCI G. Systematic literature review of digital three- dimensional superimposition techniques to create virtual dental patients. Int J Oral Maxillofac Implants 2015;30:330-7.

KOCH GK, GALLUCCI GO, LEE SJ. Accuracy in the digital workflow: from data acquisition to the digitally milled cast. J Prosthet Dent 2016;115: 749-54.

LEE CY, GANZ SD, WONG N, SUZUKI JB. Use of cone beam computed tomography and a laser intraoral scanner in virtual dental implant surgery: part 1. Implant Dent 2012;21:265-7.

LEE SJ, GALLUCCI GO. Digital vs. conventional implant impressions: efficiency outcomes. Clin Oral Implants Res 2013;24:111-5.

LUTHARDT RG, KUHMSTEDT P, WALTER MH. A new method for the computer-aided evaluation of three-dimensional changes in gypsum materials. Dent Mater 2003;19:19-24.

LUTHARDT RG, WALTER MH, QUAAS S, KOCH R, RUDOLPH H. Comparison of the three-dimensional correctness of impression techniques: a randomized controlled trial. Quintessence Int 2010;41:845-53.

MIYAZAKI T, HOTTA Y. CAD/CAM systems available for the fabrication of crown and bridge restorations. Aust Dent J 2011;56:97-106.

OTTO T, DE NISCO S. Computer-manufactured direct ceramic restorations: a prospective, clinical 10-year study of Cerec CAD-CAM inlays and onlays. Schweiz Monatsschr Zahnmed 2003;113:156-69.

PLOOIJ JM, MAAL TJ, HAERS P, BORSTLAP WA, KUIJPERS-JAGTMAN AM, BERGÉ SJ. Digital three-dimensional image fusion processes for planning and evaluating orthodontics and orthognathic surgery. A systematic review. Int J Oral Maxillofac Surg 2011;40:341-52.

POZZI A, TALLARICO M, MANGANI F, BARLATTANI A. Different implant impression techniques for edentulous patients treated with CAD/CAM complete-arch prostheses: a randomised controlled trial reporting data at 3 year pos loading. Eur J Oral Implantol 2013;6:325-40.

RANGEL FA, MAAL TJ, BERGÉ SJ, VAN VLIJMEN OJ, PLOOIJ JM, SCHUTYSER F, ET AL. Integration of digital dental casts in 3-dimensional facial photographs. Am J Orthod Dentofacial Orthop 2008;134:820-6.

REICH S, KERN T, RITTER L. Options in virtual 3D, optical-impression-based planning of dental implants. Int J Comput Dent 2014;17:101-13.

ROSATI R, DE MENEZES M, ROSSETTI A, SFORZA C, FERRARIO VF. Digital dental cast placement in 3-dimensional, full-face reconstruction: a technical evaluation. Am J Orthod Dentofacial Orthop 2010;138:84-8.

SANTORO M, GALKIN S, TEREDESAI M, NICOLAY OF, CANGIALOSI TJ. Comparison of measurements made on digital and plaster models. Am J Orthod Dentofacial Orthop 2003;124:101-5.

SCHWINDLING FS, STOBER T. A comparison of two digital techniques for the fabrication of complete removable dental prostheses: a pilot clinical study. J Prosthet Dent 2016;116:756-63.

SOLABERRIETA E, GARMENDIA A, MINGUEZ R, BRIZUELA A, PRADIES G. Virtual, facebow technique. J Prosthet Dent 2015;114:751-5.

SPEAR FM, KOKICH VG. A multidisciplinary approach to esthetic dentistry. Dent Clin North Am 2007;51:487-505.

Faceta de la Creatividad

*Descubriendo la magia
detrás de la creación
y cómo la creatividad
enriquece la vida.*

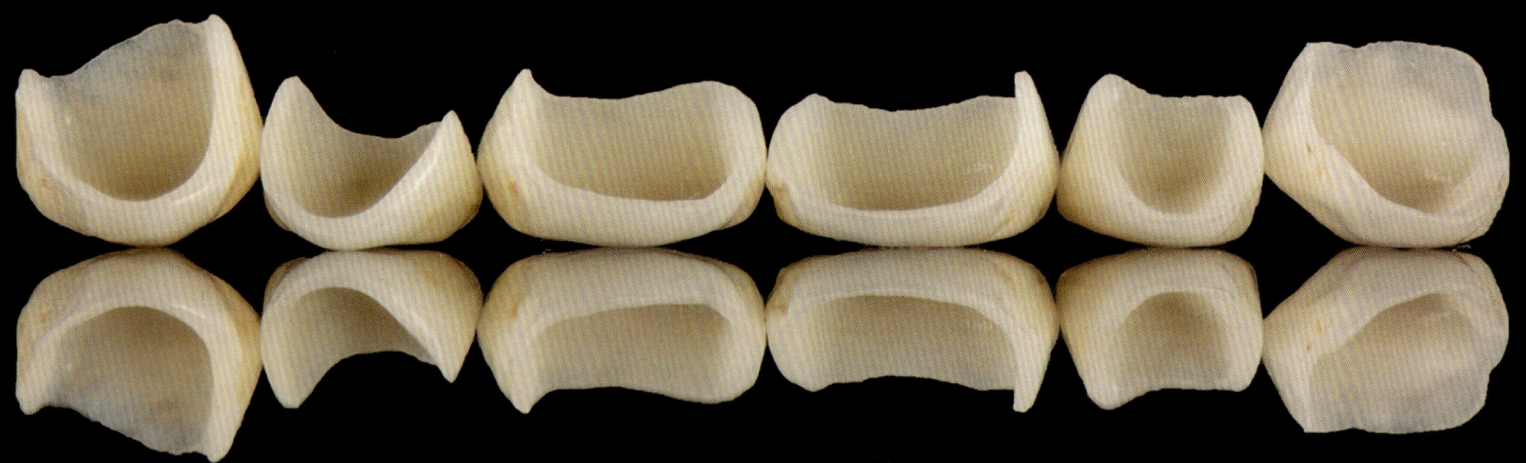

Lo que no vemos: Dando vida a las carillas de porcelana

A partir de este momento, las carillas de porcelana pasan a manos de nuestros compañeros de profesión, los técnicos de laboratorio. Hemos decidido que es esencial que este libro contenga un capítulo dedicado a ellos, que con tanto esfuerzo han conseguido que este tratamiento sea tan exitoso y que logremos obtener resultados tan naturales. La precisión, el detalle y la ciencia detrás de cada pieza es, en gran medida, resultado del meticuloso trabajo en el laboratorio dental. Este capítulo está dedicado a desentrañar la fase de laboratorio en la creación de carillas de porcelana. Si bien la aplicación clínica es esencial, es en el laboratorio donde estos finos fragmentos de porcelana cobran vida y se adaptan a cada paciente. Te invitamos a adentrarte en este proceso, comprendiendo cada paso y valorando la importancia de esta fase crucial en el resultado final. Gracias a Santiago García Zurdo y a Daniel del Solar por compartir con nosotros vuestra experiencia y casos clínicos y un cariñoso saludo a Javier Pérez y a Carlos Saavedra por su colaboración con nosotros todos estos años.

Modelo alveolar

Santiago García Zurdo

Fabricación del modelo maestro alveolar en impresión de silicona

La realización o la obtención de un modelo maestro fiable a partir de una impresión de silicona muchas veces resulta una ardua tarea y nunca se ha de subestimar, ya que este será el modelo sobre el cual el técnico de laboratorio va a realizar todo su trabajo.

Debemos prestar especial atención a este primer paso, pues dependiendo de la fiabilidad de este modelo maestro, nuestras restauraciones estéticas presentarán un ajuste perfecto o no cuando así sean llevadas a la boca para su posterior cementado.

Con independencia de la técnica que utilicemos para realizar nuestras restauraciones de carillas, es decir, tanto si realizamos un duplicado de muñón refractario para posteriormente estratificar cerámica o realicemos una estratificación de cerámica sobre lámina de platino, la ventaja que nos aporta el trabajar sobre un modelo maestro alveolar es que siempre, en todo momento, vamos a conservar por completo toda la información del contorno o arquitectura gingival, para así poder manejarla a nuestro deseo. Si trabajamos sobre un modelo troquelado, toda esta información siempre se perdería.

Todo este proceso de fabricación de modelo maestro alveolar fue descrito en el año 2002 en el conocido libro de Pascal Magne *Restauraciones de porcelana adherida*. Desde entonces el proceso no ha cambiado mucho y tampoco existen muchas fuentes documentales al respecto.

PASO A PASO DE LA FABRICACIÓN DEL MODELO

1. Vaciado de impresión

El vaciado de impresión de la silicona recibida de la clínica se realiza con una escayola extradura de tipo IV (Zhermach Elite Rock), la cual posee una alta resistencia a la compresión con una muy baja y controlada expansión lineal, lo que le proporciona una mayor estabilidad dimensional a lo largo del tiempo y, por lo tanto, una mayor precisión en la reproducción de detalles con una abrasión reducida.

A la hora de realizar la mezcla, respetaremos en todo momento las proporciones de agua y polvo suministradas por el fabricante, aplicando un tiempo de mezclado no superior a 1 minuto y con un tiempo de trabajo que suele rondar entre 12-14 minutos.

Tras el vaciado y transcurrida 1 hora como mínimo podremos retirar el vaciado de la impresión de silicona.

2. Colocación en conformador y duplicado de modelo con silicona

Una vez que disponemos de la arcada dental en escayola, procederemos a posicionarla en un conformador o zocalador de la marca Mestra, utilizando el mismo tipo de escayola tipo IV que utilizamos anteriormente. Dejamos pasar un tiempo prudencial para que pueda endurecer esta segunda base de escayola (alrededor de unos 45 minutos de espera).

Pasaremos a realizar un duplicado del modelo con una silicona de adición que disponga de una alta estabilidad dimensional, que sea resistente al desgarro incluso en espesores finos, que tenga la capacidad de reproducir lo más fielmente posible toda la cantidad de detalles de nuestro primer vaciado y, por supuesto, con una gran

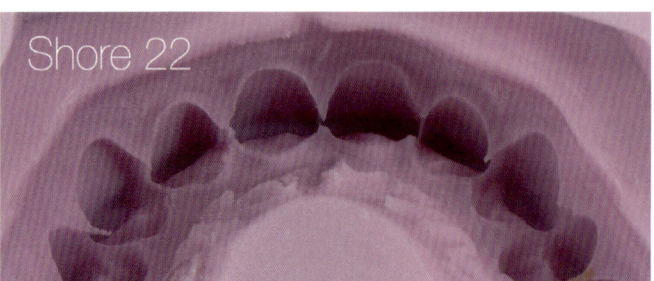

📷 9.1 Duplicado de modelo con silicona de adición.

capacidad de recuperación elástica. Por todo ello, utilizaremos una silicona de dureza shore 22 (Zermach Elite Double 22).

Gracias a la gran estabilidad dimensional de la que dispone dicha silicona, podríamos hacer incluso múltiples vaciados sin que ello conlleve que la silicona se deforme en ningún momento.

Como siempre, respetaremos los tiempos de mezcla manual (1 minuto), pasamos a un mezclador mecánico en vacío durante 30 segundos. Disponemos de un tiempo de trabajo de alrededor 10 minutos, después introducimos la silicona en una olla con alrededor de 2 atmósferas de presión y dejamos un tiempo de polimerización final de otros 20 minutos.

3. Obtención de dados maestros

Una vez retirado nuestro primer vaciado de la silicona de duplicado, procedemos a separar cada diente con un disco de diamante. Para ello, y con el fin de compensar cada diente, se traza con un lápiz la forma de un cono en el segmento de cada preparación.

La preparación de cada dado (muñón) se ha de realizar de forma exhaustiva y siempre controlando el grado de angulación al ejecutarlo para que este no sea excesivo.

Una angulación excesiva a la hora de repasar estas preparaciones va a generar una menor estabilidad de las preparaciones en el modelo.

Se debe prestar especial atención a las fresas que utilicemos a la hora de preparar los dados, pues estas deben de presentar una conicidad adecuada.

Asimismo, podremos crear una parte o surco plano para evitar o reducir cualquier posible rotación del dado.

4. Duplicado de muñones

Una vez contemos con nuestros dados maestros, duplicaremos dichas preparaciones con una silicona de condensación de dureza menor, shore 16 (Zermach Elite Double 16 Fast). Esta silicona tiene mayor elasticidad, por lo que será más fácil retirarla de cada dado y nos permitirá, más cómodamente, la entrada de escayola para su vaciado.

5. Vaciado con escayola tipo III

En nuestro caso, utilizaremos una escayola de menor dureza, una de tipo III (Zhermach elite model) para el vaciado de estos duplicados.

6. Posicionado de muñones duplicados

Una vez endurecido este vaciado y retirado de la silicona de duplicado, procederemos a dar una pequeña capa muy fina de cera por todo el dado, añadiendo un poco más de cera en la zona basal del dado. De esta manera, nos ayudará a la localización del dado una vez esté conformado el modelo maestro alveolar.

Cada dado se coloca minuciosamente en nuestro primer duplicado. Se pueden sellar con una gota de cera para así asegurarnos de que no se muevan a la hora de hacer el vaciado en escayola.

7. Vaciado con escayola tipo IV

Seguidamente, continuaremos vaciando la base del modelo alveolar con una escayola de tipo IV (Zhermach Elite Rock), con una proporción de 20 ml/100 g, con un tiempo de mezclado de 1 min y un tiempo de fraguado o endurecido de 1 hora.

A la hora de recuperar los dados de trabajo de la base del modelo alveolar podemos sumergir el modelo en agua templada durante unos minutos, así conseguiremos que se ablande toda la cera que pusimos alrededor del duplicado de los dado en tipo III y podremos sacarlos con mayor facilidad.

Estos dados no se emplearán, únicamente se utilizan en este momento del proceso.

8. Elaboración de duplicado de muñones de revestimiento

Podremos hacer otro duplicado de los dados originales. De ser así, esta vez aplicaremos una pequeña capa de cera muy fina a modo de espaciador y nos dispondremos a utilizar un revestimiento (en este caso el revestimiento Sherarefract de la casa Shera) en lugar de escayola a la hora de vaciar este duplicado.

Siguiendo el manual suministrado por el fabricante utilizaremos en la mezcla una proporción de líquido:agua de 4 ml:2 ml y así obtendremos una expansión adecuada de nuestros vaciados de muñones en revestimiento. El proceso de mezclado será primero un agitado a mano durante 15 segundos y posteriormente un mezclado durante 60 segundos a 300 rpm.

Transcurridos 60 minutos podremos retirar los muñones de la silicona.

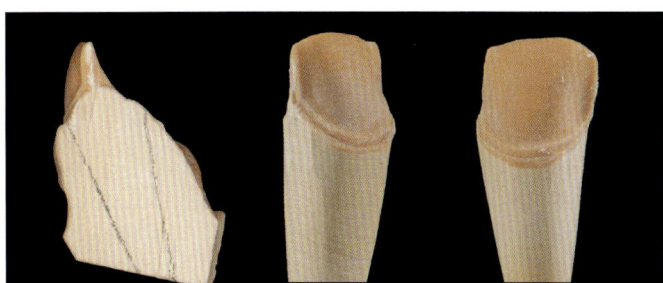

📷 **9.2** Detalle de repasado de muñón.

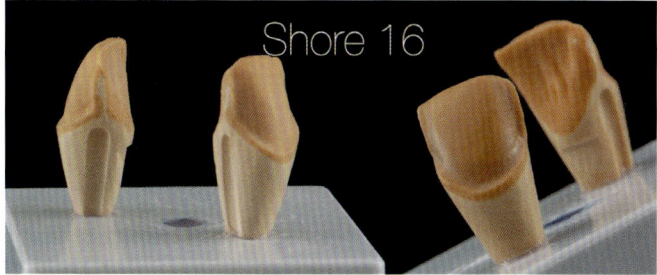

📷 **9.3** Duplicado de muñones con silicona de adición.

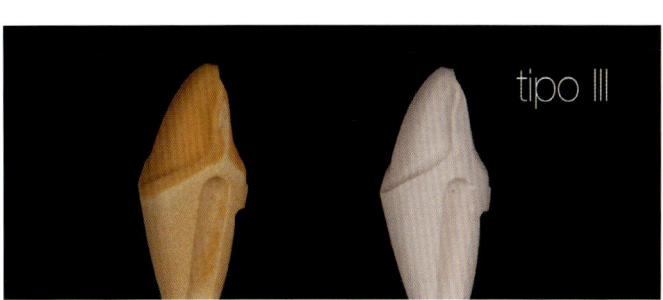

📷 **9.4** Muñón duplicado en escayola tipo III.

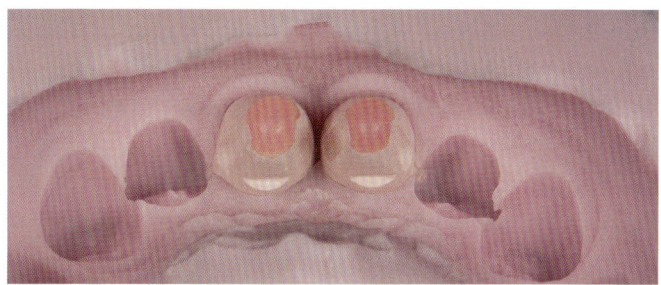

📷 **9.5** Posicionado de los muñones sobre el duplicado.

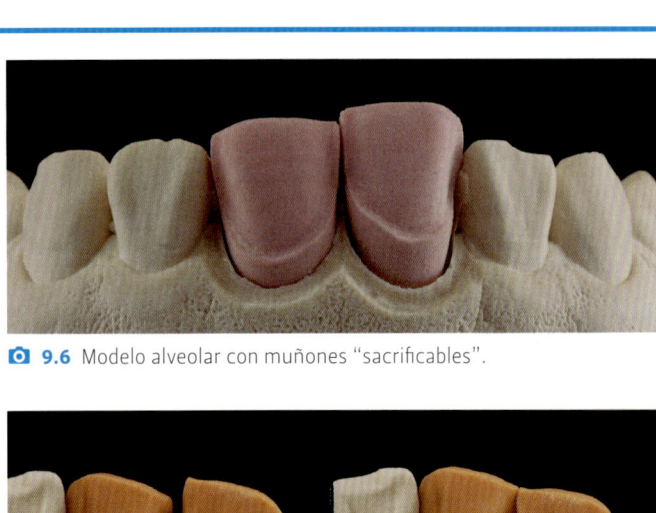

9.6 Modelo alveolar con muñones "sacrificables".

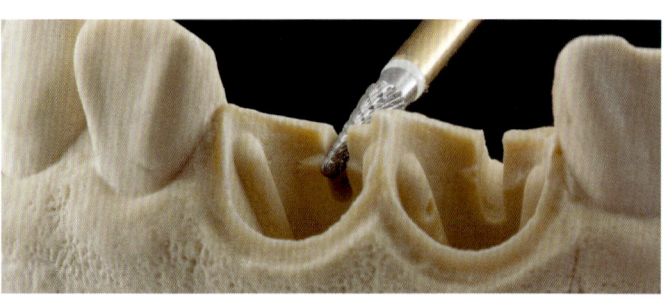

9.7 Detalle de comprobación de ajuste.

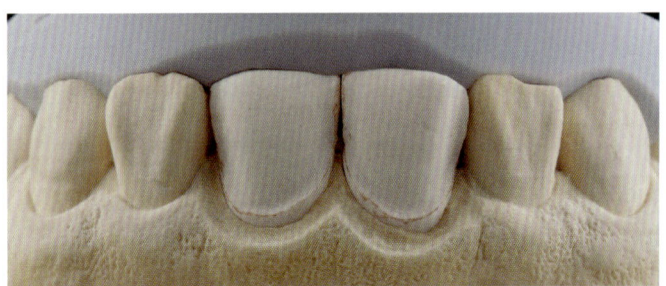

9.8 Detalle de comprobación de ajuste.

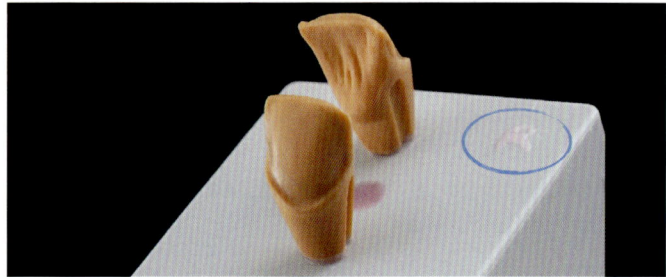

9.9 Duplicado de muñones para posterior vaciado en revestimiento.

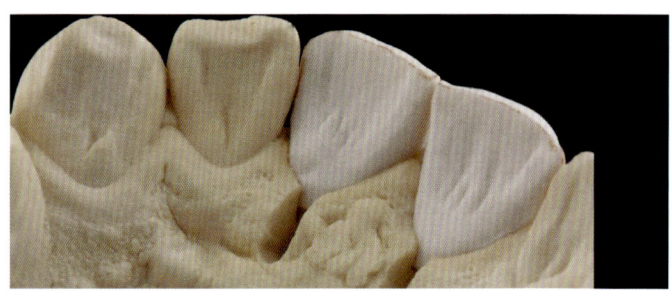

9.10 Modelo maestro con muñones duplicados en revestimiento.

9.11 Comprobación de ajuste de muñones de revestimiento.

Fabricación del modelo maestro alveolar impreso en 3D

Existen nuevas técnicas digitales para poder fabricar o disponer de un modelo maestro alveolar a partir de una impresión o escaneado digital.

Varias casas comerciales disponen en la actualidad de *softwares* especializados que permiten diseñar un modelo maestro alveolar y, posteriormente, imprimir estos proyectos en una impresora 3D. Un ejemplo es la empresa Medit, que dispone de un *software* (Medit Model Builder) con infinidad de parámetros a la hora de diseñar un modelo alveolar. Entre otras opciones, este *software*

permite alinear un modelo maestro en un plano oclusal virtual, facilita distintos modos de generación de bases, distintas formas huecas, creación de agujeros de drenaje, diferentes tipos de rellenos, etc.

Para la realización de un modelo alveolar en 3D, en primer lugar designaremos nuestra área de trabajo. El *software* nos permite editar dichas áreas con diferentes tipos de pinceles, dibujando virtualmente el margen de la preparación de cada troquel o, incluso, activando una detección automática de la línea de preparación que después se podrá editar. Igualmente, si lo consideramos necesario, podremos grabar en cada troquel el número de cada preparación, así como seleccionar el eje de inserción de cada troquel y definir cada matriz sobre nuestro modelo virtual, con la posibilidad de ajustar el espacio de la preparación al margen, dotándolo incluso de algún espacio extra, o poder editar la profundidad de recorte de margen.

A lo largo de todo el procesado, podremos disponer de una visión virtual de resultado final ("Vista Previa") antes del procesado final en impresora 3D.

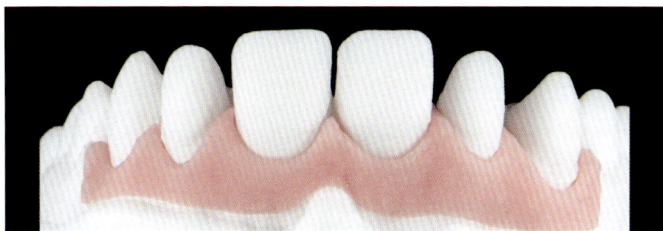

9.12 Ejemplo modelo alveolar impreso en 3D.

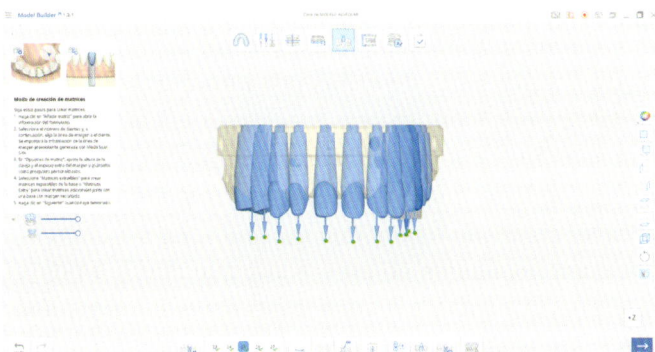

9.13 Edición de modelo alveolar digital.

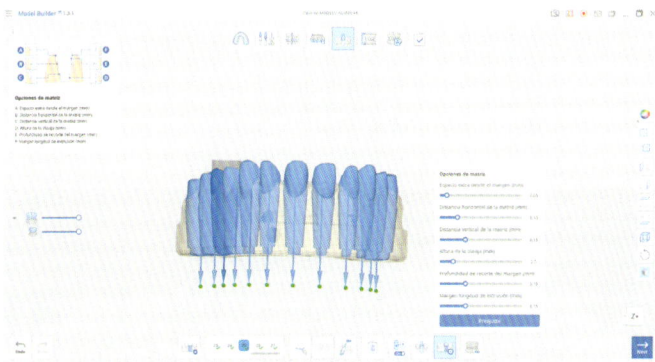

9.14 Edición de modelo alveolar digital.

Estratificación de cerámica sobre muñón refractario

La técnica de fusión de cerámica sobre muñón refractario dista de ser una técnica inédita o nueva, de hecho, es considerada más remota que la técnica de lámina de platino. Por todo ello, podemos decir que es el método preferido y más generalizado en la fabricación de restauraciones cerámicas libres de estructura.

Las principales ventajas que podemos obtener al utilizar esta técnica respecto de otras son las siguientes:

- No es necesario requerir de ninguna maquinaria o equipamiento especial.
- La posibilidad de obtener unos resultados excepcionales, pues vamos a utilizar la técnica de estratificación de cerámica capa a capa.
- Esta sería la principal ventaja respecto a los procesos mecanizados, incluso empleando bloques de fresado con algún tipo de degradación, a no ser que dicho bloque de fresado se someta a algún tipo de estratificación posterior o cocción suplementaria.
- Poder conseguir un ajuste marginal perfecto.

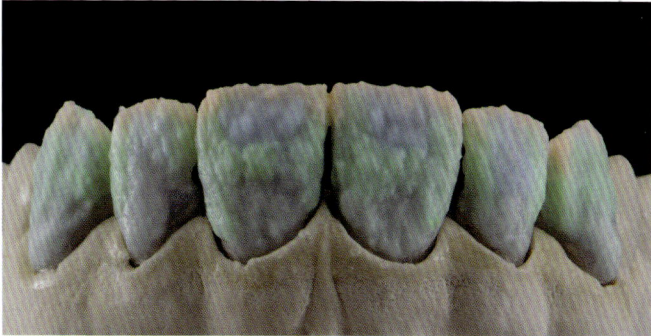

9.15 Estratificación sobre muñón refractario.

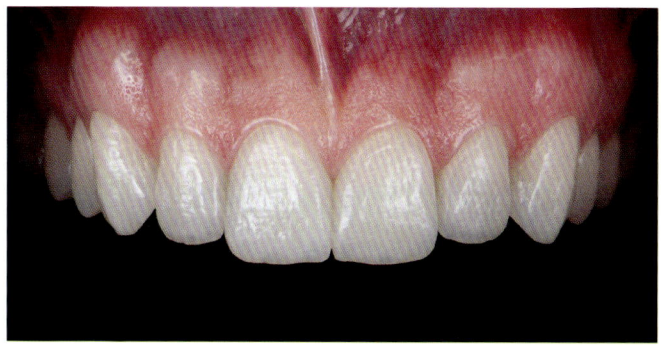

9.16 Resultados personalizados conseguidos con carillas feldespáticas.

PASO A PASO DE LA ESTRATIFICACIÓN DE CERÁMICA SOBRE REFRACTARIO

1. Desgasificado

Una vez dispongamos de los muñones refractarios, procederemos a su desgasificación para poder obtener unos duplicados en revestimiento totalmente limpios de cualquier tipo de impureza o turbiedad (estas impurezas suelen estar incluidas inherentemente en la misma composición del material), así eliminaremos cualquier tipo de inclusiones perjudiciales, con el objetivo de poder iniciar el proceso de estratificado sobre ellos. Los pasos son los siguientes:

- Marcaremos los márgenes de la preparación con un lápiz especial resistente al calor. Esto nos permite, una vez realizado este proceso de limpieza, disponer de una apreciación visual del margen de la preparación o del punto exacto hasta dónde llevar la cerámica a la hora de estratificar.

- Seguidamente, introduciremos los muñones en el horno de precalentamiento a una temperatura que irá desde una temperatura ambiente hasta los 700 °C, que alcanzaremos con un incremento o velocidad de subida lenta y que mantendremos durante 20 minutos.

- A continuación, pasaremos los muñones al horno de cerámica y subiremos la temperatura de 700 °C hasta 1025 °C a una velocidad de subida lenta, con vacío total en la cámara del horno. Mantendremos durante 10 minutos.

- Por último, procederemos a un enfriamiento muy lento hasta llegar a la temperatura ambiente.

2. Evaluación visual

Es necesario llevar a cabo una evaluación visual del muñón que servirá como muestra de que todo el proceso de limpieza de duplicados en revestimiento es correcto. Los muñones han de presentar un aspecto totalmente blanco.

3. Aplicación de capa de conexión sobre muñón de revestimiento

Aplicaremos una capa de cerámica de grano muy fino o capa de conexión (Initial Conector Paste de GC), que servirá como agente de unión entre la cerámica y el material refractario y que realizará la función de sellado de la superficie refractaria.

Aplicaremos el producto extendiéndonos ligeramente un poco más de la línea de terminación con el objetivo de obtener una apariencia clara y brillante tras la cocción, con la posibilidad de repetir este proceso un par de veces más si fuera necesario.

Existen infinidad de técnicas de estratificación, muchas de ellas publicadas a lo largo de los años en diversos medios, todas ellas descritas por importantes técnicos de laboratorio con una enorme experiencia y grandes conocedores de los materiales que utilizan. Esta experiencia se basa muchas veces en el método de prueba ensayo-error, de forma que en múltiples ocasiones se obtienen resultados no esperados, que llevan a nuevos intentos con otras alternativas hasta obtener un resultado positivo o el esperado.

El método descrito a continuación no pretende ser un método absoluto o ecuménico, sino simplemente un procedimiento ilustrado de la manera más racionalizada posible, siempre desde el punto de vista del sentido común y basándose en la estructura o contextura natural de la dentina y esmalte dental.

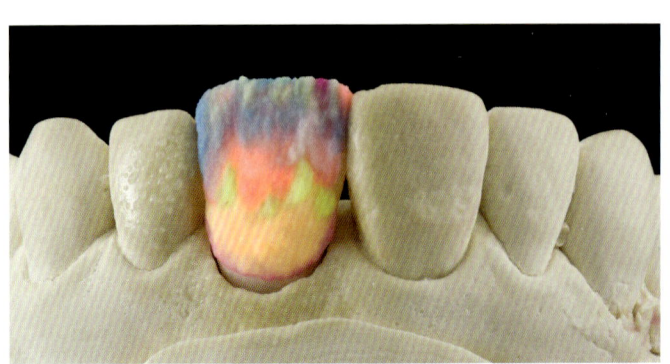

📷 **9.17** Estratificación 1 ejemplo.

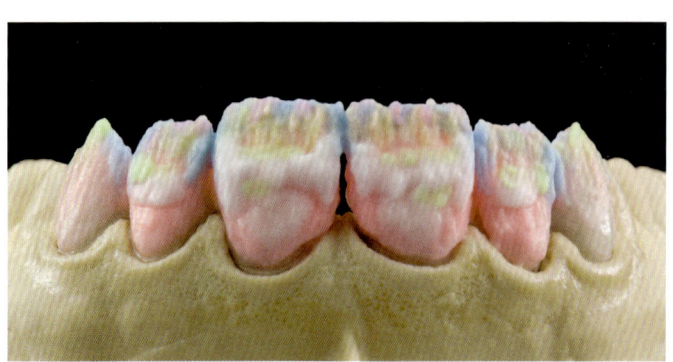

📷 **9.18** Estratificación 2 ejemplo.

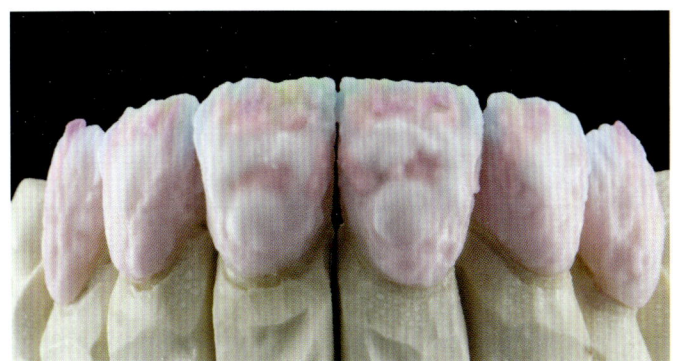

9.19 Ejemplo ilustrativo de proceso de estratificación hasta glaseado final de restauraciones, parte I.

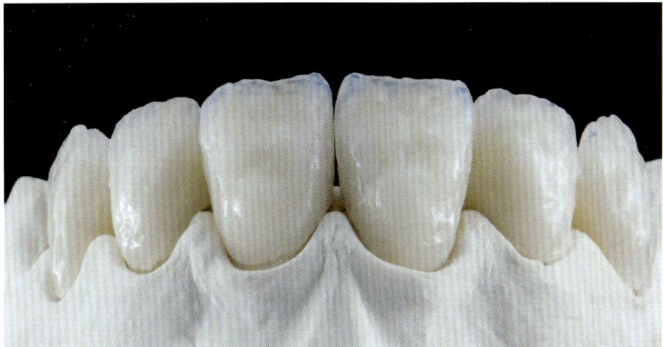

9.20 Ejemplo ilustrativo de proceso de estratificación hasta glaseado final de restauraciones, parte II.

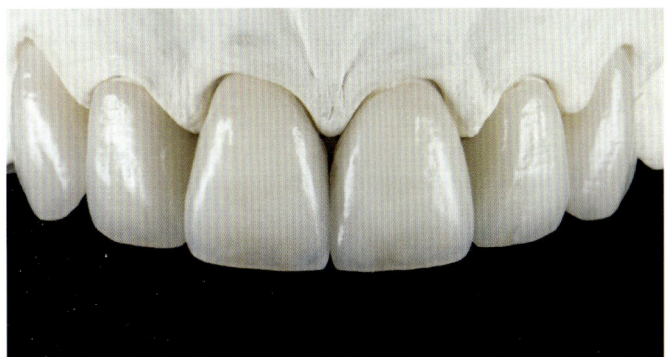

9.21 Ejemplo ilustrativo de proceso de estratificación hasta glaseado final de restauraciones, parte III.

4. Elección de la cerámica

Para empezar, tendremos que elegir la cerámica adecuada a la hora de estratificar. En mi caso, suelo utilizar una cerámica que sea de alto punto de fusión y compatible o indicada para el recubrimiento de subestructuras de metales preciosos y no preciosos (GC initial MC). La particu-

laridad de este tipo de cerámica es, sobre todo, la dureza y estabilidad que posee, así como la belleza natural que suele presentar, muchas veces debido a la combinación de cristales que poseen en su composición interna.

Otra característica importante que tener en cuenta es que esta cerámica debe poseer una gran estabilidad cromática, así como una fluorescencia natural adecuada.

Ciertamente, esta elección también debe adecuarse a cada caso en concreto, así pues, si el caso que tenemos que rehabilitar es contiguo a una corona de zirconio o una combinación de materiales, siempre simplificaremos u optimizaremos la cerámica elegida. Para ello, emplearemos una cerámica de recubrimiento de subestructuras de zirconio, con un punto de fusión alto. Así, de este modo, estaremos simplificando o unificando nuestro material de recubrimiento cerámico estético. En ese caso, mi elección es la cerámica de la casa Creation Willi Geller, específica para estratificar sobre estructuras de zirconio Zi-Ct.

Una vez hayamos escogido nuestra cerámica, debemos tener en cuenta que siempre que trabajamos sobre un duplicado de muñón refractario debemos incrementar la temperatura final de la cocción de la cerámica, aumentando alrededor de unos 30 °C el programa que normalmente utilicemos, al menos durante las primeras cocciones. Esto es necesario debido a que el revestimiento sobre el que estamos estratificando nuestra cerámica contrarresta bastante la temperatura de cristalización de la cerámica. Es decir, si hubiésemos empleado otro tipo de técnica, como la técnica de platino, este aumento de temperatura no sería necesario, dado que el platino es un material muy transmisor de la temperatura a la cerámica estratificada.

5. Cocciones

La técnica de estratificación sobre muñón refractario se resume en una consecución de cocciones de cerámica (alrededor de 3 o 4 cocciones) y una última cocción de glaseado.

1 Una cocción de mezcla de dentina opaca con dentina (1:1), con la opción de utilizar dentina opaca en la totalidad de la mezcla, únicamente en el caso de que tuviéramos que reconstruir alguna zona de dentina fracturada.

2 Una cocción de dentina hasta el nivel o altura deseada junto con cerámica a nivel cervical.

3 Una cocción de pared o "paleta" incisal con diferentes tipos de cerámica en cuanto a opacidad y diferentes cambios cromáticos. Este es el fundamento o la base principal para obtener resultados óptimos en una estratificación tras una cocción de cerámica.

   o En esta tercera cocción cabe la posibilidad de poder aunar la segunda y tercera cocción en una misma estratificación.

   o En este punto, tras esta cocción incluso podremos añadir algún tipo de maquillaje interno para dar más énfasis o realce a alguna característica interna que mediante la estratificación manual no hubiésemos podido hacerlo. Tras aplicar este maquillaje interno, lo que haremos será fijarlo mediante una cocción intermedia a no muy alta temperatura, alrededor de unos 700 grados. Así tendremos la seguridad de que este características internas maquilladas están totalmente fijadas y podremos continuar con el consiguiente paso de la estratificación.

4 Cocción de capa externa de esmalte. En esta cocción servirá para conformar el volumen total o final de la capa externa de nuestra restauración.

La idea principal en este punto a la hora de estratificar los diferentes tipos de masas de cerámica es que la cerámica debe aplicarse siempre en sentido vertical, intentando conseguir siempre un contraste vertical de las diferentes masas de cerámica que pongamos. Nuestro objetivo y base principal es siempre la búsqueda de una opacidad exterior más alta en mesial y distal de la carilla, con un degradado hacia una opacidad interior menos alta en el centro de la carilla, buscando incluso tonalidades translúcidas con cierto grado de croma en tonos naranja o amarillo.

Conviene incluso sobrecontornear este volumen final, con el fin de contrarrestar la contracción de la cerámica tras la cocción.

Tras esta cocción de la capa externa de nuestra restauración, es posible que tengamos que hacer algún tipo de cocción de cerámica intermedia, antes del glaseado, con el fin de conformar ese volumen final deseado. En este tipo de pequeñas correcciones, siempre debemos tener

en cuenta la posibilidad de reducir el tiempo de mantenimiento unos segundos a la hora de cocer la cerámica, para así obtener un resultado no "sobrecocido", y siempre con el dato técnico de no reducir la temperatura final en nuestro horno.

Ya en el repasado final de la restauración, nos podemos ayudar de lápices de colores para marcar los límites de la carilla, así como las líneas ángulos.

6. Glaseado y pulido mecánico

Una vez que tenemos ajustadas nuestras restauraciones en cuanto a forma y textura adecuadas, podremos realizar incluso algún tipo de detalle de microtextura y efectuar un primer pulido mecánico con una fresa específica que dispone de partículas de diamante en su superficie, y en una segunda fase, podremos acondicionar un disco de silicona diamantada con el fin de tener más control en esta fase previa al siguiente paso: el glaseado de la carilla.

Todo este proceso de pulido mecánico, dividido en dos etapas, proporciona una superficie perfecta que permite la realización de un maquillaje exterior de la restauración si fuese necesario, con el fin de acentuar alguna característica interna que hubiésemos dispuesto en nuestra estratificación.

En este momento, nuestra restauración está todavía adherida al duplicado de troquel en revestimiento y hasta que no está totalmente glaseada no procederemos a eliminar este material de revestimiento.

La cocción de glaseado se realiza en el horno a la temperatura final habitual, con especial cuidado de no aumentar en exceso el tiempo de mantenimiento en temperatura final y siempre con un enfriamiento lento.

7. Arenado y ajuste

Procederemos a eliminar el duplicado en revestimiento mediante un proceso de arenado con perlas de vidrio con un grosor de 50 micras y con una presión no más alta de 2 atm.

Seguidamente realizaremos un último ajuste en el modelo maestro totalmente macizo para así comprobar los puntos de contacto.

Finalmente, y tras todos estos pasos descritos, dispondremos así de la restauración para prueba en boca directamente para posterior cementado.

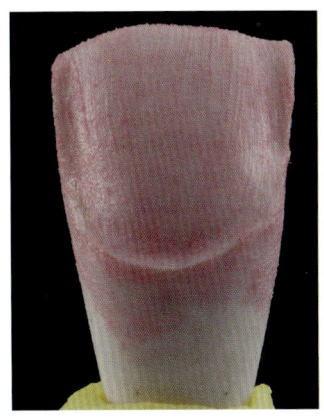

📷 **9.22** Cocción de masa de conexión.

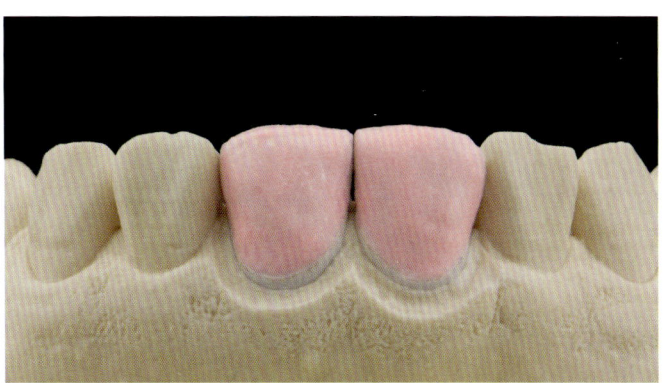

📷 **9.23** Cocción *wash*.

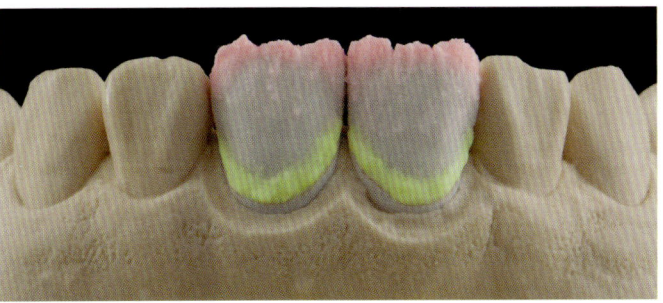

📷 **9.24** Reconstrucción de la dentina y de la masa cervical.

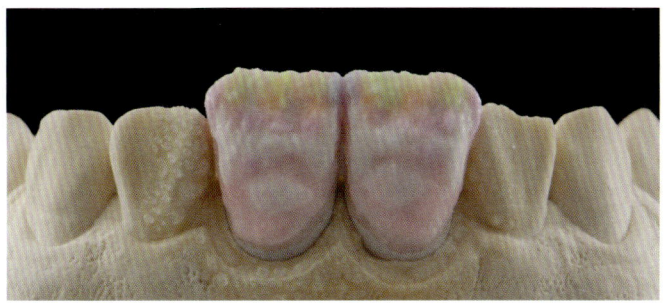

📷 **9.25** Pared incisal con efectos.

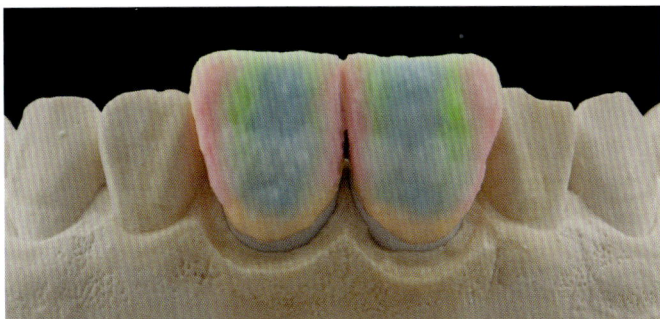

📷 **9.26** Reconstrucción del esmalte.

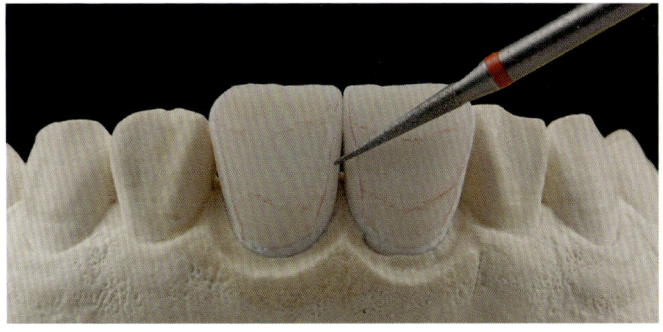

📷 **9.27** Repasado y contorneado de las líneas ángulo.

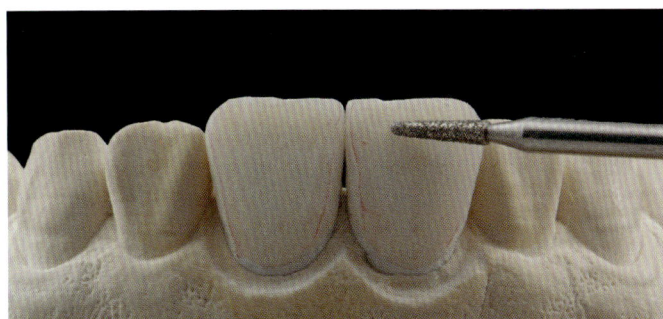

📷 **9.28** Conformado de la microtextura I.

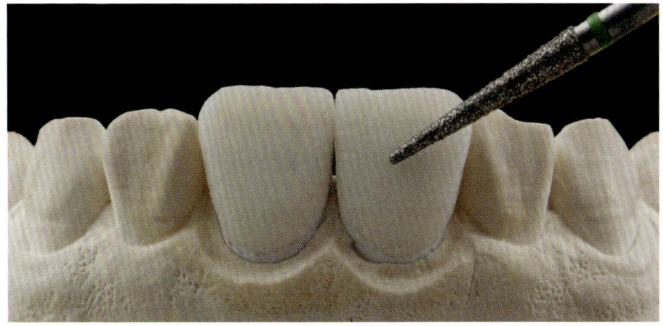

📷 **9.29** Conformado de la microtextura II.

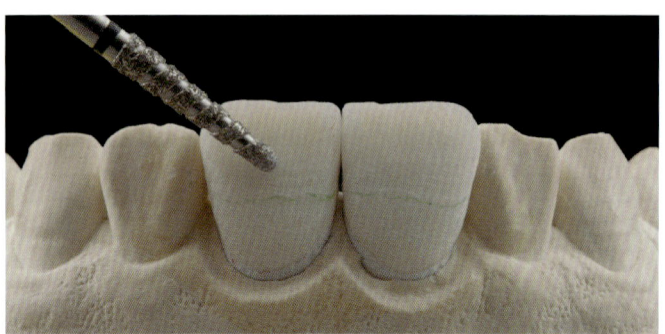

📷 **9.30** Conformado de la microtextura III.

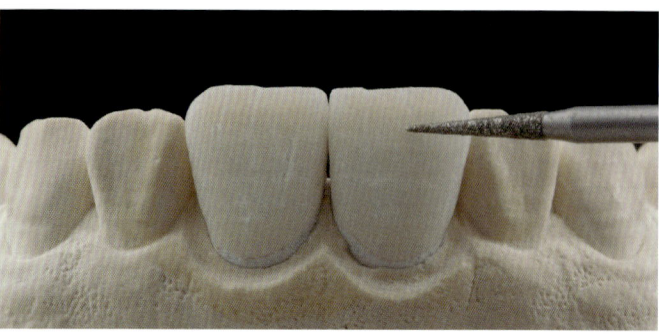

📷 **9.31** Conformado de la microtextura IV.

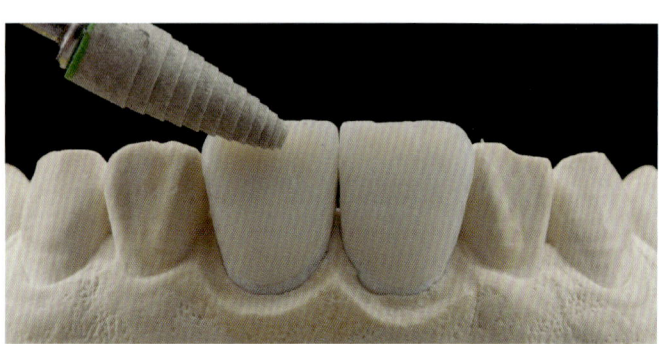

📷 **9.32** Pulido mecánico inicial.

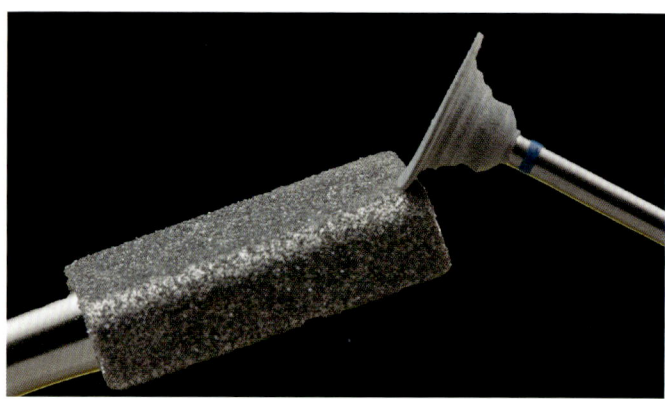

📷 **9.33** Acondicionado de disco.

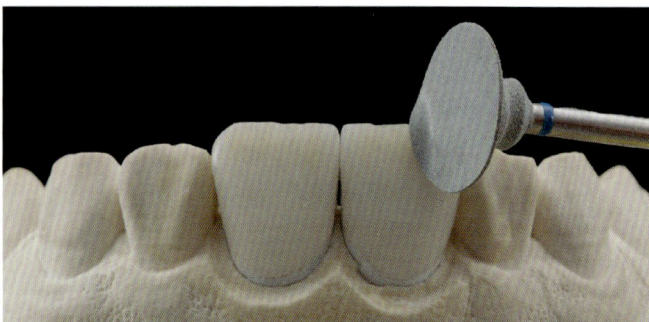

📷 **9.34** Segundo pulido mecánico.

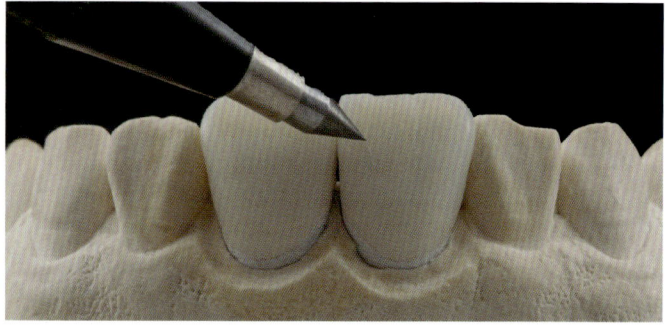

📷 **9.35** Marcado de detalles.

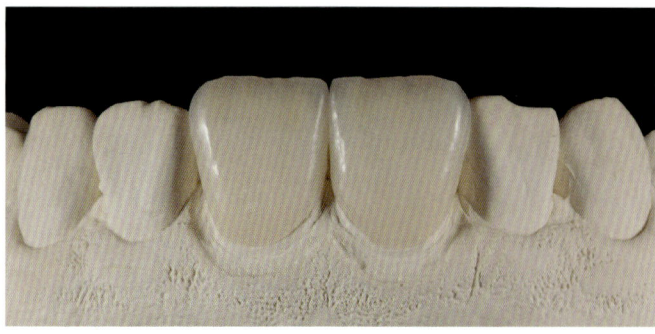

📷 **9.36** Resultado final.

Protocolo eLABor_aid

Actualmente debido a la creciente demanda estética por parte de los pacientes y a sus altas expectativas, siempre que realizamos una restauración, debemos utilizar un protocolo que esté totalmente estandarizado y que sea capaz de arrojar resultados totalmente fiables y predecibles a la hora de reproducir un color en nuestra restauración.

Por medio de fotografía polarizada en combinación con una tarjeta gris y el uso de un *software* adecuado (eLAB_prime), podremos ser capaces de reproducir un color en cerámica sin ningún de guía o valoración visual.

Todo este protocolo está basado en un enfoque totalmente científico y siempre fundamentado en un cálculo numérico, dejando a un lado o renunciando a planteamientos totalmente subjetivos basados en apreciaciones visuales individuales.

El color es una percepción o interpretación totalmente subjetiva, así pues, dos observadores mirando a un mismo objeto pueden llegar a obtener apreciaciones totalmente diferentes e, incluso, a resultados totalmente confusos. Por ello. debemos utilizar un sistema estandarizado a la hora de dar una valoración o catalogar un color y la mejor manera de lograrlo es expresarlo en términos numéricos.

Para obtener esta estandarización expresada en términos numéricos, emplearemos uno de los espacios de color (CIE L*a*b*) descritos por la Comisión Internacional de Iluminación (La Commission Internationale de lÉclairage, CIE).

El espacio de color L*a*b*, también referido como CIELAB, es actualmente uno de los espacios de color más populares y uniformes usado para evaluar el color de un objeto. Este espacio de color es ampliamente usado porque correlaciona consistentemente los valores numéricos de color con la percepción visual humana. Investigadores y fabricantes lo usan en infinidad de ámbitos para evaluar los atributos de color, identificar inconsistencias y expresar precisamente sus resultados a otros en términos numéricos.

El Sistema CIELAB es esencialmente un sistema de coordenadas cartesianas basado o apoyado en el uso de tres valores numéricos, cuya combinación da como resultado la apariencia visual del color de un diente. Estos tres ejes son:

o El eje L*, que describe la cantidad de brillo (luminosidad) que tiene un color de diente.

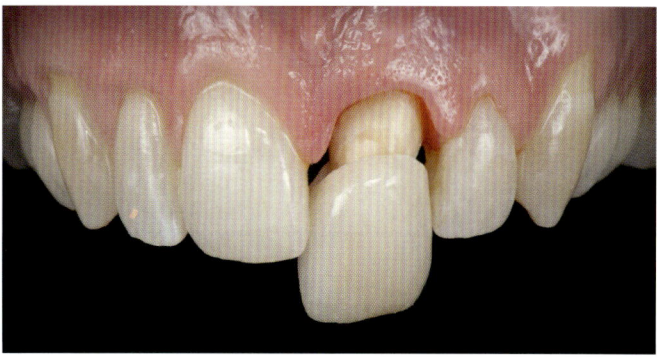

9.37 resultado final de restauración realizada con protocolo eLAboraid.

o El eje a*, que describe cuánto rojo tiene el color de un diente.

o El eje b*, que describe la cantidad de amarillo que tiene el color de un diente.

El sentido principal de usar un sistema numérico hace que sea muy fácil determinar la diferencia de color entre dos objetos estudiados, de forma que este protocolo es una herramienta primordial en cuanto a la determinación de la diferencia de color o incluso para medir el grado de integración de una restauración en boca.

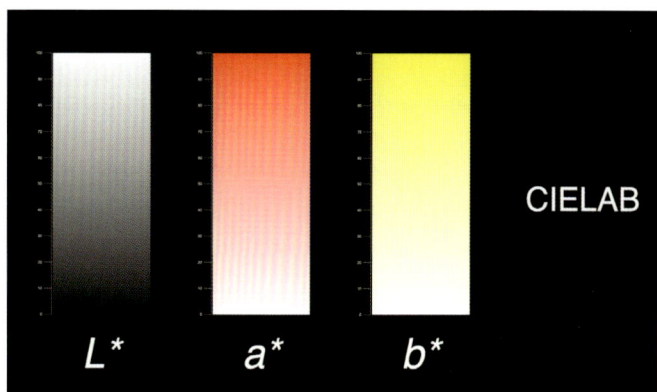

9.38 Representación numérica de un color con el sistema CIELAB.

Una de las cualidades más importantes de este método de determinación de color es que es posible conocer con total exactitud la diferencia de color entre dos objetos. La diferencia entre dos muestras de color se conoce como ΔE:

o "Δ" es delta mayúscula, la cuarta letra del alfabeto griego, y denota el incremento (positivo o negativo, es decir, la diferencia) de una variable.

o "E" proviene del término alemán *Empfindung*, que se puede traducir por "sensación".

Así, ΔE se podría traducir literalmente por la "diferencia de sensación" que percibimos al exponernos a dos colores.

Hay varias fórmulas para su cálculo de delta, pero la más común y sencilla de implementar es la CIE76:

$$\Delta E^* = [(L^*1-L^*2)2 + (a^*1-a^*2)2+(b^*1-b^*2)2])1/2$$

En nuestro campo o uso dental, intentaremos en todo momento acércanos a un valor ΔE lo más cercano a 0, que sería una copia perfecta de color.

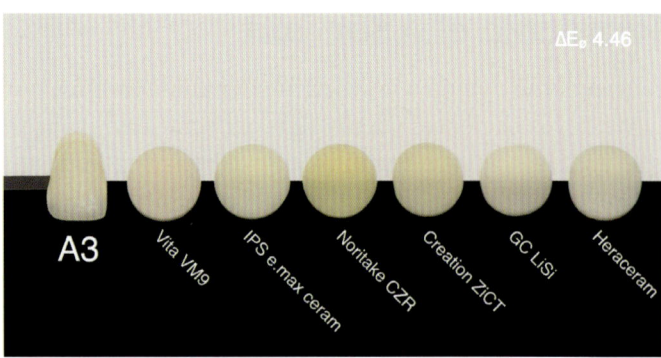

◉ 9.40 Diferentes interpretaciones de casas comerciales sobre el A3.

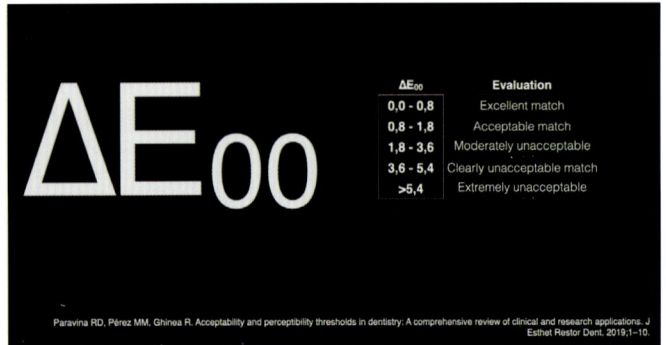

◉ 9.39 Clasificación de umbrales de tolerancia para ΔE. Adaptado de Paravina *et al.* (2019), J. Esthet Restor Dent.

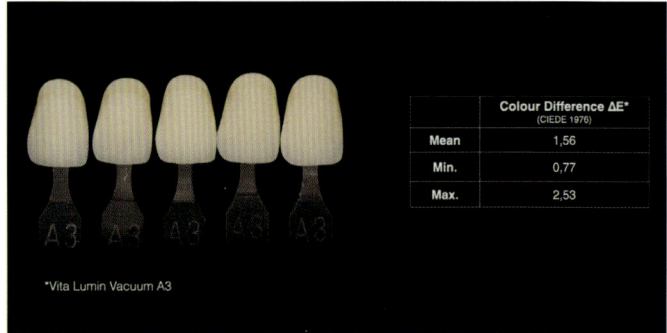

◉ 9.41 Diferentes variaciones de color en la fabricación de las guías.

Otra razón importante por la que debemos de usar un sistema numérico en cuanto a determinación de color en sector dental son las numerosas interpretaciones que pueden llegar a proporcionan las diferentes casas comerciales de la Guía VITA clásica.

El flujo de trabajo empieza con la toma de fotografía al paciente con nuestra cámara réflex con filtro polarizador y una tarjeta gris estandarizada. Tendremos que prestar especial atención a la posible deshidratación que puedan sufrir la dentición natural durante todo este proceso de captura de fotografía, es decir, no debemos excedernos en el tiempo en este primer proceso (no más de 2 minutos).

Por lo tanto, deberemos tomar esta fotografía antes de realizar ningún tratamiento al paciente, nunca en mitad de tratamiento o inmediatamente después de realizar la preparación, aunque es verdad que también deberemos tener siempre y en todo momento información del color de la preparación.

Es en este momento cuando importaremos nuestra fotografía (siempre en formato .raw) a nuestro *software* "eLAB_prime".

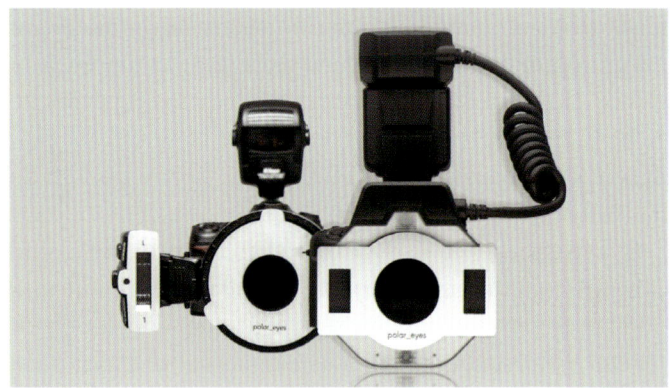

◉ 9.42 Filtro polarizador es la herramienta principal para determinación de color.

Este *software* genera una receta personalizada según las coordenadas numéricas que queramos obtener y según qué marca de cerámica o tipo de material de estructura utilizamos o no y, sobre todo, según el color de la preparación.

Esta receta está basada en la mezcla de diferentes tipos de dentinas, según diferentes casa comerciales y según los tres colores básicos de polvos *stain* (rojo puro, amarillo puro y gris).

Podemos variar el parámetro del grosor e, incluso, variar la marca de la cerámica que vayamos a utilizar a la hora de formular dicha receta.

Mientras estamos realizando podemos realizar un *try-in* digital, para saber en qué punto estamos y poder realizar las posibles correcciones, si fuesen necesarias.

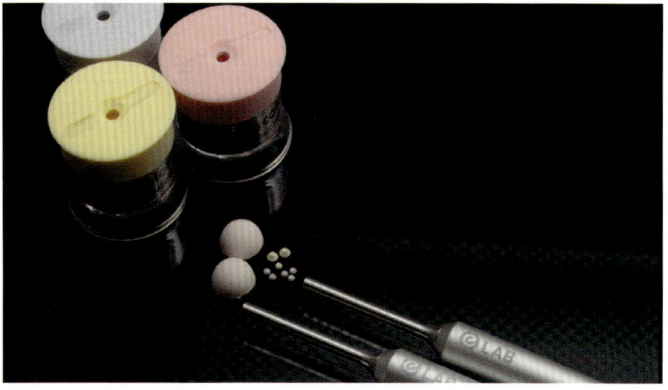

📷 **9.43** El sistema eLAB se basa en un sistema tricromático de mezcla de colores.

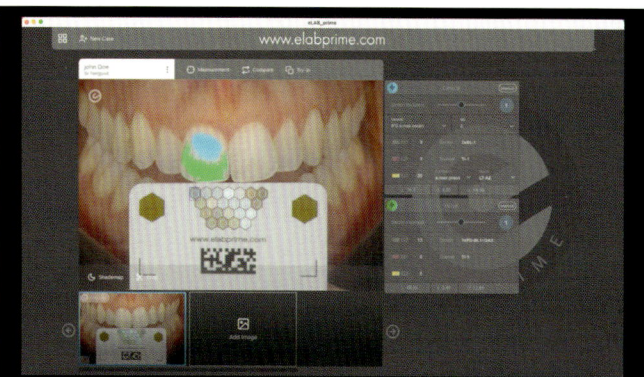

📷 **9.44** Flujo de trabajo con el *software* eLAB_prime para generar recetas de color.

PASO A PASO DE UN CASO

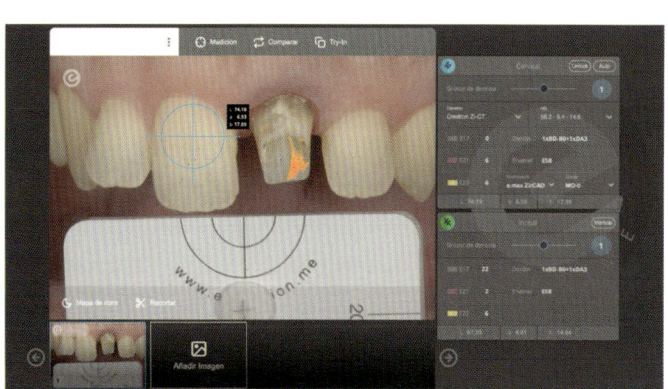

📷 **9.45** Receta proporcionada por el *software*.

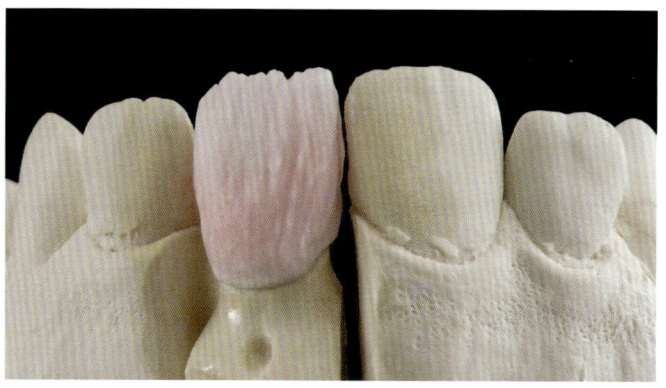

📷 **9.46** Estratificación de la dentina.

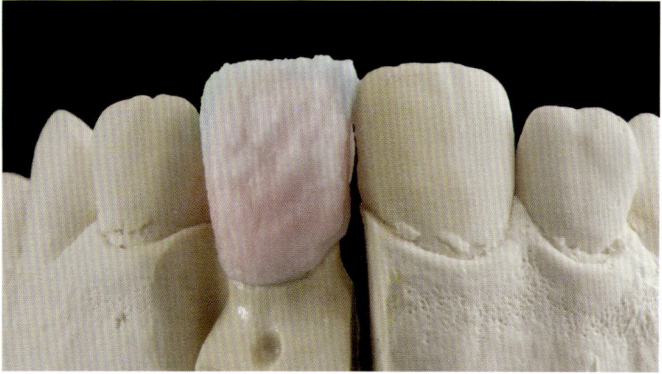

📷 **9.47** Estratificación de la paleta incisal.

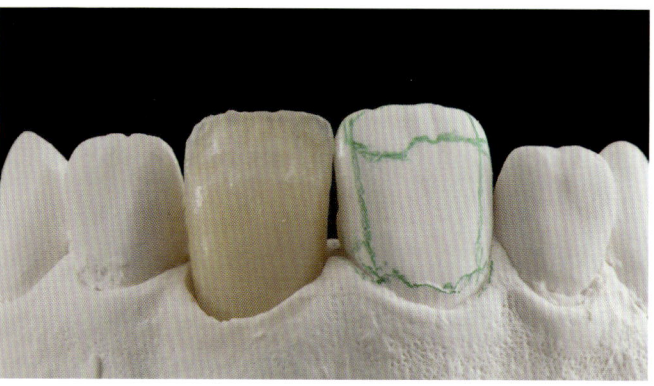

📷 **9.48** Maquillaje interno.

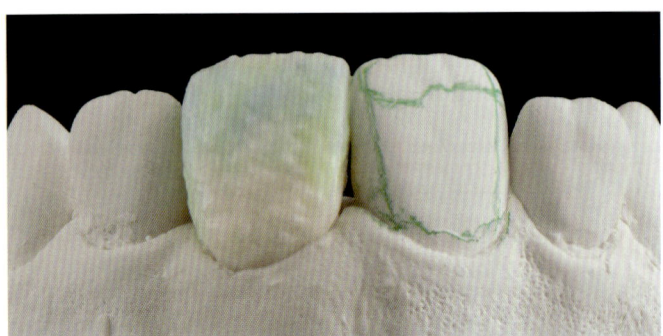

📷 **9.49** Estratificación del esmalte.

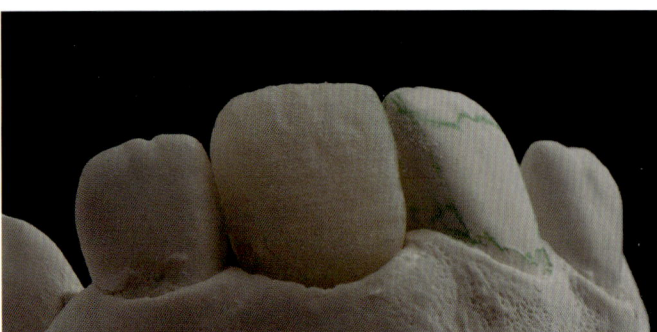

📷 **9.50** Repasado, forma y textura de la corona.

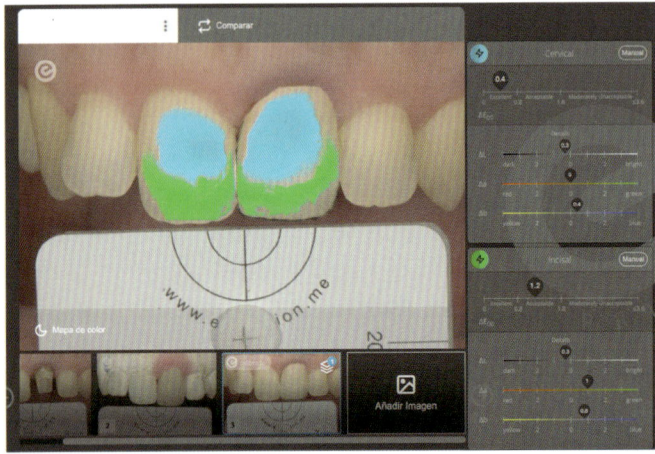

📷 **9.51** *Try in* digital.

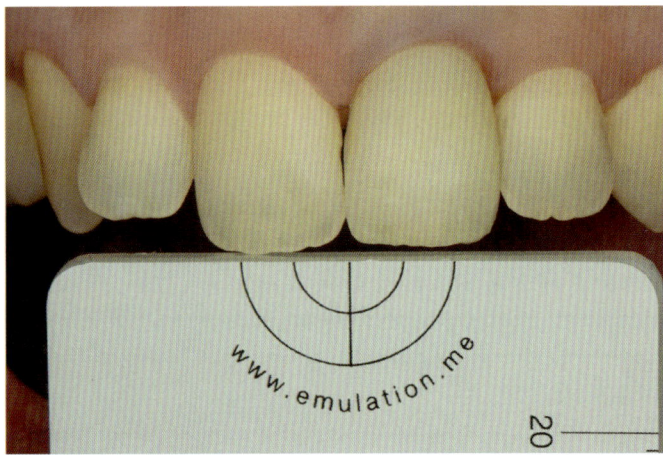

📷 **9.52** Cementado de corona, foto con filtro polarizador.

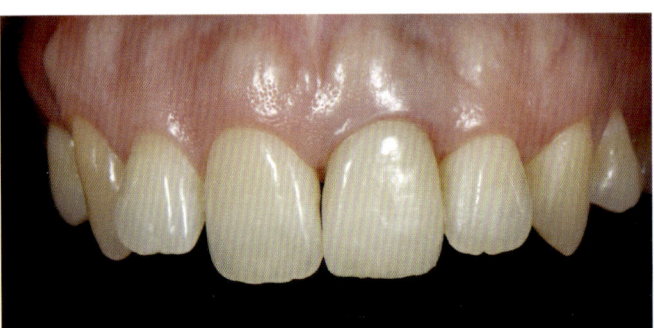

📷 **9.53** Colocación de la corona tras el cementado.

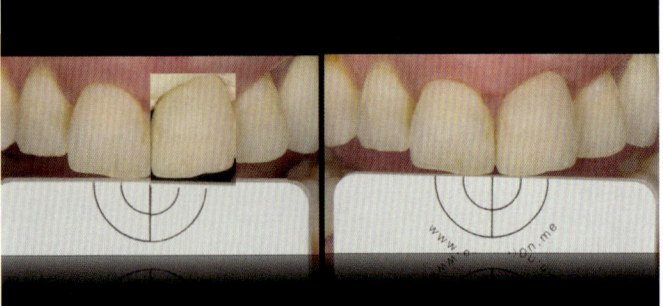

📷 **9.54** Caso 2. *Try in* digital frente a cementado.

Agradecimientos especiales a Desirée Rego Domínguez.

Joyas cerámicas

Daniel del Solar Acedo

Historia de las cerámicas dentales

Las cerámicas se describen como un material inorgánico, no metálico, fabricado a partir de materias primas naturales, cuya composición básica es arcilla, feldespato, sílice, caolín, cuarzo, filita, talco, calcita, dolomita, magnesita, cromita, bauxita, grafito y zirconita (📷 9.55). Esta composición presente en los diversos tipos de cerámicas se presenta de forma variada de acuerdo con la cantidad de cada constituyente y agregación de otros productos químicos inorgánicos, principalmente óxidos metálicos. Así, podemos encontrar una gran variedad de cerámicas, desde simples vasos de barro, pasando por azulejos, lozas de porcelanas, hasta las cerámicas dentales (Santos, 2004). Desde hace mucho tiempo el ser humano ha buscado instrumentos y materiales para poder restaurar los dientes y los tejidos de soporte perdidos. La historia describe numerosos intentos a lo largo de los años con multitud de errores y sin resultados de éxito. A través de los años buscando soluciones restauradoras diversos autores han encontrado y perfeccionado los materiales que se utilizan en la actualidad y que tienen unas cualidades imprescindibles: biocompatibilidad, durabilidad y apariencia estética (📷 9.56).

Actualmente las cerámicas dentales se presentan como un "arte para la reconstrucción dental" (Van Nort, 2004).

Con una serie de características muy deseables e imprescindibles para ello, este material fue referenciado por primera vez como material odontológico en 1774 en Francia por el químico Alex Duchateou y por el dentista Nicolas Dubois de Chemant, ocasión en la que la cerámica fue utilizada con éxito en una prótesis total. Un siglo después, en 1888, Charles Henry Land, dentista en Detroit, después de varios intentos con materiales cerámicos, patentó una técnica de *inlays* cerámicos confeccionados sobre una lámina de platino. Esta técnica tuvo éxito, pero su aplicación fue limitada ya que la unión de estas cerámicas era por yuxtaposición de los cementos y las técnicas adhesivas estaban todavía muy lejos de ser utilizadas.

Con la invención del horno eléctrico en 1894 y de la porcelana de baja fusión en 1898, Land finalmente tiene la oportunidad de realizar coronas totalmente cerámicas sobre una lámina de platino. Solo después de 1903 con el perfeccionamiento de las cerámicas fundidas a altas temperaturas y el mayor control de las cocciones debido a la evolución de los hornos de cerámica le fue posible a Charles Land introducir las coronas tipo *jacket de porcelana*, abriendo así definitivamente la entrada de la cerámica en la odontología restauradora (Van Nort, 2004).

Actualmente, con el dominio tecnológico en la fabricación de cerámicas de alta calidad y de características muy específicas para cada tipo de restauraciones, asociado a los potentes y precisos hornos de cocción, las cerámicas dentales presentan características físicas, químicas y mecánicas excelentes, de forma que son, sin duda, la mejor opción para realizar una copia fiel de una pieza dental (Horn, 1983).

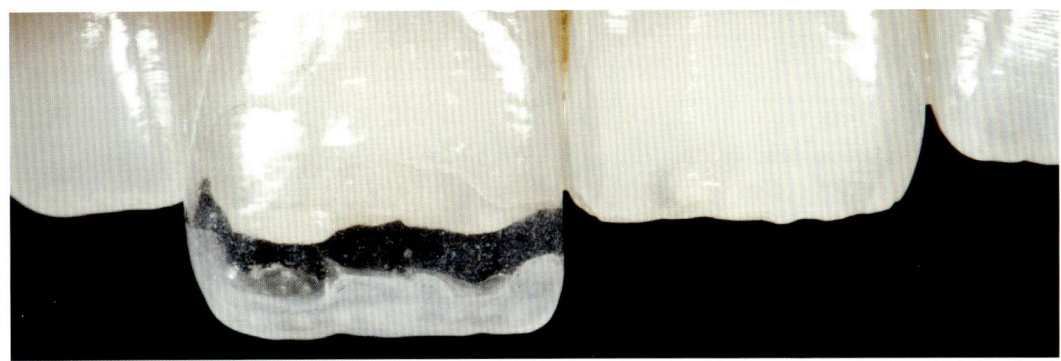

📷 **9.55** Carilla de cerámica feldespática IPS d.sign técnica lámina de platino.

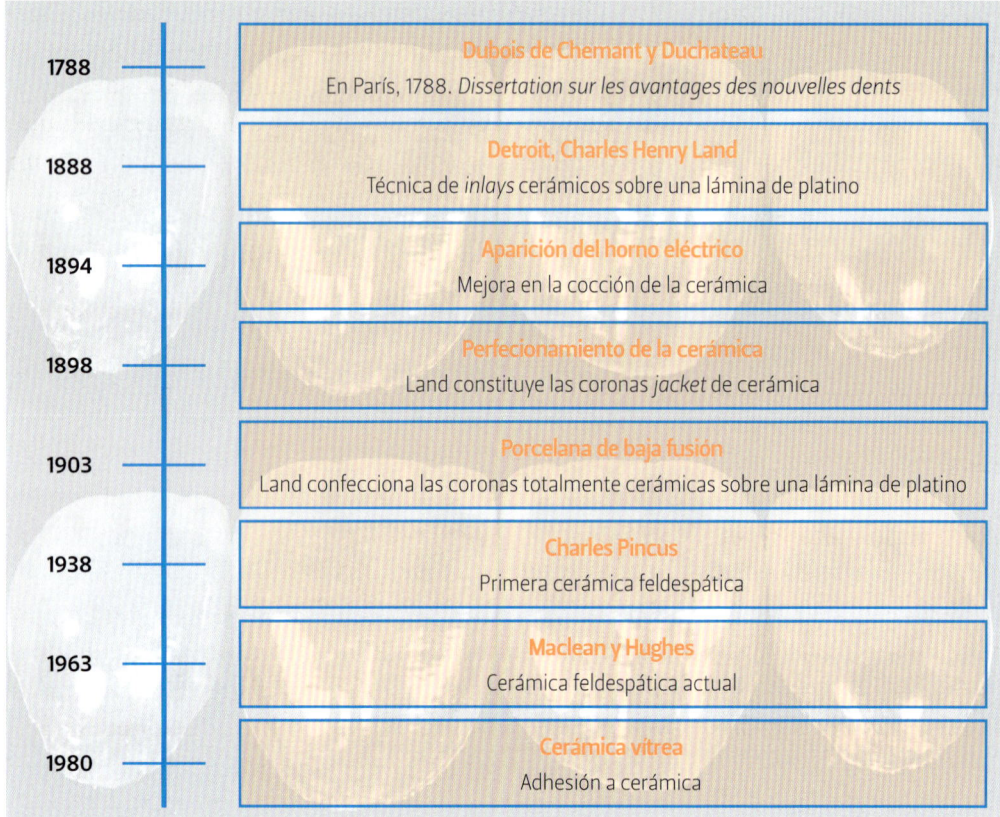

1788	**Dubois de Chemant y Duchateau** En París, 1788. *Dissertation sur les avantages des nouvelles dents*
1888	**Detroit, Charles Henry Land** Técnica de *inlays* cerámicos sobre una lámina de platino
1894	**Aparición del horno eléctrico** Mejora en la cocción de la cerámica
1898	**Perfecionamiento de la cerámica** Land constituye las coronas *jacket* de cerámica
1903	**Porcelana de baja fusión** Land confecciona las coronas totalmente cerámicas sobre una lámina de platino
1938	**Charles Pincus** Primera cerámica feldespática
1963	**Maclean y Hughes** Cerámica feldespática actual
1980	**Cerámica vítrea** Adhesión a cerámica

📷 **9.56** Cronología desde la aparición de la cerámica y su evolución.

Cerámicas dentales

Las cerámicas dentales convencionales son vidrios y tienen una mayor cantidad de feldespato en comparación a otros elementos. Se obtienen por la fusión de óxidos a alta temperatura, constituyen una estructura compleja, poseen núcleos cristalinos no incorporados en la matriz vítrea formada y actúan como estructura de refuerzo, así este material es mucho más resistente que los vidrios comunes (Horn, 1983).

Gracias a su naturaleza vítrea y cristalina presentan una reflexión óptica mucho más elaborada y muy semejante a la estructura del esmalte dental. La solubilidad y corrosión son bastante adecuadas, lo que hace posible la construcción de restauraciones con buena apariencia y biocompatibilidad en el medio oral. Otra característica importante es que las cerámicas son buenos aislantes, con baja conductividad y difusividad térmica y eléctrica (Horn, 1983).

Por tanto, las cerámicas con alto contenido en feldespato, en términos mecánicos, presentan un comportamiento con baja plasticidad y propiedades tensionales precarias, con baja maleabilidad y sensiblemente frágil, por lo que no están indicadas para regiones con estrés masticatorio.

Para subsanar las deficiencias de la fragilidad de las cerámicas de alto contenido en feldespato uno de los métodos más utilizados durante muchos años ha sido el refuerzo de una subestructura metálica, lo que ha dado lugar a las conocidas restauraciones metalocerámicas que han tenido un gran éxito en zonas de estrés oclusal, pero que estéticamente no satisfacen las expectativas de los pacientes en la actualidad ya que el comportamiento de estas restauraciones con un núcleo metálico es muy diferente del comportamiento de un diente natural (Horn, 1983).

Un gran avance nace cuando Horn (1983) documenta las técnicas de tratamiento y adhesión de las superficies cerámicas vítreas. Estas pueden adherirse a las estructuras dentarias a través de sistemas adhesivos. Esto permitió la optimización y utilización de técnicas como laminados cerámicos, *inlays*, *onlays* y coronas unitarias, aunque siguen sin resolverse los problemas mecánicos de las cerámicas de alto contenido en feldespato. Desde el surgimiento de los sistemas adhesivos las restauraciones libres de metal se tienen más en cuenta, aunque sus limitaciones son muchas debido a su fragilidad.

Composición de las cerámicas dentales

A un nivel microestructural la cerámica se puede definir por su composición como un vidrio cristalino. Puede haber variabilidad infinita en las microestructuras de los materiales, y se pueden dividir en cuatro categorías básicas (Giorgano y McLaren, 1995):

- Categoría de composición I. Sistemas con base en vidrio (principalmente sílice).
- Categoría de composición II. Sistemas con base en vidrio (principalmente sílice) con rellenos generalmente cristalinos (leucita o vidrios de alta fusión).
- Categoría de composición III. Sistemas basados en cristales con cargas de vidrio (principalmente alúmina).
- Categoría de composición IV. Sólidos policristalinos (alúmina y zirconio).

CATEGORÍA DE COMPOSICIÓN I

Documentación científica del Sistema IPS InLine®

En esta parte del capítulo vamos a centrarnos única y exclusivamente en la cerámica feldespática. Las cerámicas dentales convencionales, también conocidas como porcelanas dentales, se basan en un sistema de materiales ternarios que constan de arcilla, caolín, feldespato y cuarzo. La composición de las cerámicas dentales varía considerablemente de las cerámicas domésticas. Como ilustra la 📷 9.57, las cerámicas dentales se encuentran en la región de los cristales de leucita en la "esquina de feldespato" (Ivoclar Vivadent).

Las cerámicas feldespáticas se basan en parte en materias primas naturales (feldespato). Los feldespatos naturales son mezclas de feldespato potásico ($K_2Al_2Si_6O_{16}$; albita) y feldespato sódico ($Na_2Al_2Si_6O_{16}$; ortoclasa). El feldespato potásico proporciona a las cerámicas dentales un alto grado de dureza, mayor expansión térmica (leucita) y durabilidad química. Generalmente, las cerámicas dentales contienen una alta proporción de feldespato potásico. El feldespato potásico es responsable de la formación de cristales de leucita, que le confieren resistencia al

flujo piroplástico excesivo durante el proceso de fusión. A diferencia del feldespato de sodio, el feldespato de potasio no se vuelve completamente líquido cuando se alcanza el punto de fusión. En cambio, se forma una mezcla que consta de fase líquida y cristales de leucita dentro de un rango de temperatura bastante amplio (📷 9.58).

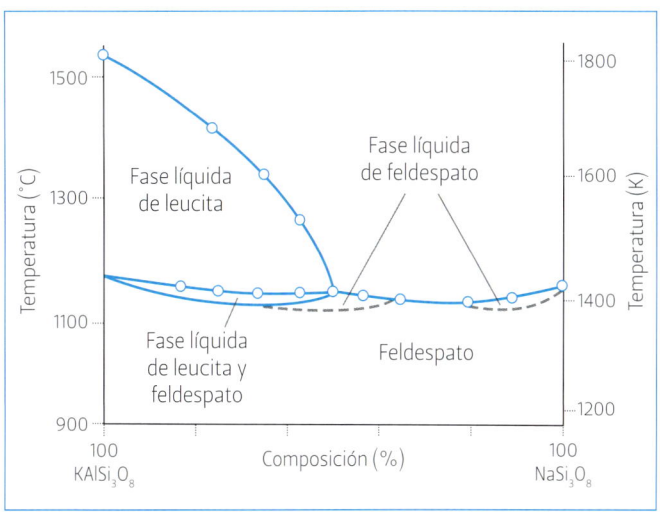

📷 **9.57** Sistema de materiales ternarios: arcilla–feldespato– cuarzo (Claus 1981).

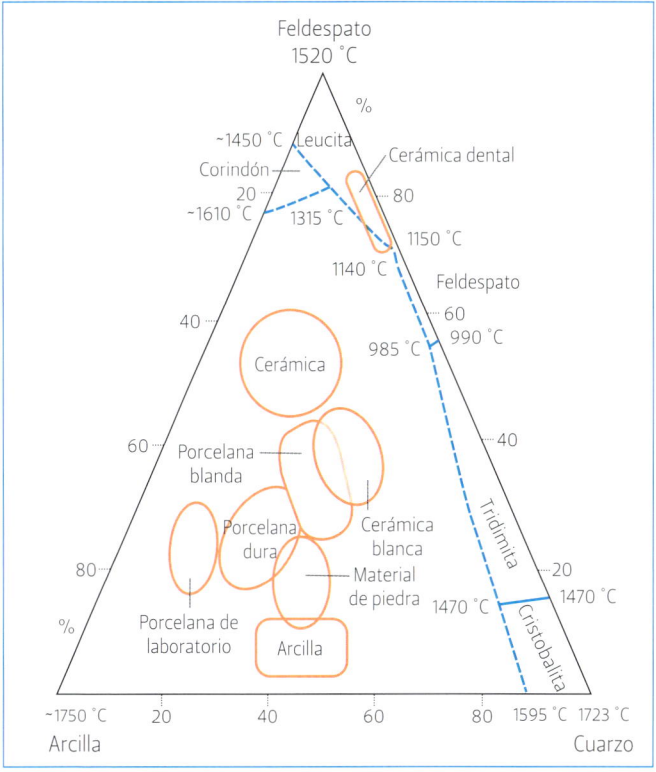

📷 **9.58** Diagrama de constitución (Hinz).

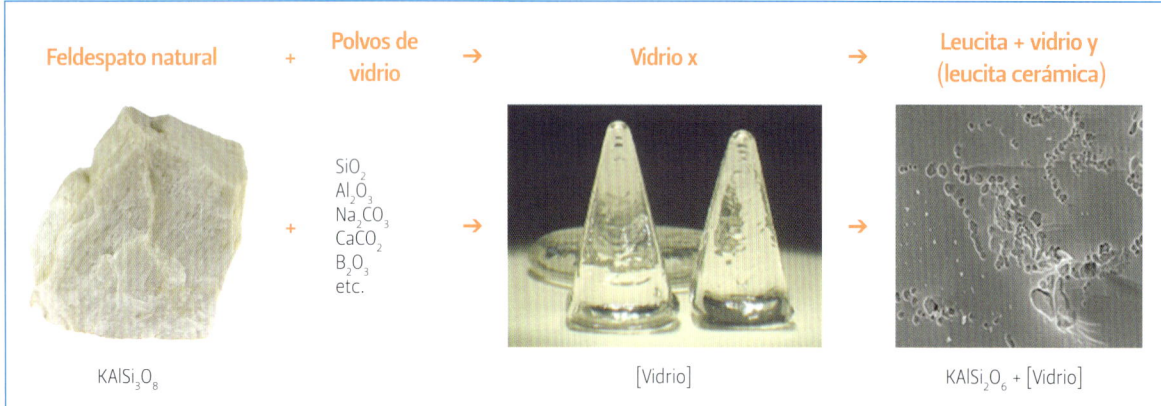

| Feldespato natural | + | Polvos de vidrio | → | Vidrio x | → | Leucita + vidrio y (leucita cerámica) |

SiO_2
Al_2O_3
Na_2CO_3
$CaCO_2$
B_2O_3
etc.

$KAlSi_3O_8$ [Vidrio] $KAlSi_2O_6$ + [Vidrio]

📷 **9.59** Fabricación de cerámica feldespática.

Los cristales de leucita en la matriz vítrea aumentan la resistencia de las restauraciones. La propagación de las grietas es embotada o desviada por los cristales de leucita. En el proceso, la fase cristalina absorbe energía de fractura. Como resultado, la propagación de grietas se detiene o se ralentiza.

A diferencia de las cerámicas de leucita sintética, las cerámicas de feldespato contienen feldespato natural como material base. El feldespato natural y los productos químicos para la formación de vidrio se muelen, mezclan y funden (📷 9.59). Apagar este fundido da como resultado la formación de un vidrio con la composición química deseada. La molienda renovada del vidrio (posiblemente en combinación con otros polvos de vidrio) produce un polvo de vidrio que es la base para el procesamiento posterior de la cerámica de leucita final. Los polvos de vidrio se mezclan y tratan según un procedimiento que se define posteriormente (sinterización/revenido). Así, se controla el contenido de leucita en el producto final. Para detener el proceso de precipitación de leucita en el momento adecuado, la mezcla se apaga. El producto final se obtiene mediante molienda y tamizado adicionales.

Técnica de la lámina de platino

La lámina de platino se ha utilizado durante muchos años para la construcción de restauraciones de cerámica (1888, Detroit, Charles Henry Land). El platino no oxida fácilmente, por tanto, la cerámica no se adhiere a él, así este metal noble con características extraordinarias sirve como soporte para el modelado de la cerámica y para transmitir la temperatura dentro del horno de una forma muy homogénea y precisa, de ahí la calidad de las restauraciones realizadas con esta técnica. Este metal es suministrado en láminas de diferentes espesores por distintas casas comerciales como Ivoclar Vivadent, C&M, Jensen, Argen, etc. La elección de dicha lámina depende del tipo de trabajo, las características de los dientes y grosores finales de las restauraciones.

Una de las ventajas de la elaboración de las restauraciones con lámina de platino sobre otras técnicas es la precisión con la que podemos calibrar las cocciones de nuestro horno cerámica, ya que la lámina de platino no absorbe prácticamente temperatura ni desprende gases que se atraparían en la cerámica, como por ejemplo sí ocurre en la técnica de troquel refractario. Gracias a la ya mencionada poca absorción de calor de la lámina de platino, podemos sacar la máxima calidad y pureza en nuestras restauraciones de cerámica, ya que nos permite tener un punto fusión de dicha cerámica muy preciso. Esta precisión es crucial para no sobrecocer la cerámica ni dejarla cruda, ya que variaciones de tan solo 3 o 4 °C influyen en el resultado de las restauraciones.

Cerámica libre de poros, mayor resistencia, translucidez y brillo muy homogéneo son las características que destacan en la técnica de lámina de platino, técnica primaria con la que se introdujo la cerámica en el sector dental. Parece increíble que con los grandes avances que ha experimentado la prótesis todavía se siga usando esta técnica que tiene más de 130 años. Hay que decir que en carillas con preparación y un margen bien definido del tallado, no es tan precisa como la técnica de troquel de revestimiento o de la cerámica prensada, por eso yo recomendaría esta técnica solo para carillas sin preparación o fragmentos cerámicos.

PASO A PASO DE LA TÉCNICA DE LA LÁMINA DE PLATINO

En 📷 9.60–9.71 se muestran los puntos clave y los pasos de este técnica.

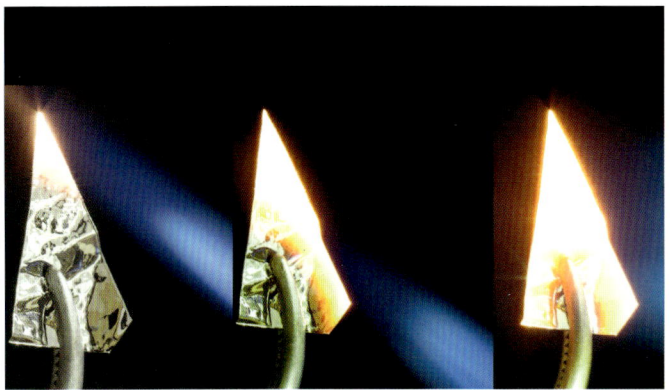

📷 **9.60** Templado de la lámina de platino antes de ser moldeada en el modelo, así podemos obtener una mejor consistencia del metal.

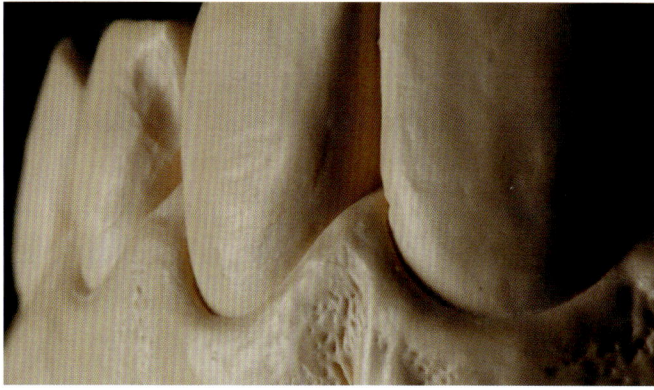

📷 **9.61** Modelo de escayola tipo IV, que es nuestra preferencia para este tipo de trabajos por la precisión en los detalles de todas las estructuras.

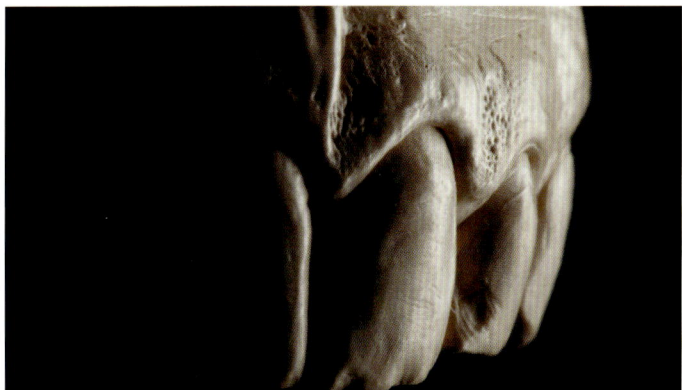

📷 **9.62** Modelo con márgenes recortados para adaptar las láminas de platino, así podemos adaptar la lámina subgingival para compensar la contracción que sufrirá después de las cocciones de cerámica, por eso es importante que la impresión sea nítida y con la suficiente información subgingival necesaria.

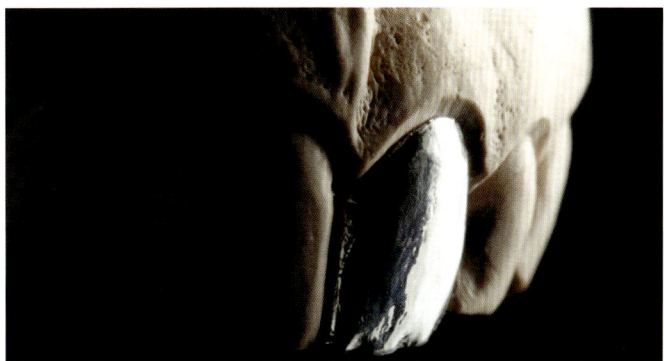

📷 **9.63** Modelo con márgenes recortados, lámina adaptada al modelo hasta el límite del recorte del modelo. Las siguientes láminas se adaptan sucesivamente.

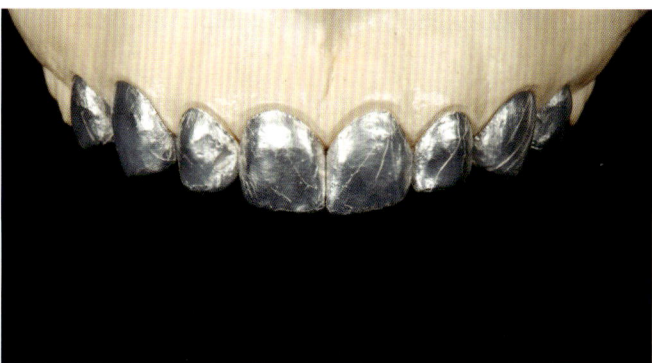

📷 **9.64** Modelo y láminas de platino con *wash* y craquelado de las láminas. Con la fractura de la cerámica volvemos a adaptar la futura carilla al modelo. Esta fractura se debe hacer en cada cocción de cerámica, para que así la cerámica quede bien adaptada antes de glasear.

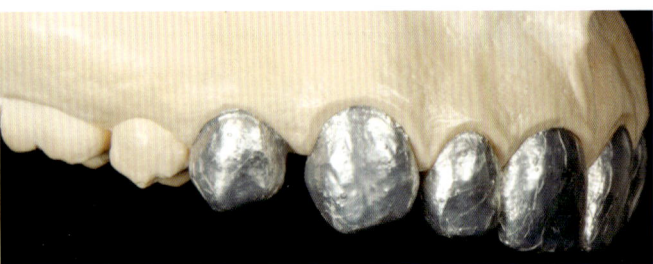

📷 **9.65** Vista lateral derecha, en la que se pueden observar los diastemas, que posteriormente cerraremos con las carillas.

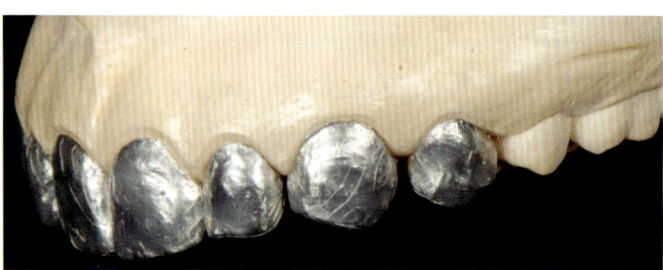

📷 **9.66** Vista lateral izquierda, de igual manera tenemos diastemas presentes.

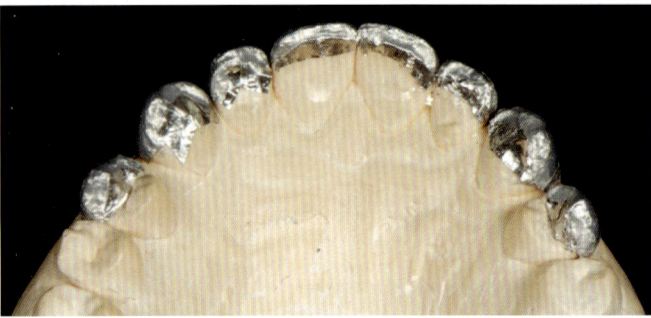

📷 **9.67** Vista oclusal, en la que sobreextendemos el platino para poder trabajar la cerámica hasta la parte palatina del borde incisal, sin invadir la cara palatina con la cerámica. El platino únicamente servirá para poder coger la carilla por esa zona con unas pinzas.

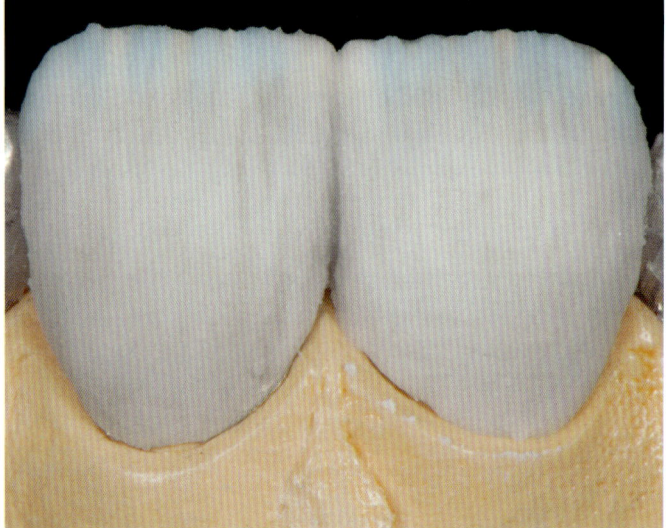

📷 **9.68** Cerámica estratificada con efectos. Hemos realizado los incrementos de cerámica de los bordes incisales con cerámica opaca Deep Dentin 50% + 50% con Dentin Body (el resultado de esta mezcla da una cerámica semiopaca que nos ayuda a completar la forma del diente sin crear un efecto bandera) dando forma de mamelones, luego lo hemos cubierto con TS1, y en cada punta de mamelón hemos puesto una punta de MMS (la masa de mamelones es una cerámica muy opaca del color deseado) y entre medio Transpa Blue (esta cerámica es muy translúcida con un tono azulado, que sirve para reproducir la característica incisal azulada de los dientes jóvenes).

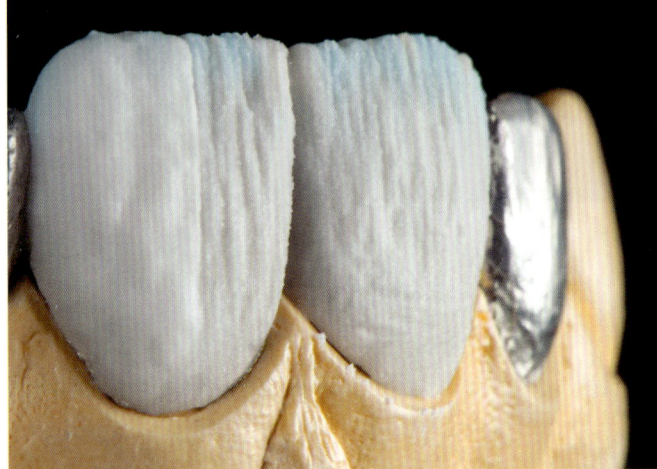

📷 **9.69** El último estrato se realiza intercalando EO1 y EO2 (los efectos opalescentes son intercalados a modo de incisal) y terminamos con un halo de EO1 + Dentin Body 1/3.

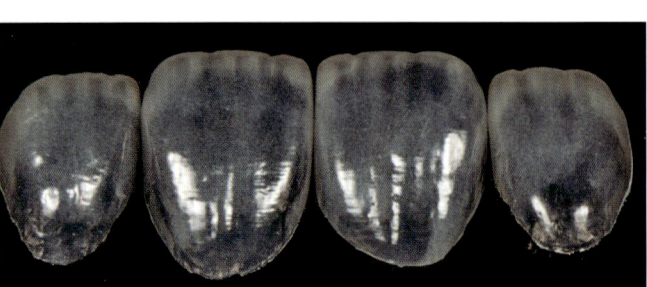

📷 **9.70** Cerámicas en el modelo después de retirar las láminas de platino. Podemos observar cómo hemos cerrado los diastemas y cómo se nota la estratificación incisal de los efectos colocados. Por muy finas que sean las cerámicas y, por tanto, haya pocos efectos opalescentes, es suficiente para hacer que las carillas sin preparación (*no prep*) sean tan estéticas.

◀ 📷 **9.71** Carillas feldespáticas ultrafinas, nótese las características cromáticas de los efectos colocados.

Algunos ejemplos de laboratorio

Otra de las ventajas que se le pueden atribuir a la técnica de restauraciones sobre lámina de platino es el sorprendente espesor que pueden llegar a tener las restauraciones. Hoy día la medicina mínimamente invasiva es una de las premisas de cualquier sanitario y paciente que vaya a recibir un tratamiento, la máxima preservación y respeto a las estructuras existentes es muy valorado, y no va ser menos la odontología. Los pacientes aceptan mucho mejor los tratamientos menos invasivos, así como

los tratamientos reversibles aunque sean menos duraderos, como puede ser el caso de las carillas vestibulares *no prep*, palatinas, carillas parciales, fragmentos para bordes incisales, restauraciones para lesiones cervicales y un sinfín de restauraciones que pueden llegar hasta donde la imaginación del técnico y clínico les permita. En 📷 9.72-9.77 se muestran algunos de estos ejemplos.

Se puede observar en 📷 9.73 un fragmento de cerámica antes de la retirada total de la lámina de platino en la que hemos utilizado cerámica IPS d.sign (Platinum foil, thickness 0.013 mm, Code NA 1400101, Ivoclar Vivadent).

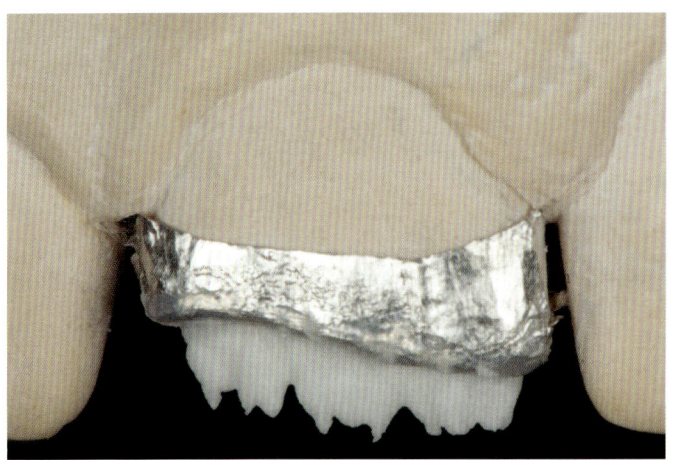

📷 **9.72** Representación de estratificación de un fragmento, con Deep Dentin en el centro del diente.

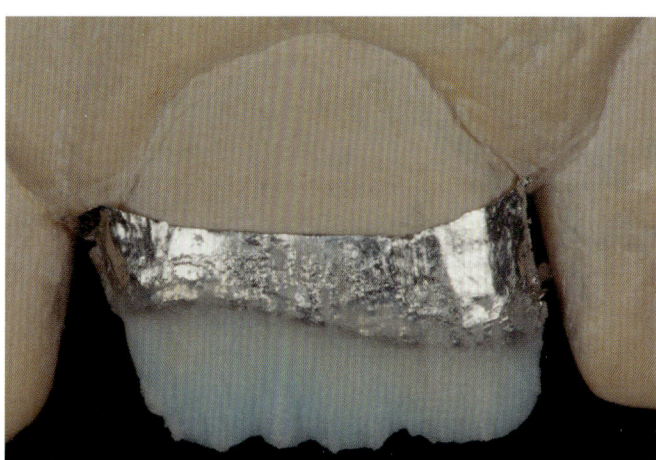

📷 **9.73** Recubriendo el Deep Dentin con Dentin Body (dentina translúcida), Transpa Blue y MML muy sutil, y todo ello recubierto con EO.

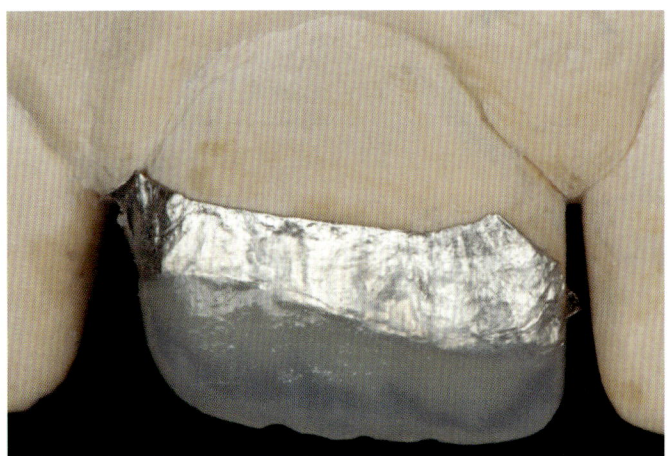

📷 **9.74** Fragmento después de la cocción de cerámica y repasado con fresas de diamante.

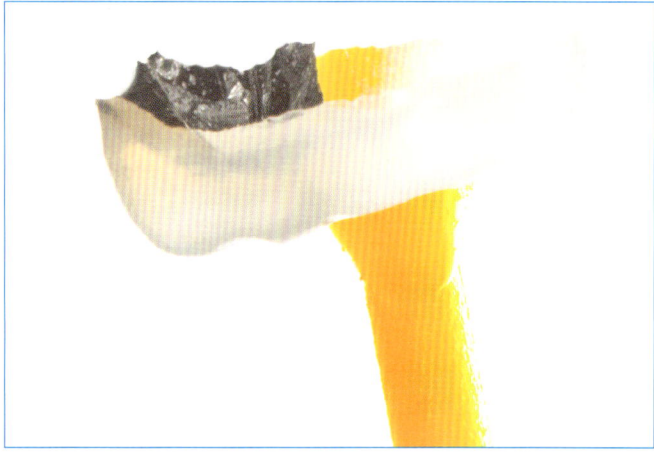

📷 **9.75** Fragmento para incisivo central fracturado realizado con la técnica de lámina de platino. Platinum foil, thickness 0.013 mm, Code NA 1400101 Ivoclar Vivadent y cerámica IPS d.sign.

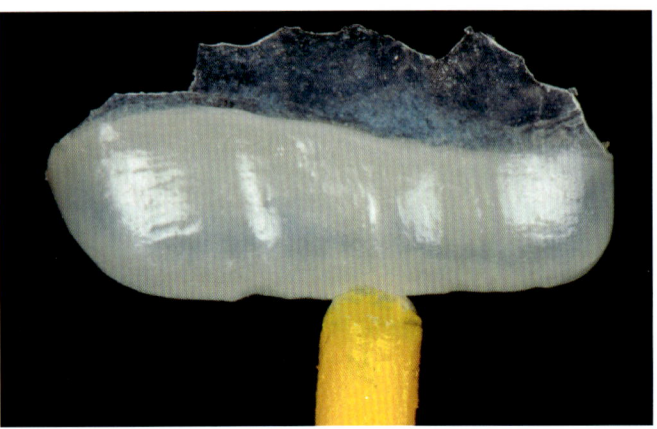

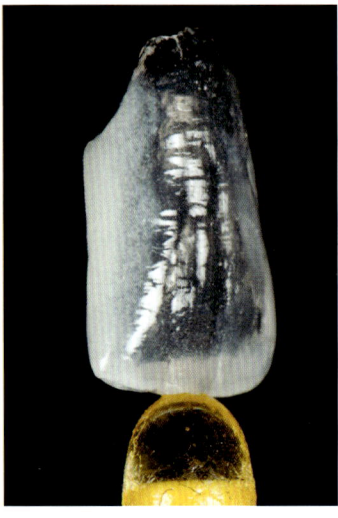

📷 **9.77** Carilla realizada con IPS d.sign, sobre lámina de platino Platinum foil, thickness 0.013 mm, Code NA 1400101 Ivoclar Vivadent en la que podemos apreciar la gran definición de la textura superficial acompañada de una cerámica libre de porosidad, lo que hace posible la gran translucidez de la cerámica combinada con zonas más opacas para así poder integrar las zonas donde no hay estructura dental, bordes incisales libres y zonas interproximales.

📷 **9.76** Fragmento glaseado y terminado, realizado con la técnica de lámina de platino. Platinum foil, thickness 0.013 mm, Code NA 1400101 Ivoclar Vivadent y cerámica IPS d.sign.

CASO CLÍNICO 1. Malposiciones dentarias y márgenes desnivelados

Se presenta una paciente con malposiciones dentarias y márgenes desnivelados. La situación inicial se muestra en las 🔍 9.78-9.80.

En primer lugar se procede a un tratamiento de ortodoncia (🔍 9.81-9.83).

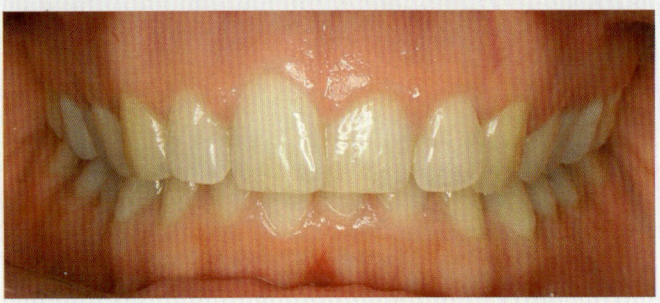

🔍 **9.78** Paciente con malposiciones dentarias y márgenes desnivelados.

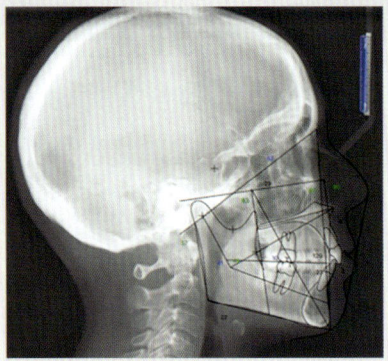

🔍 **9.79** Radiografía lateral.

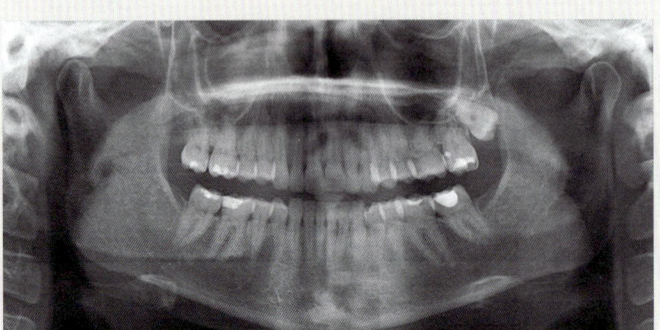

🔍 **9.80** Ortopantomografía.

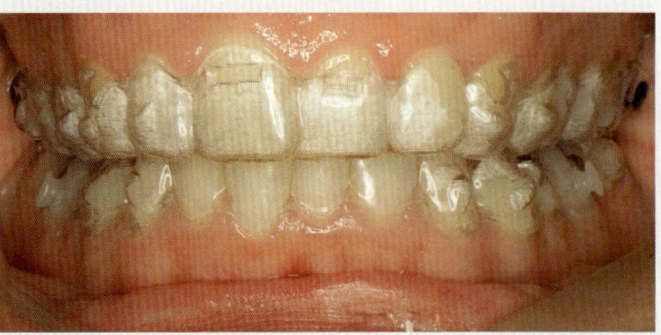

🔍 **9.81** Tratamiento de ortodoncia con alineadores realizado por el Dr. Iñigo Encinas Goenechea, Badajoz.

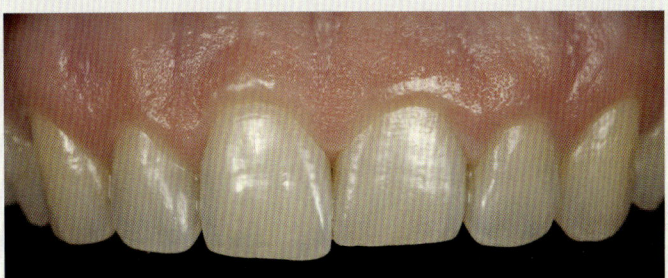

🔍 **9.82** Situación intraoral posortodoncia, con márgenes alineados y con una situación desfavorable por el desgaste del diente #21, que queda mucho más corto que el #11, la primera propuesta fue hacer solamente el #21 puesto que el #11 estaba relativamente bien, aunque un poco más corto que el #12, por tanto la paciente se decidió por hacer #11 y #21.

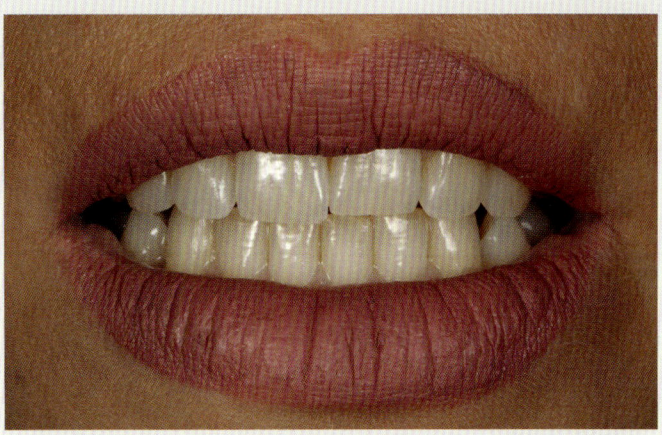

🔍 **9.83** Situación dentolabial posortodoncia. La que la paciente quiere incisivos centrales con bordes incisales igualados y con más predominancia.

En el laboratorio se preparan las carillas (🔍 9.84-9.89).

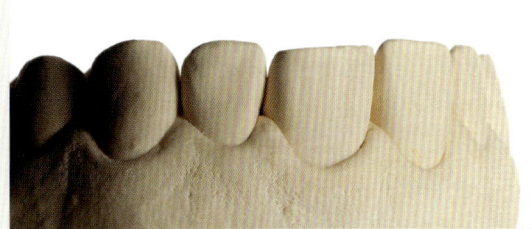

🔍 **9.84** Modelo de escayola tipo IV para realizar las restauraciones de cerámica feldespática (Creation).

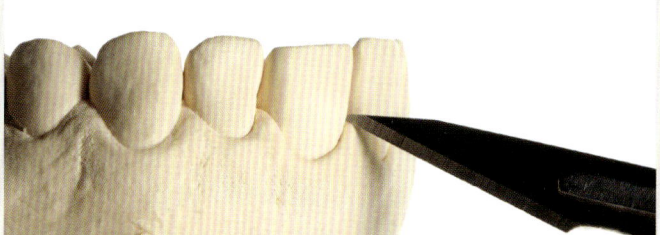

🔍 **9.85** Preparación del margen gingival con hoja de bisturí del n.º 11.

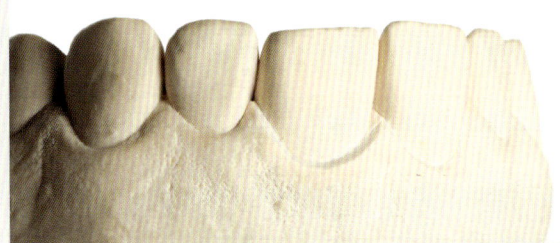

🔍 **9.86** Margen del modelo preparado para adaptar la lámina de platino.

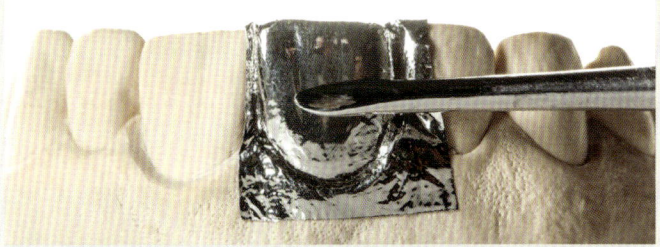

🔍 **9.87** Adaptación de la lámina de platino Cendre + Métaux Thickness 0.02 mm.

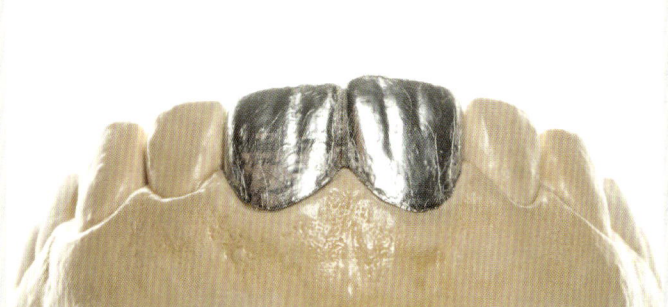

🔍 **9.88** *Wash*, cocida y craquelada para readaptar las cofias de platino después de la contracción de la cerámica.

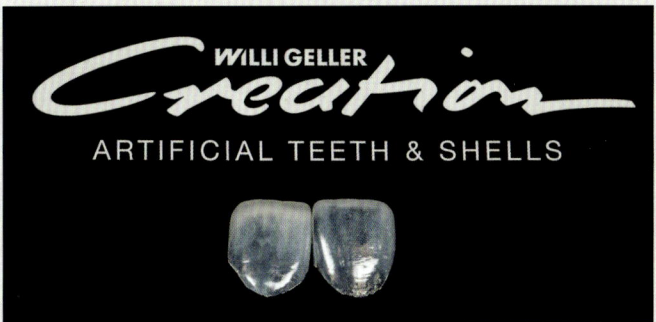

🔍 **9.89** Carillas feldespáticas sin lámina de platino listas para probar en boca.

A continuación se prueba en boca (📷 9.90-9.95).

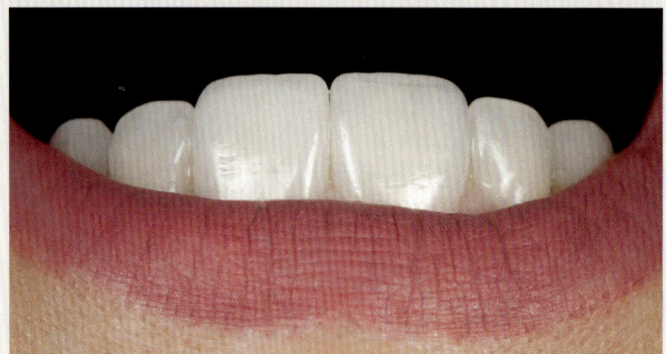

Q 9.90 Prueba de *try in* de las carillas, con el kit de cementado Vario-link Esthetic de Ivoclar Vivadent color neutral. Podemos observar el borde incisal del diente #11 a través de la carilla. Probaremos el *try in light* que ocultará esa transparencia y dará un poco más de luminosidad a los dientes centrales.

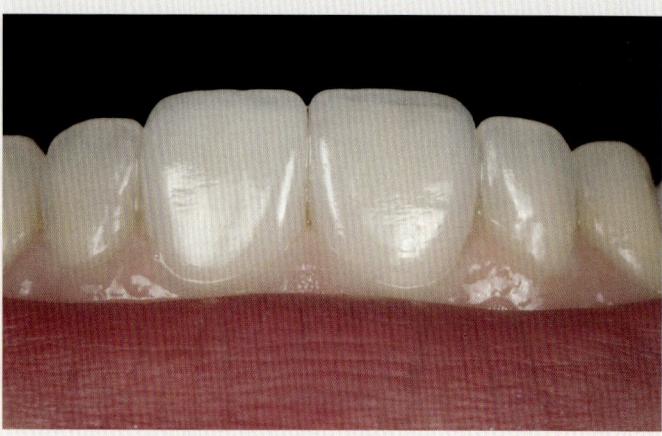

Q 9.91 Sin embargo en la zona marginal el comportamiento del *try in neutral* se integra perfectamente. Es el color ideal para esta zona y, por tanto, podríamos dar luminosidad con cemento *light* en la zona incisal y con cemento neutral en los tercios medio y cervical.

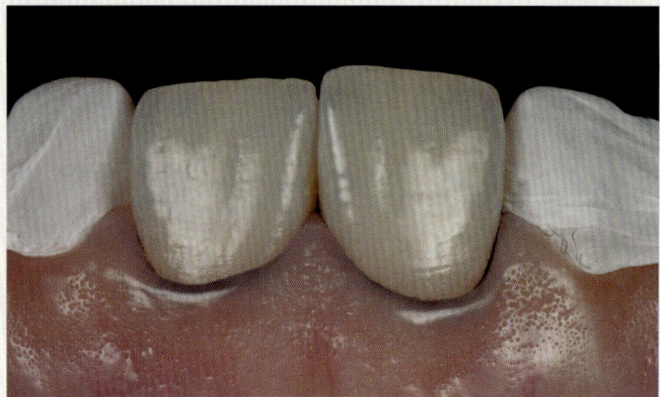

Q 9.92 Aislamiento relativo en ojal con Optradam de Ivoclar vivadent. Podemos ver que no hay ningún tipo de preparación en el diente; es, puramente, una *no prep*.

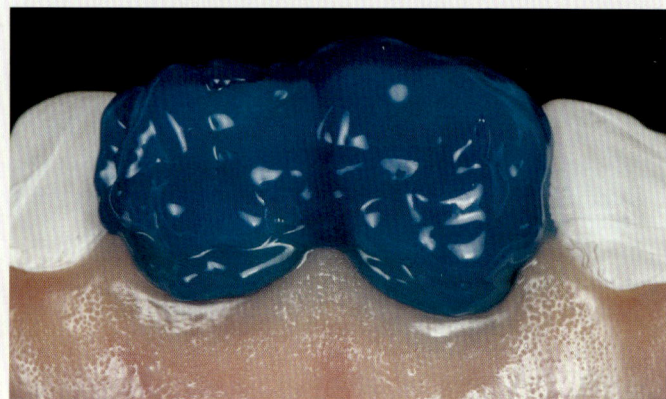

Q 9.93 Acondicionamiento del esmalte con ácido ortofosfórico 36 %.

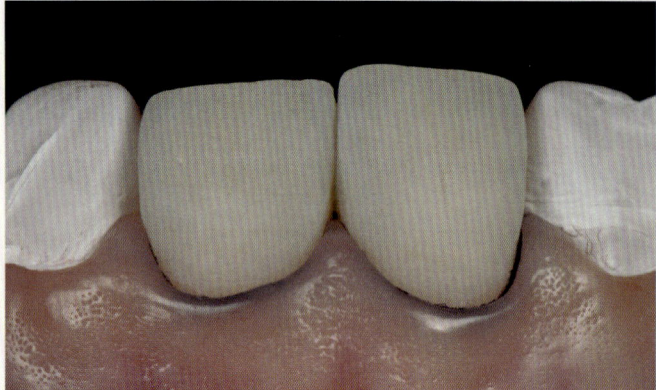

Q 9.94 Resultado del acondicionamiento del esmalte con ácido orto-fosfórico 36 %.

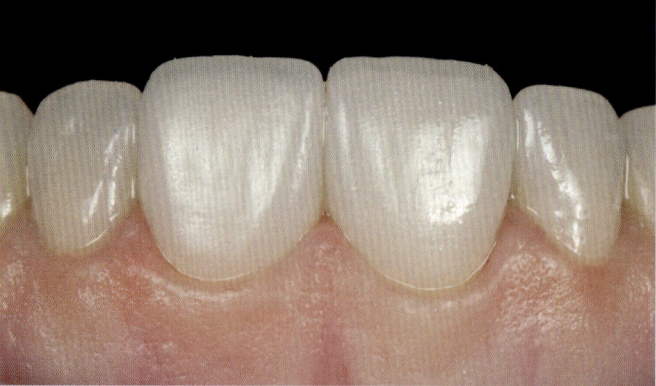

Q 9.95 Aspecto de las carillas una vez retirados los excesos de cemento y haber realizado un polimerizado final con glicerina.

El resultado final se muestra en la 🔍 9.96. La revisión al mes ofrece resultados óptimos (🔍 9.97–9.99).

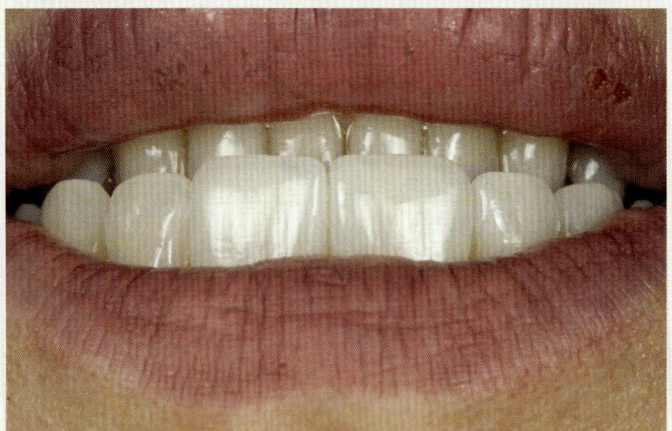

🔍 **9.96** Fotografía dentolabial superior en dirección coronal, en la que vemos cómo se ha corregido el largo y forma de los incisivos centrales.

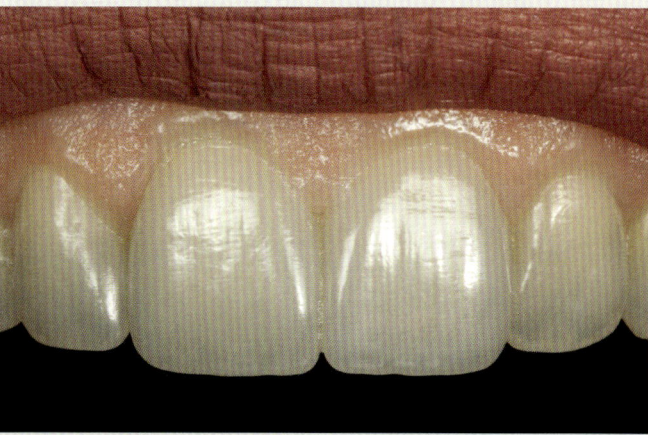

🔍 **9.97** Fotografía intraoral frontal, un mes después del cementado de las carillas. Las carillas se integran y las encías tienen un aspecto normal.

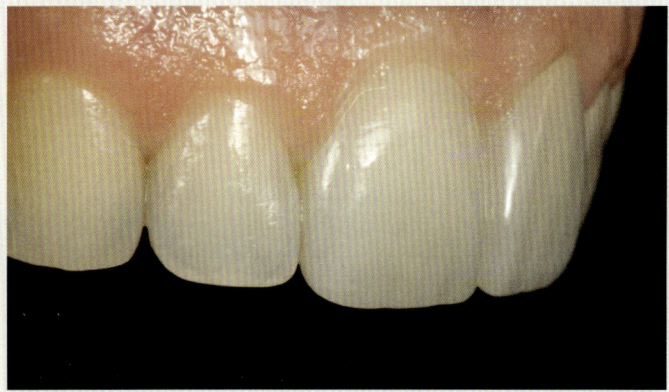

🔍 **9.98** Fotografía intraoral derecha un mes después del cementado de las carillas. Se observa la integración de las carillas y cómo en la zona interproximal la encía está en perfecto estado, ya que las carillas son muy finas y la terminación es yuxtagingival, lo que permite una buena higiene.

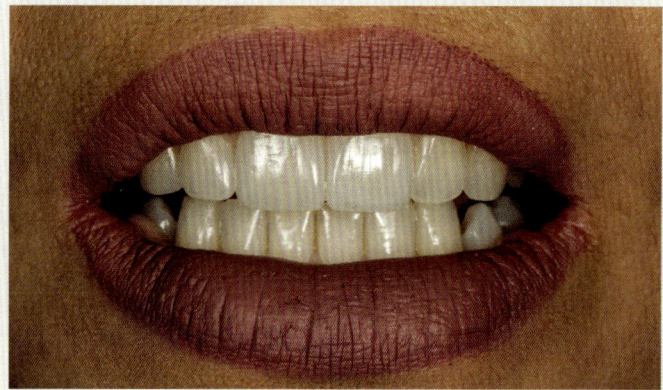

🔍 **9.99** Foto dentolabial en la revisión un mes después de colocar las carillas.

CONCLUSIÓN

La técnica de lámina de platino está en auge, ya que hoy en día es la técnica más eficiente para hacer laminados cerámicos de espesores muy finos. Opinamos que es la técnica más indicada para las restauraciones sin preparación de cerámica feldespática tipo lentes de contacto o restauraciones sin margen de preparación (González-Martín 2021).

Bibliografía

Giordano R, McLaren EA. Ceramics overview: classification by microstructure and processing methods. Compend Continuing Educ Dent Jamesburg N J 1995 31, 682–4, 686, 688 passim; quiz 698, 700 (2010).

Gonzalez-Martin O, Avila-Ortiz G, Torres-Muñoz A, Solar DD, Veltri, M. Ultrathin Ceramic Veneers in the Esthetic Zone: A 36-Month Retrospective Case Series. Int J Prosthodont 34, 567–577 (2021).

Horn, HR. Porcelain laminate veneers bonded to etched enamel. Dent Clin N Am 27, 671–84 (1983).

Introduçao aos materiais dentários. 2. ed. Porto Alegre: Artmed, 2004.

Ivoclar Vivadent AG. Research and Development Scientific Services Bendererstrasse 2FL – 9494 Schaan Liechtenstein

Materiais Dentários Restauradores. 11. ed. São Paulo: Ed. Santos, 2004

Faceta de la Conexión

No es solo la conexión entre carilla y diente, creo que en ese momento se forman otras más fuertes entre el paciente y yo.

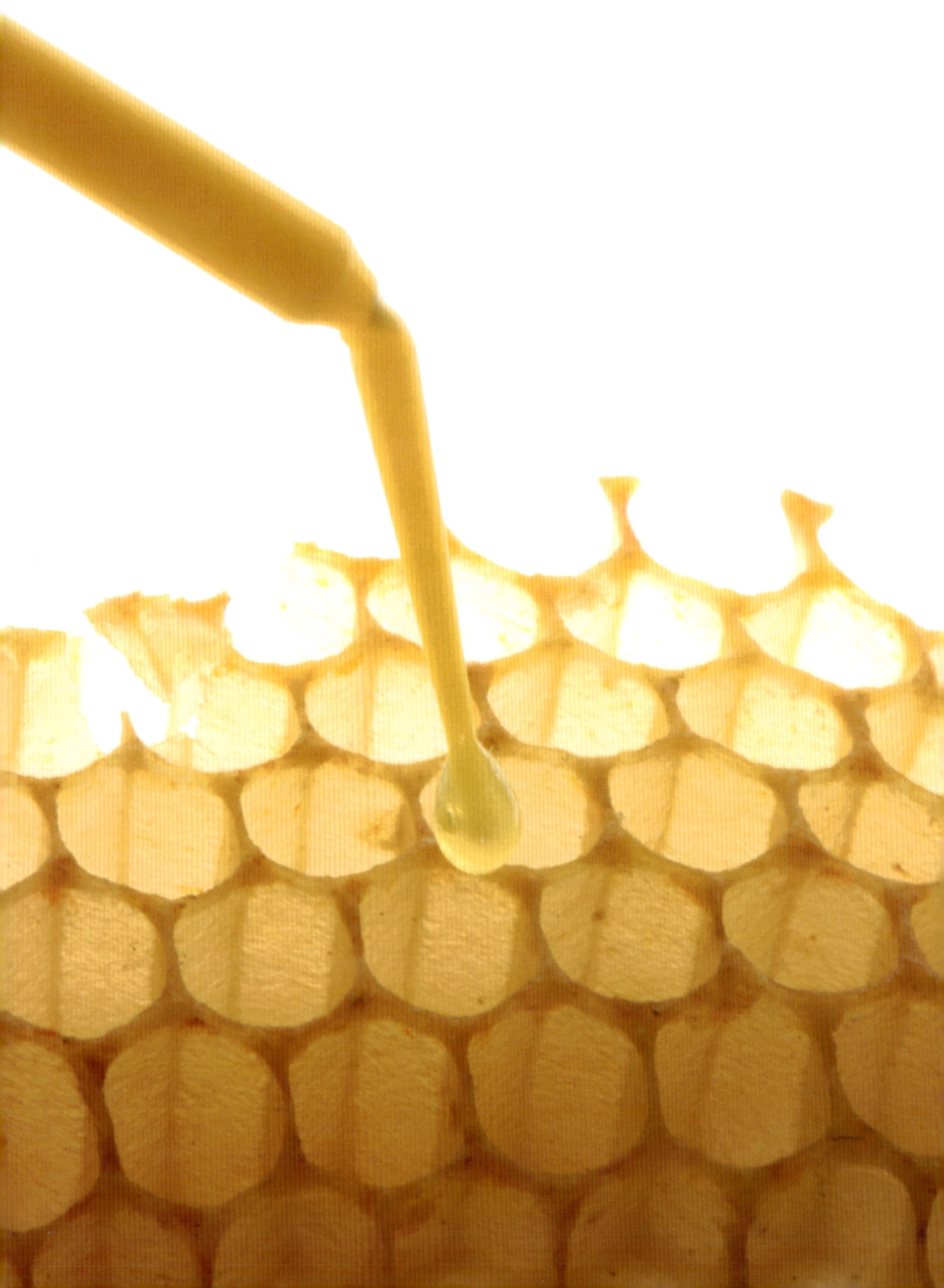

Adhesión y cementación

Susana Pérez de la Fuente

¡No se confundan!, la adhesión no es difícil, solo hay que entenderla.

Como todos sabemos, este tema es, sin duda, uno de los pilares fundamentales para el éxito a largo plazo de nuestras carillas cerámicas, por lo que no deberíamos hacerlo "a la ligera", o solo confiando en lo que nos ofertan las casas comerciales. Lo ideal es ser consciente de los pasos que damos y por qué los damos (cuadro 10.1).

Para alcanzar el éxito hay tres preguntas clave:

- ¿A qué me adhiero? ¡Fácil!, a diente y a cerámica.
- ¿Cómo lo consigo? ¡Fácil!, con retención micromecánica y química.
- ¿Con qué lo consigo? ¡Fácil!, con mis adhesivos y cementos.

Si, además, sumamos a esta ecuación el hacerlo en un campo cuidado, limpio y seco, aislándonos de la humedad (que no es buena compañera), no nos haría falta nada más para un resultado perfecto.

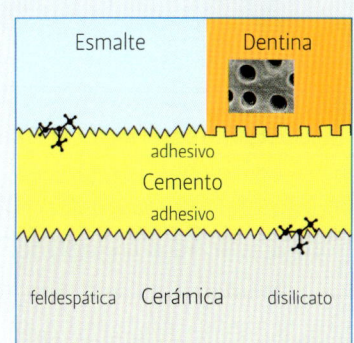

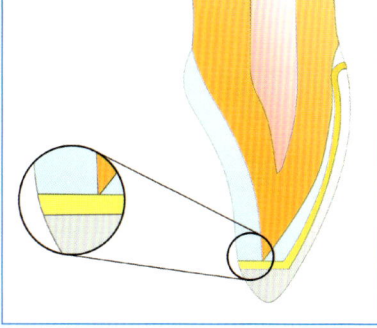

Fijándonos en estas tres preguntas y en el esquema del complejo **diente-restauración**, iremos desglosando cada capa hasta tener seguridad de estar haciendo nuestro procedimiento correctamente y, mejor aún, tener plena tranquilidad cuando finalicemos el tratamiento.

Si hay algún fracaso en un futuro, que no sea por nuestro "mal hacer", ya que el control óptimo de estas interfases depende de nuestros conocimientos.

Acondicionamiento del diente

Esmalte

Desde hace muchos años, la manera de acondicionar el esmalte no ha cambiado. Hablamos de 1963, cuando Bowen describió la fuerza de adhesión que se consigue mediante la aplicación de resina líquida Bis-GMA (Bowen, 1963), tras tratar previamente el esmalte con grabado ácido, según demostró Bounocore. Se puede considerar que este avance marcó el lanzamiento de la odontología adhesiva al descubrir que la aplicación de este agente creaba irregularidades microscópicas, por las cuales la resina podía fluir y penetrar para favorecer esa conexión (Buonocore, 1955). Este hallazgo ha hecho que, hoy en día, sigamos utilizando la misma técnica sin necesidad de modificar el procedimiento clínico original.

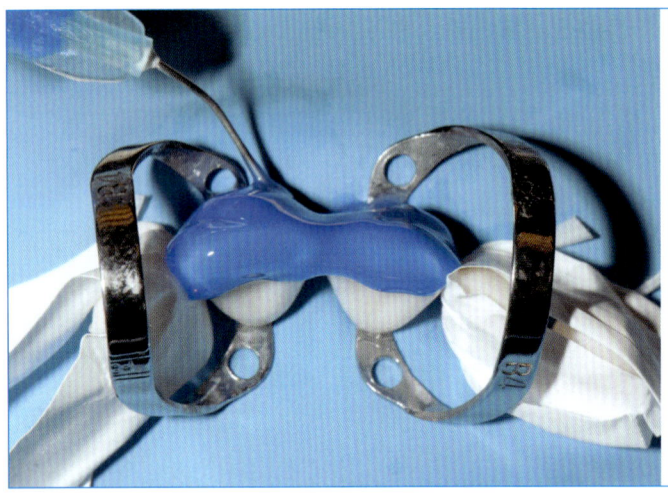

Si toda nuestra preparación está acabada en esmalte, el procedimiento es simple: aplicar durante 30 segundos ácido ortofosfórico al 37 %, lavar y secar. Esto dota a la superficie del esmalte de un favorable potencial adhesivo.

📷 **10.1** Tratamiento micromecánico del esmalte: ácido ortofosfórico al 37 % durante 30 segundos (protegiendo los dientes adyacentes).

Se entiende, por tanto, que no se ha descrito una mejor, y que los resultados que se consiguen son más que satisfactorios. Tanto es así, que se considera el mejor sustrato para adherirse por la fuerza de unión que se consigue (📷 10.1).

Como consideración, debemos remarcar que no todos los ácidos son iguales ni tienen la misma viscosidad. Lo ideal en un ácido grabador es que tenga la fluidez justa para que nos resulte fácil su aplicación, pero también es importante que se mantenga en el lugar donde queremos una vez colocado, por lo que una de las características que se deben examinar a la hora de comprar una marca específica es la tixotropía: la propiedad que permite que fluya cuando lo queremos aplicar y que se vuelva más viscoso y no se escurra una vez que entra en contacto con la superficie del diente (📷 10.2).

Deberíamos tener en cuenta también el tipo de grabado (Sylverstone, 1975).

Como sabemos, el esmalte se compone mayoritariamente de materia inorgánica (principalmente a base de cristales de hidroxiapatita), que se reparte en forma de prismas a lo largo de toda la estructura. Sin embargo, la capa más superficial es aprismática. En esta zona, el patrón de grabado es pobre y no permite una conexión ideal con la resina, por lo que siempre, aunque hagamos carillas sin preparación, debemos preparar esta capa superficial, ya sea con un disco o una fresa para poder exponer los prismas y mejorar la fuerza de unión (📷 10.3).

Dentina

Aunque lo ideal, como ya hemos dicho anteriormente, sería poder realizar la adhesión por completo al esmalte, eso no siempre sucede. Bien sea porque necesitamos más espesor a la hora de tallar, bien porque retiramos reconstruccio-

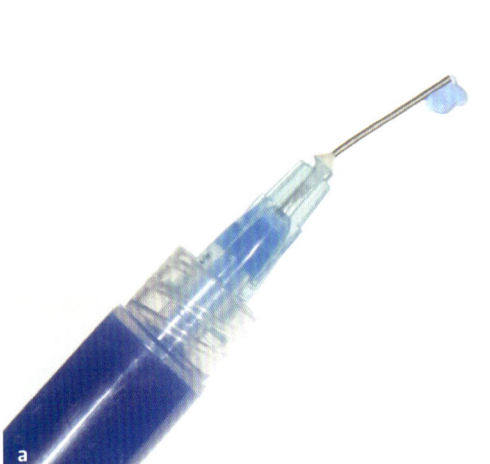

a

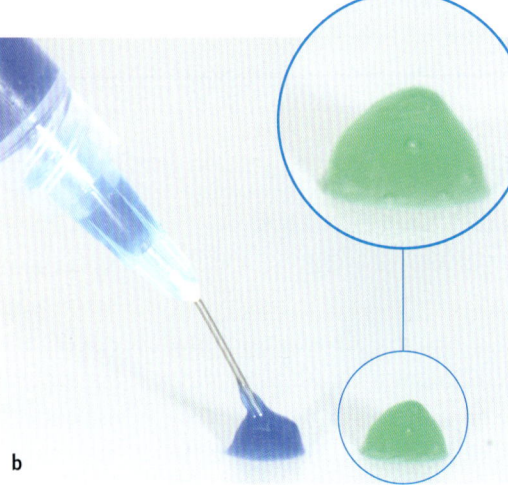

b

📷 **10.2** a) Examinando la viscosidad de una marca de ácido ortofosfórico. b) Dos marcas diferentes de ácido, en las que podemos observar que hay una con más burbujas internas que la otra. Estas burbujas dificultarán que el ácido llegue correctamente a toda la superficie que se va a tratar.

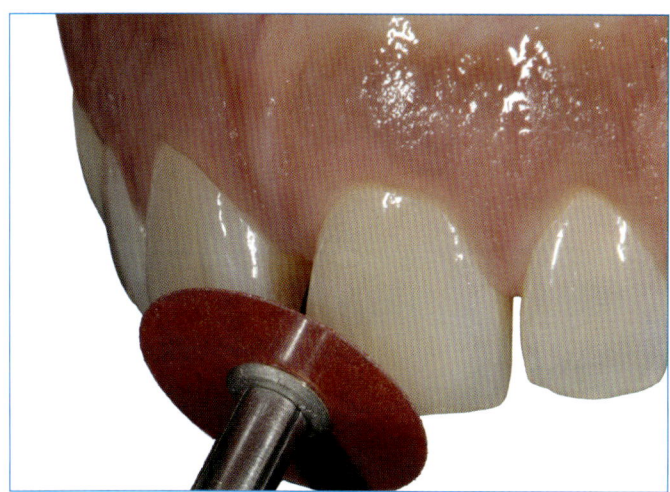

10.3 Caso en el que necesitamos volumen a costa de nuestras carillas cerámicas, y no haremos preparación como tal, pero sí eliminaremos la capa aprismática del tejido para favorecer el proceso adhesivo.

nes antiguas con dentina expuesta, o porque han existido procesos erosivos, de desgaste o fracturas, en los que ya tenemos esa segunda superficie para tratar, con más componente orgánico que el esmalte, y menor rigidez y dureza.

A diferencia de lo intacta que sigue la técnica para conseguir la unión al esmalte, en el caso de la dentina se ha ido variando a lo largo de los años. Esta larga búsqueda se debe a que la dentina no es el mejor escenario para adherirnos, principalmente, por la presencia de agua y fluidos dentinarios, y por la existencia del *smear layer* o barrillo (Boyde, 1963) que se forma después de la instrumentación. Esta es la causa de que se hayan ido sucediendo en el mercado botes y botes de adhesivos dentinarios que no terminan de convencernos, y no solo eso, sino que nos crean gran confusión.

Pero no debería ser así, porque como mucho, vamos a utilizar para acondicionar el diente tres elementos:

- Ácido ortofosfórico
- *Primer* (imprimador) o resina hidrófila
- *Bonding* (adhesivo) o resina hidrófuga

Ácido **Primer** **Bonding**

A lo largo de los años han ido surgiendo diferentes tipos de adhesivos y combinaciones que han dado lugar a lo que hoy en día conocemos como las generaciones de adhesivos según su cronología. Pero lo que de verdad nos importa clínicamente es saber el tipo de mecanismo (si son de grabado total o autograbantes) y cómo tenemos que utilizarlos en nuestro día a día, porque esto hace que difiera la secuencia clínica en el proceso adhesivo.

Entonces... ¿qué debo hacer si me encuentro con dentina en el diente que debo tratar? Tenemos dos opciones: realizar una técnica de grabado total o una técnica selectiva (📷 10.4).

Este tratamiento en dentina se puede realizar el día del cementado o el día del tallado (previo a la toma de impresión). Es lo que hoy en día conocemos como sellado dentinario inmediato. Varios autores han descrito los beneficios de esta técnica (Padros, 2004; Magne, 2005): se evita la contaminación de la dentina, se reduce la sensibilidad posoperatoria y mejora la fuerza de unión en el cementado definitivo. Los pasos de este procedimiento serían:

- Tras tallar, limpiamos la superficie con clorhexidina al 2 % y escogemos un adhesivo dentinario autograbante. Al igual que lo explicado anteriormente, tenemos que dejar actuar 20-30 segundos y eliminar el solvente.
- Fotopolimerizamos y después repetiremos el proceso cubriendo con gel de oxalato o glicerina para eliminar la capa inhibida del adhesivo y evitar que afecte a los materiales de impresión (en caso de ser analógica).
- El día del cementado, limpiaremos la superficie del diente y arenaremos con partículas de óxido de aluminio de 30 a 50 micras.

No queremos cerrar este apartado sin hacer una reflexión: Es lógico pensar que todos queremos simplificar nuestro trabajo. Si nos planteamos reducir pasos en nuestro protocolo adhesivo, teniendo esa posibilidad, podríamos decantarnos por el mínimo número de botes en nuestra consulta.

Sin embargo, siguen ganando "el pulso" los adhesivos de grabado total convencional y autograbantes convencionales y, como ya hemos dicho al inicio de este capítulo, la adhesión es uno de los pilares fundamentales para el éxito de este tratamiento.

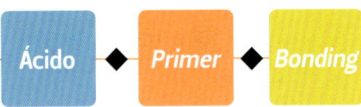

Adhesivos de grabado total convencionales

También llamados de 4.ª generación
Utilizamos cada elemento por separado

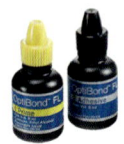

Ej: Optibond FL (kerr)

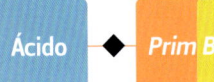

Adhesivos de grabado total simplificados

También llamados de 5.ª generación.
Por un lado, utilizamos el ácido ortofosfórico y en un segundo bote, se mezcla el *primer* con el *bonding*.

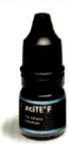

Ej: Excite F (Ivoclar)

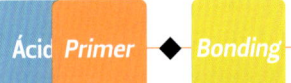

Adhesivos autograbantes convencionales

También llamados de 6.ª generación
Al igual que el grupo anterior, consta de dos pasos, pero cambia la combinación: aplicamos la imprimación junto con partículas ácidas, y secundariamente aplicamos el *bonding*.

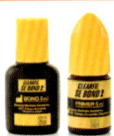

Ej: Clearfil SE Bond2 (kuraray)

Adhesivos autograbantes simplificados

Los actualmente conocidos como universales, de 7.ª u 8.ª generación, o "todo en uno", ya que simplificamos la técnica a un solo paso.

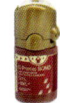

Ej: G–Premio Bond (GC)

**Es importante conocer el tipo de activación, ya que puede ser incompatible a la hora de combinarlo con otros productos (composites, cementos...)

AUTO

FOTO

DUALES

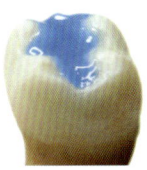

Tal y como su nombre indica, grabamos todo el diente con ácido ortofosfórico (Fusayama, 1987).

Su función en dentina es eliminar la capa de barrillo dentinario, dejando expuestas las fibras de colágeno y dejando abierto el acceso a los túbulos dentinarios, preparando así la superficie para formar la capa híbrida (Nakabayashi, 1982) y los *tags* de resina una vez que aplicamos nuestro adhesivo (ya sea en 1 o 2 botes).

Es importante entender clínicamente que al lavar el ácido y secarlo no podemos desecar la superficie, porque las fibras de colágeno están descalcificadas y sin soporte, y un exceso de aire podría provocar su colapso, frenando el acceso correcto de la resina y provocando una unión débil, además de una posible sensibilidad posoperatoria. Por esta razón, se recomienda dejar la dentina ligeramente humedecida, lo cual tampoco es fácil de controlar.

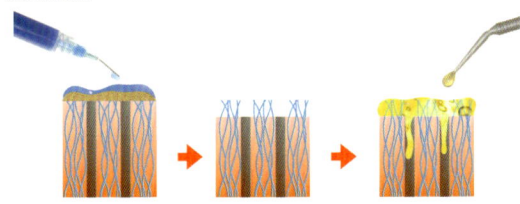

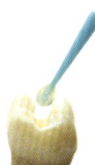

En esta corriente, no se utiliza el ácido ortofosfórico para grabar, ya que el propio bote de adhesivo contiene partículas ácidas para acondicionar el diente.

Su función en la dentina es ir disolviendo la capa de barrillo dentinario a la vez que se produce la imprimación. Esto evita dejar las fibras de colágeno sin soporte (por lo que podemos estar más tranquilos con el control del grado de humedad) y no deja los túbulos dentinarios abiertos (por lo que se reduce en gran medida la sensibilidad posoperatoria).

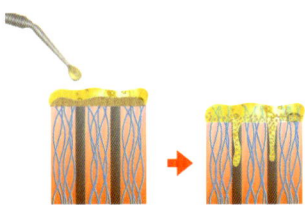

Como inconveniente principal de los adhesivos de autograbado, encontramos que la unión a esmalte es defectuosa y para nada comparable a la que se consigue tras grabar con un ácido ortofosfórico. Por ello, es recomendable utilizar una técnica selectiva: grabado en esmalte e imprimación en dentina con este grupo de adhesivos.

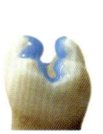
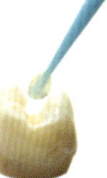

Técnica de grabado total	**Técnica selectiva**
→ Grabado de toda la superficie del diente con ácido ortofosfórico al 37 % (30 segundos en esmalte y 15 en dentina).	→ Grabado en esmalte con ácido ortofosfórico al 37 % durante 30 segundos (no recomendamos renunciar al potencial de grabado que podemos ejercer con este ácido sobre la superficie adamantina).
→ Lavar con abundante agua y secar (sin desecar, término complejo, pero que debemos tener en cuenta para no provocar el colapso del colágeno).	→ Lavar con abundante agua y secar (la ventaja de esta técnica es que no hemos dejado fibras de colágeno sin soporte).
→ Utilizar un adhesivo de 4.ª o 5.ª generación, aplicando un mínimo de dos capas, y dejando actuar de 20 a 30 segundos para que penetre bien, y después, aplicar aire suavemente para evaporar el solvente.	→ Autograbado de la dentina con un adhesivo de 6.ª o 7.ª generación, aplicando un mínimo de dos capas, y dejando actuar de 20 a 30 segundos para que penetre bien, y después, aplicar aire suavemente para evaporar el solvente.

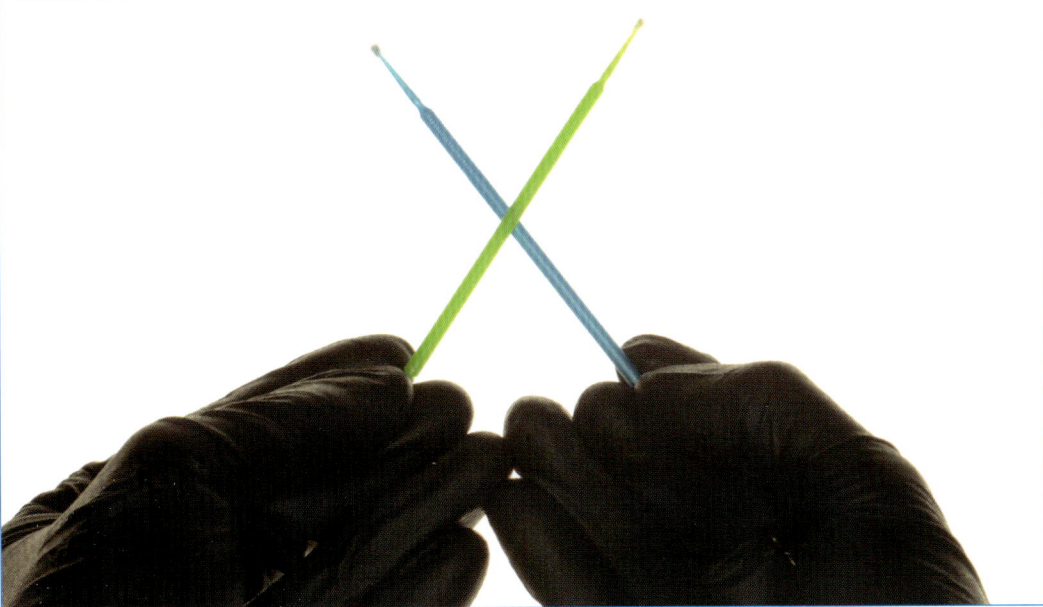

📷 **10.4** Diferentes corrientes para tratar la superficie dentinaria.

Elección del cemento

Junto con el sistema adhesivo, el cemento es el segundo componente encargado de fusionar los diferentes sustratos: el diente y la cerámica.

Al igual que los adhesivos, los cementos de resina que se utilizan para este tipo de procedimientos (dejando atrás la cementación convencional) también se pueden clasificar según su tipo de activación.

Cabe destacar que el proceso de cementación es una fase tremendamente crítica, y que deberíamos inclinarnos, siempre que sea posible, por un cemento de resina fotopolimerizable, ya que nos ofrece mayor tiempo de trabajo si lo comparamos con los sistemas de polimerización dual o química. Hablamos de tiempo, que siempre jugará a nuestro favor a la hora de hacer las comprobaciones de ajuste y retirada de excesos.

Otra ventaja que aportan estos cementos que se activan por luz es la estabilidad del color (Darr, 1995), que, en un tratamiento de este tipo, sí es algo que debemos tener en cuenta, ya que en muchos casos hablamos de restauraciones con alto grado de translucidez.

Serán, sin duda, los cementos de elección en un tratamiento de carillas. Pero elegirlos o no, depende exclusivamente de que nuestra preparación tenga el espesor suficiente para permitir el paso de luz que hace fraguar el cemento (📷 10.5). Como norma, si el grosor de la restauración indirecta supera los 2 mm o es demasiado opaca, nos decantaremos por un cemento de activación química o dual (Hardy, 2018), aun sabiendo que disponemos de menor tiempo de trabajo, además de una estabilidad química incierta por la presencia de aminas en su composición (Archegas, 2011).

Por el afán de igualar el color de nuestras restauraciones al diente natural, que muchas veces es complicado de conseguir por parte del técnico, han ido surgiendo en el mercado cementos resinosos con diferentes tonalidades y opacidades, que, en alguna ocasión, nos ayudan a conseguir cambios lo suficientemente perceptibles como para no tener que mandar de nuevo nuestra restauración a ser modificada. Para hacer estas pruebas, tenemos los mismos colores representados por pastas *try-in* o de prueba, a base de agua o gel, que no polimerizan, y nos ayudan a hacer estas comprobaciones en el sillón dental (📷 10.6). En caso de utilizar estas pastas, debemos limpiar posteriormente la superficie interna con alcohol (Barghi, 1999).

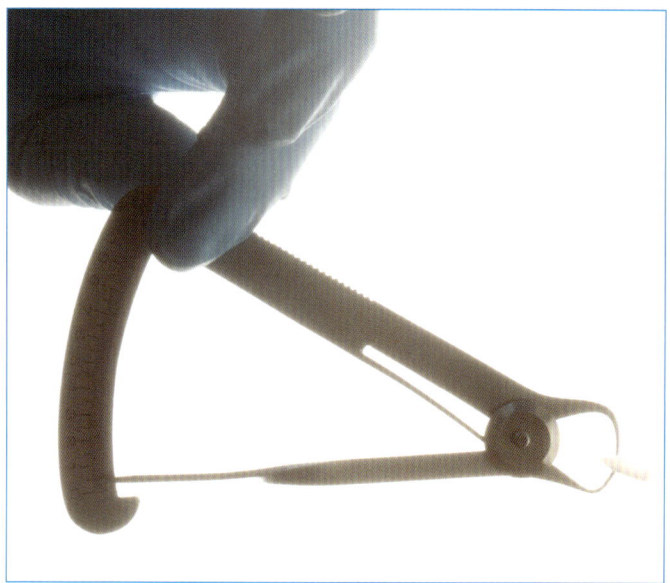

📷 **10.5** Medidor de espesores que nos indica que el grosor de nuestra carilla es menor de 2 mm, por lo que en este caso estaría indicado un cemento fotopolimerizable.

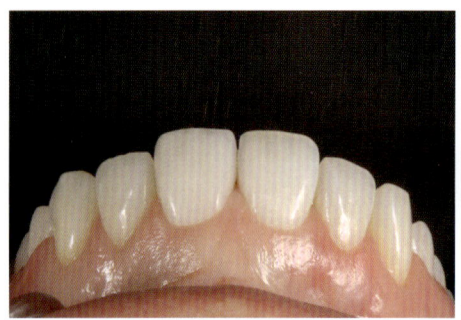 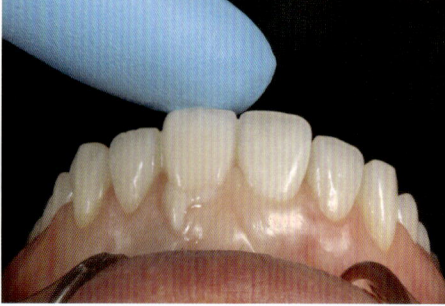 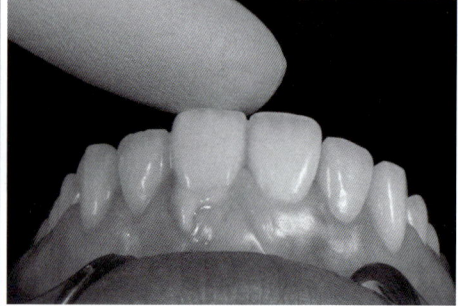

📷 **10.6** a) Prueba de una carilla cerámica en #21 que tiene mayor valor que los dientes adyacentes. b) Prueba con un *try-in* que aporta mayor saturación al color final. c) Comprobación del valor en la misma foto en blanco y negro.

Acondicionamiento de la cerámica

Nuestra restauración indirecta, en este caso de cerámica, también necesita un tratamiento de superficie como la última pieza en el puzle. En función del material elegido, se tratará de una manera u otra.

En este tipo de tratamientos, el éxito a largo plazo depende del tema que llevamos tratando durante todo el capítulo: del proceso adhesivo, ya que, por su diseño, no son restauraciones retentivas por sí mismas. Esto quiere decir que nuestro material tiene que ser capaz de acondicionarse para que haya esa perfecta unión que necesitamos. Por eso, dentro de los distintos tipos y clasificaciones de las cerámicas, nos vamos a centrar

principalmente en las más usadas actualmente para confeccionar nuestras carillas: las cerámicas feldespáticas convencionales y las reforzadas con disilicato de litio.

A pesar de tener indicaciones diferentes por sus propiedades, el denominador común entre ambas es que su superficie interna se puede grabar con ácidos, para así conseguir una microrretención y una mayor energía superficial. Además, aplicaremos un agente de aleación para conseguir una unión química con nuestro adhesivo y cemento de resina.

Este control de interfases (Magne, 2002) es lo que va a hacer que nuestra carilla reemplace no solo estéticamente el tejido del diente, sino también sus funciones. Así que nosotros, como clínicos, deberíamos entender y conocer perfectamente el proceso, llevándolo de forma cuidadosa a la práctica, porque, aunque a veces busquemos otros "culpables" cuando hay fallos, la realidad es que somos los responsables directos en la mayoría de los casos por no hacer las cosas del todo bien.

Porcelana feldespática convencional

La porcelana feldespática convencional es la cerámica por excelencia, y la que aporta mayor estética a nuestros trabajos. Esto es debido a su gran cantidad de fase vítrea y a su translucidez. Como inconveniente, tiene baja resistencia a la fractura por la menor cantidad de fase cristalina.

Ambas fases no solo determinan las propiedades, sino que nos indican si son susceptibles al grabado o no, ya que la parte vítrea sí sufre frente al ataque ácido y, sin embargo, la parte cristalina es resistente a este tratamiento.

Grabamos la superficie interna con ácido fluorhídrico al 9-10 % durante 90 segundos para crear la retención micromecánica.

Tras lavar y secar, analizamos la superficie tratada de la carilla, y debemos observar un aspecto mate, "tizoso", debido a los precipitados cristalinos que se crean una vez grabada la superficie. Es conveniente, para continuar el proceso, que eliminemos esta capa, que no desaparece solo con agua. Idealmente, debemos introducirla en un baño de ultrasonido con alcohol al 95 % o agua destilada durante 4 minutos. Como segunda opción, podemos limpiarlo con ácido ortofosfórico frotando durante 1 minuto. De no ser así, se producirá una reducción significativa de la adhesión de la porcelana (Canay, 2001).

Para conseguir una unión química entre un material cerámico y un material resinoso como el cemento, necesitamos un agente de acoplamiento. Utilizaremos para esta misión una fina capa de silano, y eliminaremos los excesos tras 60 segundos desde su colocación. Podemos hacerlo con aire o, idealmente, se habla del beneficio de secarlo con calor (por ejemplo, con un secador de pelo) (Barghi, 2000).

En este momento, tendríamos nuestra restauración químicamente y micromecánicamente lista para fusionarse con la estructura dental, no sin antes colocar como elementos de unión, el adhesivo y cemento de resina.

Aplicaremos una capa de resina hidrófuga en la superficie interna de la carilla para penetrar bien en las irregularidades creadas (El Zohairy, 2004), seguida de aire y del cemento de resina elegido (📷 10.7).

Porcelana reforzada con cristales (leucita y disilicato de litio)

Intentando suplir las necesidades técnicas, surgieron las porcelanas reforzadas, cuya propiedad principal es que presentan una mayor resistencia a la fractura.

Los pasos para tratar la superficie de este tipo de cerámicas son los mismos, pero debido a su menor porcentaje de fase vítrea, difiere en los tiempos de grabado y concentración.

En el caso del disilicato de litio, la formación de microrrugosidades se conseguirá gracias a la aplicación de ácido fluorhídrico al 5 %, durante 20 segundos (Puppin-Rontani, 2017) (📷 10.8).

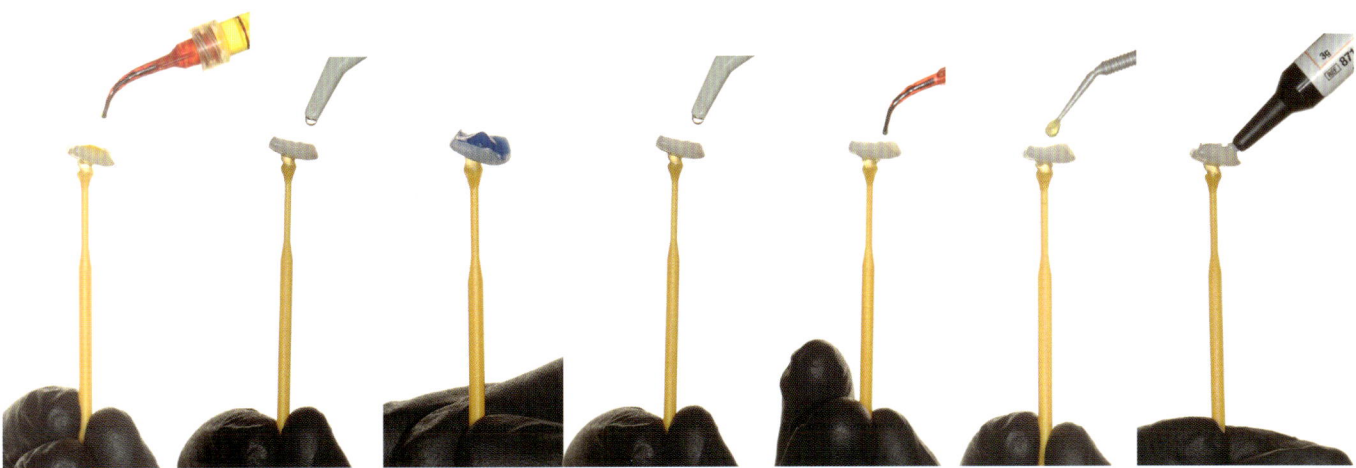

📷 **10.7** Paso a paso del tratamiento de una carilla feldespática.

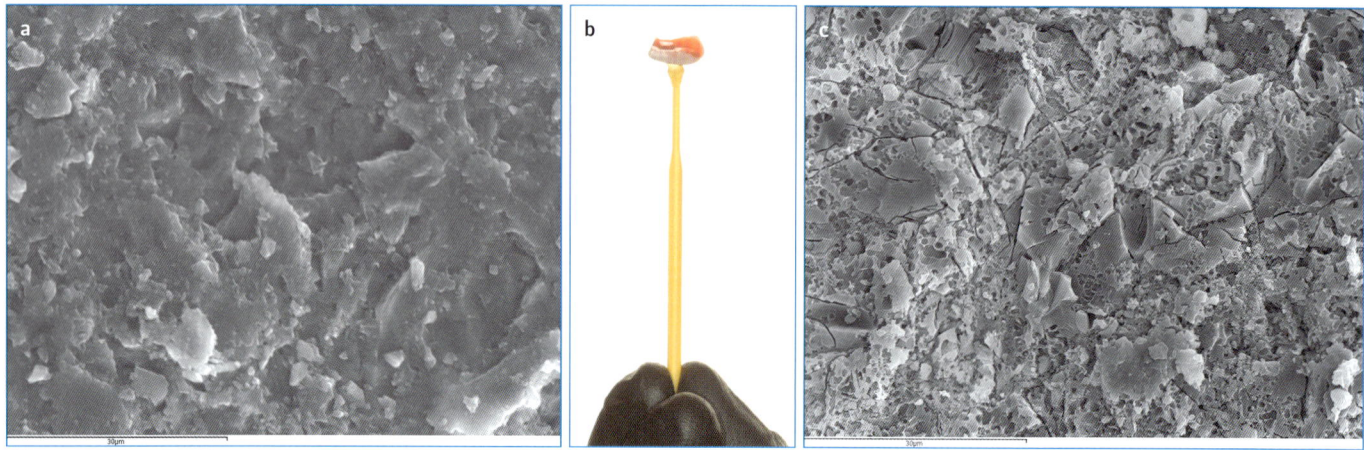

📷 **10.8** a) Aspecto del disilicato de litio sin tratar a 1500 aumentos. b) Aplicamos ácido fluorhídrico al 5 % durante 20 segundos. c) Aspecto de la misma muestra de disilicato de litio tras tratar su superficie vista a los mismos aumentos.

El resto del proceso es exactamente igual. También tenemos que limpiar los precipitados que aparecen tras grabar para que no se comprometa la adhesión (📷 10.9), continuando con el tratamiento químico con silano y con la aplicación de adhesivo y cemento.

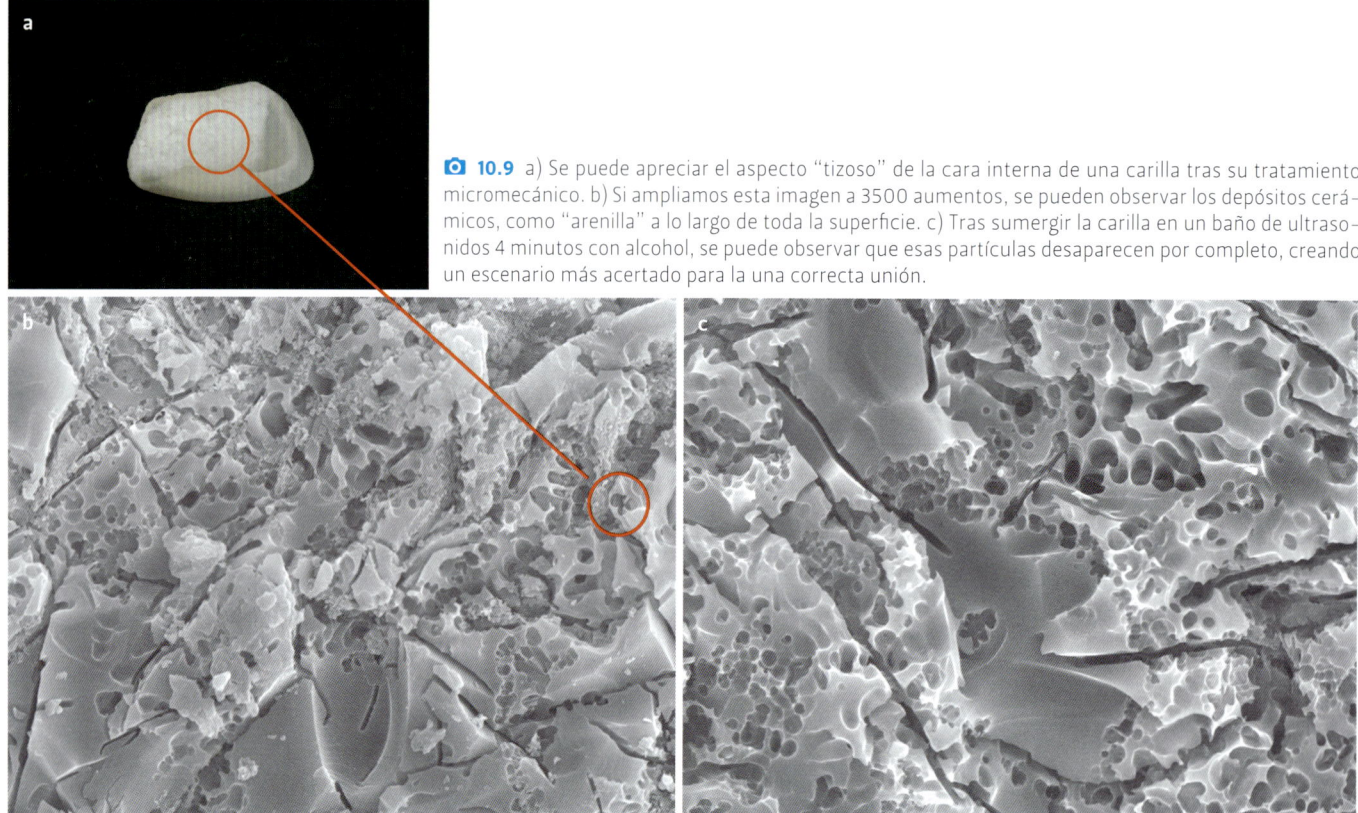

📷 **10.9** a) Se puede apreciar el aspecto "tizoso" de la cara interna de una carilla tras su tratamiento micromecánico. b) Si ampliamos esta imagen a 3500 aumentos, se pueden observar los depósitos cerámicos, como "arenilla" a lo largo de toda la superficie. c) Tras sumergir la carilla en un baño de ultrasonidos 4 minutos con alcohol, se puede observar que esas partículas desaparecen por completo, creando un escenario más acertado para la una correcta unión.

Aislamiento

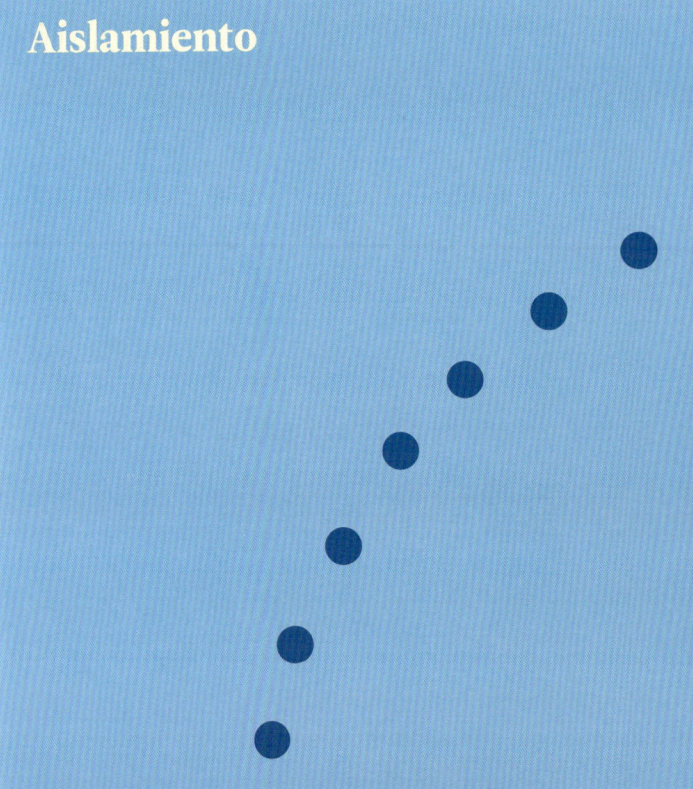

Realizar un buen aislamiento no es una técnica fácil. Requiere de una larga curva de aprendizaje, y siempre debemos comenzar por casos sencillos sin abandonar la práctica, aunque al principio no salga todo lo bien que nos gustaría.

Una vez que conseguimos llegar a la cima y vamos mejorando con cada aislamiento que hacemos, no se entiende otro mejor escenario para nuestros tratamientos restauradores, porque la recompensa es un campo limpio de trabajo, sin contaminación y sin humedad (Wang, 2016).

El objetivo de este apartado es aclarar qué tipo de materiales son los más adecuados para nuestro día a día, y crear un protocolo riguroso para que poco a poco ganemos tiempo y eficacia en nuestra secuencia. Porque muchas veces el problema de no enfrentarnos a esta práctica de forma rutinaria reside en que no tenemos o no nos han dado las claves para que el aislamiento se convierta en una herramienta de ayuda (Hassan, 2018).

Materiales

DIQUE DE GOMA

El dique de goma, o DAM (que así se denomina en inglés), y cuya traducción al castellano no puede ser más significativa para entender el concepto de su uso: **presa** de contención de agua. Y es que, eso es lo que buscamos con unestro aislamiento: una barrera.

Barrera que, en nuestro caso, frena los líquidos que hay en un medio tan hostil como la boca: saliva, sangrado, líquido crevicular, etc., además de ayudarnos a evitar el riesgo que conlleva la deglución de materiales o instrumentos indeseables como, por ejemplo, en los tratamientos de conductos.

Dentro de los diques que hay en el mercado, podemos encontrar varios tipos que dividimos según los criterios expuestos en ■ 10.1.

A la hora de utilizarlo, es importante que analicemos la calidad de nuestro dique. Tienen una duración limitada que depende del tiempo desde la fabricación y de las condiciones de almacenamiento del producto, lo cual puede afectar a su elasticidad.

Si presenta un aspecto seco y quebradizo, posiblemente se desgarrará a la hora de colocarlo. Un truco para saber si aún conserva todas sus propiedades es hacer una perforación de cualquier tamaño y estirarlo, de manera que no se desgarre y que después vuelva a su tamaño original.

Además, al insertarlo en boca, tenemos que ver si nuestro dique presenta dos superficies distintas. Si es así, la zona más mate, debe ser colocada hacia el operador, para evitar brillos y reflejos indeseables que nos incomoden a la hora de trabajar.

■ 10.1 Distintos tipos de diques.

Espesor	• **Finos** (0,15 mm). Son propensos a rasgarse. No recomendables. • **Medios** (0,2 mm). Se recomienda su uso en restauradora cuando no hay demasiada práctica, procedimientos endodónticos o contactos proximales muy ajustados. • **Gruesos** (0,25 mm). Siempre que necesitemos mayor retracción de los tejidos (dientes con poco ferrule, preparaciones subgingivales, biotipos gruesos). • **Extragruesos** (0,3-0,35 mm). Mayor complicación a la hora de pasarlo por los puntos de contacto.
Tamaño	Disponible en dos tamaños: • 6" × 6" (15 cm × 15 cm): brindan mayor cobertura y están indicados para adultos. • 5" × 5" (12,7 cm × 12,7 cm): indicados en odontopediatría.
Color	• Hay varios colores en el mercado: azul, verde, negro, rosa, etc. • Se recomienda un color que aporte luminosidad en el campo de trabajo y en nuestras fotografías, como el azul claro.
Material	• Con látex. • Sin látex (plastómero elástico) para pacientes que presentan hipersensibilidad o alergia al látex. Suelen ser más resistentes al desgarro y más elásticos, por lo que debemos tenerlo en cuenta a la hora de hacer las perforaciones, que requieren un menor tamaño.

PERFORADOR

Aunque, actualmente, el aislamiento está muy en auge en diferentes artículos, conferencias y redes sociales, esta técnica originalmente comenzó en 1864 en la práctica odontológica. Por aquel entonces, se realizaban las perforaciones con un punzón sobre una superficie plana.

Hoy en día, tenemos ese punzón añadido en lo que conocemos como perforador, junto con una plataforma giratoria con orificios de distintos diámetros, que elegimos según el diente o grupo de dientes que queremos aislar.

Los modelos más habituales son:

○ Modelo Ivory (**◉** 10.10a): la placa tiene 6 agujeros de distinto tamaño (de 1 mm a 2 mm).

○ Modelo Ainswoth: la placa tiene 5 agujeros de distinto tamaño (de 0,5 mm a 2,5 mm).

Además de que hay alguna diferencia más como la colocación del eje de bisagra en relación con la placa, lo más importante a la hora de elegir el instrumento es más la calidad y no tanto el tipo, ya que de eso depende que nuestro corte sea limpio. Para ello, ha debido recibir un buen uso y cuidado, si no, se atascará al hacer su función y se obtendrán resultados no deseables (**◉** 10.10b).

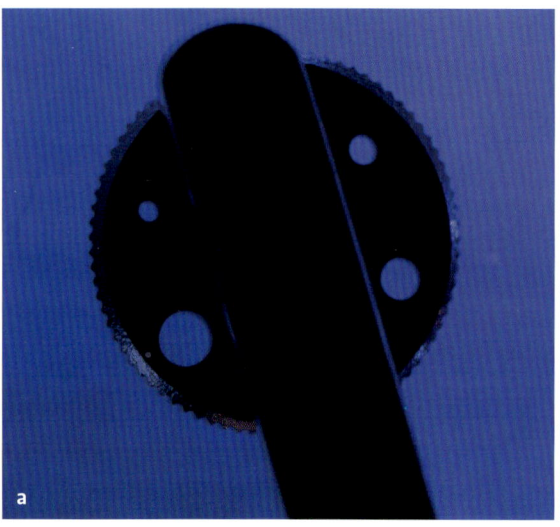

◉ 10.10 a) Perforador tipo Ivory, en el que vemos limpios los orificios. Es importante retirar los restos del dique una vez utilizado para que no se estropee. b) De no ser así, comenzaremos a tener malos resultados en nuestras perforaciones y tendremos el riesgo de que se rasgue durante su uso.

ARCO

Es el marco de nuestro campo de trabajo, y lo que hace que el dique se mantenga en tensión evitando, así, que se formen pliegues en las zonas más críticas.

Es cierto que hay distintos materiales a la hora de hablar de arcos: los hay metálicos y los hay de plástico, que se pensaron para tratamientos de endodoncia y no tener que retirarlos a la hora de hacer radiografías de control. En cuanto a forma, los hay ovalados, en forma de "U", rígidos, plegables... pero el de uso más común es restauradora, es el metálico con forma de U, porque nos ofrece mayor rigidez, y tenemos tamaño tanto para adultos como para el paciente pediátrico.

CLAMPS

Los *clamps* o grapas son los dispositivos que sirven de anclaje para mantener el dique alrededor del diente.

Hay muchas casas comerciales y diferentes kits pre-establecidos con diferentes *clamps*, pero lo más importante es saber interpretarlos y decidir nosotros mismos el tipo de *clamp* que necesitamos para cada caso y, así, poder hacer nuestra propia clasificación.

La elección dependerá del diente y del tipo de tratamiento que vayamos a realizar y, para ello, debemos fijarnos en la parte activa de la grapa, que consta de cuatro puntas, que deben adaptar perfectamente a la zona cervical de nuestro diente, lo que implica que, en estado pasivo, estas cuatro puntas deben estar casi en contacto. Si no fuese así, debemos pensar en el recambio de nuestro material, siempre y cuando no sea modificable, porque si no tenemos en cuenta esto, no vamos a conseguir el aislamiento que necesitamos del medio oral (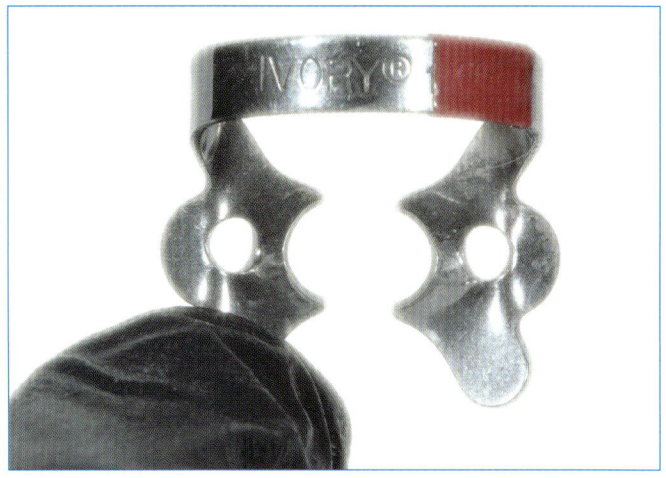 10.11).

Además, esta parte activa, según el diámetro y su tamaño, nos da información sobre el tipo de dientes al que va dirigido (10.12) y, según su proyección, nos inclinamos más para utilizarlos como elemento de retención o de retracción (10.12 y 10.13). Junto a la parte activa, diferenciaremos si presenta aleta central o no.

Si se trata de un *clamp* con alas, normalmente lo utilizaremos en aislamientos individuales, o en aislamientos absolutos como anclaje en dientes que están alejados de nuestro campo de trabajo (10.14a).

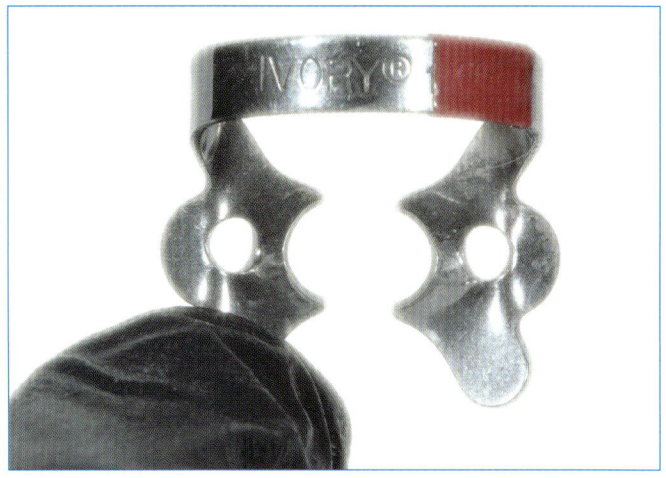

10.11 Aspecto de cómo solemos encontrar los *clamps* en nuestras consultas, cuando lo ideal es que la parte activa esté casi en contacto.

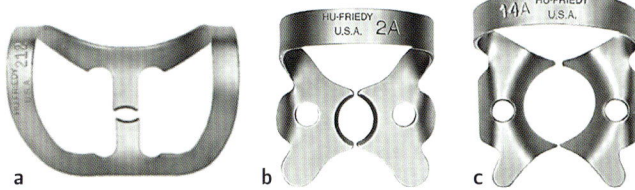

10.12 a) *Clamp* 212 dirigido al sector anterior. b) Premolares. c) Molares.

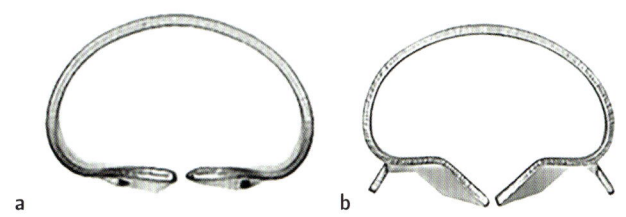

10.13 a) *Clamp* de retención. b) *Clamp* de retracción.

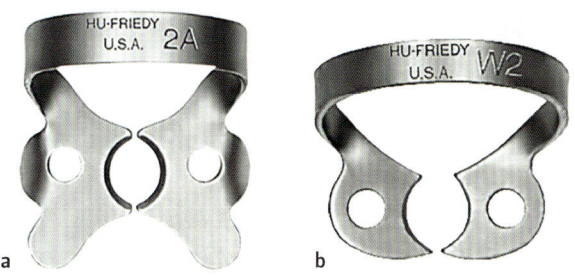

10.14 a) Grapa dirigida a premolares con aleta central. b) Grapa sin alas.

Si, por el contrario, no presenta alas (📷 10.14b), es más versátil y se adapta más a cualquier situación, ya que podemos estar tranquilos porque no va a interferir en nuestro trabajo, ni con determinados dispositivos, como cuñas y anillos (📷 10.15). De forma habitual, aparecen con la letra W (de *wingless*: sin alas) para diferenciarlos.

En múltiples ocasiones, y más cuando nos referimos al tratamiento de carillas, son de gran utilidad las grapas accesorias. En los casos en los que necesitemos mayor retracción en un diente diferente al diente de anclaje como, por ejemplo, a la hora del cementado en el sector anterior.

El *clamp* 212 se ha utilizado mucho, tanto en su formato original (para cementar de forma individual cada carilla) (📷 10.16), como cortándolo a la mitad (para poder trabajar bilateralmente y cementar de dos en dos).

Actualmente, también se utilizan mucho los *clamps* tipo Brinker (especialmente el B4) (📷 10.17).

PORTACLAMPS O FÓRCEPS

Utilizado para llevar y estabilizar el *clamp* en el diente y posteriormente retirarlo (📷 10.18). Muchas veces, esto no es fácil, por la dificultad de apertura y porque la parte activa del instrumento tiene una terminación retentiva, que complica desenganchar la grapa. Hay clínicos que deciden suavizar esta zona, retocándola, para que esto no suceda.

Los tipos más conocidos son:
- Modelo Ivory.
- Modelo Stoke y Brewer.

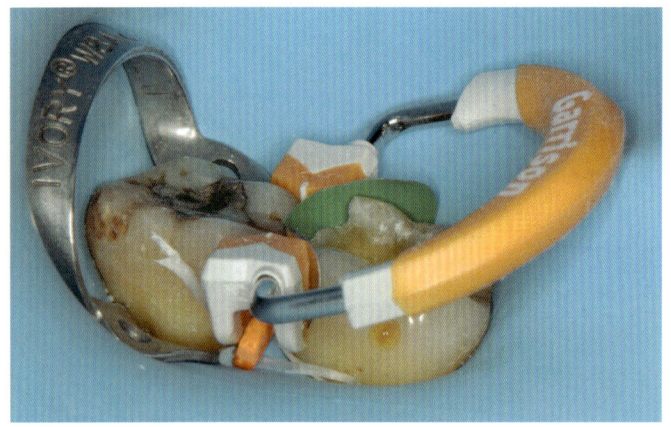

📷 **10.15** *Clamp* sin alas en el que se aprecia que no interfiere con otros dispositivos de trabajo a la hora de hacer una clase II, como es este caso.

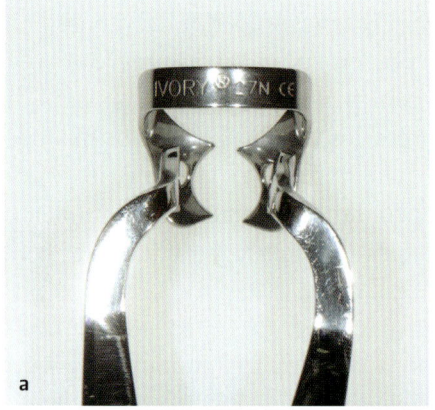

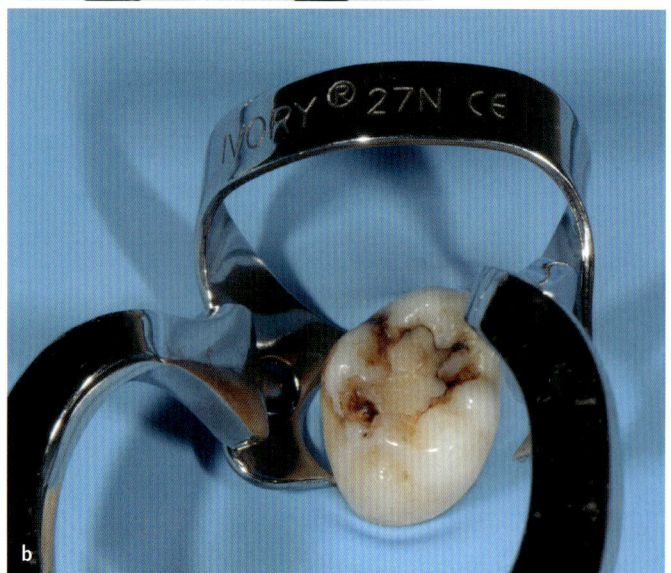

📷 **10.18** a) *Clamp* 27N anclado a la parte activa del fórceps. b) Posteriormente se estabiliza en nuestro diente de anclaje.

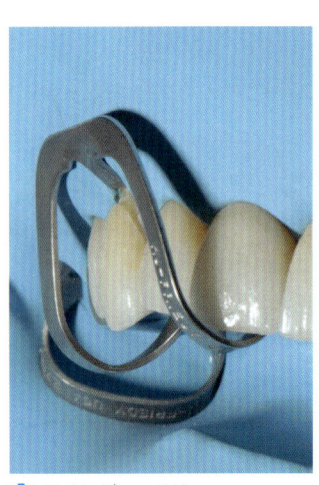

📷 **10.16** *Clamp* 212.

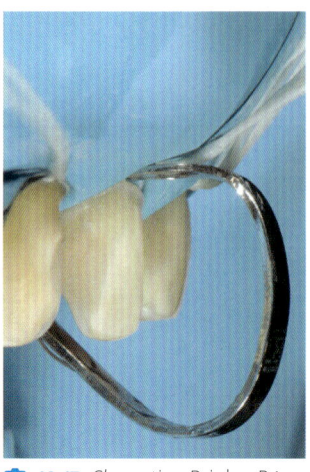

📷 **10.17** *Clamp* tipo Brinker B4.

Materiales accesorios

De forma frecuente, utilizamos otro tipo de materiales, que nos ayudan a mejorar nuestra técnica. Haremos un repaso para verificar que no nos falta nada para poder comenzar:

○ **Hilo dental**: para ayudarnos a pasar el dique por los puntos de contacto. Además, es recomendable utilizarlos para hacer ligaduras, tanto simples como dobles, para la inversión del dique en el surco. Como consejo, deberíamos tener ya preparadas las ligaduras de ambos tipos, para no pararnos durante el proceso (📷 10.19a).

○ **Tijeras**: es fundamental tener unas tijeras buenas, que corten bien las ligaduras, para que no se deshaga el nudo. También podemos usarlas para cortar el dique si sobresale mucho (📷 10.19b).

○ **Lubricante hidrosoluble**: facilita el paso del dique a través de los dientes. Pero es importante saber que también puede ser resbaladizo una vez colocado en sentido contrario, y que, además, hay geles que manchan mucho el campo operatorio (📷 10.19c).

○ **Hilo de retracción**: nuestra primera intención será retraer todo lo posible solamente con el dique de goma. En caso de no conseguirlo y necesitar ayuda adicional, podremos utilizar el hilo de retracción, pero siempre por ese orden: primero dique, y consecutivamente el hilo (📷 10.19d). Nuestra recomendación es el hilo retractor de Ultrapack o Cerkamed.

○ **Teflón**: funcionalmente, podría reemplazar al hilo de retracción, porque nos ayuda a introducir más el dique en el surco, tanto vertical como horizontalmente. El manejo puede parecer complicado al principio, pero si nos ayudamos con una espátula mojada en agua, finalmente seremos capaces de llevarlo hasta donde queremos (📷 10.19e). Nos parece importante recalcar que el ancho recomendado es de 12 mm y un grosor no menor a 0,1 mm.

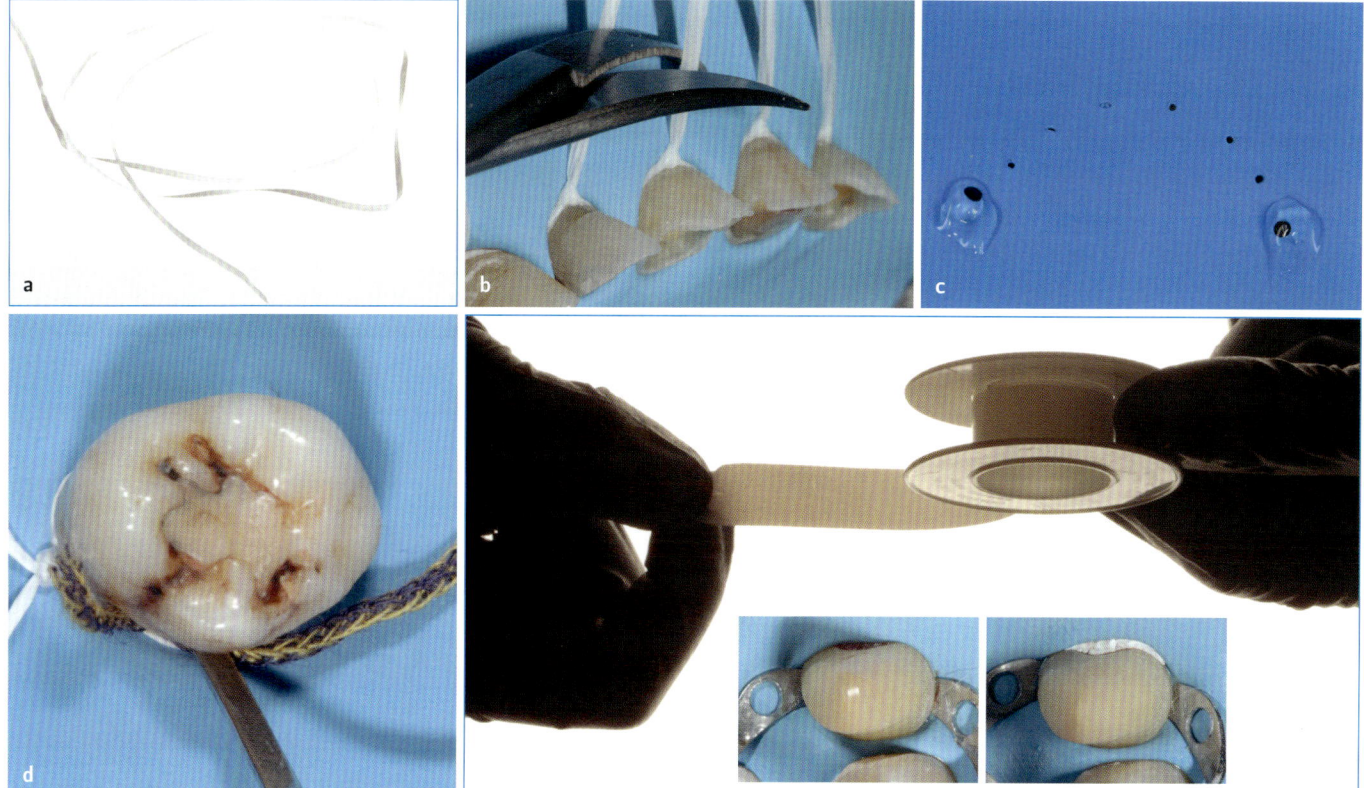

📷 **10.19** Materiales accesorios: a) Seda dental. b) Tijeras. c) Lubricante. d) Hilo de retracción. e) Cinta de teflón.

PASO A PASO PARA UN AISLAMIENTO ABSOLUTO

Una vez que ya hemos verificado el ajuste de nuestras carillas, tanto en el modelo como en boca y hemos dado el visto bueno para cementarlas, nos disponernos a aislar.

Nuestro consejo es que sea antes del tratamiento de las carillas, porque si en algún momento nos entra la duda de si ajustan bien con el dique puesto o queremos asegurarnos de que no interfiere su colocación con ningún *clamp* adicional, siempre podremos hacer una segunda comprobación sin alterar la superficie de la carilla, y realizar el cementado de una forma segura y con total tranquilidad, ya que este momento es crítico para que el trabajo salga bien (Browet, 2017).

1. PROBAR EL O LOS *CLAMPS* DE ANCLAJE EN BOCA

Colocaremos uno si se trata del aislamiento de un cuadrante, o dos si se trata de una arcada completa o sector anterior.

Siempre, comprobaremos previamente para cerciorarnos que hay estabilidad alrededor de la zona cervical del diente elegido y no hay riesgo de balanceo.

2. HACER LAS PERFORACIONES

Si hablamos de dónde realizar las perforaciones en el dique de goma, hay varios métodos para hacerlo:

- Plantillas predeterminadas, del mismo tamaño que el dique, y que viene ya perforada y dividida por cuadrantes (📷 10.20). No nos olvidemos de que es una forma de hacerlo más "impersonal", y que luego deberíamos hacer rectificaciones sobre lo que hemos marcado.

- Sobre un modelo, que puede ser tanto de escayola como impreso, que normalmente recibimos con el trabajo de laboratorio.

Vamos marcando, esta vez, de forma más individualizada, el dique sobre las huellas que se crean de los dientes, lo que hace que las distancias y posiciones coincidan más con la realidad (📷 10.21)

- Sobre la boca del paciente. Es similar a lo explicado anteriormente, sigue siendo real, pero puede ser más incómodo por el acceso en boca y por si se mueve el paciente mientras marcamos (📷 10.22).

Sin duda, es preferible individualizar cada caso, porque hay situaciones en las que las plantillas ayudan, pero por norma general, nos encontramos con ausencias, apiñamientos, migraciones, etc., y cometeríamos un error al no tenerlo en cuenta antes de hacer cada agujero (📷 10.23).

Tampoco podemos olvidarnos de que a pesar de tener como referencia la boca o el modelo del paciente, nuestro objetivo con el dique no es aislar tan solo la corona clínica, sino que se trata de llegar a la zona cervical. Por ello, debemos tener en cuenta más la posición radicular que la coronal, ayudándonos, por ejemplo, de radiografías previas en las que se puede observar el eje del diente y la verdadera distancia que debemos dejar entre agujeros (📷 10.24).

El hecho de cometer errores en la distancia hará que el dique quede muy tenso en caso de hacer los agujeros muy próximos o, por el contrario, que nos cueste mucho pasar el dique entre los contactos interproximales por exceso, por lo que quedan muchas veces arrugas, o incluso, puede imposibilitar el acceso.

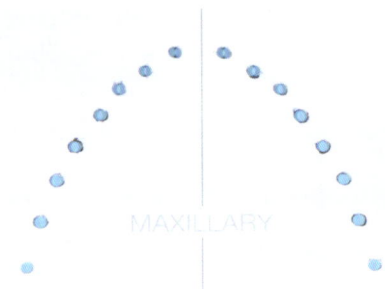

📷 **10.20** Perforaciones sobre plantilla.

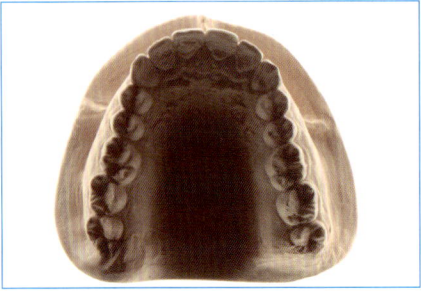

📷 **10.21** Perforaciones sobre modelo.

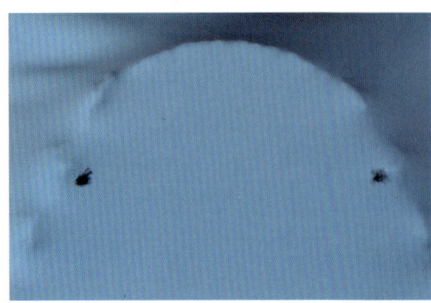

📷 **10.22** Perforaciones directamente sobre boca.

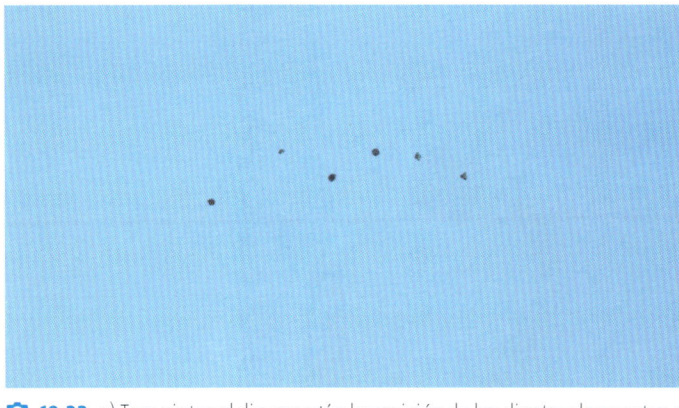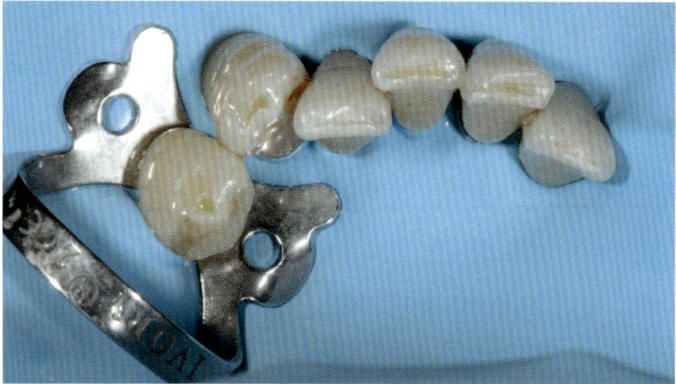

📷 **10.23** a) Tras pintar el dique según la posición de los dientes de nuestro paciente. b) Aislamiento que se consigue con esta técnica, y que nunca podríamos haber hecho correctamente con una plantilla.

No podemos olvidar que se mantiene el mismo objetivo que hemos descrito anteriormente para el tamaño de las perforaciones. Si queremos sellar la zona radicular, que siempre es más estrecha que la zona coronal, no tenemos por qué decantarnos por el agujero más grande de nuestra pletina del perforador, porque si no, va a quedar holgado y no vamos a conseguir una barrera real. Solo utilizaremos el mayor diámetro para el diente que lleva el *clamp*, no para ningún otro. Y para el resto, intentaremos utilizar los de menor diámetro, ya que junto con el espesor del dique intentando colocarlo en un campo seco, vamos a conseguir mejor inversión en el surco.

3. COLOCACIÓN EN BOCA

Hay diferentes formas de llevar a cabo el aislamiento en boca:

o En un solo paso, en el que todos los materiales imprescindibles para el aislamiento van de una sola vez a la boca. Colocamos la grapa en el dique (más fácil cuando está tiene aletas), y con el *portaclamps*, transferimos todo el conjunto hasta estabilizarlo en el diente. Es más complicado acceder, por la menor visibilidad, pero depende de las preferencias y experiencia del operador (📷 10.25).

o En dos pasos, colocando primero el *clamp*: una vez seleccionado el *clamp*, lo llevamos a boca, para pasar posteriormente, el dique a través del arco, y finalmente, colocamos el arco para tensar.

o En dos pasos, colocando primero el dique de goma, y luego, estabilizándolo con los *clamps*.

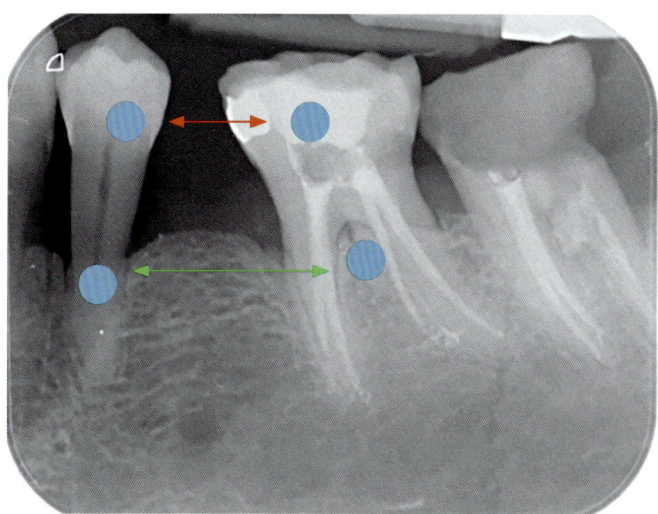

📷 **10.24** Diferencia significativa entre la distancia que existe entre las coronas clínicas y la distancia real de nuestras perforaciones.

En los dos primeros supuestos, en los que el dique queda por encima de la grapa, pasaremos este dique con un instrumento romo o con nuestro dedo, por debajo del anclaje (📷 10.26a). Nunca hay que pasarlo con un instrumento agudo (como, por ejemplo, una sonda de exploración) que pueda rasgar el dique. Después, iremos pasando el resto de los dientes con ayuda de la seda dental hasta completar el aislamiento absoluto (📷 10.26b-d) (🎥 10.1).

Una vez tengamos visibles todos los dientes seleccionados, siempre que necesitemos mayor retracción nos ayudaremos de las ligaduras simples y dobles, porque se nota la diferencia en caso de no usarlas (📷 10.27). Conseguimos mejores resultados si la persona que nos ayuda guía la ligadura con una espátula hacia el surco (📷 10.28) (🎥 10.2).

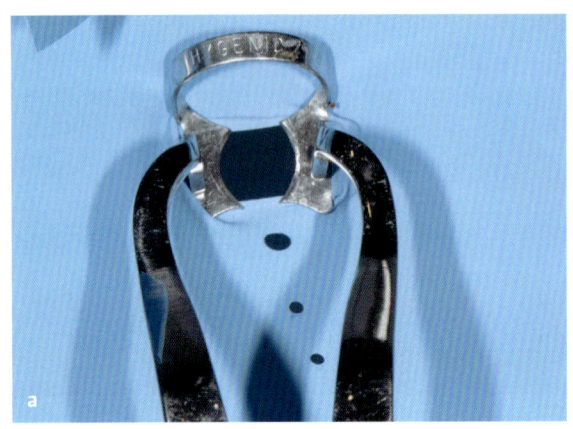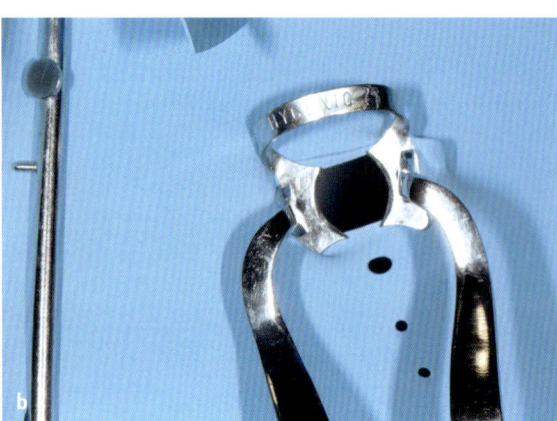

📷 **10.25** Colocación del aislamiento en un solo paso. a) Sin incluir el arco. b) Con arco incluido.

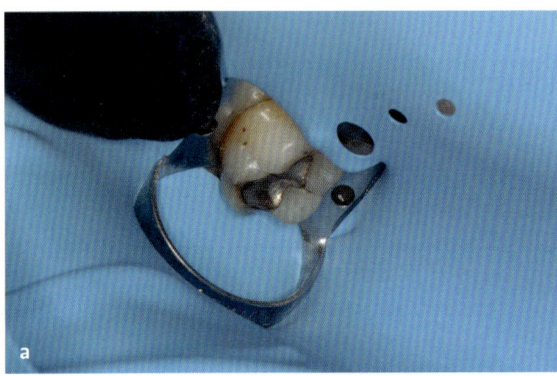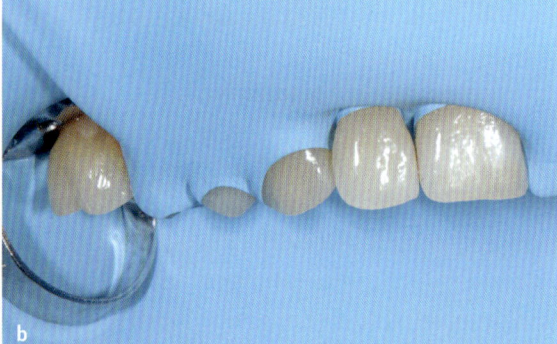

📹 **10.1** Aislamiento absoluto.

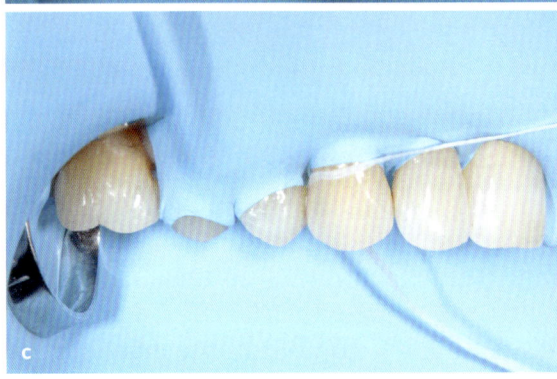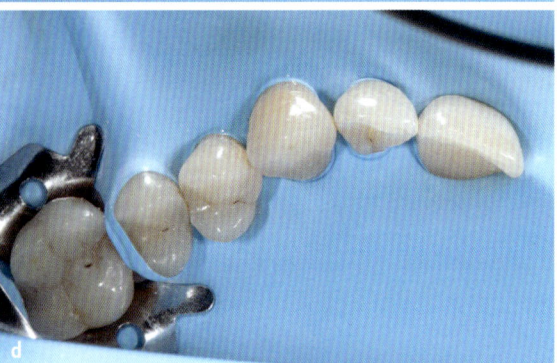

📷 **10.26** a) Pasamos el dique por debajo de las aletas. b) Nos vamos al contacto más alejado para comenzar a pasar cada diente por las perforaciones. c) Nos ayudamos con seda dental. d) Dejamos para el final el punto de contacto más cercano al anclaje.

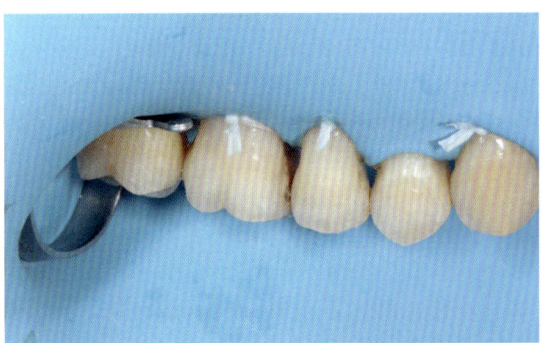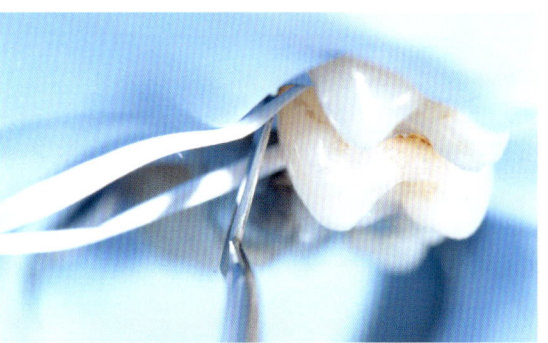

📹 **10.2** Nudos.

📷 **10.27** Diferencia clínicamente notable respecto a la retracción que se consigue con ligaduras a la que conseguimos sin ellas (diente #14).

📷 **10.28** Espátula que está introduciéndose en el surco gingival para que resbale la seda dental hasta donde queremos.

Aislamiento modificado o relativo

Siempre que tengamos dudas sobre el ajuste de nuestras carillas hasta el margen que hemos creado, o no estemos aún familiarizados con la técnica de aislar de forma absoluta, podemos emplear un aislamiento modificado, que es útil para retraer, sobre todo, tejidos blandos y para evitar que el paciente intente cerrar la boca durante el tratamiento (Jesse, 1980).

No es tan eficaz, porque como su nombre indica, es una barrera "relativa", pero es de mucha utilidad en muchas ocasiones (📷 10.29) (🎥 10.3).

Dibujamos sobre el dique el tramo de arcada que vamos a aislar (idealmente sobre modelo o boca), marcando los dos puntos donde van a ir los *clamps* de anclaje y perforamos a ese nivel (📷 10.30a). Ese arco se recorta (📷 10.30b) y, una vez que colocamos las grapas en boca, llevamos el dique pasándolo por ambos arcos para visualizar todo el sector, incluido el arco gingival. Por ello, si necesitamos mayor retracción, sí tendríamos que poner desde el principio hilo de retracción del calibre que necesitemos según el biotipo de nuestro paciente.

De cualquiera de las dos maneras (aunque es preferible el asilamiento absoluto), vamos a realizar el trabajo de cementación infinitamente más tranquilos. La cementación es un proceso para el que se necesita ser pulcro y cuidadoso: como responsables directos que somos, debemos poner todo de nuestra parte, incluyendo el esfuerzo por mejorar cada día en esta fase.

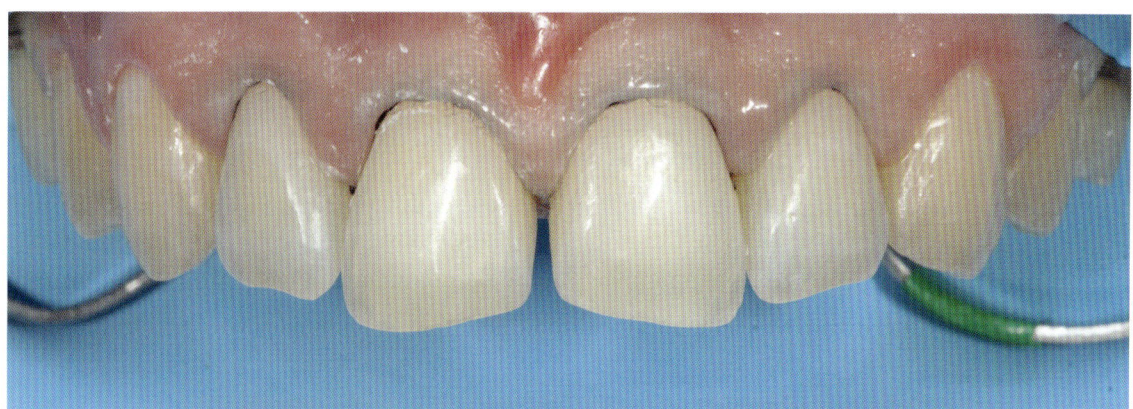

🎥 **10.3**
Aislamiento modificado.

📷 **10.29** Ejemplo de un aislamiento modificado, donde no nos interfiere ni la lengua, ni los labios.

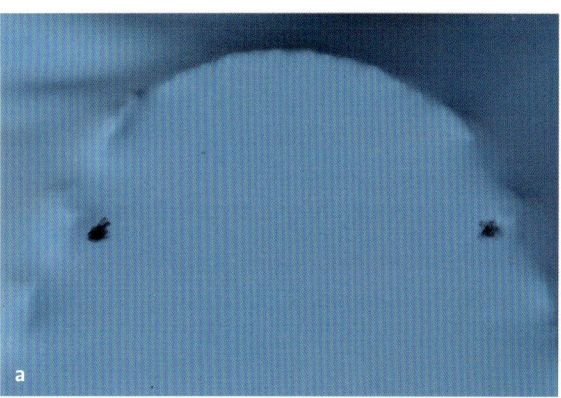

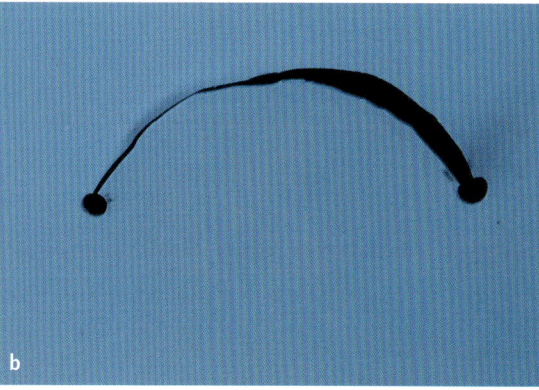

📷 **10.30** a) Marcamos sobre boca dientes de anclaje. b) Recortamos el dique cerrando ligeramente el arco.

PASO A PASO HASTA LA CEMENTACIÓN

Pasos preliminares

Previamente a la llegada de nuestro paciente, debemos hacer comprobaciones y analizar las restauraciones indirectas que nos llegan del laboratorio. Cualquier fallo o error que detectemos antes de la cita destinada a la cementación (que suelen ser citas largas) jugará a nuestro favor para poder resolverlo o acláralo con nuestro técnico.

Es importante analizar de forma individual cada restauración: comprobar que están en perfecto estado (sin fisuras, sin ningún resto en la superficie interna que pueda impedirnos el correcto asentamiento, etc.) y verificar que el ajuste en el modelo es correcto desde todos los ángulos (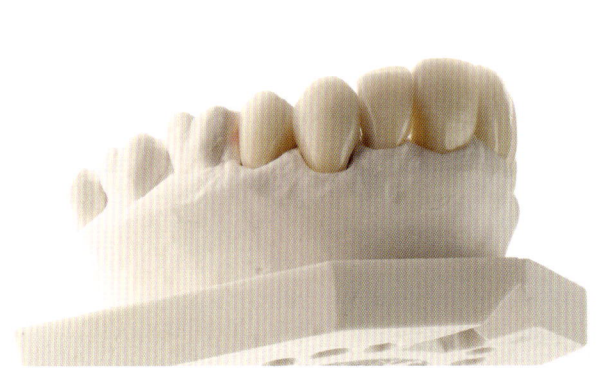 10.31).

Posteriormente veremos el ajuste global, con todas las carillas sobre el modelo (📷 10.32).

Una vez que le hemos dado el visto bueno sobre el modelo y tenemos a nuestro paciente en el sillón dental, retiraremos los provisionales y limpiaremos a continuación la superficie del diente. Haremos las mismas comprobaciones en boca.

La retirada del provisional tiene que ser muy cuidadosa con el fin de no dañar los tejidos blandos. Una vez retirado, tenemos que cerciorarnos de que el campo de trabajo queda completamente limpio de residuos para comenzar las pruebas. Para ello, es útil limpiar la superficie del diente con piedra pómez mezclada con agua, o con pastas destinadas al efecto (📷 10.33).

📷 **10.32** Tras verificar el asentamiento individual, hacemos lo mismo con todo el juego de carillas.

Empezaremos, probando cada carilla diente a diente. Si vemos que ajustan de forma individual, vamos colocando todas para comprobar puntos de contacto (que no estén abiertos o demasiado fuertes) y el orden de inserción, que es importante tenerlo en cuenta a la hora de cementar.

Esta prueba se puede hacer en seco o con los diferentes tonos que tenemos con las pastas *try-in* (📷 10.34), aunque lo ideal es que el tono final lo consigamos únicamente con la restauración y podamos usar así, un cemento neutro.

Una vez que hayamos insertado todas correctamente, analizaremos estéticamente el resultado final: si la anatomía se corresponde con nuestro encerado y *mock-up* previo que tomamos como referencia, el color, las proporciones y el paralelismo del plano. Este es el momento decisivo en el que, tras debatir con el paciente, nos disponemos a cementar, siempre y cuando le demos el visto bueno ambas partes.

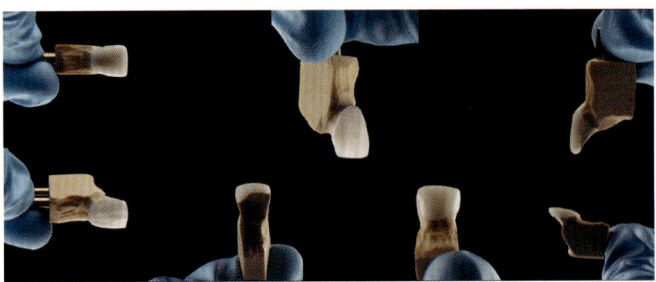

📷 **10.31** Comprobación del ajuste en todo el perímetro de la restauración.

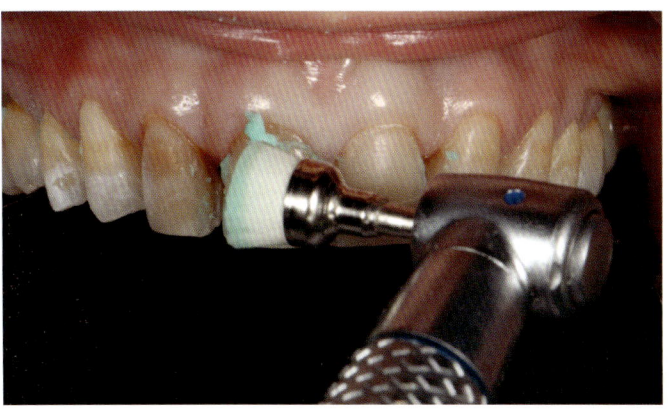

10.33 Limpieza de la superficie del diente tras retirar sus provisionales.

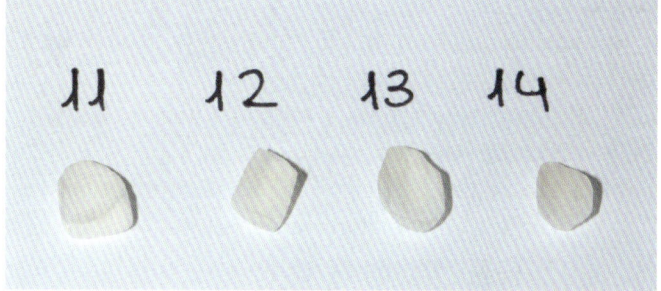

10.34 Diferentes tonalidades de *try-in*, de izquierda a derecha: un tono neutro, más luminoso, y los dos últimos aportan mayor saturación al resultado final.

Tratamiento de superficies

Si la respuesta es sí, y seguimos con la colocación, tenemos que preparar correctamente el campo operatorio.

Lo primero que haremos será aislar, ya sea con aislamiento absoluto o modificado, pero con el dique en boca debemos probar de nuevo el asentamiento de las carillas (sobre todo si hemos elegido la primera opción para aislar el campo).

Una vez que estamos completamente seguros del ajuste marginal, podremos empezar con el tratamiento de superficies: diente y cerámica, tal y como hemos explicado en apartados anteriores.

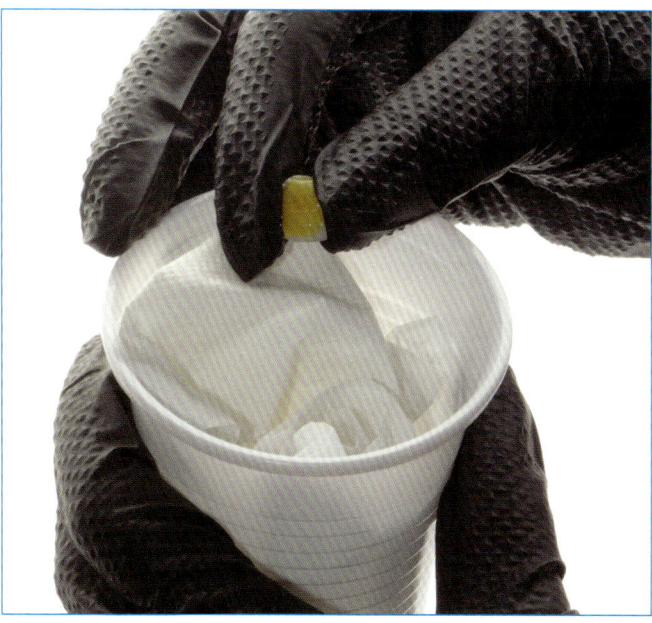

10.35 Colocación y numeración de las carillas durante la preparación de la cerámica.

Dado que este proceso es crítico y meticuloso, es importante no tener dudas en ninguno de los pasos. Os recomendamos, por ello, ordenar las restauraciones numerándolas, ya que cuando hablamos de varias carillas, muchas veces no es fácil diferenciarlas. Bien sea sobre una bandeja o sobre una huella de silicona (📷 10.35).

Es importante que pensemos en la fragilidad de la pieza en sí, para ser conscientes y consecuentes con cada paso. Por ejemplo, se deben trasladar sobre una base o superficie cercana, de forma que si se caen, no lo hagan al suelo (es lógico pensar que, como a cualquier pieza cerámica, no va a resultar beneficioso una caída al suelo, aunque las consecuencias no sean visibles). Por ejemplo, cada vez que haya que lavar y secar los productos podemos hacerlo encima de un vaso, sobre el que trabajaremos con más tranquilidad hasta finalizar el tratamiento. Será entonces cuando las piezas estarán listas para empezar el trabajo en boca (📷 10.36).

10.36 Podemos ayudarnos de un vaso para lavar y secar los productos.

A pesar de que existen en el mercado dispositivos para trasladar las carillas a boca, normalmente con una parte activa adhesiva, que colocamos en la superficie vestibular (📷 10.37), nuestra experiencia nos dice que no hay mejor herramienta que trasladarlas a mano con mucho cuidado, para tener continuamente el control de la presión. Si presionamos sobre un punto con un instrumento para llevarla al diente, la presión se concentra en dicho punto y podría fracturarla.

Una vez que verificamos el asentamiento, debemos ir retirando los excesos de cemento con un pincel o *microbrush* antes de comenzar la polimerización final. Todos los sobrantes que retiremos en esta fase servirán para ahorrar tiempo en la fase final de pulido, ya que siempre es más arduo tener que eliminarlos una vez que han endurecido en zonas indeseadas, como las troneras o los puntos de contacto.

Comenzaremos con una luz puntual (un toque de no más de 5 segundos) para fijar la posición. Bien sea con cabezales finos que podemos acoplar a nuestra lámpara, bien con trucos caseros, como colocar sobre el cabezal habitual una cinta adhesiva (que no permita el paso de luz) y hacer una perforación con el perforador de diques. De esta manera, conseguiremos que el paso de luz disminuya de diámetro, así como focalizar el campo de trabajo.

Cuando pasemos a mayor intensidad, idealmente lo haremos desde palatino. Una contracción excesiva del cemento en esta etapa puede crear fisuras en la cerámica, y no es conveniente empezar con periodos largos e intensos de luz desde la cara vestibular. Se recomienda que esta conversión sea lo más progresiva posible.

Haremos la polimerización final con ayuda de gel de oxalato para inhibir la presencia de oxígeno en la última capa y, así, evitar una mayor degradación de los márgenes (Bergmann, 1991).

Pasamos a la fase de acabado (Cardoso, 2014). Como bien decíamos, si durante el cementado hemos sido cuidadosos, no deberíamos tener mucho trabajo en este punto.

Nos ayudaremos de una hoja del n.º 12 de bisturí, para el recortado de excesos en el margen cervical (mejor con este método que ir directamente con turbina y fresa, para evitar dañar la cerámica) y con seda dental para eliminar excesos interproximales (📷 10.39).

Hay que darle mucha importancia a esta fase porque es la única manera de que los tejidos blandos vayan evolucionando favorablemente después de la intervención.

Igualmente, no podemos dejar de hacer hincapié en el ajuste oclusal. Aunque en este punto pese el cansancio, tenemos que comprobar, antes de que el paciente abandone el sillón dental, que las oclusiones estática y dinámica son correctas. Por lo tanto, no solo es importante la máxima intercuspidación, sino que tenemos que guiar al paciente para que realice movimientos de lateralidad y de protrusiva, y verificar que no existan ni interferencias ni prematuridades, así como una correcta guía anterior (Ramfjord, 1983).

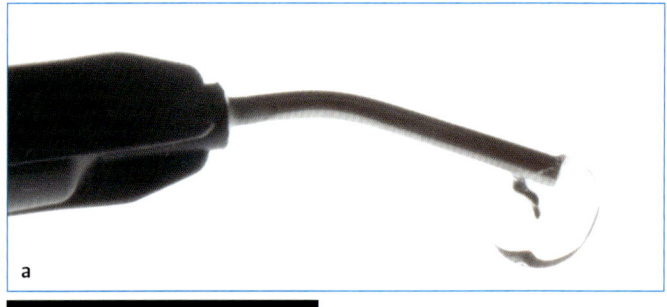

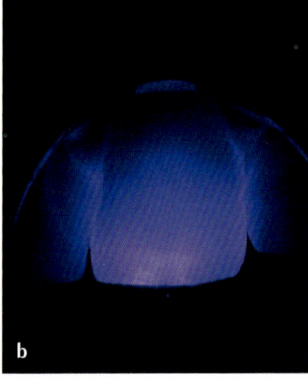

📷 **10.38** a) Aplicación de del de oxalato. b) Antes de la polimerización final.

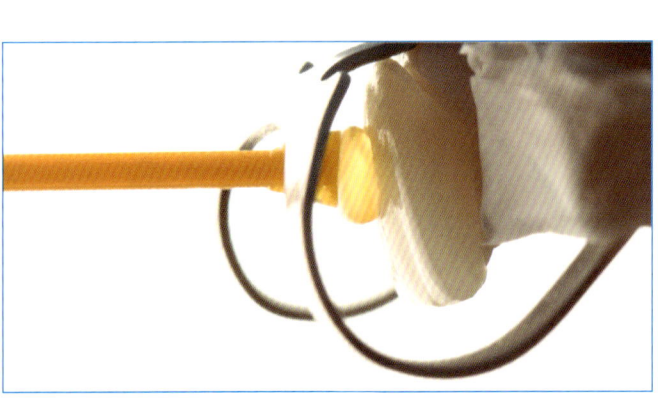

📷 **10.37** *Stick* para insertar la carilla en boca.

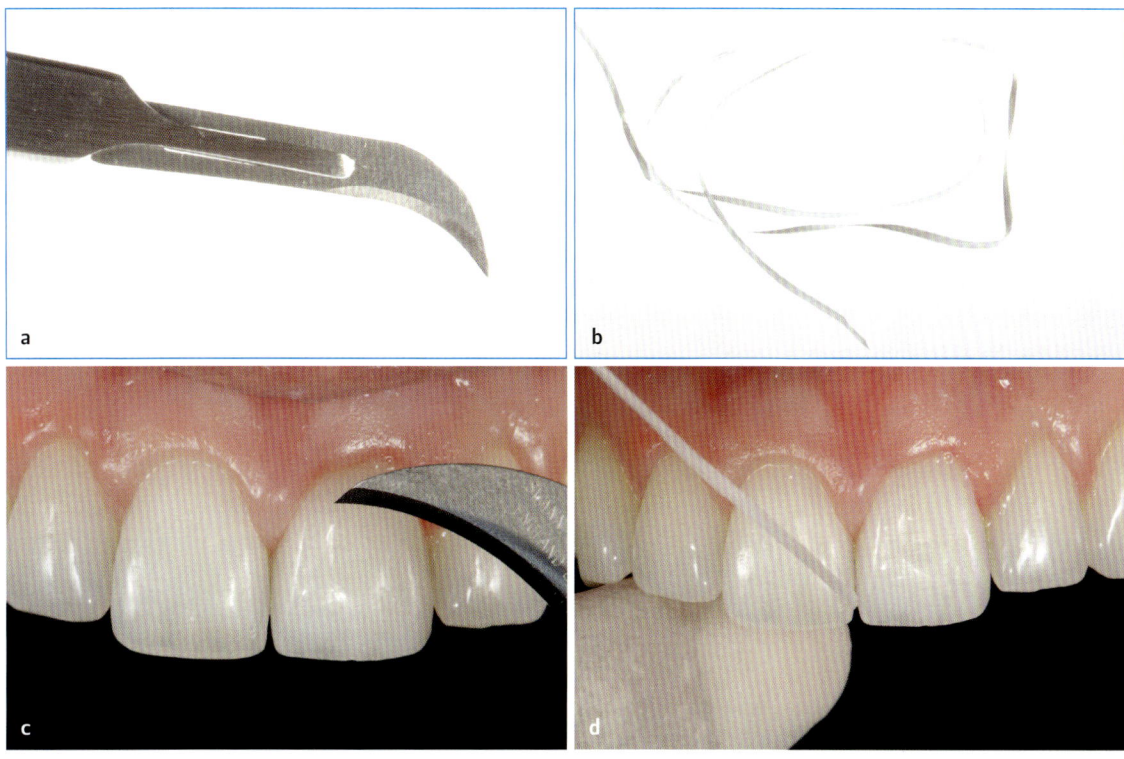

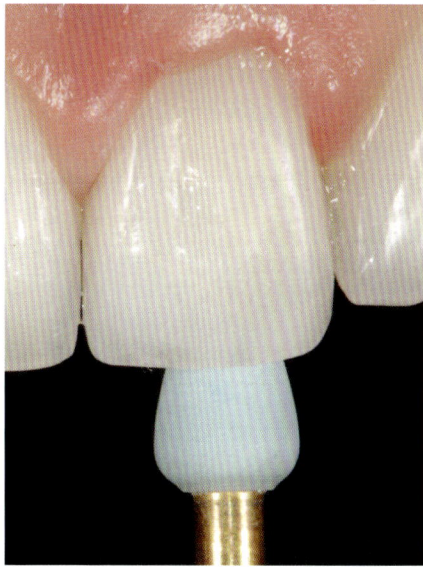

📷 **10.39** Eliminación de excesos marginales e interdentales con ayuda de una hoja curva de bisturí y seda dental. a) Bisturí. b) Seda dental. c) Detalle del uso del bisturí. d) Detalle del uso de la seda dental.

Si tenemos que suavizar estos contactos, lo ideal es hacerlo con una fresa de diamante de grano rojo y terminar puliendo con gomas de silicona para evitar que la superficie quede demasiado abrasiva (Patterson, 1991) (📷 10.40).

> Paradójicamente, dos de los temas que suelen generar menos interés en la odontología a muchos compañeros son la adhesión y la oclusión. Desgraciadamente, muchas veces, como en este tipo de tratamientos, es el éxito a largo plazo y la base de nuestra tranquilidad.
>
> El tiempo que dediquemos a entender ambas partes y ejecutarlas bien es el tiempo que nos vamos a ahorrar en el futuro, cuando poco a poco, veamos que van desapareciendo las urgencias de nuestras consultas.
>
> Para la reflexión: si somos exigentes con el técnico con el resultado estético final, ¿no deberíamos serlo con nosotros mismos para un correcto resultado funcional?

📷 **10.40** Pulido con gomas de silicona.

 Pasos preliminares: pruebas

 Tratamiento de superficies: cerámica y diente

 Consideraciones tras la cementación

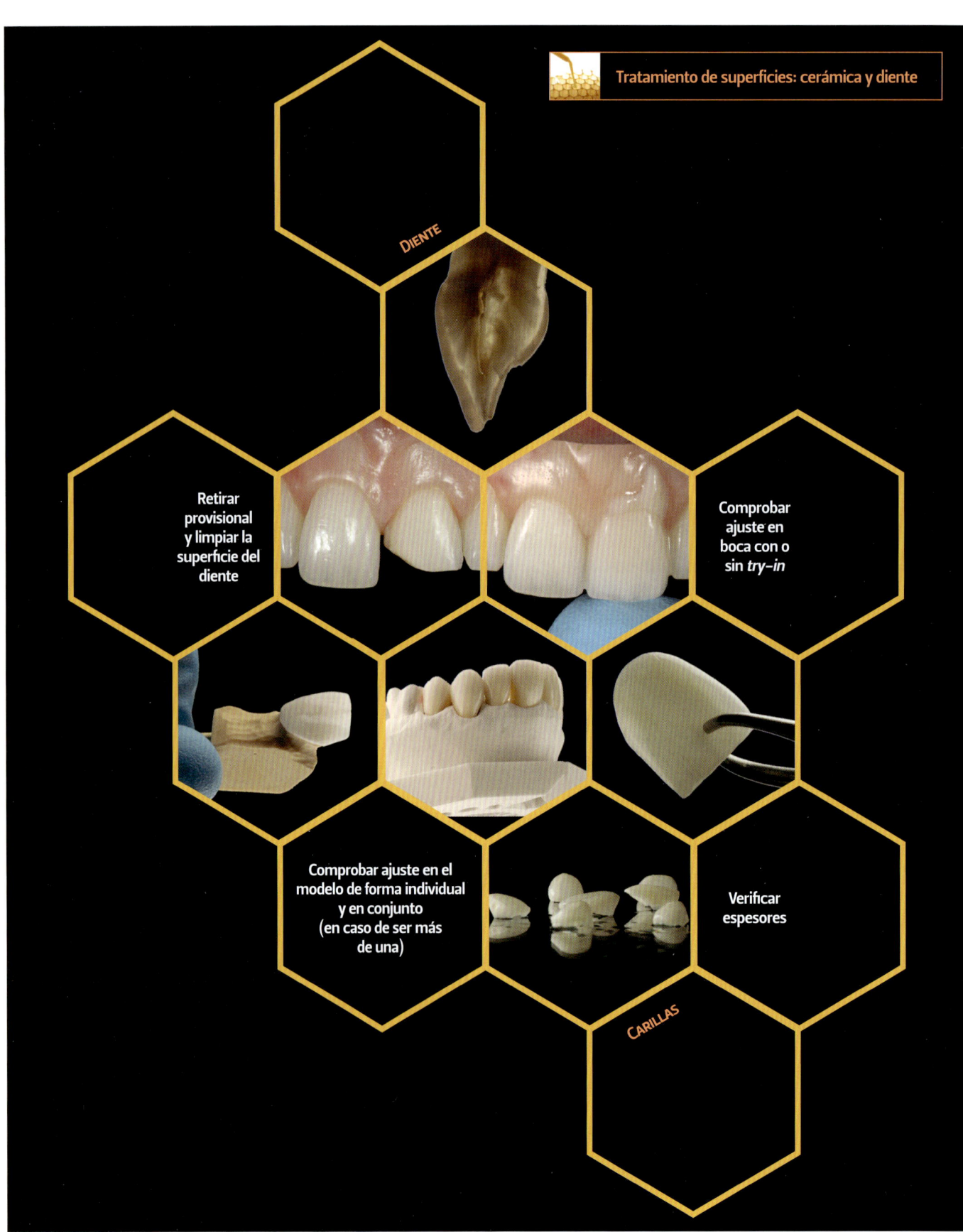

Tratamiento de superficies: cerámica y diente

DIENTE

Retirar provisional y limpiar la superficie del diente

Comprobar ajuste en boca con o sin *try–in*

Comprobar ajuste en el modelo de forma individual y en conjunto (en caso de ser más de una)

Verificar espesores

CARILLAS

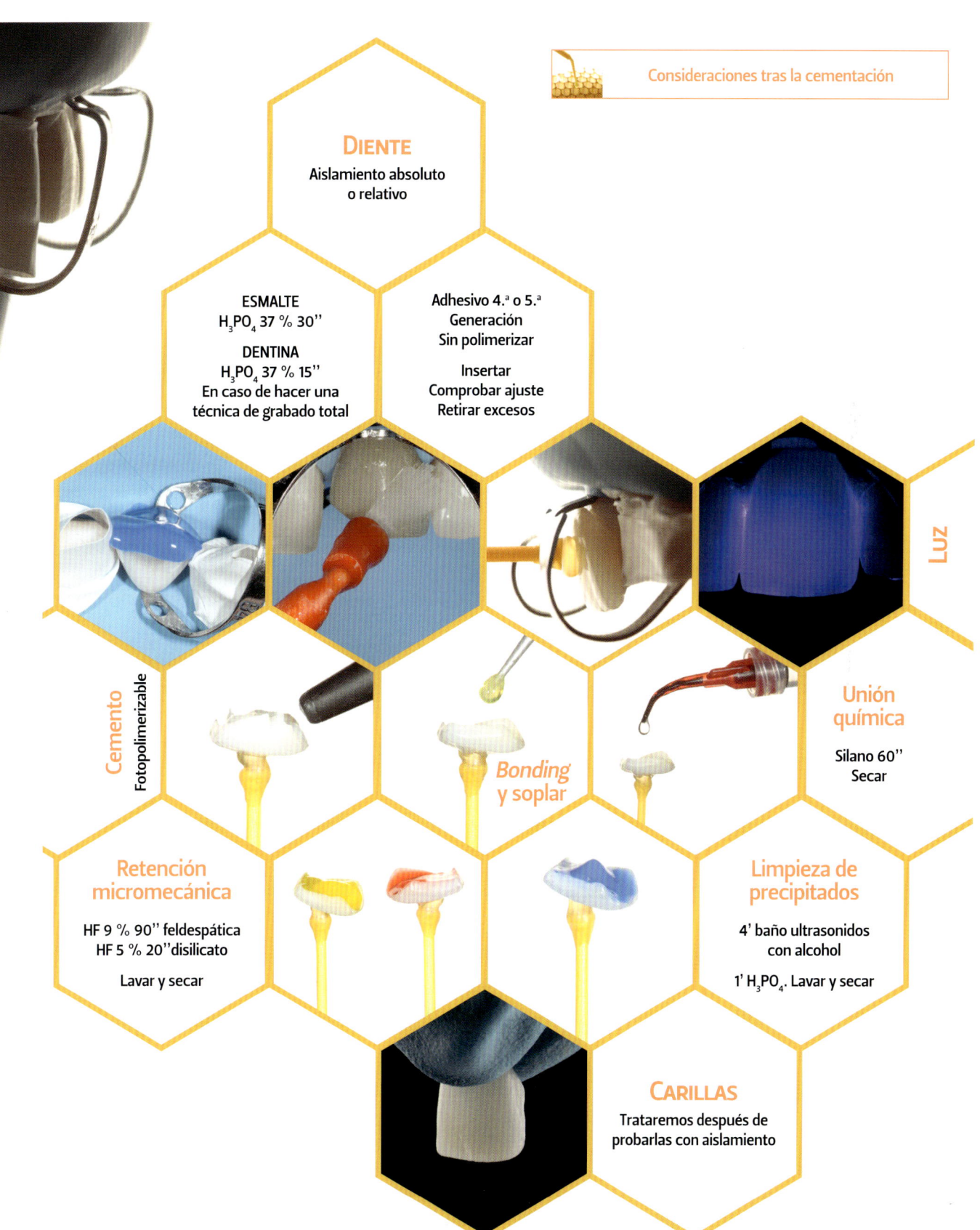

Consideraciones tras la cementación

DIENTE
Aislamiento absoluto
o relativo

ESMALTE
H_3PO_4 37 % 30''

DENTINA
H_3PO_4 37 % 15''
En caso de hacer una
técnica de grabado total

Adhesivo 4.ª o 5.ª
Generación
Sin polimerizar

Insertar
Comprobar ajuste
Retirar excesos

Luz

Cemento
Fotopolimerizable

Bonding
y soplar

**Unión
química**

Silano 60''
Secar

**Retención
micromecánica**

HF 9 % 90'' feldespática
HF 5 % 20''disilicato

Lavar y secar

**Limpieza de
precipitados**

4' baño ultrasonidos
con alcohol

1' H_3PO_4. Lavar y secar

CARILLAS
Trataremos después de
probarlas con aislamiento

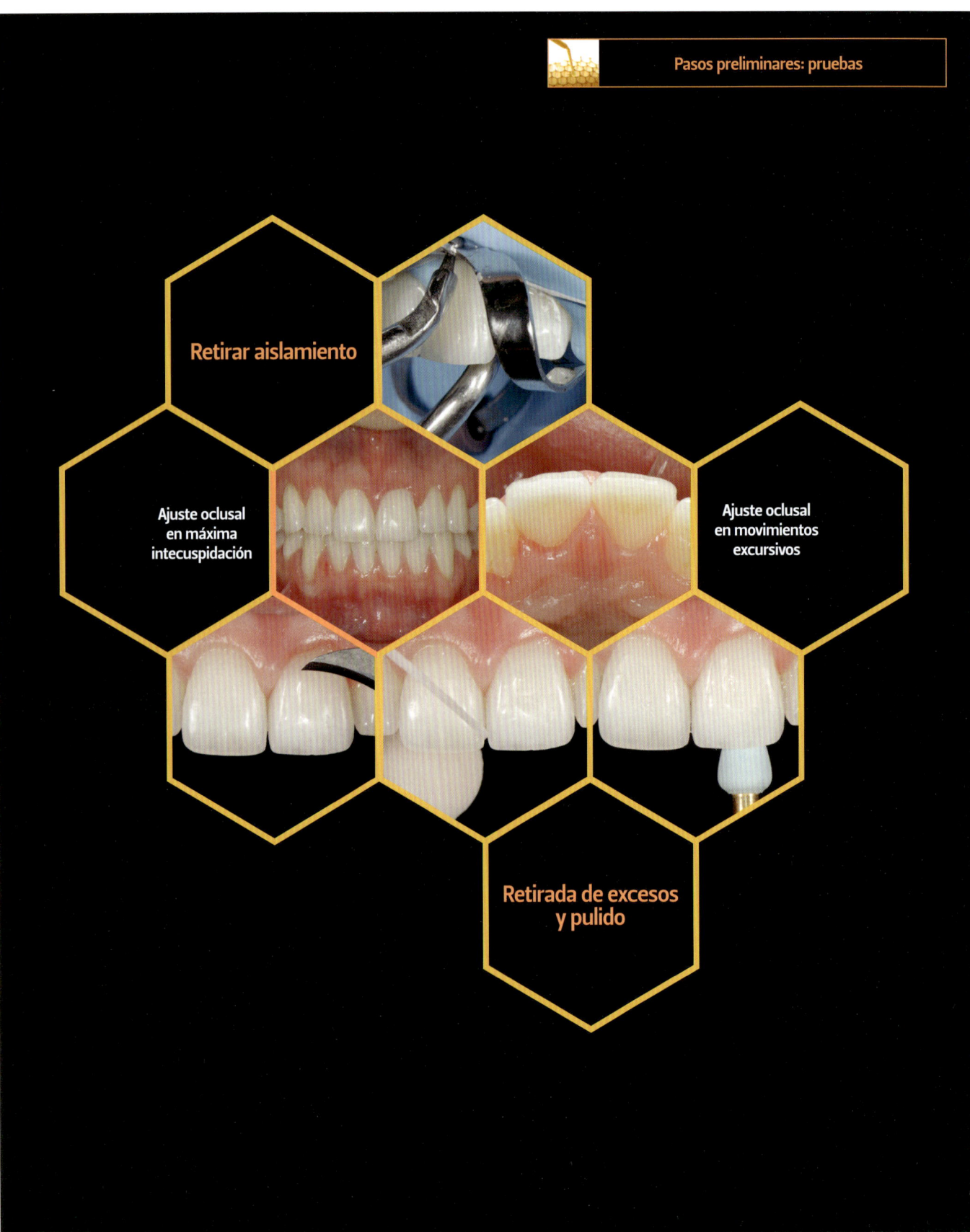

Pasos preliminares: pruebas

Retirar aislamiento

Ajuste oclusal en máxima intecuspidación

Ajuste oclusal en movimientos excursivos

Retirada de excesos y pulido

Bibliografía

ARCHEGAS LRP, FREIRE A, VIERIRA S, CALDAS DBDM, SOUZA EMH. Colour stability and opacity of resin cements and flowable composites for ceramic veneer luting after accelerated ageing. J. Dent 2011; 39:804.

BARGHI N, BERRY T, CHUNG K. Effect of timing heat treatment of silanated porcelain on the bond strength. J Oral Rehab 2000; 27:407.

BARGHI N, CHUNG K, FARSHCHIAN F, BERRY T. Effects of the solvents on bond strength of resin bonded porcelain. J Oral Rehab 1999; 26: 853- 857.

BERGMANN P, NOACK MJ, ROULET JF. Marginal adaptation with glass-ceramic inlays adhesively luted with glicerine gel. Quintessence Int. 1991; 22, 739-744.

BOUNOCORE MG. A simple method of increasing the adhesion of acrylic filling materials to enamel surfaces. J Dent Res 1955; 34:849.

BOWEN RL. Properties of a silica-reinforced polymer for dental restorations. J Am Dent Assoc 1963; 66:55.

BOYDE A. Scanning electron microscopy of the surface of developing mammalian dental enamel. Nature 1963; 198:1102-3.

BROWET S, GERDOLLE D. Precision and security in restorative dentistry: the synergy of isolation and magnification. Int. J. Esthet. Dent. 2017; 12:172-185.

CANAY S, HERSEK N, ERTAN A. Effect of different acid treatments on a porcelain surface. J Oral Rehab 2001; 28:95.

CARDOSO PDC. et al. Facetas cerâmicas: como remover os excessos do cimento resinoso? J. Braz. Dent. 2014; 10, 214-225.

DARR AH, JACOBSEN PH. Conversion of dual cure luting cements. J Oral Rehabil 1995; 22:43.

EL ZOHAIRY AA, DE GEE AJ, HASSAN FM, FEILZER AJ. The effect of adhesives with various degrees on hydrophilicity on resin ceramic bond durability. Dent Mater 2004; 20:778.

FUSAYAMA T. Factors and prevention of pulp irritation by adhesive composite resin restorations. Quintessence Int 1987; 189:633.

HARDY CMF. et al. Investigating the limits of resin-based luting composite photopolymerization through various ticknesses of indirect restorative materials. Dent. Mater 2018; 34:1278.

HASSAN RK, SAIMA A, BEENISH Q. Knowledge and attitude of house officers regarding rubber dam use. Pak Oral & Dent J. 2018. Vol 38.

JESSE PF. A large hole Rubber Dam Technique. Quintessence Int. 1980. N. 7.

MAGNE P, BELSER U. Bonded Porcelain Restorations in the Anterior Dentition: A Biomimetic Approach. Berlin: Quintessence, 2002.

MAGNE P. Inmediate dentin sealing: a fundamental procedure for indirect bonded restorations. J Esthet Restor Dent 2005; 17(3): 144-54.

NAKABAYASHI N. The promotion of adhesion by the infiltration of monomers into tooth substrates. J Biomed Mater Res 1982; 16:265.

PADROS E. Un protocolo audaz (y sin embargo ortodoxo), para el sellado inmediato de la dentina vital tallada para prótesis. RCOE 2004; 9(6): 687-97.

PATTERSON CJ, McLUNDIE AC, STIRRUPS DR, TAYLOR WG. Refinishing of porcelain by using refinishing Kit. J Prosthet Dent 1991;65: 383-388.

RAMFJORD S, ASH MM. Anatomy and physiology of the masticatory system. Ideal occlusion. In: Occlusion, ed 3. Philadelphia: WB Saunders, 1983; 166-168.

SYLVERSTONE LM. Variations in the pattern of acide etching of human dental enamel examined by scanning electron micrscopy. Caries Res 1975; 9:373.

WANG Y. et al. Rubber dam isolation for restorative treatment in dental patients. Cochrane database Syst. Rev 2016; 9: CD009858.

Faceta de la Perseverancia

*La importancia de la visión
a largo plazo y la perseverancia
en la consecución de metas.*

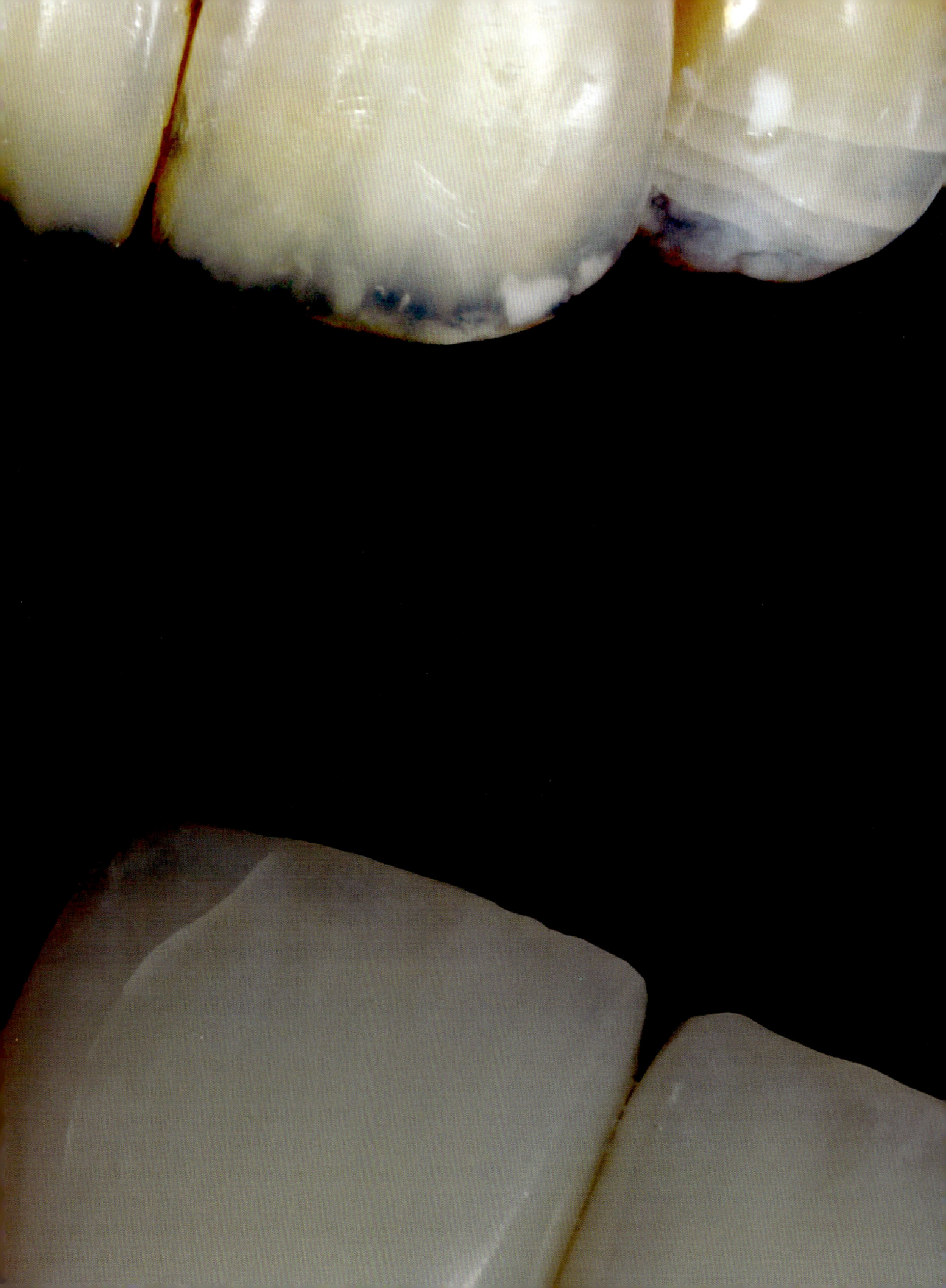

Comportamiento a largo plazo

Gonzalo Barrigón Benítez

Las carillas cerámicas son restauraciones que llevan utilizándose mucho tiempo en odontología. Durante todos estos años, se ha podido comprobar su buen comportamiento a largo plazo tanto en estudios *in vitro* como en estudios clínicos.

A lo largo de este capítulo vamos a repasar los estudios más relevantes sobre el rendimiento de las carillas cerámicas, cómo realizamos su mantenimiento, cuáles son las complicaciones más frecuentes y cómo las solventamos.

Pronóstico

Desde que Horn y Calamia (Horn, 1983; Calamia, 1983) comenzaron a colocar carillas cerámicas adhiriéndolas a la estructura dental en la década de 1980, han surgido numerosos estudios que han demostrado el buen comportamiento a largo plazo de este tipo de restauraciones.

Los estudios clínicos más antiguos ya mostraron una excelente tasa de supervivencia de las carillas cerámicas (Friedman, 1998; Peumans *et al.*, 1998; Fradeani, 1998; Magne *et al.*, 2000; Dumfahrt y Schäffer, 2000). Dos de ellos mostraron una tasa de supervivencia del 100 % a los 5 años (Peumans *et al.*, 1998; Magne *et al.*, 2000); otro, una tasa de supervivencia del 90 % a los 10 años (Dumfahrt y Schäffer, 2000) y otro estudio presentó una tasa de éxito del 93 % a los 15 años (Friedman, 1998).

Estudios más recientes han confirmado ese buen comportamiento de las carillas cerámicas. En el estudio de Peumans *et al.* (2004), obtuvieron una tasa de supervivencia del 100 % a los 10 años, y solo tuvieron que reemplazar el 4 % de las carillas; Fradeani *et al.* (2005) revelaron una tasa de supervivencia del 94,4 % a los 12 años, y Granell-Ruiz *et al.* (2010) obtuvieron en un estudio *in vivo* una tasa de supervivencia a los 11 años del 94 % para carillas con una preparación solo vestibular, y del 85 % en carillas que tenían una preparación con chámfer palatino o lingual. Beier *et al.* (2012) mostraron una tasa de supervivencia del 94,4 % a los 5 años, del 93,5 % a los 10 años y del 82,93 % a los 20 años. Layton y Walton (2012) obtuvieron una tasa de supervivencia del 96 % a los 10 años y del 91 % a los 20 años.

Otros estudios evaluaron diferentes variables que pudiesen repercutir en el rendimiento de las carillas cerámicas. Rinke *et al.* (2013) evaluaron el comportamiento de carillas fabricadas con una cerámica inyectada y obtuvieron un 95,1 % de tasa de supervivencia. Las exposiciones extensas de dentina se relacionaron con una tasa de éxito menor. Gürel *et al.* (2013) analizaron la influencia de la preservación del esmalte en el éxito de las carillas cerámicas y obtuvieron una tasa de supervivencia del

86 % a los 12 años. Las carillas cementadas completamente en esmalte mostraron una tasa de supervivencia del 99 % y quedó evidenciado que la exposición de dentina es un factor que aumenta dramáticamente el fracaso de las carillas cerámicas. Gresnigt *et al.* (2013) analizaron si la presencia de restauraciones de composite influenciaba el rendimiento de las carillas cerámicas. Obtuvieron una tasa de supervivencia del 94,6 % a los 40 meses, concluyendo que la presencia de restauraciones de composite previas no empeoraba la tasa de supervivencia, siempre y cuando se realizara un acondicionamiento del composite con un microarenado con partículas de alúmina recubiertas de óxido de silicio de 30 μm (Cojet®, 3M ESPE) y la aplicación posterior de silano.

Viendo los resultados de los estudios clínicos de los que disponemos, podemos concluir que las carillas cerámicas son un tratamiento predecible que ofrece unos resultados a largo plazo óptimos a niveles estético, funcional y biológico. Su rendimiento está íntimamente relacionado con la preservación de la estructura dental y, sobre todo, del esmalte. De cara al futuro, solo cabe pensar que el comportamiento a largo plazo de estas restauraciones será todavía mejor, con las mejoras en los materiales cerámicos y en los procedimientos adhesivos.

CASO CLÍNICO 1. Caso interdisciplinar de 8 carillas cerámicas con un seguimiento de 15 años

La paciente demanda una mejora de su sonrisa, nota que le falta armonía, y quiere tener los dientes más blancos (🔍 11.1a, b). Se planifica el caso y se realiza el diseño digital y encerado diagnóstico (🔍 11.1c-f).

Posteriormente se realiza una prueba estética en la que se compara la sonrisa previa y la propuesta estética provisional (🔍 11.1g-i). Consecuentemente, se realizan los alargamientos coronarios necesarios (🔍 11.1j). Se preparan las carillas a través del *mock-up* y se fabrican en disilicato de litio (🔍 11.1k-n).

Una vez fabricadas, se realiza la prueba en boca de las carillas (🔍 11.1o,p). En 🔍 11.1q,r se muestran las fotografías de revisión a las semanas del cementado, en las que se aprecia la integración de las carillas y la armonía en la sonrisa de la paciente. El buen comportamiento a largo plazo se aprecia en 🔍 11.1s-v, que muestran la revisión de las carillas cerámicas a los 15 años.

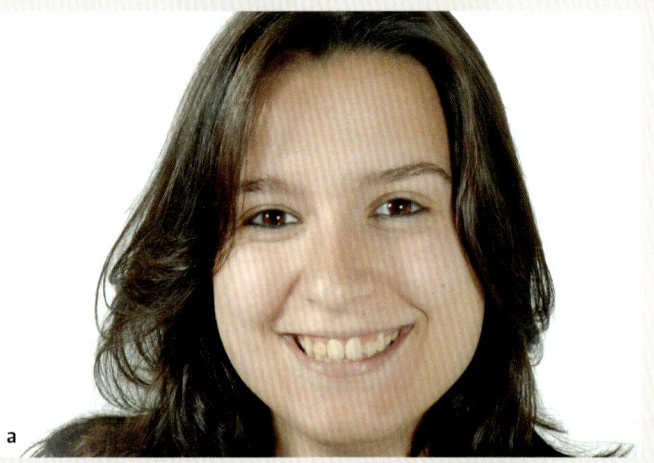
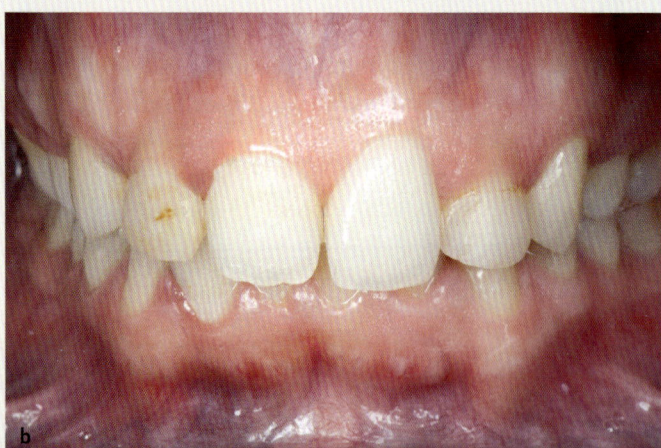

🔍 **11.1** a,b) Fotografías Iniciales. La paciente demanda armonía y un color uniforme y más blanco en sus dientes.

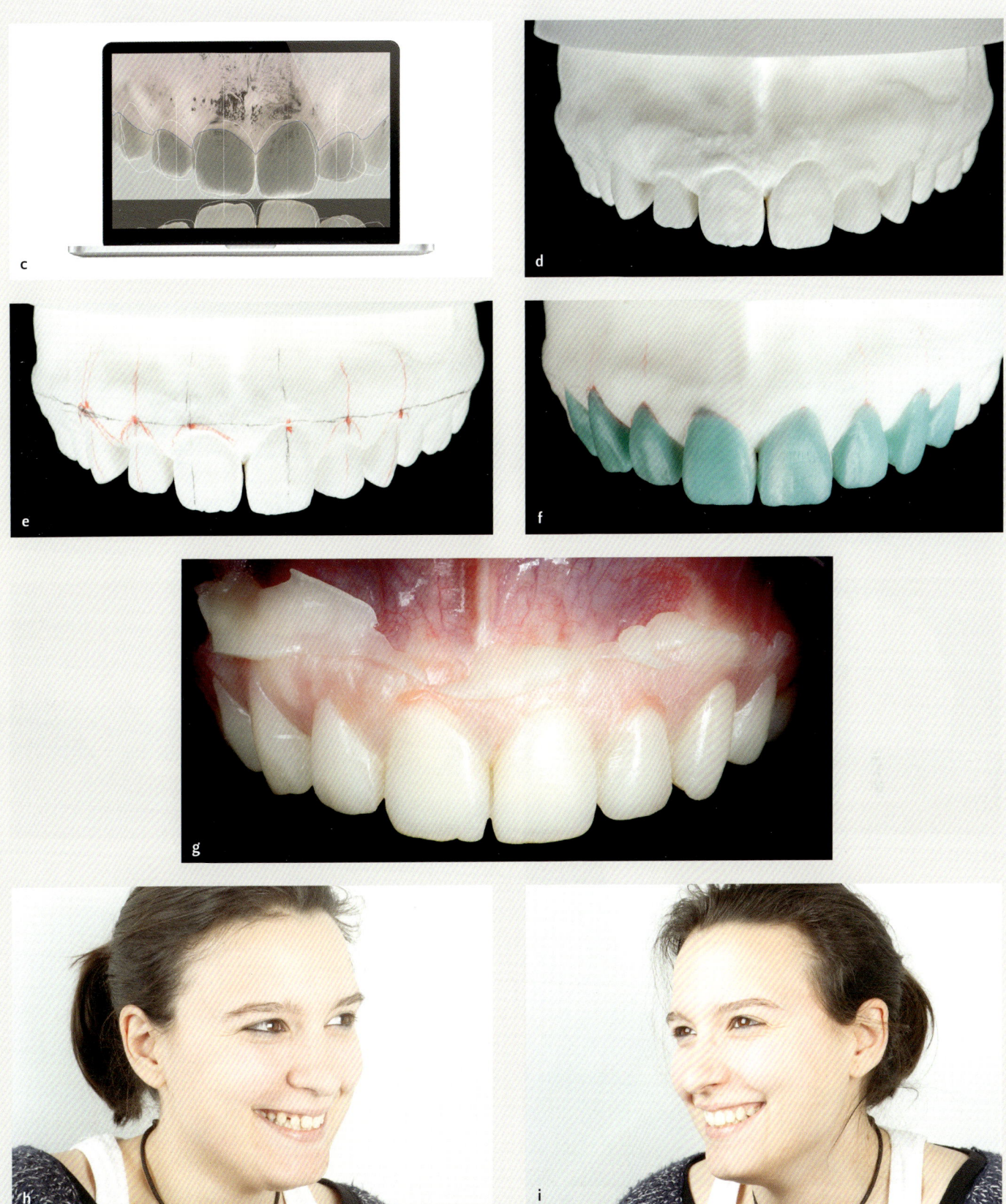

Q 11.1 c–f) Planificación del caso, diseño digital y encerado diagnóstico. g–i) Prueba estética. Comparativa de la sonrisa previa y la propuesta estética provisional.

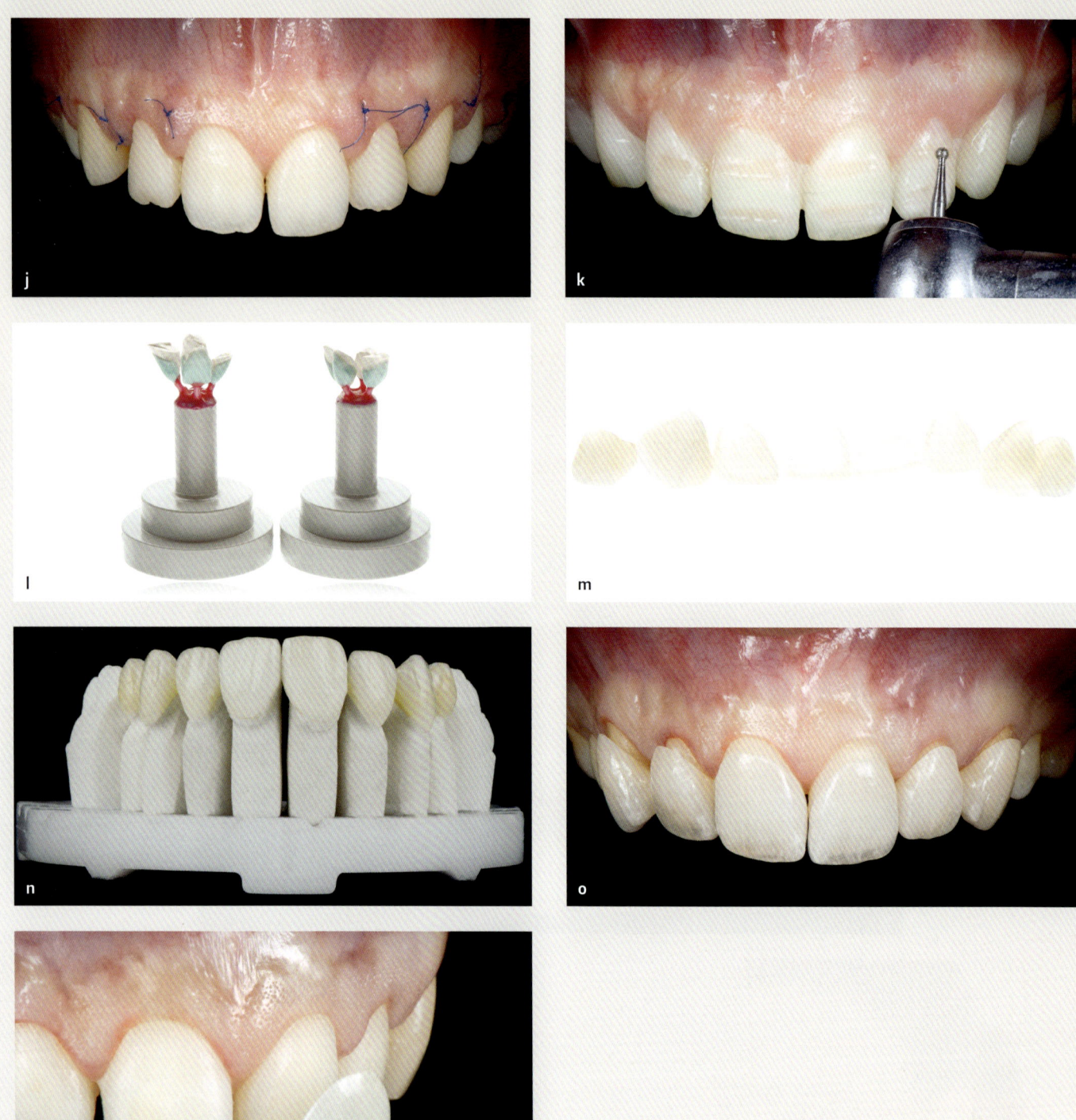

Q **11.1** j) Alargamientos coronarios. k) Preparación de las carillas a través del *mock-up*. l-n) Fabricación de las carillas en disilicato de litio. o,p) Prueba en boca de las carillas.

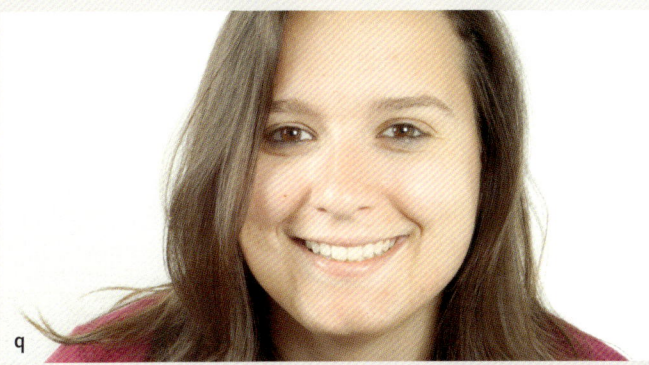

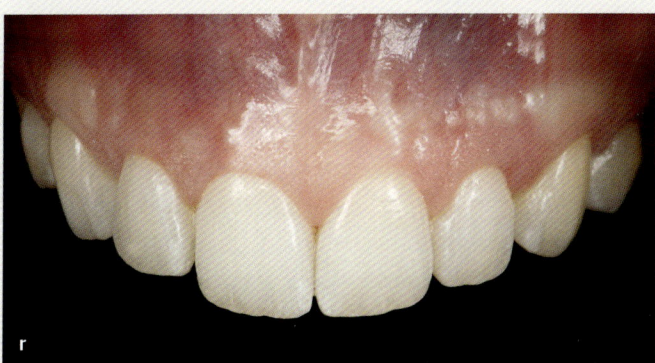

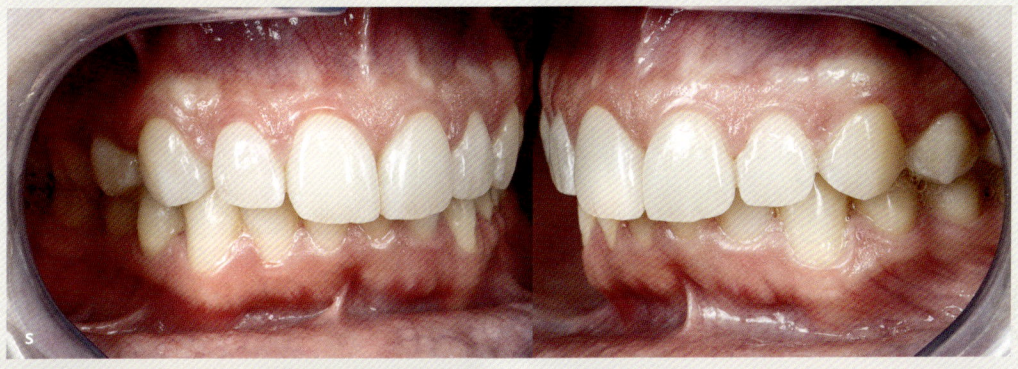

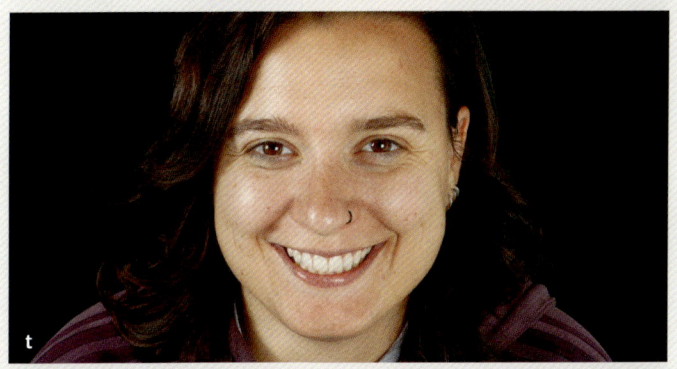

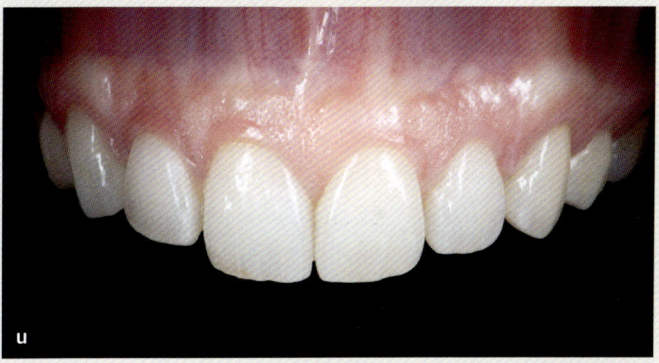

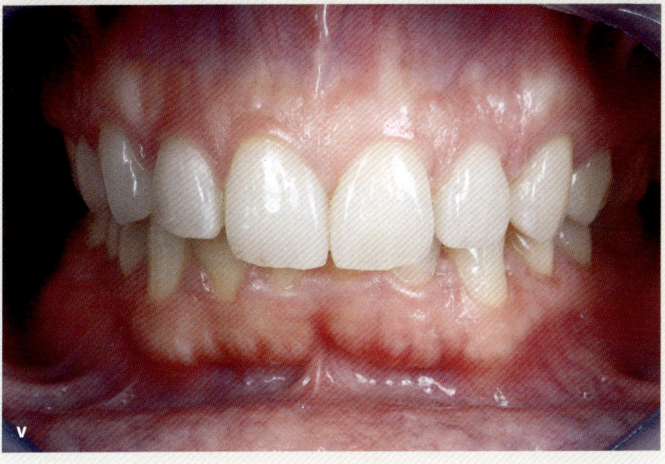

Q 11.1 q,r) Fotografías de revisión a las semanas del cementado. Se puede apreciar la integración de las carillas y la armonía en la sonrisa de la paciente. s–v) Revisión de las carillas cerámicas a los 15 años.

Caso cortesía del Dr. Ramón García-Adámez y del técnico de laboratorio Carlos Saavedra Marbán.

Mantenimiento

Como en todo tratamiento odontológico, las carillas cerámicas también van a requerir de un mantenimiento. Éste involucrará tanto al paciente, que tendrá que dejarse recomendar por el profesional para el cuidado en casa de las restauraciones, como al clínico, que pautará una serie de revisiones para controlar que no haya incidencias a nivel periodontal, oclusal o estético.

Recomendamos una revisión a la semana del cementado de las carillas, tiempo suficiente para que la encía se haya recuperado de la cita de colocación, en la que volveremos a comprobar que no haya excesos de cemento y chequearemos de nuevo la oclusión (el paciente ya no estará anestesiado y será mucho más consciente de sus movimientos mandibulares) tanto en máxima intercuspidación como en movimientos excursivos (protrusión y lateralidades); otra revisión al mes, si no hemos visto ninguna incidencia grave; e iremos espaciando cada vez más las revisiones, a los 6 meses y anuales, individualizando siempre cada caso.

Instrucciones de higiene personal

Dado el buen comportamiento biológico de las carillas cerámicas, no existen unas instrucciones de higiene personal específicas, más allá de los procedimientos rutinarios que el paciente debía hacer antes de colocar las carillas en sus propios dientes naturales, y que deberá continuar haciendo tras la colocación. Nos referimos a un correcto cepillado y al uso de hilo dental.

Se ha comprobado que la cerámica acumula menos cantidad de placa bacteriana que otros materiales dentales (Chan, 1986; Koidis, 1991). Por esta razón, la colocación de carillas cerámicas no empeora los índices de placa o gingivales (Walls, 1995).

Solo cuando se observe inflamación gingival o acúmulo de placa, indicaremos al paciente la necesidad de realizarse una higiene profesional.

Higiene profesional

Si en las citas de revisión de las carillas cerámicas, observamos gingivitis, acúmulo de placa, cálculo o excesos de cemento, será necesario realizar a nuestro paciente una higiene profesional (📷 11.2).

Para realizar esta higiene profesional en los dientes con carillas cerámicas, nunca se deben usar curetas sónicas o ultrasónicas ya que pueden alterar la interfase diente-carilla e incluso generar fisuras o pequeñas fracturas en el margen de la restauración. Por tanto, realizaremos esta higiene profesional con instrumentos manuales.

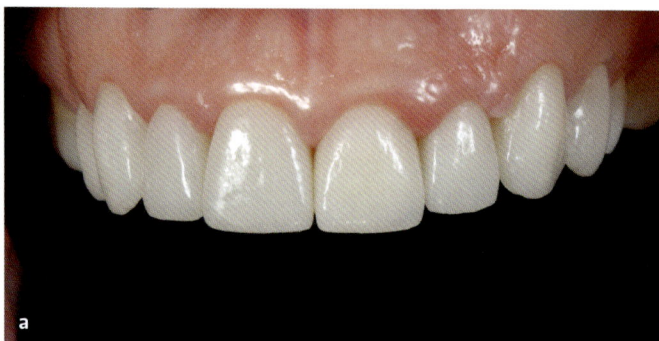

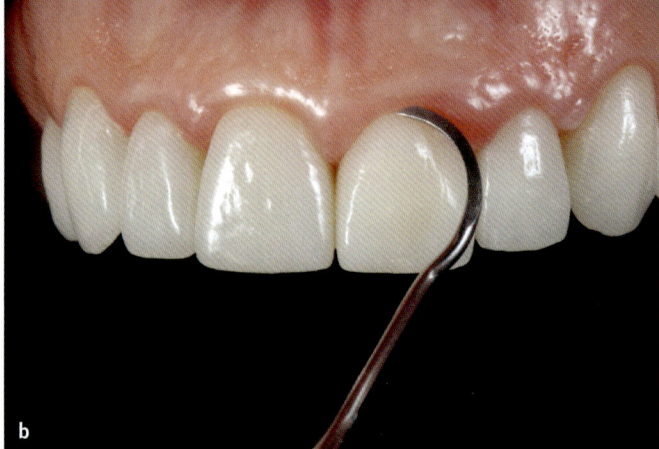

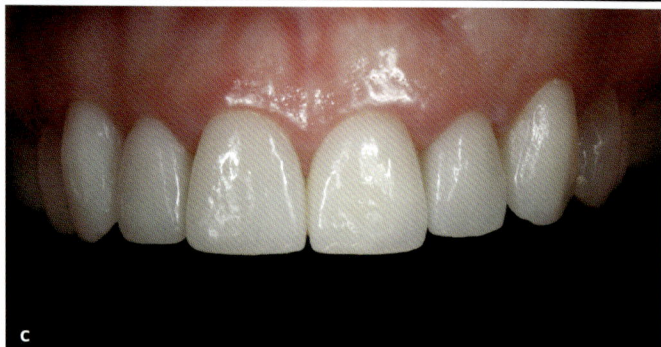

📷 **11.2** Caso de 8 carillas cerámicas. a) Revisión al año. Acúmulo de placa y gingivitis, sobre todo a nivel de las carillas en los incisivos central y lateral izquierdos. Se pauta una cita de higiene profesional. b) Higiene profesional realizada con instrumentos manuales en los dientes con carillas. Nos ayudamos de una cureta para eliminar el cálculo o cualquier resto de cemento que pueda haber. c) Revisión a las 6 semanas de la higiene profesional. Nótese la mejoría en la inflamación gingival. Aún así, sigue habiendo cierta inflamación y acúmulo de placa. Se dan nuevamente instrucciones de higiene a la paciente para que mejore el control de placa.

Si detectásemos cálculo o excesos de cemento, nos ayudaremos de una cureta para eliminarlos. Debemos realizar un movimiento de mesial a distal (o viceversa) siguiendo el contorno de la carilla, con mucha delicadeza para no dañar la interfase, y nunca han de realizarse movimientos apicocoronales porque dañan el margen de la restauración. Si cuesta eliminar los excesos de cemento, nos podemos ayudar de un bisturí con la hoja del n.º 12, siempre con un apoyo firme y con movimientos controlados para no dañar el tejido periodontal.

Férula de descarga

Las férulas de descarga o férulas de protección de Michigan son aparatos de resina acrílica que han sido utilizados clásicamente para el tratamiento del bruxismo.

Los avances en los materiales cerámicos y en las técnicas adhesivas han permitido que podamos colocar carillas de cerámica en pacientes con desgaste dental producido por atrición derivada de los hábitos parafuncionales relacionados con el bruxismo (📷 11.3).

Para este tipo de pacientes, la férula de descarga es completamente necesaria para un buen mantenimiento de las carillas cerámicas (Granell-Ruíz, 2014; Faus-Matoses, 2020).

Incluso en pacientes que no tienen hábitos bruxistas, podemos indicar la férula de descarga como medida preventiva para minimizar posibles riesgos de fracturas en las carillas cerámicas.

Complicaciones y reparaciones

A continuación, vamos a ver las complicaciones más frecuentes que nos encontramos en los tratamientos con carillas cerámicas.

Fisuras poscementado

Las fisuras poscementado se pueden producir inmediatamente después de polimerizar el cemento de resina o días después. Son la complicación temprana más frecuente en carillas cerámicas. Es necesario diferenciarlas de aquellas fisuras que se producen con el paso del tiempo y que se suelen deber más a la tensión continuada de las fuerzas masticatorias.

Las causas más frecuentes de su aparición se detallan a continuación:

- Errores en la preparación, como dejar aristas o ángulos muy agudos o superficies irregulares.
- Errores en la fabricación por parte del técnico de laboratorio, que debe seguir rigurosamente las instrucciones del fabricante para evitar tensiones después de la cocción de la cerámica.
- Errores en el acondicionamiento de la cerámica o durante el proceso de cementado: mal posicionamiento de la carilla, con el consecuente aumento en el grosor del cemento de resina, que se traduce en una mayor contracción de polimerización; o dejar espacios vacíos sin cemento.

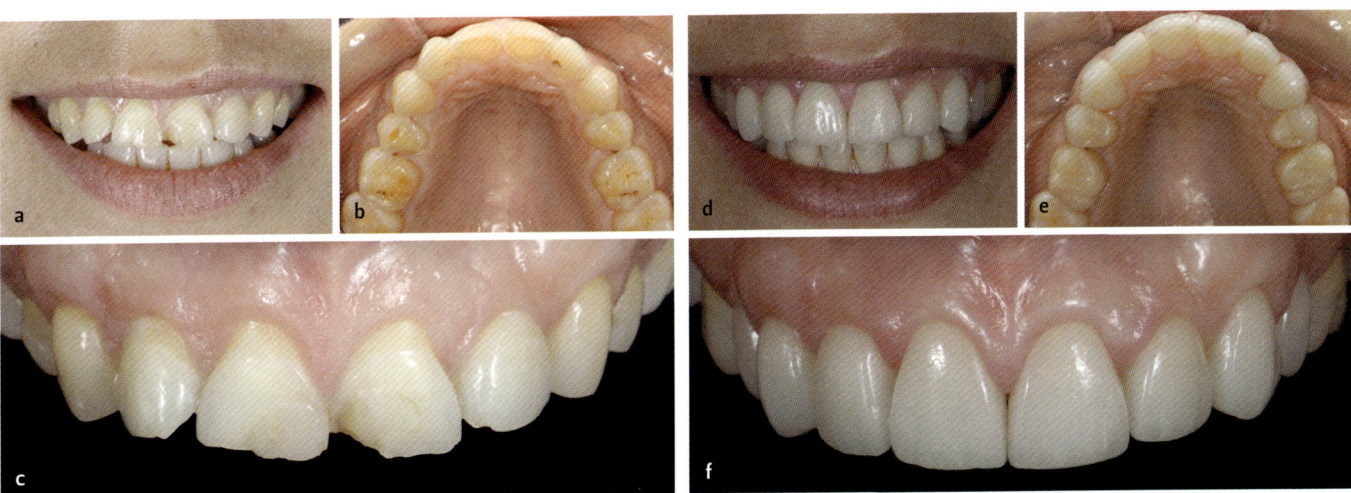

📷 **11.3** Paciente tratada mediante rehabilitación total con incrustaciones posteriores, carillas palatinas y carillas vestibulares cerámicas y con férula de descarga. a–c) Fotografías iniciales en las que se aprecia el desgaste dental generalizado. d–f) Fotografías de revisión a los 4 años en las que se observa el buen comportamiento de las carillas.

- La contracción de polimerización del cemento de resina.
- Factores relacionados con el paciente, como traumatismos o sobrecarga mecánica de la cerámica.

Estas fisuras no suelen progresar con el paso de los años y no tienen repercusión ni en la estructura dental ni en el pronóstico de la carilla cerámica. Por esa razón, en muchas ocasiones, no tratamos esas fisuras, simplemente vigilamos su evolución. Más si cabe, cuando el paciente ni siquiera se ha dado cuenta de su existencia y las apreciamos después de realizar las fotografías pertinentes. Esas fisuras en algunos casos se asemejan a las fisuras fisiológicas del esmalte de los dientes vecinos (📷 11.4).

Las fisuras en las carillas cerámicas solo deben tratarse cuando supongan una alteración estética notable, o

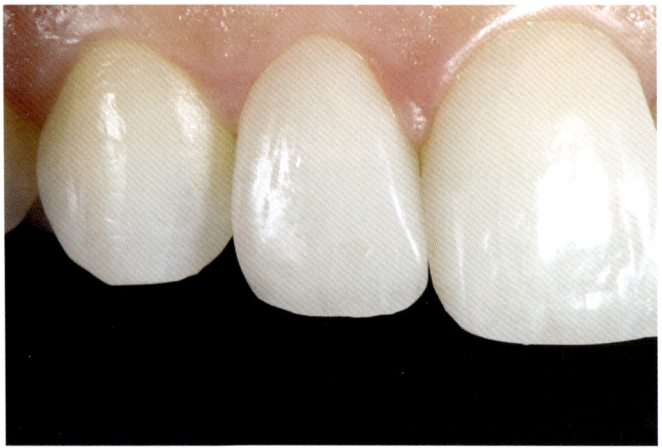

📷 **11.4** Paciente tratada con cuatro carillas cerámicas en los incisivos superiores en las que se aprecia una fisura interna en la restauración del #11, muy similar a la que presenta el esmalte del diente #13 intacto.

cuando el paciente lo solicite. En cualquier caso, se ha de informar al paciente de las ventajas e inconvenientes de tratarlas (📷 11.5).

Clásicamente, estas fisuras se trataban reemplazando directamente la carilla. A pesar de que el paciente sienta la tranquilidad de llevarse una restauración nueva, ha de ser consciente de que esta opción tiene problemas subyacentes de los cuales ha de ser informado (📷 11.5). Reemplazar una restauración unitaria siempre puede generar un problema al técnico de laboratorio, que puede no conseguir un resultado estético satisfactorio a la primera. Además, siempre que levantamos una carilla cerámica, existe el riesgo de eliminar mayor estructura dental. Afortunadamente, en la actualidad existen protocolos para tratar estas fisuras satisfactoriamente sin tener que colocar una carilla nueva.

Gresnigt *et al.* (2017) explican perfectamente los pasos que se deben seguir para la reparación de estas fisuras:

1. Aislamiento absoluto con dique de goma.
2. Aislamiento de la línea de fisura con cinta adhesiva para proteger el resto de la superficie de la carilla que está intacta. Proteger también los dientes vecinos con matrices metálicas.
3. Microarenado de la línea de fisura para abrir y exponer el *crack* durante 5-10 segundos, a 2 bares, con una angulación de 90° y a una distancia de 1 cm. Se recomienda utilizar el sistema Cojet® (3M ESPE) debido a que sus finas partículas de 30 μm han sido recubiertas por óxido de silicio, lo que permitirá, además de crear microrrugosidades, incorporar partículas de sílice a la superficie cerámica (lo que se conoce como silica-

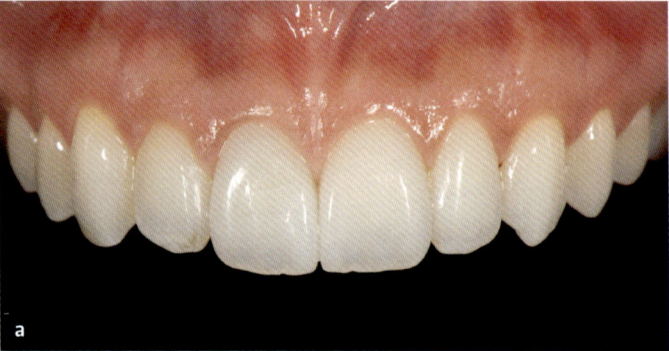
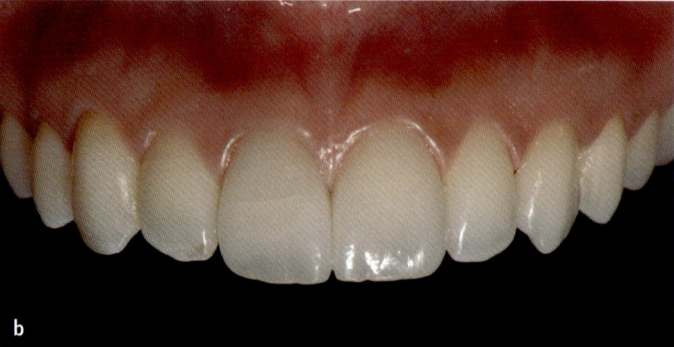

📷 **11.5** Caso de 2 carillas cerámicas en los incisivos centrales. Caso cortesía del Dr. Ignacio Charlén. a) Fotografía de revisión a los pocos días del cementado de las carillas. Con la luz de los flashes de la cámara, la fisura en la carilla del #11 es difícil de apreciar, del mismo modo que ocurre con la luz natural y la presencia de saliva. b) En esta fotografía se ha bajado la exposición. Nótese cómo ahora sí se aprecia con claridad la fisura en el #11 y las fisuras que tiene el paciente en sus dientes naturales (incisivo lateral y canino derechos). El paciente sí apreció la fisura en la carilla y, a pesar de que se le explicó las ventajas e inconvenientes de reemplazar la carilla, finalmente se decidió por esta opción.

tización), que luego reaccionará con el silano (unión química), de forma que se obtendrá una mayor fuerza de unión (Sun, 2000).

4 Grabado con ácido fluorhídrico al 9 % durante 90 segundos. Lavado y secado.

5 Aplicación de silano durante 20 segundos, secado con aire y/o termosecado con la lámpara de polimerización. Esperar 5 minutos para su completa evaporación.

6 Aplicación de resina adhesiva de baja viscosidad (se recomienda precalentarla) y dejarla durante 20 minutos para que pueda infiltrar la fisura (taparla con algún utensilio que no deje pasar la luz).

7 Polimerización durante 40 segundos.

8 Si hubiese un defecto de volumen, aplicación de composite y fotopolimerizar.

9 Aplicación de gel de glicerina y fotopolimerización durante 40 segundos.

10 Acabado y pulido con bisturí y hoja n.º 12, puntas de silicona, cepillo de pelo de cabra y pastas de óxido de aluminio.

Tinciones marginales

Las tinciones marginales son el resultado de microfiltraciones en las carillas cerámicas que, sometidas a los fluidos de la cavidad oral compuestos por bacterias cromógenas, hacen que los márgenes de la restauración se tiñan. Hemos de diferenciar las tinciones que no han penetrado dentro de la superficie interna de la carilla de las que sí lo han hecho (📷 11.6) puesto que su tratamiento será totalmente distinto.

En aquellos casos en los que la tinción sí haya invadido la superficie interna de la carilla, no nos quedará más remedio que reemplazar la carilla. Esta complicación es debida a que la interfase entre la carilla y el diente se ha perdido con el paso de los años. Se puede producir por la fractura de la cerámica en la zona marginal (producto de la función, por el uso indebido de curetas sónicas o ultrasónicas o por una mala manipulación de las curetas manuales con movimientos en sentido apicocoronal) o por el desgaste del cemento de resina de la interfase con el paso de los años. Se puede producir también por errores durante el cementado de la carilla ya sea por contaminación con saliva o sangre o, por haber dejado sin cemento de resina la zona marginal de la carilla. Si es por esta última causa, la filtración de la carilla tardará muy poco tiempo en aparecer.

Las tinciones marginales que no hayan penetrado la superficie interna de la carilla sí pueden ser eliminadas. Lo primero que debemos realizar es colocar un hilo retractor para poder acceder a los márgenes de la carilla. El objetivo es pulir bien la interfase carilla-diente sin dañar la superficie de la cerámica. Para ello, primero utilizamos puntas finas de silicona o cepillos de profilaxis con pasta dentífrica. Después, para el pulido final, podemos utilizar una pasta de óxido de aluminio extrafina con una copa de goma blanda. Lavamos bien para eliminar todos los residuos y excesos de material y, con eso debería bastar para eliminar la tinción marginal. Debemos controlar en futuras revisiones que esa mancha no vuelva a aparecer.

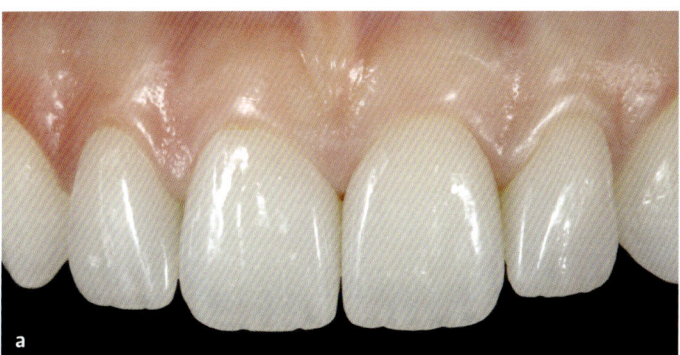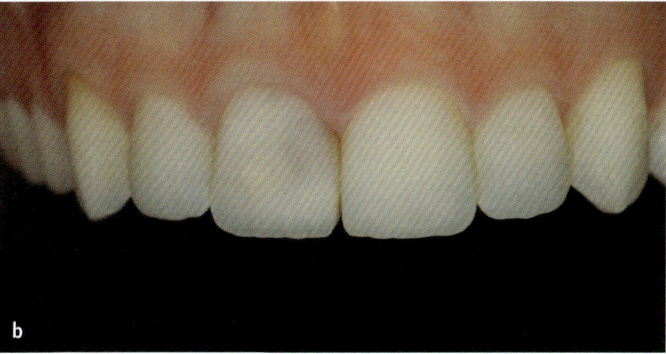

📷 **11.6** Casos de tinciones en carillas cerámicas. a) Caso de 4 carillas cerámicas en los incisivos superiores en el que se aprecia una pequeña tinción marginal en el cénit de la carilla del #11 en la revisión de los 4 años. b) Caso de cuatro carillas cerámicas en los incisivos superiores en el que se observa claramente cómo la tinción ha invadido la superficie interna de la carilla gracias a una fotografía polarizada en la revisión de los 2 años.

Chippings

Los *chippings* son pequeñas fracturas que afectan exclusivamente a la cerámica (fracturas cohesivas), generalmente en el borde incisal de la carilla y, menos frecuentemente, en el tercio cervical. Se producen por exceso de fuerza mecánica, ya sea por un traumatismo accidental o por fatiga del material (📷 11.7).

Dependiendo de su extensión, la alteración estética que causen y las exigencias del paciente, optaremos bien por un simple recontorneado y pulido o bien por reemplazar el fragmento perdido. Siempre existe la posibilidad de que el paciente demande reemplazar la carilla (📷 11.7). En ese caso, actuaremos de la misma forma que lo explicado en el apartado de fisuras poscementado. Se le explicará al paciente las ventajas e inconvenientes de reemplazar la carilla y se llegará a un acuerdo con él.

En aquellos *chippings* menores en los que la estética no se vea gravemente comprometida, y siempre y cuando el paciente esté de acuerdo, optaremos por la opción más sencilla. Recontornearemos el *chipping* con la ayuda de discos o fresas diamantados, y puliremos con puntas de silicona y pastas de óxido de aluminio.

Cuando el *chipping* provoque alteraciones estéticas y/o el paciente lo reclame, estaremos obligados a reemplazar el fragmento perdido (📷 11.8). Para ello, seguiremos estos pasos:

1 Aislamiento absoluto con dique de goma.
2 Protección del resto de la superficie de la carilla intacta con una cinta adhesiva. Proteger los dientes vecinos con matrices metálicas.

3 Microarenado con el sistema Cojet de 3M, con las mismas indicaciones propuestas en el apartado de fisuras poscementado. Lavamos y secamos.
4 Grabado con ácido fluorhídrico al 9 % durante 90 segundos. Lavado y secado.
5 Opcionalmente, se podrá limpiar la superficie con ácido ortofosfórico durante 60 segundos. Lavado y secado.
6 Aplicación de silano durante 20 segundos, secado con aire y/o termosecado con la lámpara de polimerización. Esperar 5 minutos para su completa evaporación.
7 Aplicación de resina adhesiva de baja viscosidad y fotopolimerizar
8 Restaurar el *chipping* con composite y fotopolimerizar.
9 Aplicación de gel de glicerina y fotopolimerización durante 40 segundos.
10 Acabado y pulido con bisturí y hoja del n.º 12, puntas de silicona, discos diamantados, cepillo de pelo de cabra y pastas de óxido de aluminio.

Fracturas extensas

En estos casos, se trata de un fragmento de cerámica extenso que se ha desprendido y que, por regla general y dada su magnitud, estaba adherido a una parte del diente (📷 11.9).

Cuando estemos delante de este escenario, debemos analizar por qué ha ocurrido y observar tanto el fragmento de cerámica desprendido como la parte del diente donde estaba adherido. Si el cemento de resina se ha quedado adherido al diente, la causa más lógica de la

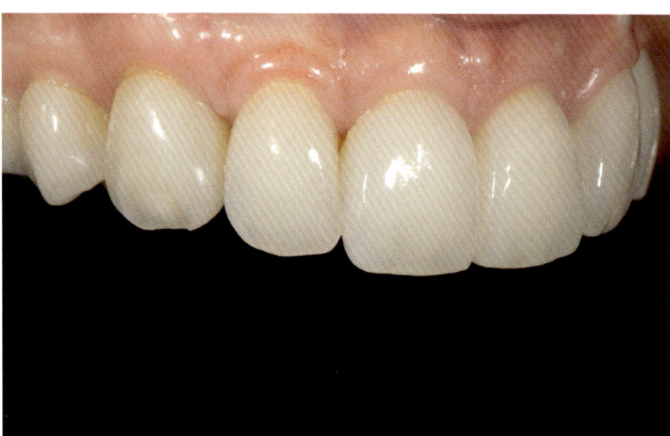

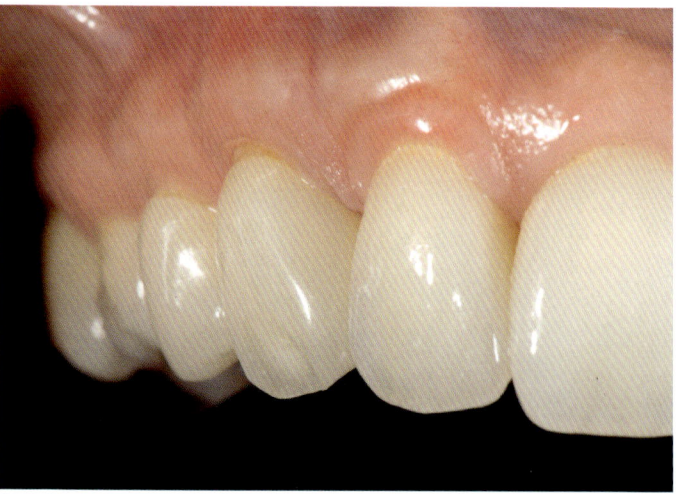

📷 **11.7** Caso de *chipping* en la cúspide de la carilla cerámica del canino derecho. En este caso se optó por reemplazar la carilla.

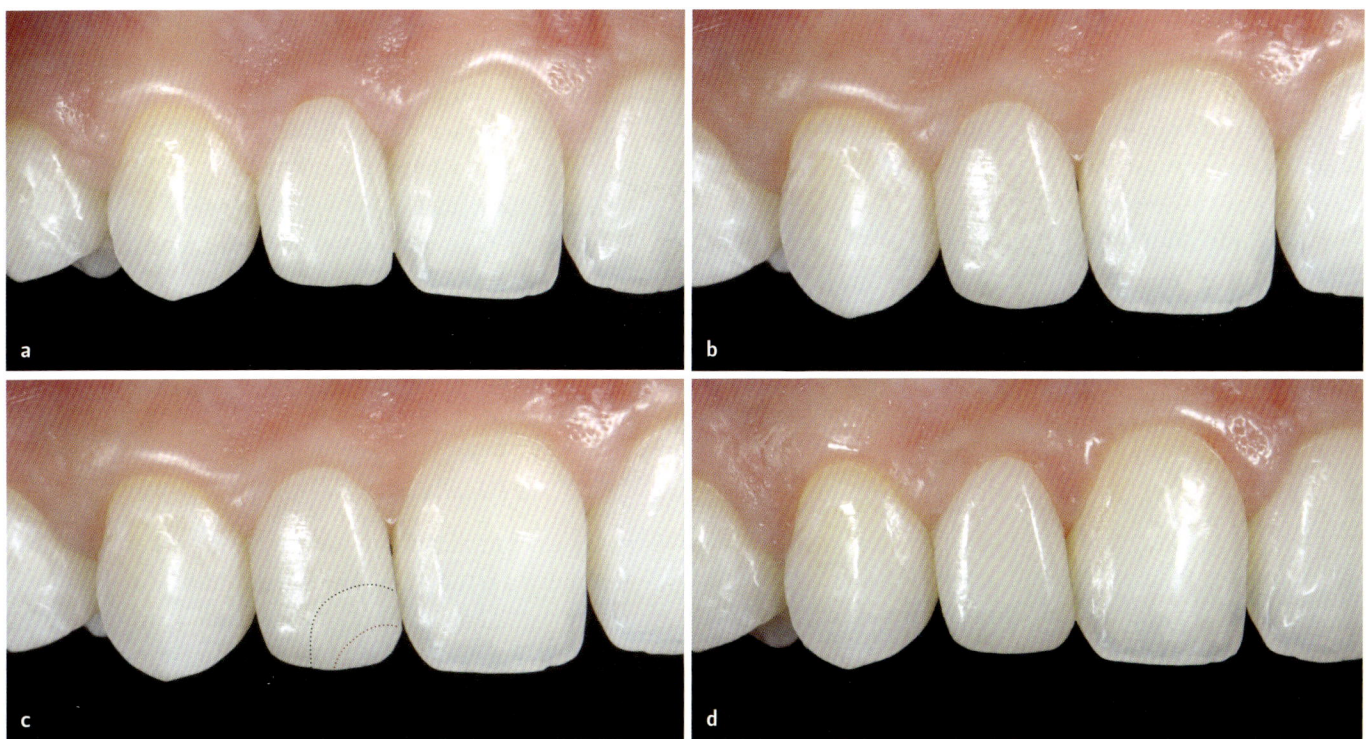

📷 **11.8** Caso de un lateral conoide resuelto con una carilla cerámica en el #12. Caso presentado en el capítulo 4. a) Fotografía de revisión a los pocos días del cementado de la carilla. b) Reparación con composite de un *chipping* en la tronera mesio-incisal que se produjo a las pocas semanas del cementado. La posible causa fue un chequeo incorrecto de la lateralidad derecha de la paciente. c) Los puntos rojos delimitan la extensión del *chipping*. Los puntos negros indican la extensión del composite utilizado. d) Fotografía de revisión de la carilla a los 3 años donde se aprecia el buen estado de la reparación del *chipping* con composite.

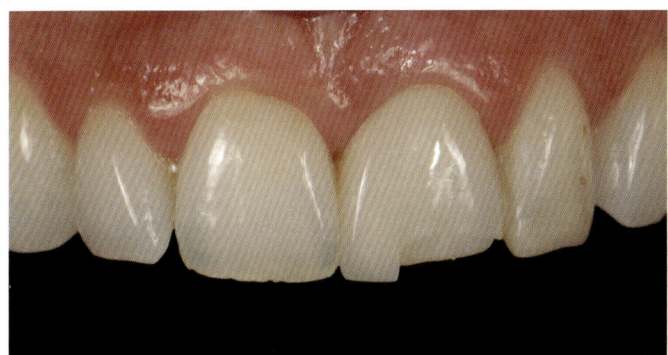

📷 **11.9** Caso de una fractura extensa en la carilla cerámica del incisivo central izquierdo.

fractura es un fallo en la interfase composite-cerámica y, por tanto, debemos asumir que se ha cometido un error a la hora de acondicionar la superficie interna de la carilla cerámica. Por otro lado, si el cemento de resina se ha quedado adherido al fragmento cerámico desprendido, el fallo corresponderá a la interfase entre el composite y el diente. Estas situaciones clínicas se suelen dar cuando

hay presencia de dentina y/o se ha realizado un acondicionamiento de la superficie dental incorrecto.

Dada la situación, se nos plantean varias posibilidades: readherir el fragmento desprendido (siempre y cuando el paciente haya podido conservarlo), reemplazar la fractura con un composite o hacer una carilla nueva. Tal y como venimos diciendo en los anteriores apartados, siempre debemos informar al paciente de los pros y los contras de cada opción y llegar a un acuerdo con él.

En el caso de que vayamos a readherir el fragmento (📷 11.10), aconsejamos seguir los siguientes pasos:

1 Limpieza del fragmento cerámico. Lo realizamos con fresas diamantadas a baja velocidad y después lo microarenamos (siguiendo las indicaciones propuestas anteriormente).

2 Comprobamos el ajuste del fragmento. Si ajusta, procedemos a readherirlo.

3 Acondicionamiento del fragmento cerámico. Lo realizamos de la misma manera que si fuera una carilla nueva (véase el capítulo 10).

4 Aislamiento absoluto. Será obligatorio si vamos a usar ácido fluorhídrico intraoralmente.

5 Limpieza de la superficie del diente a la que nos vamos a adherir. Con fresas de diamante a baja velocidad

6 Microarenado tanto de la superficie del diente como del borde de cerámica que está adherido al diente (siguiendo las indicaciones propuestas anteriormente)

7 Acondicionamiento del borde de cerámica. Grabado con ácido fluorhídrico durante 90 segundos. Hay algunos autores que omiten este paso pues consideran que el microarenado es suficiente para lograr una buena adhesión (Magne y Belser, 2022).

8 Aplicación de ácido ortofosfórico tanto en la superficie del diente como en el borde de cerámica (en la cerámica, su función es simplemente de limpieza).

9 Aplicación de silano en el borde de la cerámica durante 20 segundos, secado con aire y/o termosecado con la lámpara de polimerización. Esperar 5 minutos para su completa evaporación.

10 Aplicación del adhesivo sin polimerizar

11 Colocación del fragmento cerámico con cemento de resina. Se retiran excesos groseros y se polimeriza.

12 Acabado y pulido con bisturí y hoja del n.º 12, puntas de silicona, cepillo de pelo de cabra y pastas de óxido de aluminio.

En el caso de que vayamos a reemplazar el fragmento desprendido por composite (📷 11.11 y 11.12), ya sea porque el paciente no lo ha podido recuperar o porque no ajuste, los pasos a seguir son similares a la situación anterior:

○ Omitimos los pasos 1, 2 y 3.

○ Los pasos 4 a 9 son iguales.

○ Aplicación del adhesivo y polimerizamos.

○ Colocación del composite. Lo moldeamos y polimerizamos.

○ Acabado y pulido con bisturí y hoja del n.º 12, puntas de silicona, discos diamantados, cepillo de pelo de cabra y pastas de óxido de aluminio.

Descementados

Otra de las complicaciones que vamos a ver son los descementados. Se trata de situaciones clínicas en las que el paciente viene con la carilla intacta en la mano. La causa más frecuente es la exposición de una gran cantidad de dentina durante la preparación.

Como se ha comentado anteriormente, ya es bien sabido que cuanta más cantidad de dentina haya en el sustrato al cual nos vamos a adherir, peor es el pronóstico de esa carilla (Gürel, 2013). Sin embargo, hay autores (Gresnigt, 2019) que han demostrado una elevada tasa de supervivencia en carillas con grandes exposiciones de dentina tratada con la técnica de sellado dentinario inmediato.

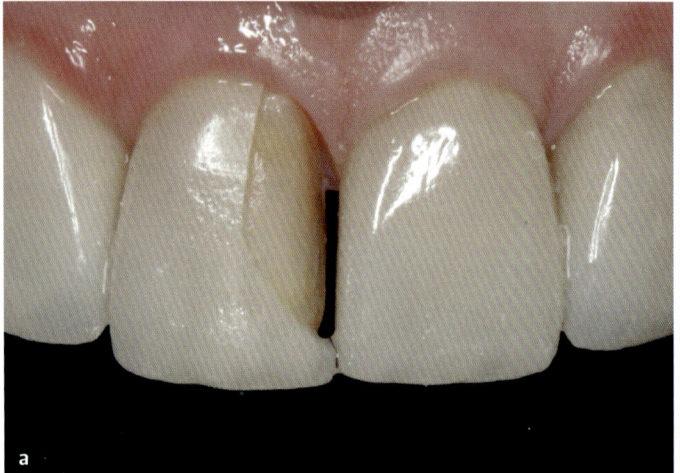

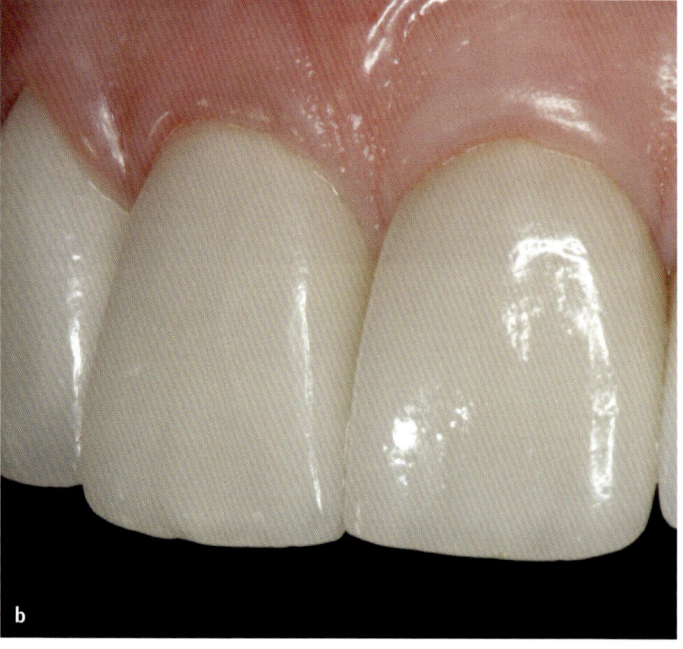

📷 **11.10** Caso de fractura extensa en la carilla cerámica del incisivo central derecho. En este caso, se optó por readherir el fragmento desprendido. a) Fotografía que muestra la fractura de la carilla que abarca prácticamente toda la cara mesial de la carilla. b) Fragmento cerámico readherido. En la fotografía a máximo aumento y sin saliva, se percibe la línea de fractura. Sin embargo, a distancia social y con saliva, pasa totalmente desapercibida.

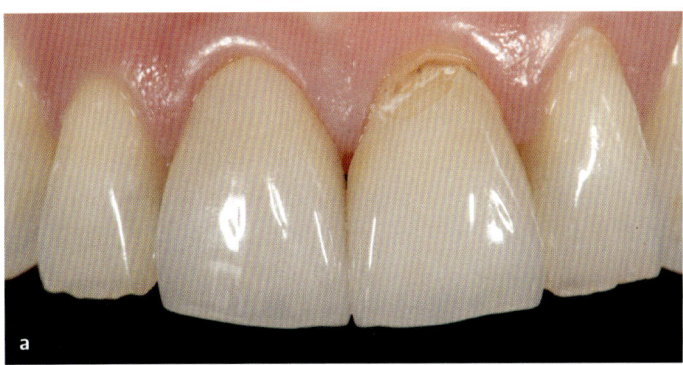
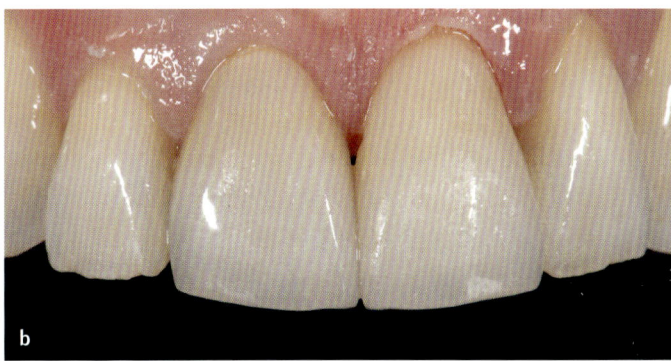

📷 **11.11** Caso de fractura en la carilla cerámica del incisivo central izquierdo. En este caso, se optó por reemplazar el fragmento desprendido por composite. Caso cortesía del Dr. Ignacio Charlén. a) Fotografía que muestra la fractura de la carilla en la zona cervical. b) Sustitución del fragmento cerámico por composite.

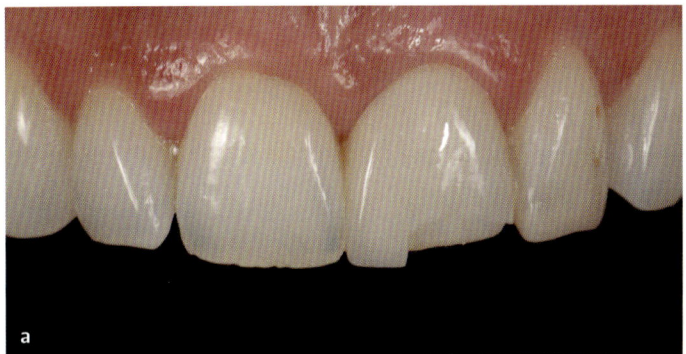
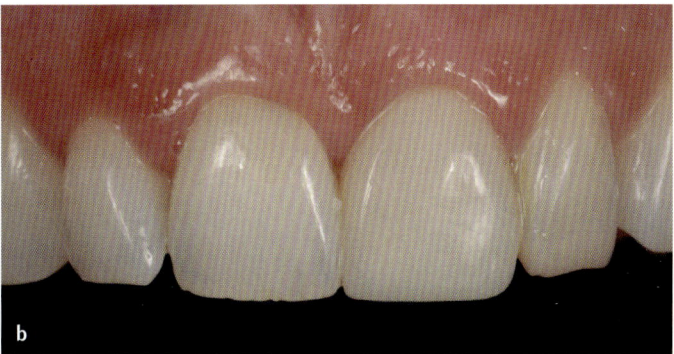

📷 **11.12** Caso de fractura en la carilla cerámica del incisivo central izquierdo. a) Fotografía que muestra la fractura de la carilla en la zona incisal y una fisura profunda en la zona mesial. b) Sustitución del fragmento cerámico por composite. En este caso, finalmente se optó por reemplazar la carilla ya que el resultado estético de la reparación no permitía reproducir las caracterizaciones del otro incisivo y también debido a la presencia de la fisura en mesial.

Por tanto, cuando nos encontremos ante un descementado de una carilla, tendremos que analizar por qué se ha producido. Si se debe a un error en el acondicionamiento de la carilla, el cemento de resina se quedará en el diente (fallo en la interfase composite-cerámica). Sin embargo, si el cemento se queda en la carilla, se deberá a un error en el acondicionamiento del diente (fallo en la interfase entre el cemento y el diente).

En el primer supuesto, debemos recementar la carilla siguiendo estrictamente los protocolos de acondicionamiento de la cerámica.

En el segundo supuesto, tendremos que analizar el sustrato al que nos hemos adherido.

Si hay una gran cantidad de esmalte, es obvio pensar que habremos cometido un error en alguno de los pasos del acondicionamiento de la superficie dental, puesto que la adhesión (correctamente realizada) entre esmalte y cerámica ha sido probada como una de las mejores a la

que nos podemos enfrentar en odontología, por tanto, es raro ver esta situación clínica.

Si nos enfrentamos a un sustrato con una gran exposición de dentina y no hemos hecho sellado dentinario inmediato, recementaremos la carilla siguiendo la técnica de sellado dentinario inmediato, con el que esperamos un buen comportamiento de la restauración.

Si nos encontramos ante un sustrato que es prácticamente un 100 % de dentina, es mejor pensar en hacer otro tipo de restauración como una corona de recubrimiento total, que nos asegure una retención más por fricción que por adhesión.

Los pasos para recementar una carilla son los mismos que cuando cementamos una carilla nueva. Simplemente hay que limpiar muy bien tanto la superficie interna de la carilla (fresas diamantadas a baja velocidad y microarenado) como el diente (exactamente igual que la cerámica). Los pasos siguientes ya han sido explicados anteriormente (véase capítulo 10 de Adhesión).

Recesiones gingivales

La última de las complicaciones que vamos a ver es de tipo biológico: las recesiones gingivales. Se suele tratar de problemas que aparecen de forma tardía aunque si no hemos hecho un diagnóstico periodontal correcto, pueden aparecer más prezcomente.

En el caso de recesiones gingivales que se producen pasados muchos años tras el cementado de las carillas, suelen aparecer también en los dientes vecinos que no están restaurados (📷 11.13).

Si se trata de recesiones que aparecen poco tiempo después de la colocación de las carillas cerámicas, la causa más probable es un diagnóstico periodontal incorrecto previo a la colocación de las carillas. Como ya hemos visto en el capítulo 4, es clave tener muy en cuenta el periodonto a la hora de tomar decisiones diagnósticas y terapéuticas para no tener problemas gingivales. Y englobamos cuestiones tales como el uso del hilo de retracción, las dimensiones y anatomía de las carillas, seguir un protocolo clínico que sea muy cuidadoso con los tejidos blandos, etc. (📷 11.14).

La solución para este tipo de problemas dependerá de la extensión de la recesión y del perjuicio estético que esté creando. Si se trata de recesiones pequeñas que pasan desapercibidas y no causan ningún perjuicio estético al paciente, optaremos por controlar su evolución. Si se trata de recesiones más grandes que sí estén causando una alteración estética, optaremos por reemplazar esas carillas cerámicas (📷 11.15).

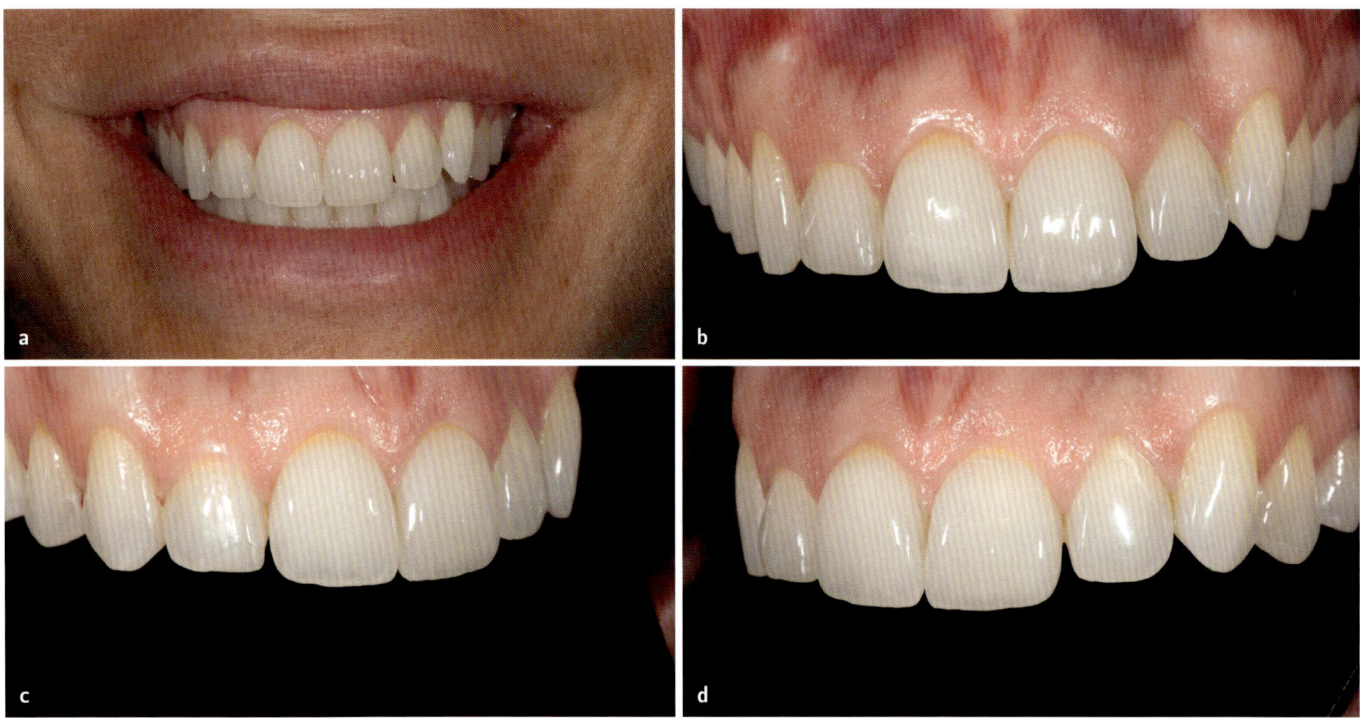

📷 **11.13** Caso de 2 carillas cerámicas con recesiones en los incisivos centrales. Caso cortesía del Dr. Ignacio Charlén. a) Fotografía en sonrisa de la paciente en una cita de revisión a los años de la colocación de las carillas. b) Fotografía intraoral que muestra la recesión de 1 mm en el incisivo central derecho y de menos de 1 mm en el incisivo central izquierdo. Nótese la recesión también en el incisivo lateral izquierdo que no está restaurado. c,d) La paciente también presenta recesiones en los premolares superiores.

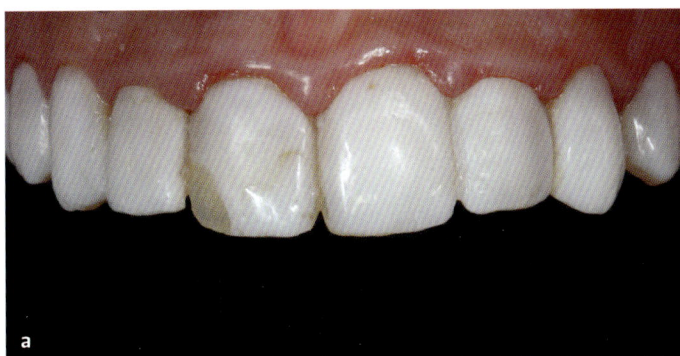
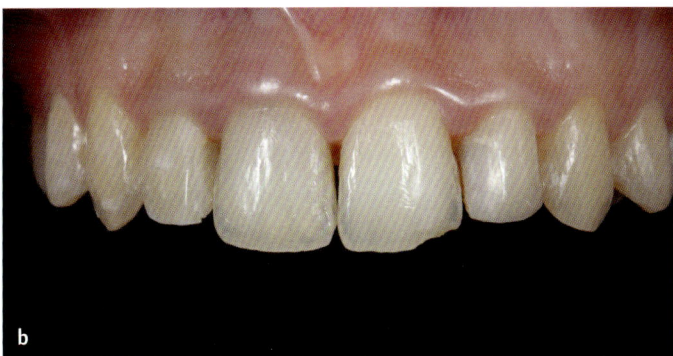

📷 **11.14** Paciente de 20 años restaurada con 10 carillas de composite para mejorar el color de sus dientes. Acude a la clínica porque le sangran las encías y no le gusta el resultado de su tratamiento estético realizado apenas unos meses atrás. a) Fotografía intraoral que muestra las 10 carillas de composite defectuosas que, aparte del resultado estético deficiente, están creando problemas periodontales por un diagnóstico periodontal incorrecto y un manejo clínico que no ha respetado en absoluto el periodonto. b) 7 días después de la remoción de las carillas. Simplemente retirando las carillas de composite, las encías están recuperando su posición y aspecto naturales. Si la paciente hubiese esperado más tiempo, las consecuencias podrían haber sido irreversibles. Tras recuperar la salud gingival, se le propone a la paciente la realización de un blanqueamiento para mejorar el color de sus dientes (motivo de consulta inicial), tras el cual se le preguntará si quiere mejorar otros aspectos de su sonrisa.

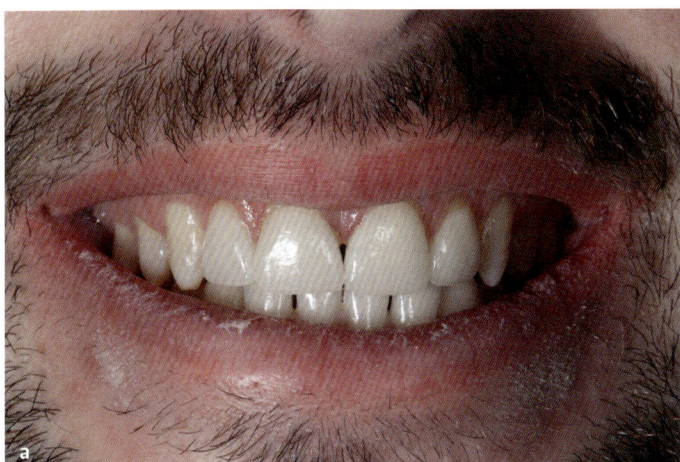
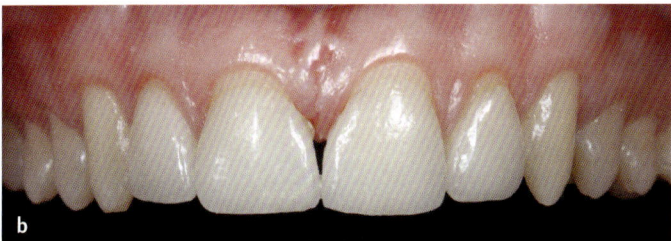

📷 **11.15** Caso de 4 carillas cerámicas en los incisivos superiores con recesiones gingivales. a) Paciente de 22 años que acude a clínica porque quiere una mejoría en su sonrisa. Nos comenta que le han colocado 4 carillas cerámicas en los incisivos superiores hace 2 años y no le gusta el resultado estético. b) Fotografía intraoral que muestra las recesiones en los 4 incisivos restaurados. Como solución a su motivo de consulta, le proponemos un tratamiento interdisciplinar ortodóncico y restaurador que contempla el reemplazo de las carillas cerámicas.

CONCLUSIÓN

Tal y como hemos ido viendo a lo largo del capítulo, las carillas cerámicas representan un tratamiento conservador que nos permite conseguir los objetivos estéticos, funcionales y biológicos con un comportamiento a largo plazo muy satisfactorio. No obstante, requieren de un correcto mantenimiento tanto por parte del paciente como del clínico. Y tampoco están exentas de ciertas complicaciones por consiguiente debemos saber cómo subsanarlas cuando nos enfrentemos a ellas.

Bibliografía

Beier US, Kapferer I, Burtscher D, Dumfahrt H. Clinical performance of porcelain laminate veneers for up to 20 years. Int J Prosthodont 2012;25:79-85.

Calamia JR. Etched porcelain facial veneres: A new treatment modality based on scientific and clinical evidence. N Y J Dent 1983:53:255-259.

Chan C, Weber H. Plaque retention on teeth restored with full-ceramic crowns: A comparative study. J Prosthet Dent 1986;56:666-671.

Dumfahrt H, Schäffer H. Porcelain laminate veneers. A retrospective evaluation after 1 to 10 years of service: Part II— Clinical results. Int J Prosthodont 2000;13:9-18.

Faus-Matoses V, Ruiz-Bell E, Faus-Matoses I, Özcan M, Salvatore S, Faus-Llácer VJ. An 8-year prospective clinical investigation on the survival rate of feldspathic veneers: influence of occlusal splint in patients with bruxism. J Dent. 2020;99:103352.

Fradeani M, Redemagni M, Corrado M. Porcelain laminate veneers: 6- to 12-year clinical evaluation—A retrospective study. Int J Periodontics Restorative Dent 2005;25:8-17.

Fradeani M. Six-year follow-up with Empress veneers. Int J Periodontics Restorative Dent 1998;18:216-225.

Friedman MJ. A 15-year review of porcelain veneer failure -A clinician's observations. Compend Contin Educ Dent 1998;19:625-636.

Granell-Ruíz M, Agustín-Panadero R, Fons-Font A, Román-Rodríguez JL, Solá-Ruíz MF. Influence of bruxism on survival of porcelain laminate veneers. Med Oral Patol Oral Cir Bucal. 2014 Sep 1;19 (5):e426-32.

Granell-Ruiz M, Fons-Font A, Labaig-Rueda C, et al. A clinical longitudinal study 323 porcelain laminate veneers. Period of study from 3 to 11 years. Med Oral Patol Oral Cir Bucal 2010;15:e531-e537.

Gresnigt M, Magne M, Magne P. Porcelain veneer posbonding crack repair by resin infiltration. Int J Esthet Dent 2017; 12(2): 156-170.

Gresnigt MM, Kalk W, Özcan M. Clinical longevity of ceramic laminate veneers bonded to teeth with and without existing composite restorations up to 40 months. Clin Oral Investig 2013;17:823-832.

Gresnigt MMM, Cune MS, Schuitemaker J, van der Made SAM, Meisberger EW, Magne P, Özcan M. Performance of ceramic laminate veneers with immediate dentine sealing: An 11 year prospective clinical trial. Dent Mater 2019 Jul;35(7):1042-1052.

Gürel G, Sesma N, Calamita MA, Coachman C, Morimoto S. Influence of enamel preservation on failure rates of porcelain laminate veneers. Int J Periodontics Restorative Dent 2013;33:31-39.

Horn HR. Porcelain laminate veneres bonded to etched enamel. Dent Clin North Am 1983:27:671-684.

Koidis PT, Schroeder K, Johnston W, Campagni W. Color consistency, plaque accumulation, and external marginal surface characteristics of the collarless metal-ceramic restoration. J Prosthet Dent 1991;65:391-400.

Layton DM, Walton TR. The up to 21-year clinical outcome and survival of feldspathic porcelain veneers: Accounting for clustering. Int J Prosthodont 2012;25:604-612.

Magne P, Belser U. Biomimetic restorative dentistry . Batavia, IL:Quintessence, 2022.

Magne P, Perroud R, Hodges JS, Belser U. Clinical performance of novel-design porcelain veneers for the recovery of coronal volume and length. Int J Periodontics Restorative Dent 2000;40:441-457.

Peumans M, De Munck J, Fieuws S, Lambrechts P, Vanherle G, Van Meerbeek B. A prospective ten-year clinical trial of porcelain veneers. J Adhes Dent 2004;6:65-76.

Peumans M, Van Meerbeek B, Lambrechts P, Vuylsteke-Wauters M, Vanherle G. Five-year clinical performance of porcelain veneers. Quintessence Int 1998;29:211-221.

Rinke S, Lange K, Ziebolz D. Retrospective study of extensive heat-pressed ceramic veneers after 36 months. J Esthet Restor Dent 2013;25:42-52.

Sun R, Suansuwan N, Kilpatrick N, Swain M. Characterisation of tribochemically assisted bonding of composite resin to porcelain and metal. J Dent 2000 Aug;28:441-5.

Walls AWG. The use of adhesively retained all-porcelain veneers during the management of fractured and worn anterior teeth: Part 2. Clinical results after 5 years of follow-up. Br Dent J 1995;178:337-340.